中医必读经典丛书

古典医籍编辑部 主编

# 医宗金鉴

（下册）

张永泰 校注

[清]吴谦 等编

全国百佳图书出版单位

中国中医药出版社

·北京·

**图书在版编目（CIP）数据**

医宗金鉴：上、下册 /（清）吴谦等编；张永泰校
注 . -- 北京：中国中医药出版社，2024.6
（中医必读经典丛书）
ISBN 978-7-5132-8493-6

Ⅰ . ①医… Ⅱ . ①吴… ②张… Ⅲ . ①中国医药学—
清代—总集 Ⅳ . ① R2-52

中国国家版本馆 CIP 数据核字 (2023) 第 196806 号

---

**中国中医药出版社出版**

北京经济技术开发区科创十三街 31 号院二区 8 号楼
邮政编码　100176
传真　010-64405721
保定市中画美凯印刷有限公司印刷
各地新华书店经销

开本 880×1230　1/32　印张 59　字数 1748 千字
2024 年 6 月第 1 版　2024 年 6 月第 1 次印刷
书号　ISBN 978 - 7 - 5132 - 8493 - 6

定价　198.00 元
网址　www.cptcm.com

**服 务 热 线　010-64405510**
**购 书 热 线　010-89535836**
**维 权 打 假　010-64405753**

**微信服务号　zgzyycbs**
**微商城网址　https://kdt.im/LIdUGr**
**官 方 微 博　http://e.weibo.com/cptcm**
**天猫旗舰店网址　https://zgzyycbs.tmall.com**

如有印装质量问题请与本社出版部联系（010-64405510）

# 总目录

## 上册

## 下册

# 目录

## 下　册

医宗金鉴

四

## 编辑痘疹心法要诀

医宗金鉴

八

# 编辑外科心法要诀

医宗金鉴

一四

医宗金鉴

二二

编辑幼科杂病

心法要诀

# 卷五十

# 编辑幼科杂病心法要诀

## 四诊总括

儿科自古最为难，毫厘之差千里愆。气血未充难据脉，神识未发不知言。惟凭面色识因病，再向三关诊热寒，听声审病兼切脉，表里虚实随证参。

【注】儿科一道，自古为难。盖以小儿形质柔脆，易虚易实，调治少乖，则毫厘之失，遂致千里之谬。气血未充者，气血尚未充盈也。难据脉者，脉无定准，不可只以脉为主也。神识未发者，茫然无知识也。不知言者，不能言其疾苦也。诊小儿之病，惟凭察面部形色，识其因何而生也。三关者，手虎口处风、气、命三关也，当视脉纹形色，以诊其属热属寒也。听声者，听其五声所主之病也。审病者，审其安、烦、苦、欲、饮食、二便也。切脉者，切脉之浮、沉、迟、数、滑、涩、大、小、有力、无力也。医者诚能以四诊参合表里、虚实、寒热之病，则可保万全也。

## 察色

欲识小儿百病原，先从面部色详观，五部五色应五脏，诚中形外理昭然。额心颏肾鼻脾位，右腮属肺左属肝，青肝赤心黄脾色，白为肺色黑肾颜。青主惊风赤火热，黄伤脾食白虚寒，黑色主痛多恶候，明显浊晦轻重参。部色相生为病顺，部色相克病多难，相生实者邪助病，相克虚者正难堪。天庭青黯惊风至，红主内热黑难痊，太阳青惊入耳恶，印堂青色惊泻缠。风气青惊紫吐逆，两眉青吉红热烦，鼻赤脾热黑则死，唇赤脾热白脾寒。左腮赤色肝经热，右腮发赤肺热痰，承浆青惊黄呕吐，黑主抽搐病缠绵。此是察色之大要，还将脉证一同参。

【注】小儿之病，先从面部气色观之。详察五部之色，则五脏之病，自昭然可见矣。五部者：额属心，颏属肾，鼻属脾，左腮属肝，右腮属肺也。五色者：青为肝色，赤为心色，黄为脾色，白为肺色，黑为肾色也。如面青主是惊风之证，面赤主火热，面黄主伤脾伤食，面白主虚寒，面黑主痛，多是恶候。总之五色明显为新病，其证轻；浊晦为久病，其证重。部色相生为顺者，如脾病色黄，此正色也。若见红色，乃火能生土，故为顺也。若见青色，乃木来克土，故为逆也。余病仿此。若气血充实，又遇部色相生，纵有外邪助病，亦易为治疗。若久病气血虚弱，又遇部色相克，则正气不支，每难治疗。如天庭青黯主惊风，红主内热，黑则不治。太阳青，主惊风，青色入耳者死。印堂青，主惊泻。风池在眉下，气池在眼下，二处青主惊风，紫多吐逆。两眉青主吉，红色主多烦热。鼻赤主脾热，鼻黑则死。唇赤主脾热，白主脾寒。左腮发赤主肝经有热，右腮发赤主肺热痰盛。承浆青主惊，黄主吐，黑主抽搐。此皆察色之大要，再以脉证参之，庶治得其要矣（图 50-1、图 50-2）

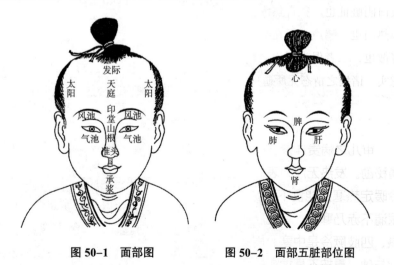

图 50-1　面部图　　　　图 50-2　面部五脏部位图

## 听声

诊儿之法听五声，聆音察理始能明，五声相应五脏病，五声不和五脏情。心病声急多言笑，肺病声悲音不清，肝病声呼多狂叫，脾病声歌音颤轻，肾病声呻长且细，五音昭著证分明。啼而不哭知腹痛，哭而不啼将作惊。嗞煎❶不安心烦热，嗄声声重感寒风。有余声雄多壮厉，不足声短怯而轻。多言体热阳腑证，懒语身冷阴脏形。狂言焦躁邪热盛，谵语神昏病热凶，鸭声在喉音不出，直声无泪命将倾。虚实寒热从声别，闻而知之无遁情。

【注】小儿之病，既观其色，又当细听其声。盖笑、呼、歌、悲、呻五声，内应心、肝、脾、肺、肾五脏也。五声不和，则知五脏有病之情矣。如心属火病，则声急喜笑；肺属金病，则声悲音浊；肝属木病，则声狂叫多呼；脾属土病，则声颤轻如歌；肾属水病，则其声长细如呻吟。有声有泪声长曰哭，有声无泪声短曰啼。如啼而不哭，则气不伸畅，主腹痛；哭而不啼，则气急心烦，将成惊也。嗞煎不安者，乃心经内热，故烦躁不宁也。嗄声，音哑也。声重，声浊也。此为外感风寒也。有余之证其气实，故声雄大而壮厉；不足之证其气虚，故声怯弱而轻短。多言与身热皆阳也，阳主腑，故曰阳腑证；懒语与身凉皆阴也，阴主脏，故曰阴脏证也。狂言焦躁者，邪热盛也；神昏谵语者，热乘于心，故曰病热凶也。鸭声，声在喉中而哑，气将绝也；直声，声无回转而急，气将散也，二者俱为不治之证。医者果能以此察之，则知表里脏腑，寒热虚实，诸病之情态无所遁矣！

## 审病

审儿之病贵详参，要在安烦苦欲间，能食不食渴不渴，二便调和通秘勘。发热无汗为表病，内热便硬作里看，安烦昼夜阴阳证，苦欲冷暖定热寒。能食不食胃壮弱，渴与不渴胃湿干，便稠黏秽为滞热，尿清不赤乃寒占。耳尻肢凉知痘疹，指梢发冷主惊痫，肚腹热闷乃内热，四肢厥冷是中寒。眉皱曲啼腹作痛，风热来临耳热缠，腹痛须按软与硬，喜按不喜虚实参。欲保赤子诚心辨，对证施方治不难。

【注】小儿有病，贵乎详审。先问起居、安烦、苦欲何如？次问饮食

---

❶ 嗞煎：病证名。指小儿烦躁的表现。嗞，形容尖锐而连续不断的声音。

能食不食？渴与不渴？又次问二便或通或秘？而后病源可识矣！如发汗、无汗，此邪在表也；内热便硬，此邪在里也。安烦者，谓昼若烦热而夜安静，是阳旺于阳分，其病在阳；若夜烦热而昼安静，是阳陷于阴分，其病在阴。苦欲者，喜冷恶热皆属阳病，故为热也；喜热恶冷皆属阴病，故为寒也。胃壮者能食，胃弱者不能食，胃干燥者口渴，胃湿盛者口不渴。至于大便稠黏，秽气难闻者，是内有滞热，从热化也；小便清白不赤为虚寒，从寒化也。若耳梢冷，尻骨冷，四肢发冷者，此痘疹欲发之候。如单指梢发冷者，此惊痫将作之征。肚腹热闷主内热，手足厥冷主中寒。小儿无故皱眉曲腰啼叫者，主内因腹痛也。两耳常常发热者，主外因风热也。然腹痛又当按其或软与硬，若喜按者为虚，不喜按者为实。保赤者须诚心勘问，对证施治，庶随手奏效矣！

## 切脉

小儿周岁当切脉，位小一指定三关，浮脉轻取皮肤得，沉脉重取筋骨间。一息六至平和脉，过则为数减迟传，滑脉如珠多流利，涩脉滞涩往来艰。三部无力为虚脉，三部有力作实言，中取无力为芤脉，微脉微细有无间。洪脉来盛去无力，数缓时止促结占，紧脉左右如转索，弦则端直张弓弦。浮为在表外感病，沉为在里内伤端，数为在腑属阳热，迟为在脏乃阴寒。滑痰洪火微怯弱，弦饮结聚促惊痫，芤主失血涩血少，沉紧腹痛浮感寒。虚主诸虚不足病，实主诸实有余看，痘疹欲发脉洪紧，大小不匀中恶勘。一息三至虚寒极，九至十至热极炎，一二十一十二死，浮散无根沉伏难。表里阴阳虚实诊，惟在儿科随证参。

【注】周岁者，一岁也。有疾则当切脉，但部位甚小，不能以三指诊之，须用一指以定三关。三关者，寸、关、尺也。浮脉者，轻取皮肤之上即得，故曰浮也。沉脉者，重按筋骨之间则见，故曰沉也。一息者，人之一呼一吸也。至者，脉之至数也。一息六至为和平之脉，则曰无疾。至数若过者，七至、八至也，谓之数脉；至数若减者，四至、五至也，谓之迟脉。滑脉如珠，往来流利；涩脉滞涩，往来艰难。三部者，脉之浮、中、沉也。浮、中、沉三部无力为虚，浮、中、沉三部有力为实。

芤脉者，中取无力；微脉者，按之微细，若有若无；洪脉者，来时虽盛，去时无力；促脉者，数而时止；结脉者，缓而时止；紧脉者，左右如转索之象；弦脉者，端直如张弓弦，此皆言脉之形象至数也。浮脉病在表，外感风寒也；沉脉病在里，内伤饮食也。数脉，病在六腑属阳也；迟脉，病在五脏属阴也。滑主痰盛，洪主火热，微主怯弱之证。弦主停饮，结主积聚，促主惊痫，芤主失血，涩主血少。沉紧主腹痛，浮紧主感寒。虚为不足，主诸虚；实为有余，主诸实。洪紧者，痘疹欲发也。大小不匀者，中恶之证也。一息三至是虚寒之极，九至十至乃火热太甚。此诸脉所主之病也。若一息只一至、二至，或十一、十二至者，皆死脉也。浮散无根，及沉伏取之不应指者，皆难治之脉也。凡病之阴阳表里虚实，虽可以诊脉而得，惟临证时合望、闻、问三者，细为参考焉。

## 虎口三关部位脉纹形色

初生小儿诊虎口，男从左手女右看，次指三节风气命，脉纹形色隐隐安。形见色变知有病，紫属内热红伤寒，黄主脾病黑中恶，青主惊风白是疳。风关病轻气关重，命关若见病多难，大小曲紫伤滞热，曲青人惊走兽占。赤色水火飞禽扑，黄色雷惊黑阴痫，长珠伤食流珠热，去蛇吐泻来蛇疳。弓里感冒外痰热，左斜伤风右斜寒，针形枪形主痰热，射指射甲命难全。纹见乙字为抽搐，二曲如钩伤冷传，三曲如虫伤硬物，水纹咳嗽吐泻环。积滞曲虫惊鱼骨，形似乱虫有蛔缠，脉纹形色相参合，医者留神仔细观。

【注】凡初生小儿有疾病者，须视虎口叉手处脉纹之形色，以决病之生死轻重。男先看左手次指内侧，女先看右手次指内侧。指之三节，初节曰风关，次节曰气关，三节曰命关。其纹色红黄相兼，隐隐不见，则为平安无病。若纹色紫属内热，红属伤寒，黄为伤脾，黑为中恶，青主惊风，白主疳证。纹在风关主病轻，气关主病重，若过命关主病危难治。

又当视其纹形大、小、曲、弯。色紫者主伤食内热，色青者主人惊及走兽惊，色赤者主水、火、飞禽所惊，黄主雷惊，黑主阴痫。如指上纹形一点红色，名曰流珠纹，主内热；圆长者名曰长珠形，主饮食伤；上尖长下微大者，名曰去蛇形，主伤食吐泻；上大下尖长者，名曰来蛇形，主湿热成疳；弓反里者，形弯向中指，主感冒寒邪；弓反外者，形湾向大指，主内热痰盛；纹斜向左者，其纹斜向中指，主伤风；纹斜向右者，其纹斜向大指，主感寒。针形者，直若悬针微短；枪形者，直射如枪微长，皆主痰热。透关射指、射甲者，其纹直射指甲指端，主脾气大败，病危不起，二者俱属不治。乙字纹，似乙字，主惊风抽搐。二曲如钩，主伤生冷；三曲如虫，主伤硬物。水纹形似水字，主咳嗽；环形联络如环，主疳病。曲虫纹如弯虫，主积滞；鱼骨纹如鱼刺，主惊热；纹形如乱虫者，主蛔虫缠扰。习幼科者，必以此形色合参，留神诊察，始不误矣（图 50-3 ～图 50-23）。

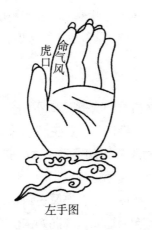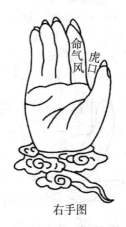

左手图　　　　　　　　右手图

风关：次指第一节；气关：次指第二节；

命关：次指第三节；虎口：叉手处也。

男先看左手次指内侧，女先看右手次指内侧。

**图 50-3　虎口三关部位脉纹图**

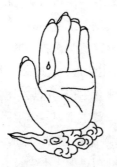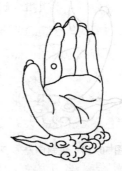

**图 50-4　长珠形**　　　　**图 50-5　流珠形**

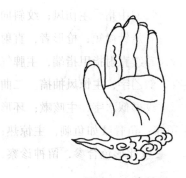

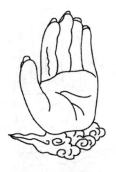

图 50-6　去蛇形　　　　　　图 50-7　来蛇形

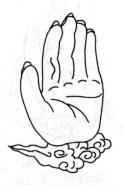

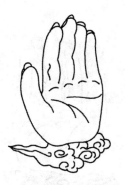

图 50-8　弓反里形　　　　　图 50-9　弓反外形

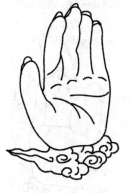

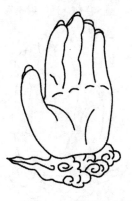

图 50-10　纹斜向左形　　　　图 50-11　纹斜向右形

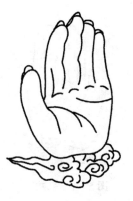

图 50-12 针形

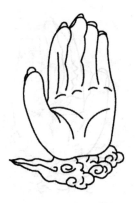

图 50-13 枪形

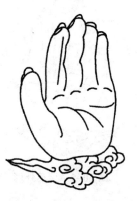

图 50-14 透关射指形

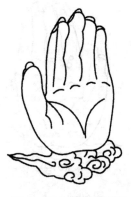

图 50-15 透关射甲形

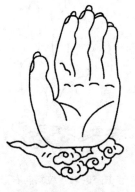

图 50-16 乙字形

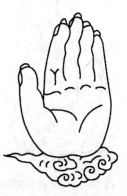

图 50-17 二曲如钩形

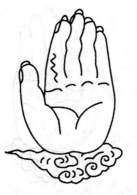

图 50-18　三曲如虫形

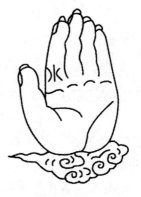

图 50-19　水字形

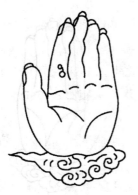

图 50-20　环形

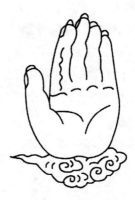

图 50-21　曲虫形

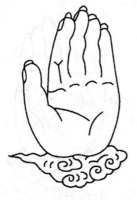

图 50-22　鱼骨形

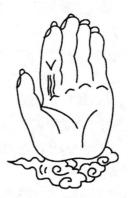

图 50-23　乱虫形

# 初生门上

## 拭口 附：下胎毒法

拭口须用胭脂法，秽净方无口病生，古云未啼先取秽，只缘未察此中情。

【注】婴儿初生，须用软棉裹指，拭净口中不洁，继以胭脂蘸茶清，擦口舌齿颊之间，则不使一切口病生矣！古云：子未啼时，先取秽血。此古人不详体察。盖儿在胞衣之中，以脐蒂资生，胞中皆是氤氲精气，生长蒸化，并无血脉，儿口之血，从何而来？此说不经，不可为训也。

### 甘草法

甘草之法自古称，能解诸毒性味平，浓煎频令儿吮服，免使胎毒蕴腹中。

【注】甘草味甘，平和五脏，解百毒之药也。四时皆可用，虚实皆可服。取中指一节，用水煎浓，以棉缠指蘸水，令儿吮之，其毒自解。

### 黄连法

素禀胎热蕴于中，惟有黄连法最灵，水浸浓汁滴口内，脐粪胎毒自此清。

【注】黄连，清热解毒之要药也。凡夏月及四时，看儿有胎热者，恐热蕴于中致生他病，故宜用之。须取黄连数块，捶碎用汤浸出汁，时时滴儿口中，以脐粪下为度，其毒自解矣。

### 朱蜜法

朱蜜镇神利肠胃，清热防惊大有功，胎热便秘皆堪用，禀赋怯弱慎而行。

【注】朱砂镇心定惊，兼能除邪。蜂蜜解毒润肠，更能清热。一镇一润，功效殊常。胎热便闭者，四时皆可用之。取一大豆许，研细水飞过，炼蜜调匀，乳汁化服最佳。惟胎禀太弱者，不宜用也。

### 豆豉法

怯弱之儿豆豉法，宣发胎毒功最良，儿生冬月亦宜此，煎取浓汁当乳尝。

【注】淡豆豉，轻腐宣发之药也。凡怯弱之儿，或值冬月欲解胎毒者，只将此药煎为浓汁，与儿三五口，其毒自开矣。

## 断脐

脐带剪下即用烙，男女六寸始合宜，烙脐灸法防风袭，胡粉封脐为避湿。

【注】婴儿初生，先用剪刀向火烘热，剪断脐带。次用火器绕脐带烙之，当以六寸为度，不可过为短长。短则伤脏，长则损肌。断讫，又用烙脐饼子安灸脐上，以防风邪外入。随用胡粉散敷脐带间，用软绢新棉封裹之，以避尿湿、风邪。如药不备，即以细熟艾一块，照依前法封裹。

### 胡粉散

胡粉　甑带灰　干姜　白石脂　棉灰各等分　麝香少许

上共为细末。每用一钱，敷脐上封之。

### 烙脐饼子

豆豉　黄蜡等分　麝香少许

上以豆豉、麝香研匀，熔蜡，量脐大小捻为饼，灸用。

## 浴儿

浴儿之法五枝汤，冬夏寒温适可当，加猪胆汁去污秽，且滋肌肤免生疮。

【注】断脐后三日浴儿，此法其来旧矣。为其革污秽也。临浴时，须择无风密处，适可而止，不可久在水中，冬月恐其受寒，夏日恐其伤热。其为汤之法，须用桃、槐、桑、梅、柳枝熬成，再加猪胆汁以去其污秽，且能滋润肌肤，令儿胎疮不生。

## 藏胎衣法

藏衣新瓶用帛缠，埋筑天德月空边，向阳高燥宜严密，令儿无疾寿绵绵。

【注】凡藏胎衣，盛在新瓶内，以青帛裹瓶口，择向阳高燥之地，天

德月空处，掘地三尺埋之，儿自长寿无疾。若藏衣不谨，于儿不利。

## 天德月空

正月在丁二月坤，三月居壬四月辛，五乾六甲七月癸，八艮九丙十乙宫，十一巽兮庚十二，此是天德牢记心。月空单月壬共丙，双月俱在甲与庚。

【注】天德：如正月在丁，二月在坤，三月在壬，四月在辛，五月在乾，六月在甲，七月在癸，八月在艮，九月在丙，十月在乙，十一月在巽，十二月在庚是也。

月空：如正月在丙壬，二月在甲庚，三月在丙壬，四月在甲庚，五月在丙壬，六月在甲庚，七月在丙壬，八月在甲庚，九月在丙壬，十月在甲庚，十一月在丙壬，十二月在甲庚是也（图50-24）。

天德方向俱依此图为准。其月空方向；单月在丙壬方，双月在甲庚方。四处如值天德方向不便，即按图寻丙、壬、甲、庚所在用之；如值月空方向不便，亦按图寻天德用之。

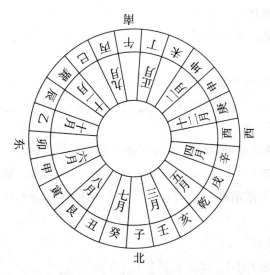

此天德图内如单月逢丙壬，双月逢甲庚，又为月空之方位也。

**图50-24　天德图**

## 剃头

小儿弥月剃胎头，密室温和适可求，杏麻薄腻揉头上，胎毒疮疖一切休。

【注】儿满月剃头，须向密室温暖处剃之，为其气血未盈，寒风易入。剃后须用杏仁三枚研细，入薄荷三叶，再同研，将麻油滴三四点，合腻粉拌匀，擦头上能避风邪，免生疮疖、热毒等证。

## 不啼

小儿生下不能啼，俗语名之为草迷，多因临产难生育，或值严寒气所逼。气闭不通声不出，奄奄呼吸命须臾，气闭不通葱鞭背，寒逼急用火熏脐。

【注】儿生落地，啼声即发，形生命立矣。有不啼者，俗云草迷。多因临产时生育艰难，以致儿生，气闭不通，所以不啼也。急以葱鞭其背，使气通则啼。又有时值天寒之际，儿气为寒所逼，亦不能啼。宜用熏脐带法，急为挽回，庶气通而啼声出也。若气绝无声，面青甲黑，是形虽存而命已不立，安望其生哉！

**鞭背法**

小儿初生气不通，奄奄呼吸少啼声，用葱鞭背轻轻击，须臾声发可回生。

【注】葱辛通气，击动醒神。用葱鞭背者，取开通击醒之义也。如无葱，以手轻击之亦可。

**熏脐带法**

小儿生下或冒寒，气闭无声啼则难，油捻熏脐休剪带，暖气入腹自通安。

【注】儿初生方离母腹，若值天寒，气为寒闭，使儿声不出。须急用棉絮包裹，抱于怀中，且勿断脐，用纸捻蘸油，点火于脐带下往来熏之，令火气由脐入腹，寒得温散，气得暖通，啼声自出矣！

# 不乳

儿生能乳本天然，若不吮兮必有缘，腹中秽恶末下净，或在胎中素禀寒。秽恶不净一捻效，胎寒不乳匀气先，若更面青肢冷厥，此是寒虚理中煎。

【注】不乳，谓初出胞胎不吮乳也。其故有二，不可不辨。儿生腹中脐粪未下，能令小儿腹满气短，呕吐不乳，当用一捻金治之。若儿母过食寒凉，胎受其气，儿必腹痛多啼，面色青白，宜匀气散主之；若四肢厥逆者，理中汤主之。

### 一捻金

大黄生　黑丑　白丑　人参　槟榔各等分

上为细末，每少许，蜜水调服。

### 匀气散

陈皮　桔梗各一钱　炮姜　砂仁　炙甘草各五分　木香三分

上共为细末。每服五分，红枣煎汤调服。

### 理中汤

人参　白术土炒　干姜　甘草炙

引用红枣肉，水煎服。

【方歌】理中人参并干姜，白术甘草共为汤，胎寒诸疾皆当服，不乳肢冷更堪尝。

# 眼不开

儿生眼闭不能开，皆因脾热受于胎，内用地黄汤最妙，熊胆洗目效灵哉。

【注】小儿初生眼不开者，因孕妇饮食不节，恣情厚味，热毒熏蒸，以致热蕴儿脾。眼胞属脾，其脉络紧束，故不能开也。内服生地黄汤，外用熊胆汤洗之自愈。

### 生地黄汤

生地黄　赤芍药　川芎　当归　天花粉　甘草生

水煎服。

【方歌】目闭不开胎热成，生地黄汤赤芍芎，当归花粉生地草，水煎速服莫消停。

### 熊胆洗法

熊胆 黄连各少许

用滚汤淬洗，其目自开。

## 吐不止

儿吐不止何因生，秽恶停留胃内成，或缘禀赋胎寒热，或因生时感寒风。秽恶一捻金散下，外感香苏温散能，热涎酸黏连陈治，寒吐清沫用理中。

【注】儿自胞胎既脱以后，有因便秘、腹中秽恶不净，令儿腹满其吐不止者，一捻金主之；若生育时触冒寒邪，入里犯胃，则曲腰而啼，吐沫不止者，香苏饮温散之。又有胎前受热，面黄赤、手足温、口吐黄涎酸黏者，二陈汤加黄连主之；若胎前受寒，面青白、四肢冷、口吐清稀白沫者，理中汤主之。

**一捻金** 方见不乳。

### 香苏饮

藿香 苏叶 厚朴姜炒 陈皮 枳壳麸炒 茯苓 木香煨 炙甘草

引用生姜，水煎服。

【方歌】香苏饮用藿香苏，厚朴陈皮枳壳茯，甘草木香一并入，生姜为引吐能除。

### 黄连二陈汤

半夏姜制 陈皮 茯苓 生甘草 黄连姜炒

引用生姜，水煎服。

【方歌】儿生胎热吐频频，医治须当用二陈，半夏陈皮茯苓草，姜连加入效如神。

**理中汤** 方见不乳。

## 不小便

小便不通胎热壅，导赤八正二方从，外用豆豉贴脐法，须臾小便自能通。

【注】小儿初生不小便者，乃胎热流于下也，宜导赤散。热盛者八正散主之。外用豆豉膏贴脐上，则小便自通矣。

### 导赤散

生地黄　木通　甘草生

引用灯心、竹叶，水煎服。

加黄连、滑石、赤苓更妙。

【方歌】方名导赤妙难言，生地木通甘草煎，引用灯心共竹叶，清热利水便如泉。

### 八正散

萹蓄　瞿麦　滑石飞　木通　赤苓　车前子　生大黄　栀子生

引用灯心，水煎服。

【方歌】八正散治小便秘，萹蓄瞿麦车前利，木通滑石赤茯苓，大黄栀子合成剂。

### 豆豉膏

淡豆豉一勺　田螺十九个　葱一大束

上捣烂，用芭蕉汁调贴脐上。

## 不大便

大便不通名锁肚，皆缘热毒受胎中，朱蜜捻金俱可用，急咂五心脐下通。

【注】小儿初生之日或次日即大便者，俗云下脐屎。此肠胃通和，幽门润泽也。若至二三日不大便者，名曰锁肚，乃胎中受辛热之毒，气滞不通也。其儿必面赤、腹胀、不乳、多啼，宜先用朱蜜法治之。设若不应，用一捻金量儿与之。继令妇人以温水漱口，咂儿前后心、手足心并脐下，共七处，以皮见红赤色为度，须臾大便自通矣。

**朱蜜法**方见拭口。

**一捻金**方见不乳。

# 大小便不通

二便俱秘胎热极，木通散与紫霜丸，行热开结真神妙，口嘬之法悉如前。

【注】小儿初生大小便不通者，最为急候，乃胎中热毒太甚而成也。急用前口嘬五心脐下法，再以木通散行其热，紫霜丸开其结，庶可望生。若延至七日，谓之一腊，肚腹硬胀，常作呻吟，则难治矣！

### 木通散

车前子 蓄 瞿麦 木通 赤苓 山栀 滑石飞 黄芩 生甘草 大黄

引用灯心，水煎服。或入薄荷同煎。

【方歌】二便闭兮如何医，木通散用甚为奇，车蓄瞿通苓栀子，滑芩甘草大黄宜。

### 紫霜丸

代赭石火煅, 醋浸三五次, 研, 一两　赤石脂一两　杏仁炒, 去皮、尖六十粒 巴豆去油膜, 三十粒

上为末，饭糊如麻子大。日服三丸，白水下。

# 肛门内合

有因热毒肛门结，或是内合无隙通，清毒宜服黑白散，脂瞒簪通导法精。

【注】小儿初生，肛门内合有二：一者热毒太甚，壅结肛门；一者脂膜遮瞒，无隙可通。如肛门壅结者，急服黑白散，外用苏合香丸，作枣核状纳入孔中，取其香能开窍，又能润泽。大便一下，庶可望生。如脂膜遮瞒，无隙可通者，先以金玉簪透之，刺破脂膜，再以苏合香丸照前法导之，庶可挽回于万一耳！

### 黑白散

黑牵牛半生、半炒　白牵牛半生、半炒　大黄生　槟榔　陈皮各五钱　生甘草三钱　元明粉一两

上除槟榔不过火，余五味或晒或焙，仍合槟榔为末，同元明粉入乳

钵内研细。每服五分至六七分，温蜜汤调化。

### 苏合香丸

苏合香油入安息香内，五钱　安息香另为末，用无灰酒半斤熬膏　丁香　青木香　白檀香　沉香　荜茇　香附子　诃子煨，取肉　乌犀镑　朱砂水飞。各一两　薰陆香❶　片脑研。各五钱　麝香七钱半

上为细末，入安息香膏，炼蜜和剂，圆如芡实大。空心用沸汤化下，酒下亦可。

## 噤　口

噤口舌上如黍米，吮乳不得啼渐难，清肝龙胆汤极妙，腹硬便秘紫霜丸。吐涎牙紧擦牙效，次用辰砂全蝎煎，病势稍安勿过剂，调和脾胃匀气先。

【注】小儿噤口之证，失治多至不救。其候舌上生疮如黍米状，吮乳不得，啼声渐小，因胎热所致也。法当清热疏利，以龙胆汤主之。若肚腹胀硬，二者不通者，紫霜丸主之。又有一种口吐白沫，牙关紧急者，此胎热内结，复为风邪外袭，当以秘方擦牙散先擦其牙关，次服辰砂全蝎散。中病即止，不可过服。证退当调和脾胃，以匀气散主之。

### 龙胆汤

柴胡　黄芩　生甘草　钩藤钩　赤芍　大黄纸裹，煨　龙胆草　蜣螂去翅、足　桔梗　赤茯苓

引用枣肉，水煎服。

【方歌】噤口龙胆汤极灵：柴胡黄芩草钩藤，赤芍大黄龙胆草，蜣螂桔梗赤茯苓。

### 紫霜丸方见二便不通。

### 秘方擦牙散

生南星去皮、脐，二钱　龙脑少许

上研为极细末，用指蘸，合生姜汁放大牙根擦之立效。如不开者，将应用之药调和稀糊，含在不病人口内，以笔管插入病人之鼻孔，用气

---

❶ 薰陆香：即乳香。

将药极力吹入，其关立时即开。此法有通仙之妙，不可不知。

**辰砂全蝎散**

辰砂水飞，五分　全蝎去毒，三枚　硼砂　龙脑　麝香各一分

上为极细末，用乳母唾调，抹口唇里及齿上。

**匀气散**方见不乳。

# 撮　口

撮如囊口吮乳难，舌强唇青吐沫痰，面色赤黄胎热极，四肢厥冷命难全。痰盛宜用僵蚕散，便秘须进紫霜丸，惊热龙胆汤极妙，抽搐撮风散自安。

【注】撮口者，口撮如囊口也。吮乳不得，舌强唇青，面色黄赤，乃心脾之热，受自胎中而然也。其证为危候，急当随证治之。如气高痰盛者，辰砂僵蚕散主之；二便秘结者，紫霜丸主之；身热多惊者，龙胆汤主之；手足抽搐者，撮风散主之。若更口吐白沫，四肢厥冷，虽有神丹，终属无济。

**辰砂僵蚕散**

辰砂水飞，五分　僵蚕直的，去丝嘴，炒，一钱　蛇蜕皮炒，一钱　麝香五分

上为末，用蜜调敷唇口。

**紫霜丸**方见二便不通。

**龙胆汤**方见噤口。

**撮风散**

赤脚蜈蚣炙，半条　钩藤钩一钱五分　朱砂水飞　直僵蚕焙　全蝎尾各一钱麝香一字

上为末，每服一字，竹沥调下。

# 脐湿脐疮

浴儿不慎水浸脐，或因褓袍湿渍之，脐间淋漓多痛痒，甚则焮肿作疮痍。脐湿必用渗脐散，疮肿金黄散最宜，治疗之法须如此，临证施之不可疑。

【注】儿生洗浴，不可久在水中，任意洗濯。既包裹毕，宜时常留

意，勿令尿湿浸脐。如不知慎，遂致肚脐浸渍不干，名曰脐湿。须以渗脐散敷之。甚则焮赤成疮，名曰脐疮。须以金黄散敷之，庶不致寒湿之气内攻也。

### 渗脐散

枯矾　龙骨煅。各二钱　麝香少许

上研细末，干撒脐中。

### 金黄散

川黄连二钱半　胡粉　龙骨煅。各一钱

上为末，敷患处。

## 脐突

婴儿蕴热在腹中，伸引频频卧不宁，努胀其气冲脐本，虚大光浮脐突成。速服犀角消毒饮，二豆能消肿赤攻，最忌寒凉敷脐上，冰凝毒热反成凶。

【注】婴儿热在腹中，无所发泻，故频频伸引，睡卧不宁，努胀，其气冲入脐间，所以脐忽肿赤，虚大光浮，名曰脐突。此乃胎热所致，非断脐不利之过也。内服犀角消毒饮，外敷二豆散，其肿自消。最忌寒凉之药敷于脐上，恐寒凝毒热，反为害也。

### 犀角消毒饮

牛蒡子炒，研　生甘草　荆芥　防风　金银花

水煎熟，临服入犀角细末，调匀服。

【方歌】犀角消毒牛蒡加，甘草荆防金银花，细研犀角调匀服，脐突能消功最佳。

### 二豆散

赤小豆不去皮　豆豉　天南星去皮脐　白蔹各一钱

上为细末，用五分芭蕉汁，调敷脐四旁，日二次。

## 脐风

断脐不慎起脐风，感受风寒湿水成，将作驱风散最效，已成兼证要分明。腹胀便秘黑白散，面白肢寒用理中，痰涎壅盛僵蚕散，壮热

面赤龙胆清。呕吐多啼益脾治，唇青撮口撮风平，脐青口噤为不治，一腊❶逢之命必倾。

【注】脐者，小儿之根蒂也，名曰神厥。穴近三阴，喜温恶凉，喜干恶湿，如断脐悉遵前法，脐风何自而起？惟不知慎重，以致水湿、风冷之气入于脐中，儿必腹胀脐肿，日夜啼叫，此脐风之将作也，须急用驱风散治之。若寒邪深入，已成脐风者，又当视其所兼之形证治之。如肚腹胀硬，大便不通者，风兼实也，黑白散主之；面青肢冷，二便不实者，风兼虚也，理中汤主之；痰涎壅盛，气高喘急者，风兼痰也，辰砂僵蚕散主之；身体壮热，面赤口干者，风兼热也，龙胆汤主之；面青呕吐，曲腰多啼者，风兼寒也，益脾散主之；撮口唇青，抽搐不止者，风兼惊也，撮风散主之。若脐边青黑，口噤不开者，是为内抽不治。脐风见于一腊者，亦不治。一腊者，七日也。儿生七日，血脉未凝，病已中脏，医之无益。

**驱风散**

苏叶　防风　陈皮　厚朴姜炒　枳壳麸炒　木香煨　僵蚕炒　钩藤钩　生甘草

引用生姜，水煎服。

【方歌】脐风将作用驱风，苏防陈朴枳香从，僵蚕钩藤与甘草。生姜加入更通灵。

**黑白散**方见肛门内合。

**理中汤**方见不乳。

**辰砂僵蚕散**方见撮口。

**龙胆汤**方见噤口。

**益脾散**

白茯苓　人参　草果煨　木香煨　炙甘草　陈皮　厚朴姜炒　紫苏子炒。各等分

上为末，每服一钱，姜、枣汤调服。

**撮风散**方见撮口。

---

❶ 腊（là 蜡）：人出生后以七日为腊。

# 天钓

天钓邪热积心胸，痰涎壅盛气不通，瘛疭壮热同惊证，头目仰视若钓形。九龙控涎医搐掣，牛黄散用善驱风，瘛疭减参钩藤饮，爪甲青色苏合精。

【注】小儿天钓证，由邪热痰涎壅塞胸间，不得宣通而成。发时惊悸壮热，眼目上翻，手足瘛疭，爪甲青色，证似惊风，但目多仰视，较惊风稍异。痰盛兼搐者，九龙控涎散主之；惊盛兼风者，牛黄散主之；搐盛多热者，钩藤饮主之；爪甲皆青者，苏合香丸主之。

**九龙控涎散**

赤脚蜈蚣酒涂炙干，一条　滴乳　天竺黄二味研匀。各一钱　腊茶　雄黄　炙甘草各二钱　荆芥穗炒　白矾枯。各一钱　绿豆半生半熟，一百粒

上为末，每服五分。人参薄荷汤调下。

**牛黄散**

牛黄细研，一钱　朱砂水飞细研，一钱　麝香五分　天竺黄二钱　蝎梢一钱　钩藤钩二钱

上研匀，每服一字，新汲水调下。

**钩藤饮**

人参　全蝎去毒　羚羊角　天麻　甘草炙　钩藤钩

水煎服。

【按】天钓乃内热痰盛，应减人参。

【方歌】天钓须用钩藤饮，瘛疭连连无止歇，人参羚羊与钩藤，炙草天麻共全蝎。

**苏合香丸**方见肛门内合。

# 内钓

内钓肝脏病受寒，粪青潮搐似惊痫，伛偻腹痛吐涎沫，红丝血点目中缠。瘛疭甚者钩藤饮，急啼腹痛木香丸，肢冷甲青唇口黑，养脏温中或保全。

【注】内钓者，多因肝脏素病，外受寒冷，其候粪青潮搐者，作止有

时也。伛偻腹痛者，曲腰而痛也。口吐涎沫，证虽与惊痫相类，但目有红丝血点。瘛疭甚者，钩藤饮主之；急啼腹痛者，木香丸主之；若肢冷甲青，唇口黑者，养脏散主之。然内钓至此，乃中寒阴盛不治之证，用此救治，庶或保全。

**钩藤饮**方见天钓

**木香丸**

没药　木香煨　茴香炒　钩藤钩　全蝎　乳香各等分

先将乳香没药研匀，后入诸药末和毕，取大蒜少许研细，和丸如桐子大，晒干。每次二丸，钩藤汤下。

**养脏散**

当归　沉香　木香煨　肉桂　川芎各半两　丁香二钱

上为末，每服一钱，淡姜汤调服。

# 盘肠气痛

盘肠寒搏肠中痛，曲腰不乳蹙双眉，定痛温中豆蔻散，熨脐外治法堪垂。

【注】凡盘肠气痛，皆由寒邪所搏，肝肾居下，故痛则曲腰。宜白豆蔻散主之。外用熨脐法，其效甚速。

**白豆蔻散**

白豆蔻　砂仁　青皮醋炒　陈皮　炙甘草　香附米制　蓬莪术各等分

上为末，每服一钱，紫苏煎汤调下。

**熨脐法**

淡豆豉　生姜切碎。各二钱　葱白五茎　食盐一两

同炒热，置脐上熨之。

# 卷五十一

## 初生门 下

### 目烂

儿生两目痛难睁，胞边赤烂胎热攻，内用地黄汤清热，外点真金目即明。

【注】目烂者，胞边赤烂，痛痒难睁。因胎中蕴热，生后，毒热上攻于目，故有是证。内服地黄汤以清热，外用真金散以点目，其证自愈。

**生地黄汤**方见目不开。

**真金散**

黄连生　黄柏生　当归　赤芍药各一钱　杏仁炒，去皮、尖，五分

上剉散，乳汁浸一宿，晒干为极细末，用生地黄汁调一字，频频点眼即愈。

### 悬痈

腭上肿起号悬痈，皆因胎毒热上冲，法当刺破盐汤拭，如圣一字掺之灵。

【注】凡喉里上腭肿起，如芦箨❶盛水状者，名曰悬痈。芦箨者，芦笋也。此胎毒上攻，须以棉缠长针留锋刺之，泻去青黄赤汁。未消者来日再刺。刺后以盐汤拭口，用如圣散或一字散掺之。

**如圣散**

铅霜一钱　真牛黄一钱　太阴元精石　朱砂水飞。各二钱五分　龙脑五分

上为极细末，每用一字掺患处。

**一字散**

朱砂水飞　硼砂各五分　龙脑　朴硝各一字

---

❶ 箨（tuò 唾）：竹笋上一片一片的皮。

上为极细末，用蜜调少许，鹅翎蘸搽口内。

## 重龈

重龈胎热胃中蓄，牙根肿胀痛难禁，刺破一字散敷上，继进清胃效如神。

【注】重龈者，因小儿在胎有热蓄于胃中，故牙根肿如水泡，名曰重龈。治法用针刺破，以盐汤拭净，外敷一字散，内服清胃散，其肿自消。

**一字散** 方见悬痈。

**清胃散**

生地 丹皮 黄连 当归 升麻 石膏煅

引用灯心，水煎服。

【方歌】清胃散治胃热熏，生地黄连当归身，丹皮升麻石膏煅，临煎须要入灯心。

## 鹅口

鹅口白屑满舌口，心脾蕴热本胎原，清热泻脾搽保命，少迟糜烂治难痊。

【注】鹅口者，白屑生满口舌，如鹅之口也。由在胎中受母饮食热毒之气，蕴于心、脾二经，故生后遂发于口舌之间。治法以清热泻脾散主之，外用发蘸井水拭口，搽以保命散，日敷二三次，白退自安。倘治之稍迟，必口舌糜烂，吮乳不得，则难痊矣。

**清热泻脾散**

山栀炒 石膏煅 黄连姜炒 生地 黄芩 赤苓

引用灯心，水煎服。

【方歌】清热泻脾治鹅口，石膏生地赤苓煎，芩连栀子合成剂，加入灯心病即安。

**保命散**

白矾烧灰 朱砂水飞。各二钱五分 马牙硝五钱

上研末，以白鹅粪水搅取汁，涂舌与口角上。

# 吐舌

吐长收缓名吐舌，皆是心经有热成，面红烦渴溺赤涩，泻心导赤服即宁。

【注】吐舌者，伸长而收缓也。因心经有热所致，故面红、烦躁、口渴、尿赤，宜泻心导赤汤主之。

**泻心导赤汤**

木通　生地　黄连　甘草<sub>生</sub>

引用灯心，水煎服。

【方歌】泻心导赤汤最良，心热吐舌即堪尝，木通生地黄连草，灯心加入服自强。

# 弄舌

弄舌时时口内摇，心脾热发口唇焦，烦热舌干大便秘，泻黄导赤并能疗。

【注】儿舌口中摇动者，因心脾有热，以致唇焦舌干，烦热便秘。先用泻黄散，次服泻心导赤汤。

**泻黄散**

藿香叶　山栀子<sub>炒</sub>　石膏<sub>煅</sub>　防风　甘草<sub>生</sub>

引加灯心，水煎服。

【方歌】弄舌泻黄散最神，藿香叶配山栀仁，甘草防风石膏煅，临时煎服入灯心。

**泻心导赤汤**<sub>方见吐舌。</sub>

# 重舌

舌下肿突似舌形，心脾积热上攻冲，内服宜以清热饮，外敷凉心功最灵。

【注】重舌者，因舌下近舌根处其肿形似舌，故名重舌。此心、脾之热，宜服清热饮，外吹凉心散。

### 清热饮

黄连<sub>生</sub>　生地　木通　甘草<sub>生</sub>　连翘<sub>去心</sub>　莲子

引用淡竹叶，水煎，时时灌入口中。

【方歌】清热饮内用黄连，生地莲子木通甘，连翘更加淡竹叶，一同煎服自然安。

### 凉心散

青黛　硼砂　黄柏　黄连<sub>人乳拌晒</sub>　人中白<sub>煅过。各二钱</sub>　风化硝<sub>一钱</sub>冰片<sub>二分</sub>

上为极细末，吹之甚效。

# 木舌

木舌心脾积热成，肿胀木硬证多凶，外用川硝敷舌上，内服泻心导赤灵。

【注】木舌一证，皆因心脾积热而成。盖脾之脉络在舌下，又舌为心苗，遇火上冲，令儿舌肿满木硬，不能转动，故名木舌。外用川硝散敷舌上，内服泻心导赤汤。若不急治，必至难救。

### 川硝散

朴硝<sub>五分</sub>　真紫雪<sub>二分</sub>　盐<sub>一分</sub>

上为细末，以竹沥调敷舌上。

**泻心导赤汤**<sub>方见吐舌。</sub>

# 呬乳

呬[1]乳之候非一端，伤乳停痰胃热寒，热宜和中清热饮，寒用温中止吐煎。伤乳平胃散最妙，停痰二陈汤可痊，若是满而自溢者，常须节乳自能安。

【注】小儿呬乳，证非一端，有宿乳、停痰、胃寒、胃热之分，不可一例而治。如面色多赤，二便微秘，手足指热，此为热呬也，宜和中

---

❶ 呬（xiàn 县）：不作呕而吐，亦泛指呕吐。《说文解字·口部》"呬，不呕而吐也。"

清热饮主之；面色青白，粪青多沫，手足指冷，此因寒而呃也，宜温中止吐汤主之；口热唇干，夜卧不宁、手足心热，此为伤乳而呃也，宜平胃散主之；胸膈膨满，呕吐痰涎，此因停痰而呃也，宜枳桔二陈汤主之。若吃乳过多，满而自溢者，不须服药，惟节乳则呃自止矣。

### 和中清热饮

黄连姜炒　半夏姜制　陈皮　茯苓　藿香　砂仁

引用姜，水煎服。

【方歌】和中清热饮黄连，半夏陈皮茯苓攒，藿香砂仁合成剂，水煎徐服可安全。

### 温中止吐汤

白豆蔻研　茯苓　半夏姜制　生姜

水煎，冲磨沉香汁服。

【方歌】温中止吐白豆蔻，茯苓半夏共生姜，临服沉香汁加入，专治呃乳自寒伤。

### 平胃散

苍术炒　陈皮　厚朴姜炒　甘草炙　麦芽炒　砂仁研

引用姜，水煎服。

【方歌】小儿伤乳多吐呃，平胃调和功可见，苍陈厚朴甘草偕，加入麦砂姜一片。

### 枳桔二陈汤

枳壳麸炒　桔梗　陈皮　半夏姜制　茯苓　甘草炙

引用姜，水煎服。

【方歌】停痰呃乳不能安，枳桔二陈汤最先，枳桔陈半苓甘草，生姜加入即时痊。

## 夜啼

夜啼寒热因胎受，须将形色辨分明：寒属脾经面青白，手腹俱冷曲腰疼。面赤溺闭属心热，热用导赤寒钩藤，若无寒热表里证，古法蝉花散最精。

【注】小儿初生夜啼，其因有二：一曰脾寒，一曰心热。皆受自胎

中，观其形色便知病情矣。如面色青白，手腹俱冷，不欲吮乳，曲腰不伸者，脾寒也，钩藤饮主之；面赤唇红，身腹俱热，小便不利，烦躁多啼者，心热也，导赤散主之。若无已上形证，但多啼者，用蝉花散最当。

### 钩藤饮

川芎　白当归　茯神　白芍炒　茯苓　甘草炙　木香煨　钩藤钩

引用红枣，水煎服。

【方歌】夜啼之证因脾寒，须服钩藤饮可痊，芎归神芍苓甘草，木香钩藤红枣煎。

### 导赤散 方见小便不通。

### 蝉花散

蝉蜕下半截不拘多少

上研细末，每服少许，薄荷煎汤调下。

## 胎黄

儿生遍体色如金，湿热熏蒸胎受深，法当渗湿兼清热，地黄犀角二方神。

【注】胎黄者，遍体面目皆黄，其色如金，乃孕妇湿热太盛，小儿在胎受母热毒，故生则有是证也。法当渗湿清热，须分轻重治之，色微黄者生地黄汤，深黄者犀角散。

### 生地黄汤

生地黄　赤芍药　川芎　当归　天花粉　赤茯苓　泽泻　猪苓　甘草生　茵陈蒿

引用灯心，水煎，食前服。

【方歌】胎黄须用地黄汤，四物花粉赤苓良，泽泻猪苓甘草等，茵陈加入水煎尝。

### 犀角散

犀角镑　茵陈蒿　栝蒌根　升麻　甘草生　龙胆草　生地　寒水石煅

水煎，不拘时服。

【方歌】胎黄又有犀角散，甘草犀角与茵陈，升麻胆草生地共，寒水石同栝蒌根。

# 胎赤

胎赤胎中受毒热，生后遍体若丹涂，清热解毒汤极妙，蒋氏化毒功效殊。

【注】胎赤者，因孕妇过食辛热之物，以致毒热凝结，蕴于胞中，遂令小儿生下头面、肢体赤若丹涂，故名曰胎赤。当以清热解毒汤主之。热盛便秘者，蒋氏化毒丹主之。

### 清热解毒汤

生地　黄连　金银花　薄荷叶　连翘去心　赤芍　木通　甘草生

引用灯心，水煎服。

【方歌】清热解毒汤堪夸，生地黄连金银花，薄荷连翘赤芍药，木通甘草灯心加。

### 蒋氏化毒丹

犀角　黄连　桔梗　元参　薄荷叶　甘草生　大黄生各一两　青黛五钱

上为细末，炼白蜜为丸，重六分。每服一丸，灯心汤化服。

# 赤游风

赤游胎中毒热成，皮肤赤肿遍身行，头面四肢犹可治，若归心腹命难生。内服犀角蓝叶散，外用砭法敷神功，百日之内忌砭血，贴涂二法可安宁。

【注】小儿赤游风证，多由胎中毒热而成。或生后过于温暖，毒热蒸发于外，以致皮肤赤热而肿，色若丹涂，游走不定，行于遍身，故名曰赤游风。多发于头面、四肢之间，若内归心腹则死。治法当服犀角解毒饮。如不愈，继以蓝叶散，外用砭法刺出毒血。毒甚者，敷以神功散；毒轻者，不用敷药。在百日内者，小儿忌砭血，以其肌肉难任也。须用猪肉贴法，或以赤小豆末，鸡子清调，涂之甚效。

### 犀角解毒饮

牛蒡子炒　犀角　荆芥穗　防风　连翘去心　金银花　赤芍药　生甘草　川黄连　生地黄

引用灯心，水煎服。

【方歌】犀角解毒药最良，牛蒡犀角合荆防，连翘银花赤芍药，甘草川连生地黄。

### 蓝叶散

蓝叶五钱　黄芩　犀角屑　川大黄剉，微炒　柴胡　栀子生。各二钱　川升麻一钱　石膏一钱　生甘草一钱

上为粗末，每服一钱。水一小盏，煎五分，去渣兑竹沥一酒杯，煎三两沸，放温，量儿大小用之。气怯弱者可去大黄。

### 砭血法

口吮毒血各聚一处。用细磁器击碎，取锋芒者，将箸头劈开夹住，用线缚定。两指轻撮箸梢，令磁芒对聚血处，再用箸一根频击，刺出毒血。砭后毒甚者，以神功散敷之；毒轻者，砭后不可用，恐皮肤既破，草乌能作痛也。如患在头者，不用砭法，只宜卧针倒挑患处，出毒血则愈。

### 神功散

黄柏炒　草乌生

上各为末，等分，用漱口水调敷，频以漱口水润之。

### 猪肉贴法

用生猪肉切片，贴于赤肿处，数数更换。

### 涂法

生赤小豆不拘多少，研为细末，用鸡子清调涂患处，干则再涂。

## 初生无皮

儿生无皮有二端，父母梅毒遗染传，或因未足月生早，无皮赤烂痛难堪。梅毒换肌消毒散，胎怯当归饮能痊；外敷清凉鹅黄粉，毒解形完肤自坚。

【注】婴儿生下无皮，其证有二：或因父母素有杨梅结毒，传染胞胎，故生下或上半身赤烂，或下半身赤烂，甚至色带紫黑；又有因月分未足，生育太早，遍体浸渍红嫩而光。二证俱属恶候。遗毒者，内服换肌消毒散，外用清凉膏或鹅黄散敷之；胎元不足者，内服当归饮，外用稻米粉扑之。毒解形完者，谓解去毒气，其皮自渐渐生完而坚实矣。

### 换肌消毒散

当归　生地黄　赤芍药　川芎　皂刺　土茯苓　金银花　连翘<sub>去心</sub>
甘草<sub>生</sub>　白芷　苦参　白鲜皮　防风

引用灯心，水煎服。

【方歌】无皮换肌消毒治，四物皂刺土茯苓，银花连翘草白芷，苦参白鲜共防风。

### 当归饮

何首乌<sub>制</sub>　白鲜皮　白蒺藜　甘草　当归　生地黄　白芍药　人参
黄芪　川芎

水煎服。

【方歌】当归饮治儿无皮，面白肢冷服最宜，首乌鲜皮白蒺藜，甘草四物共参芪。

### 清凉膏

石灰<sub>未经水湿成块者，四两</sub>

用水泡之，没指半许，露一宿，面上有浮起如云片者，轻轻取之，微带清水，视其多寡，对小磨香油亦如之，以顺搅成膏为度，用鸡翎搽之自愈。

### 鹅黄散

黄柏<sub>生</sub>　石膏<sub>煅。各等分</sub>
共研为细末，扑之。湿则干扑，干则用猪苦胆调搽。

### 扑粉法

旱稻白米作粉，时时扑之，其皮渐生，神效。

## 变蒸

万物春生夏热长，儿生同此变形神。三十二日为一变，六十四日曰一蒸。变长百骸生脏腑，蒸增智慧发聪明。十八五百七十六，变蒸既毕形神成。变蒸之状身微热，耳尻骨冷无病情。

【注】天地生化万物，必以春温、夏热。儿之初生，变生形神亦同此理。自生之日至三十二日，曰一变；至六十四日，曰一蒸。变则长其百骸，生其脏腑；蒸则增其智慧，发其聪明也。曰十八五百七十六者，谓

十变五蒸之外，又有三大蒸，合计五百七十六日也。变蒸既毕，形神具足，此后则不复变蒸矣。然每变蒸之时，其状惟身微热、耳冷、尻骨冷，而无他病情状。盖以阴阳和变，生化形神，故无他病情状也。身微热者，以阴阳氤氲变蒸之气而然也；耳尻冷者，耳尻属阴，以阳不伤阴，而与阴和之象，故不热也。

【按】变蒸既曰生五脏六腑次序，又曰包络、三焦二经俱无形状，故不变不蒸。夫包络乃周身脂膜联络百骸脏腑者，三焦乃躯壳内气充满百骸脏腑者，变蒸时岂独不及之耶？其说不经，细阅《灵》《素》自知，附辨以俟识者。

# 惊风门

## 惊风总括

心主惊兮肝主风，心热肝风作急惊，素虚药峻因成慢，吐泻后起慢脾风。急惊阳证有实象，慢脾阴证有虚形，慢惊半阴半阳证，虚实寒热要详明。

【注】心藏神，心病故主惊也；肝属木，肝病故主风也。凡小儿心热肝盛，一触惊受风，则风火相搏，必作急惊之证也。若素禀不足，或因急惊用药过峻，暴伤元气，每致变成慢惊之证。更有因吐泻既久，中气大虚，脾土衰弱，肝木乘虚而内生惊风者，名曰慢脾风也。三者致病之因既不同，故所现之证亦各异。急惊属阳，必有阳热有余等实象也；慢脾属阴，必有阴冷不足等虚象也。至于慢惊初得之时，阴阳尚未过损，或因急惊传变而成，其中常有夹痰、夹热等证，故属半阴半阳，不比慢脾纯阴之病也。治者须详分虚、实、寒、热以治之，庶不致误矣！

## 惊风八候

惊风八候搐搦掣，颤反引窜视之名。肘臂伸缩名为搐，十指开合搦状成，势若相扑谓之掣，颤则头肢动摇铃，反张身仰头向后，引状两手若开弓，窜则目直常似怒，视则睄物不转睛。内外左右分顺逆，须识急慢证皆同。

【注】八候，谓搐、搦、掣、颤、反、引、窜、视是也。搐谓肘臂伸缩，搦谓十指开合，掣谓肩头相扑，颤谓手足动摇，反者身仰向后，引者手若开弓，窜则目直而似怒，视则睛露而不活。其搐以男左手女右手，男大指在外，女大指在内为顺，反是为逆。此候急惊、慢惊同皆见之，虚实无所异焉，治者宜切记之。

## 通关急救法

惊风搐搦神昏愦，痰壅气塞在心胸，急用通关吹入鼻，无嚏则死有嚏生。

【注】惊风搐搦，必神气昏愦，皆由痰壅气塞，壅结胸中而致。急用通关散吹入鼻内，无嚏者不治；有嚏者，审其表里、虚实随证治之。

### 通关散

半夏生　皂角　细辛　薄荷各等分

共为细末，用笔管吹入鼻内少许。

## 急惊风

急惊触异心惊热，或由风郁火生风，暴发痰盛或热极，壮热烦急面唇红，痰壅气促牙关噤，二便秘涩脉数洪。惊用镇惊风至宝，牛黄攻痰凉膈清，平治羌活泻青等，化痰导赤共凉惊。

【注】急惊风一证，有因目触异物，耳闻异声，神散气乱而生者；有因心肝火盛，外为风寒郁闭，不得宣通而生者；有因痰盛热极而内动风者。然证多暴发壮热，烦急，面红，唇赤，痰壅气促，牙关噤急，二便秘涩。噤急者，齿紧急不能开也。二便秘涩者，大便秘结而小便涩难也。脉洪数者，主阳热也。触异致惊者，清热镇惊汤、安神镇惊丸主之；火郁生风者，至宝丹主之；痰盛生惊者，牛黄丸攻下之；热极生风者，凉膈散清解之；病不甚者，则用平治之法。风热者，羌活散主之；肝热者，泻青丸主之；痰兼热者，清热化痰汤主之；心经热者，导赤散、凉惊丸主之。惟在临证者审而用之。

#### 清热镇惊汤

柴胡　薄荷　麦冬去心　栀子　川黄连　龙胆草　茯神　钩藤钩　甘草生　木通

引加灯心、竹叶，调朱砂末服。

【方歌】清热镇惊治外惊，柴胡薄荷麦门冬，栀子黄连龙胆草，茯神钩藤草木通。

#### 安神镇惊丸

天竺黄　茯神各五钱　胆星　枣仁炒　麦冬去心　赤芍　当归各三钱　薄荷叶　黄连　辰砂　牛黄　栀子　木通　龙骨煅。各三钱　青黛一钱

上为细末，炼蜜丸如绿豆大，赤金箔为衣。量儿大小与之，淡姜汤化下。

#### 至宝丹

麻黄　防风　荆芥　薄荷　当归　赤芍　大黄　芒硝　川芎　黄芩　桔梗　连翘去心　白术土炒　栀子　石膏煅　甘草生　滑石　全蝎去毒　细辛　天麻　白附子　羌活　僵蚕炒　川连　独活　黄柏各等分

上共为细末，炼蜜为丸，每丸重五分。量儿大小与之，姜汤化下。

#### 牛黄丸

黑牵牛　白牵牛各七钱半　胆星　枳实麸炒　半夏姜制。各五钱　牙皂去皮、弦，二钱　大黄一两半

上研极细末，炼白蜜为丸，重五分。量儿大小与之，姜汤化下。

#### 凉膈散

黄芩　大黄　连翘去心　芒硝　甘草生　栀子　薄荷

引用竹叶、生蜜，煎服。无汗者加防风、羌活。

【方歌】凉膈散治膈热盛，栀翘芩薄芒硝黄，便秘硝黄加倍用，无汗更加羌活防。

#### 羌活散

羌活　防风　川芎　薄荷　天麻　僵蚕炒　甘草生　川黄连　柴胡　前胡　枳壳麸炒　桔梗

引用生姜，水煎服。

【方歌】羌活散风兼清热，羌防川芎薄荷叶，天麻僵蚕草黄连，柴胡

前胡枳壳桔。

### 泻青丸

龙胆草烧　栀子　大黄煨　羌活　防风各一钱　川芎钱半

上研末，炼蜜为丸，如梧桐子大。竹叶、薄荷汤调下。

### 清热化痰汤

橘红　麦冬去心　半夏姜制　赤苓　黄芩　竹茹　甘草生　川连　枳壳麸炒　桔梗　胆星

引用生姜、灯心，水煎服。

【方歌】清热化痰有橘红，麦冬半夏赤茯苓，黄芩竹茹生甘草，川连枳桔胆南星。

### 泻心导赤汤方见木舌。

### 凉惊丸

龙胆草　防风　青黛各三钱　钩藤钩二钱　黄连五钱　牛黄一钱

上研细末，面糊为丸，如粟米大。量儿大小与之，金器煎汤化下。

## 急惊后调理法

急惊之后尚未清，痰热琥珀抱龙灵，神虚气弱痰兼热，清心涤痰大有功。

【注】急惊多用寒凉之药，亦急则治标之法。但得痰火稍退，即当调补气血。若过用寒凉，必致转成慢惊等证。故惊邪一退，余热尚在者，当用琥珀抱龙丸主之；若脾虚多痰者，宜清心涤痰汤主之。

### 琥珀抱龙丸

人参　琥珀　茯神各五钱　山药炒一两　甘草炙，四钱　檀香三钱　天竺黄　枳壳麸炒　枳实麸炒，各五钱　辰砂三钱　胆星五钱　赤金箔二十片

上为细末，炼蜜为丸，每丸重一钱。大儿一丸，小儿半丸，淡姜汤化下。

### 清心涤痰汤

竹茹　橘红　半夏姜制　茯苓　枳实麸炒　甘草生　麦冬去心　枣仁炒　人参　菖蒲　南星　川黄连

引用生姜，水煎服。

【方歌】清心涤痰汤效灵，补正除邪两收功，参苓橘半连茹草，枳实菖枣星麦冬。

## 慢惊风

慢惊多缘禀赋弱，或因药峻损而成。缓缓搐搦时作止，面白青黄身则温，昏睡眼合睛或露，脉迟神惨大便青。气虚夹痰醒脾效，脾虚肝旺缓肝灵。

【注】慢惊一证，或缘禀赋虚弱，土虚木盛者有之；或由急惊过用峻利之药，以致转成此证者有之。发时缓缓搐搦，时作时止，面色淡黄，或青白相兼，身必温和，昏睡眼合，或睡卧露睛，脉来迟缓，神气惨惨，大便青色。此乃脾胃虚弱，治宜培补元气为主。虚而夹痰者，醒脾汤主之；脾虚肝旺者，缓肝理脾汤主之。

### 醒脾汤

人参　白术土炒　茯苓　天麻　半夏姜制　橘红　全蝎去毒　僵蚕炒　甘草炙　木香　仓米　胆南星

引用生姜，水煎服。

【方歌】气虚夹痰醒脾治，参术天麻白茯苓，橘半全蝎僵蚕草，木香仓米胆南星。

### 缓肝理脾汤

广桂枝　人参　白茯苓　白芍药炒　白术土炒　陈皮　山药炒　扁豆炒,研　甘草炙

引用煨姜、大枣，水煎服。

【方歌】肝旺脾虚缓肝汤，桂枝参苓芍术良，陈皮山药扁豆草，煎服之时入枣姜。

## 夹热夹痰慢惊

慢惊夹热或夹痰，身热心烦口溢涎，宜以清心涤痰治，白丸柴芍六君煎。

【注】慢惊之证，本无热可言，但脾虚虚热内生，故痰涎上泛，咽喉气粗，身热心烦，所谓虚夹痰热是也。痰热相兼者，清心涤痰汤主之；

脾虚肝旺痰盛者，青州白丸子、柴芍六君汤主之。

**清心涤痰汤**方见急惊后调理法。

**青州白丸子**

生川乌去皮、脐，五钱　生半夏七两　南星生三两　白附子生二两

上为末，盛生绢袋内，用井花水摆出粉，未尽再摆，以粉尽为度。置磁盆内，日晒夜露，每早撇去旧水，别用新水搅。春五日、夏三日、秋七日、冬十日，去水晒干，研为细末，用糯米粉煎粥清丸绿豆大。每服三五丸，薄荷汤送下。

**柴芍六君子汤**

人参　白术土炒　茯苓　陈皮　半夏姜制　甘草炙　柴胡　白芍炒　钩藤钩

引用姜、枣，水煎服。

【方歌】脾虚木旺风痰盛，四君人参术草苓，痰盛陈半因加入，肝风更用柴芍藤。

# 慢脾风

肝盛脾衰金气弱，金失承制木生风。每因吐泻伤脾胃，闭目摇头面唇青，额汗昏睡身肢冷，舌短声哑呕澄清。温中补脾为主剂，固真理中随证从。

【注】慢脾风一证，多缘吐泻既久，脾气大伤，以致土虚不能生金，金弱不能制木，肝木强盛，惟脾是克，故曰脾风。闭目摇头，面唇青黯，额汗昏睡，四肢厥冷，舌短声哑，频呕清水，此乃纯阴无阳之证。逐风则无风可逐，治惊则无惊可治，惟宜大补脾土，生胃回阳为主。吐泻亡阳者，温中补脾汤主之；大病后成者，固真汤主之；四肢厥冷者，理中汤加附子主之。

**温中补脾汤**

人参　黄芪蜜炙　白术土炒　干姜　陈皮　半夏姜制　附子制　茯苓
砂仁　肉桂去粗皮，研　白芍炒焦　甘草炙　丁香

引用煨姜，水煎服。

【方歌】慢脾温中补脾汤，参芪白术共干姜，陈半附苓缩砂桂，白芍

甘草共丁香。

**固真汤**

人参 白术土炒 肉桂去粗皮 白茯苓 山药炒 黄芪蜜炙 甘草湿纸裹，煨透 附子去皮、脐，汤泡浸

引用姜、枣，水煎服。

【方歌】固真汤治慢脾风，人参白术桂茯苓，山药黄芪煨甘草，附子浸泡最宜精。

**理中汤**方见不乳。

# 痫证门

## 痫证总括

小儿痫证类痉惊，发时昏倒搐涎声，食顷即苏如无病，阴阳惊热痰食风。

【注】痫证类乎惊风。痉风者，谓发时昏倒抽搐，痰涎壅盛，气促作声，与惊、痉二证相似也。但四体柔软，一食之顷即醒，依然如无病之人，非若痉风一身强硬，终日不醒也。阴者，阴痫也，见脏阴证。阳者，阳痫也，见腑阳证。惊痫因惊热，痰痫因痰，食痫因食，风痫因风。其证不一，治亦不同，临证宜详辨之。

## 阴痫

阴痫属脏肢厥冷，偃卧拘急面白青，吐沫声微脉沉细，醒脾固真定痫灵。

【注】阴痫属阴，脏寒之病也。多因慢惊之后，痰入心包而得。发时手足厥冷，偃卧拘急，面色青白，口吐涎沫，声音微小，脉来沉细。轻者醒脾汤，甚者固真汤。病退调理，用定痫丹主之。

**醒脾汤**方见慢惊风。

**固真汤**方见慢脾风。

**定痫丹**

人参三钱　当归三钱　白芍炒，三钱　茯神　枣仁炒。各五钱　远志去心，三钱　琥珀三钱　天竺黄四钱　白术土炒，五钱　橘红　半夏姜制　天麻各三钱　钩藤钩四钱　甘草炙，二钱

上共为细末，炼蜜丸如榛子大。每服一丸，淡姜汤化服。

## 阳痫

阳痫属腑身热汗，仰卧面赤脉数洪，噤急啼叫吐涎沫，龙胆泻青与抱龙。

【注】阳痫属阳，腑热之病也。多因急惊去风下痰不净，久而致成此证。发时身热自汗，仰卧面赤，脉象洪数，牙关噤急，或啼叫不已，口吐涎沫。如风兼热者，用龙胆汤；肝经热者，用泻青丸；痰涎壅盛者，用四制抱龙丸主之。

**龙胆汤**方见噤口。

**泻青丸**方见急惊风。

**四制抱龙丸**

天竺黄五钱　辰砂二钱　胆星一两　雄黄二钱　麝香一分半

上为极细末。另用麻黄、款冬花、甘草各五钱，煎汤去滓，慢火熬成膏，合药末为丸，如芡实大。每服一丸，薄荷汤化下。

## 惊痫

惊痫触异惊神气，吐舌急叫面白红，发作如人将捕状，安神大青镇惊灵。

【注】小儿心、肝热盛，偶被惊邪所触，因而神气溃乱，遂成痫证。发时吐舌急叫，面色乍红乍白，悚惕不安，如人将捕之状。先服大青膏，次服镇惊丸，则痫自定矣。

**大青膏**

天麻三钱　白附子二钱　青黛研，一钱　蝎尾去毒，一钱　朱砂研，一钱　天竺黄二钱　麝香三分　乌梢蛇肉酒浸，焙干，一钱

上同研细，炼蜜和膏。每服大儿五分，小儿三分，薄荷汤化服。

### 镇惊丸

茯神 麦冬去心。各五钱 辰砂 远志去心 石菖蒲 枣仁炒。各三钱 牛黄一钱半 川黄连生，三钱 珍珠二钱 胆星五钱 钩藤钩五钱 天竺黄五钱 犀角三钱 甘草生，二钱

上共研细末，炼蜜为丸，每丸重五分。量儿与之，用淡姜汤下。

## 痰痫

痰痫平素自多痰，发时痰壅在喉间，气促昏倒吐痰沫，一捻金与滚痰丸。

【注】痰痫者，因小儿平素痰盛，或偶因惊热，遂致成痫。发时痰涎壅塞喉间，气促昏倒，口吐痰沫。宜先服一捻金，以急下其痰；次服朱衣滚痰丸，则气顺、痰清而痫自止矣。

**一捻金**方见不乳。

**朱衣滚痰丸**

礞石煅，一两 沉香五钱 黄芩七钱 大黄一两

上为细末，水泛为丸，朱砂为衣。多寡量儿大小，白滚水化服。

## 食痫

食痫食过积中脘，一时痰热使之然，面黄腹满吐利臭，妙圣滚痰和胃安。

【注】食痫者，其病在脾。因小儿乳食过度，停结中脘，乘一时痰热壅盛，遂致成痫。其初面黄腹满，吐利酸臭，后变时时发搐。宜用妙圣丹主之，痰盛者朱衣滚痰丸主之，后用清热和胃丸调理，则积滞清而惊痫定矣。

**妙圣丹**

雄黄 蝎梢 朱砂 代赭石煅，醋淬。各二钱 巴豆去油，三个 杏仁炒，去皮、尖，二钱

上共为细末，蒸枣肉丸如桐子大。每服三五丸，木香煎汤化服。

**朱衣滚痰丸**方见痰痫。

### 清热和胃丸

川连生，五钱　栀子生，五钱　竹茹四钱　麦冬去心，五钱　连翘去心，四钱
山楂一两　神曲炒，一两　麦芽炒，一两　陈皮四钱　枳实麸炒，五钱　大黄五钱
甘草生，三钱

上共为细末，炼蜜为丸，每丸重一钱。量儿与之，用滚白水化下。

## 风痫

风痫汗出风袭经，二目青黯面淡红，十指屈伸如数物，化风羌活
牛黄宁。

【注】风痫因汗出脱衣，腠理开张，风邪乘隙而入。发时目青面红，
手如数物。治法先宜疏风解表，轻则化风丹主之；重则羌活桂枝汤主之。
风兼痰者，牛黄丸主之。

### 化风丹

胆星二钱　羌活　独活　天麻　防风　甘草生　荆芥穗　人参　川芎
各一钱

上共为细末，炼蜜丸皂子大。每服一丸，薄荷汤化开服。

### 羌活桂枝汤

羌活　防风　麻黄　桂枝　天麻　大黄　甘草生

引用生姜，水煎服。

【方歌】羌活桂枝治风痫，疏风泻热妙难言，羌防麻桂天麻草，大黄
煎服自然安。

### 牛黄丸

胆星　全蝎去毒　蝉蜕各二钱半　防风　牛黄　白附子生　僵蚕炒　天
麻各一钱五分　麝香五分

上为细末，煮枣去核、皮，取肉和丸，如绿豆大。每服三五丸，生
姜汤化服。

# 卷五十二

## 疳证门

### 疳证总括

　　大人为劳小儿疳，乳食伤脾是病原，甘肥失节生积热，气血津液被熬煎。初患尿泔午潮热，日久青筋肚大坚，面色青黄肌肉瘦，皮毛憔悴眼睛眵。

　　【注】大人者，十五岁以上也，病则为劳；若十五岁以下者，皆名为疳。缘所禀之气血虚弱，脏腑娇嫩，易于受伤。或因乳食过饱，或因肥甘无节，停滞中脘，传化迟滞，肠胃渐伤，则生积热。热盛成疳，则消耗气血，煎灼津液。凡疳病初起，尿如米泔，午后潮热。日久失治，致令青筋暴露，肚大坚硬，面色青黄，肌肉消瘦，皮毛憔悴，眼睛发眵，而疳证成矣。然当分其所属而治之，庶不致有误也。

### 脾疳

　　脾疳面黄肌消瘦，身热困倦喜睡眠，心下痞硬满肿胀，卧冷食泥腹痛坚，头大颈细食懒进，吐泻烦渴便腥黏。攻积消疳肥儿治，补脾参苓白术先。

　　【注】脾属土，色黄主肌肉。故脾疳则见面黄，肌肉消瘦，身体发热，困倦喜睡，心下痞硬，乳食懒进，睡卧喜冷，好食泥土，肚腹坚硬疼痛，头大颈细，有时吐泻，口干烦渴，大便腥黏之证也。宜先攻其积，用消痞理脾汤、肥儿丸主之。积退然后调理其脾，以参苓白术散主之。

#### 消疳理脾汤

　　芜荑　三棱　莪术　青皮炒　陈皮　芦荟　槟榔　使君子肉　甘草生　川黄连　胡黄连　麦芽炒　神曲炒

　　引用灯心，水煎服。

　　【方歌】消疳理脾用芜荑，三棱莪术青陈皮，芦荟槟榔使君草，川连胡连麦芽曲。

### 肥儿丸

人参二钱半　白术土炒，五钱　茯苓三钱　黄连二钱　胡黄连五钱　使君子肉四钱　神曲炒　麦芽炒　山楂肉各三钱半　甘草炙，钱半　芦荟煨，二钱半

上为末，黄米糊丸，如黍米大。每服二三十丸，米汤化下。

### 参苓白术散

人参二钱　茯苓　白术土炒　扁豆炒　薏米炒　山药。各五钱　陈皮三钱　缩砂　桔梗各二钱　甘草炙，一钱　建莲子去心，五钱

上共为细末，每服一钱，老米汤调服。

## 疳泻

疳疾伤脾因作泻，先清后补为妙诀，初宜清热和中汤，久泻参苓白术捷。

【注】疳泻之证，多缘积热伤脾，以致水谷不分，频频作泻，法当清热渗湿，以清热和中汤主之。若泻久不愈，当渐为调理，参苓白术散主之。

### 清热和中汤

白术土炒　陈皮　厚朴姜炒　赤苓　黄连　神曲炒　谷芽炒　使君子生甘草　泽泻

引用灯心，水煎服。

【方歌】疳久泄泻名疳泻，清热和中功甚捷，白术陈厚赤苓连，神谷使君草泽泻。

### 参苓白术散方见脾疳。

## 疳肿胀

疳疾肿胀面浮光，传化失宜脾肺伤，气逆喘咳胸膈满，御苑匀气服最良。

【注】疳疾肿胀之证，多因传化失宜，以致脾肺两伤。现证气逆喘咳，胸膈痞闷，肚腹肿胀，面色浮光。宜用御苑匀气散治之，其肿胀自消矣。

### 御苑匀气散

桑皮<sub>蜜炒</sub>　桔梗　赤苓　甘草<sub>生</sub>　藿香　陈皮　木通

引用姜皮、灯心，水煎服。

【方歌】疳久脾虚肿胀生，御苑匀气有奇功，桑皮桔梗赤苓草，藿香陈皮合木通。

## 疳痢

疳疾日久频下痢，多缘肠胃热凝滞，或赤或白腹窘急，香连导滞为妙剂。

【注】疳痢之由，皆因热结肠胃所致。故痢时或赤或白，腹中窘痛，急用香连导滞汤治之，其痢自愈。

### 香连导滞汤

青皮<sub>炒</sub>　陈皮　厚朴<sub>姜炒</sub>　川黄连<sub>姜炒</sub>　生甘草　山楂　神曲<sub>炒</sub>　木香<sub>煨</sub>　槟榔　大黄

引用灯心，水煎服。

【方歌】疳久下痢名疳痢，香连导滞功最良，青陈厚朴川连草，楂曲木香槟大黄。

## 肝疳

肝疳面目爪甲青，眼生眵泪涩难睁，摇头揉目合面卧，耳流脓水湿疮生。腹大青筋身羸瘦，燥渴烦急粪带青，清热柴胡同芦荟，调养逍遥抑肝灵。

【注】肝属木，色青主筋。故肝疳则见面目爪甲皆青，眼生眵泪，隐涩难睁，摇头揉目，合面睡卧，耳疮流脓，腹大青筋，身体羸瘦，燥渴烦急，粪青如苔之证也。治宜先清其热，用柴胡清肝散、芦荟肥儿丸主之。若病势稍退，当以逍遥散、抑肝扶脾汤调理。

### 柴胡清肝散

银柴胡　栀子<sub>微炒</sub>　连翘<sub>去心</sub>　胡黄连　生地黄　赤芍　龙胆草　青皮<sub>炒</sub>　甘草<sub>生</sub>

引用灯心、竹叶，水煎服。

【方歌】柴胡清肝治肝疳，银柴栀子翘胡连，生地赤芍龙胆草，青皮甘草一同煎。

### 芦荟肥儿丸

五谷虫炒，二两　芦荟生　胡黄连炒　川黄连姜炒。各一两　银柴胡炒，一两二钱　扁豆炒　山药炒。各二两　南山楂二两半　蛤蟆煅，四个　肉豆蔻煨，七钱　槟榔五钱　使君子炒，二两半　神曲炒，二两　麦芽炒，一两六钱　鹤虱炒，八钱　芜荑炒，一两　朱砂飞，二钱　麝香二钱

共研细末，醋糊为丸，如黍米大。每服一钱，米饮下。

### 加味逍遥散

茯苓　白术炒　当归　白芍炒　柴胡　薄荷　炙甘草　丹皮　栀子炒

引用姜、枣，水煎服。

【方歌】加味逍遥散如神，茯苓白术当归身，白芍柴胡薄荷草，再加丹皮栀子仁。

### 抑肝扶脾汤

人参　白术土炒　黄连姜炒　柴胡酒炒　茯苓　青皮醋炒　陈皮　白芥子　龙胆草　山楂　神曲炒　炙甘草

引用姜、枣，水煎服。

【方歌】调理抑肝扶脾汤，参术黄连柴苓良，青陈白芥龙胆草，山楂神曲甘草尝。

## 心疳

心疳面赤脉络赤，壮热有汗时烦惊，咬牙弄舌口燥渴，口舌生疮小便红。胸膈满闷喜伏卧，懒食干瘦吐利频，泻心导赤珍珠治，茯神调理可收功。

【注】心属火，色赤主血脉。故心疳则见面红目脉络赤，壮热有汗，时时惊烦，咬牙弄舌，口舌干燥，渴饮生疮，小便红赤，胸膈满闷，睡喜伏卧，懒食干瘦，或吐或利也。热盛者，泻心导赤汤主之；热盛兼惊者，珍珠散主之；病久心虚者，茯神汤调理之。

**泻心导赤汤**方见木舌。

### 珍珠散

珍珠三钱　麦冬去心，五钱　天竺黄三钱　金箔二十五片　牛黄一钱　胡黄连三钱　生甘草二钱　羚羊角　大黄　当归各三钱　朱砂二钱　雄黄一钱　茯神五钱　犀角三钱

上为细末，每服五分，茵陈汤调服。

### 茯神汤

茯神　当归　炙甘草　人参

引用龙眼肉，水煎服。烦热者，加麦冬。

【方歌】茯神汤内用茯神，当归甘草共人参，若是烦热麦冬入，清补兼施功最纯。

## 疳渴

肥甘积热伤津液，大渴引饮心烦热，速用清热甘露宜，热减津生渴自歇。

【注】疳渴者，多因肥甘积热煎耗脾胃，以致津液亏损，故不时大渴引饮，心神烦热。速用清热甘露饮，其渴自愈。

### 清热甘露饮

生地黄　麦冬去心　石斛　知母生　枇杷叶蜜炙　石膏煅　甘草生　茵陈蒿　黄芩

引用灯心，水煎服。

【方歌】耗液伤津成疳渴，清热甘露饮如神，生地麦冬斛知母，枇杷石膏草茵芩。

## 肺疳

面白气逆时咳嗽，毛发焦枯皮粟干，发热憎寒流清涕，鼻颊生疮号肺疳。疏散生地清肺效，清热甘露饮为先，肺虚补肺散最妙，随证加减莫迟延。

【注】肺属金，色白主皮毛。故肺疳则见面白，气逆咳嗽，毛发枯焦，皮上生粟，肌肤干燥，憎寒发热，常流清涕，鼻颊生疮也。先用生地清肺饮以疏解之，继用甘露饮清之。日久肺虚者，当以补肺散主之。

### 生地清肺饮

桑皮炒　生地黄　天冬　前胡　桔梗　苏叶　防风　黄芩　生甘草
当归　连翘去心　赤苓

引用生姜、红枣，水煎服。

【方歌】生地清肺用桑皮，生地天冬前桔齐，苏叶防风黄芩草，当归
连翘赤苓宜。

### 甘露饮

生地黄　熟地黄　天冬　麦冬去心　枳壳麸炒　桔梗　黄芩　枇杷叶
蜜炙　茵陈蒿　石斛

引用红枣肉，水煎服。

【方歌】甘露饮治肺火壅，生熟地黄二门冬，枳桔黄芩枇杷叶，茵陈
石斛共煎成。

### 补肺散

白茯苓　阿胶蛤粉炒　糯米　马兜铃　炙甘草　杏仁炒，去皮、尖
水煎服。

【方歌】肺虚补肺散通仙，茯苓阿胶糯米攒，马兜铃配炙甘草，杏仁
微炒去皮尖。

## 肾疳

解颅[1]鹤膝齿行迟，骨瘦如柴面黑黧，齿龈出血□臭气，足冷腹
痛泻哭啼。肾疳先用金蟾治，九味地黄继进宜，若逢禀赋气虚弱，调
元散进莫迟疑。

【注】肾属水，色黑主骨。患此疳者，初必有解颅、鹤膝、齿迟、行
迟、肾气不足等证。更因甘肥失节，久则渐成肾疳，故见面色黧黑，齿
龈出血，口中气臭，足冷如冰，腹痛泄泻，啼哭不已之证。先用金蟾丸
治其疳，继以九味地黄丸调补之。若禀赋不足者，调元散主之。

---

[1] 解颅：病证名。又名囟开不合、囟解。指小儿囟门应合不合，反而宽，颅缝
裂解为主要特征的病证。

### 金蟾丸

干蛤蟆煅，五个　胡黄连　黄连各三钱　鹤虱二钱　肉豆蔻煨　苦楝根白皮　雷丸　芦荟生　芜荑各三钱

上为末，面糊为丸，绿豆大，雄黄为衣。每服十五丸，米汤化下。

### 九味地黄丸

熟地　茱萸肉各五钱　赤茯苓　泽泻　牡丹皮　山药炒　当归　川楝子　使君子肉。各三钱

上为细末，炼白蜜为丸，如芡实大。用滚白水研化，食前服。

### 调元散

人参　茯苓　白术土炒　山药炒　川芎　当归　熟地黄　茯神　黄芪炙　甘草炙　白芍炒

引用姜、枣，水煎服。

【方歌】调元散治禀赋弱，参苓白术干山药，芎归熟地共茯神，黄芪甘草同白芍。

## 疟热

小儿疟疾身发热，轻重虚实当分别，补用青蒿饮为宜，日久鳖甲散最捷。

【注】疟疾之证，身多发热。治者宜分别轻重、虚实治之。病初起多实者，鳖甲青蒿饮主之；日久多虚者，鳖甲散主之。

### 鳖甲青蒿饮

银柴胡　鳖甲炙　青蒿　生甘草　生地黄　赤芍　胡黄连　知母炒　地骨皮

引用灯心，水煎服。

【方歌】疟疾血虚身发热，鳖甲青蒿药有灵，银柴鳖蒿草地芍，胡连知母地骨同。

### 鳖甲散

人参　黄芪炙　鳖甲炙　生地　熟地　当归　白芍炒　地骨皮

水煎服。

【方歌】疟疾日久骨热蒸，鳖甲散治效从容，参芪鳖甲生熟地，当归

白芍地骨同。

# 脑疳

脑疳多缘受风热，又兼乳哺失调节。头皮光急生饼疮，头热发焦如穗结，鼻干心烦腮囟肿，困倦睛暗身汗热。龙胆龙脑丸甚良，吹鼻龙脑效甚捷。

【注】脑疳者，因儿素受风热，又兼乳哺失调，以致变生此证。头皮光急，脑生饼疮，头热毛焦，发结如穗，鼻干心烦，腮囟肿硬，困倦睛暗，自汗身热也。脑热生疮者，龙胆丸主之；烦热羸瘦者，龙脑丸主之。外用吹鼻龙脑散吹之，其证自愈。

**龙胆丸**

龙胆草　升麻　苦楝根皮焙　赤茯苓　防风　芦荟　油发灰各二钱　青黛　黄连各三钱

上为细末，猪胆汁浸糕糊丸，如麻子大。薄荷汤下，量儿大小与之。

**龙脑丸**

龙脑　麝香各五分　雄黄二钱　胡黄连三钱　牛黄一钱　朱砂一钱五分　芦荟生三钱　干蛤蟆灰，四钱

上为细末，熊胆合丸，如麻子大。每服三丸，薄荷汤下。

**吹鼻龙脑散**

龙脑　麝香各研细末，少许　蜗牛壳炒黄　蛤蟆灰　瓜蒂　黄连　细辛　桔梗各等分

上为细末，入磁盒内贮之。每取少许，吹入鼻中，日吹二次。

# 眼疳

疳热上攻眼疳成，痒涩赤烂胞肿疼，白睛生翳渐遮满，流泪羞明目不睁。疏解泻肝散最妙，云翳清热退翳灵，目久不瘥当补养，逍遥泻肝二方从。

【注】眼疳者，疳热上攻于眼，故发时痒涩赤烂，眼胞肿疼，白睛生翳，渐渐遮满，不时流泪，羞明闭目也。先用泻肝散疏解之，再用清热退翳汤消其翳。若目久不瘥，法当调补逍遥散，或羊肝散主之。

**泻肝散**

生地黄 当归 赤芍 川芎 连翘去心 栀子生 龙胆草 大黄 羌活 甘草生 防风

引用灯心，水煎服。

【方歌】泻肝散治肝热壅，生地当归赤芍芎，连翘栀子龙胆草，大黄羌活草防风。

**清热退翳汤**

栀子微炒 胡黄连 木贼草 赤芍 生地 羚羊角 龙胆草 银柴胡 蝉蜕 甘草生 菊花 蒺藜

引用灯心，水煎服。

【方歌】清热退翳消云翳，栀连木贼芍生地，羚羊龙胆银柴胡，蝉蜕甘草菊蒺藜。

**逍遥散**方见肝疳。

**羊肝散**

青羊肝去筋膜，切韭叶厚片，一具 人参 羌活 白术土炒 蛤粉各等分

上为细末，令匀听用。将药置荷叶上，如钱厚一层，铺肝一层包固，外以新足青布包裹蒸熟，任儿食之。如不食者，及夏月恐腐坏，则晒干为末，早晚白汤调服。服完再合，以好为度。若热者减人参。

# 鼻疳

疳热攻肺成鼻疳，鼻塞赤痒痛难堪，浸淫溃烂连唇际，咳嗽气促发毛干。热盛清金化毒效，疳虫蚀鼻化虫丸，调敷须用鼻疳散，吹鼻蝉壳效通仙。

【注】鼻疳者，因疳热攻肺而成。盖鼻为肺窍，故发时鼻塞赤痒，疼痛浸淫溃烂，下连唇际成疮，咳嗽气促，毛发焦枯也。热盛者，宜清金散、蒋氏化毒丹主之；虫蚀者，用化虫丸主之。外用鼻疳散敷之，或以吹鼻蝉壳散吹入鼻内。

**清金散**

生栀子 黄芩 枇杷叶蜜炙 生地黄 花粉 连翘去心 麦冬去心 薄荷 元参 生甘草 桔梗

引用灯心，水煎服。

【方歌】清金散治肺壅热，栀子黄芩枇杷叶，生地花粉翘麦冬，薄荷元参甘草桔。

**蒋氏化毒丹**方见胎赤。

**化虫丸**

芜荑　芦荟生　青黛　川芎　白芷梢　胡黄连　川黄连　蛤蟆灰。各等分

上为细末，猪胆汁浸糕为丸，如麻子大。每服二十丸，食后杏仁煎汤下。

**鼻疳散**

青黛一钱　麝香少许　熊胆五分

上为细末，干者，用猪骨髓调贴；湿者，干上。

**吹鼻蝉壳散**

蝉壳微炒　青黛研　蛇蜕皮灰　滑石　麝香细研。各等分

上为细末，每用绿豆大，吹入鼻中。日三用之，疳虫尽出。

# 牙疳

疳成毒热内攻胃，上发龈肉赤烂疼，口鼻血出牙枯落，穿腮蚀唇命多倾。攻毒消疳芜荑效，继以芦荟肥儿灵，外用牙疳散时上，能食堪药始能生。

【注】牙疳者，因毒热攻胃而成。故热毒上发，龈肉赤烂疼痛，口臭血出，牙枯脱落，穿腮蚀唇，病势危急。急用消疳芜荑汤泻其毒热，继以芦荟肥儿丸清其余热。外用牙疳散，时时敷之自愈。总之，此证必胃强能食，堪胜峻药，始有生机，否则难治也。

**消疳芜荑汤**

大黄　芒硝　芜荑　芦荟生　川连　胡黄连　黄芩　雄黄

水煎服。服后便软及不食者，去大黄、芒硝，加石膏、羚羊角。

【方歌】芜荑消疳大黄硝，芦荟芜荑二连标，黄芩雄黄一同入，能清积热牙疳消。

**芦荟肥儿丸**方见肝疳。

**牙疳散**

人中白煅存性　绿矾烧红　五倍子炒黑。各等分　冰片少许

上为极细末。先用水拭净牙齿，再以此散敷之。有虫者加槟榔。

## 脊疳

积热生虫蚀脊膂，手击其背若鼓鸣，羸瘦脊骨锯齿状，身热下利烦渴增。十指皆疮啮爪甲，此名脊疳病热凶，芦荟丸同金蟾散，急急调治莫从容。

【注】脊疳者，因积热生虫，上蚀脊膂也。以手击其背，必空若鼓鸣，脊骨羸瘦，状若锯齿，始为脊疳外证。亦身体发热，下利烦渴，十指皆疮，频啮爪甲，其证最为可畏。须先以芦荟丸杀其虫，继用金蟾散消其疳，随时调治，或可愈也。

**芦荟丸**

生芦荟　青黛　朱砂　熊胆　胡黄连　贯众　地龙微炒　川黄连　蝉蜕去足　雷丸各五钱　麝香一钱　蛤蟆酥涂，炙焦，一个

上为细末，用蜗角肉研和，丸如麻子大。每服五丸，粥饮下。量儿大小与之。

**金蟾散**

蟾酥涂，炙焦，一枚　夜明沙炒　桃白皮　樗根白皮　地榆　黄柏　诃黎勒皮煨　百合　人参　大黄　白芜荑炒　胡粉各三钱　槟榔一钱　丁香三十七粒

上为细末，每服五分，粥饮调下。

## 蛔疳

过食腻冷并肥甘，湿热生蛔腹内缠，时烦多啼时腹痛，口唇色变溢清涎，腹胀青筋肛湿痒，使君散治莫迟延。不愈下虫丸极效，蛔退补脾肥儿丸。

【注】蛔疳者，因过食生冷、油腻、肥甘之物，以致湿热生蛔，腹中扰动，故有时烦躁多啼，有时肚腹搅痛，口唇或红或白，口溢清涎，腹胀青筋，肛门湿痒也。先用使君子散治之；不愈，下虫丸主之。若蛔退，

又当调补其脾，肥儿丸主之。

### 使君子散

使君子瓦上炒，为末，十个　苦楝子泡，去核，五个　白芜荑　甘草胆汁浸一宿。各一钱

上为末，每服一钱，水调服。

### 下虫丸

苦楝根皮新白者佳，酒浸，焙　木香　桃仁浸，去皮、尖　绿包贯众　芜荑焙　鸡心槟榔各二钱　轻粉五分　鹤虱炒，一钱　干蛤蟆炒黑，三钱　使君子取肉，煨，三钱

上为末，面糊成丸，如麻子大。每服二十丸，滚白水下。

**肥儿丸**方见脾疳。

# 无辜疳

无辜疳传有二因，鸟羽污衣着儿身，或缘乳母病传染。颈项疮核便利脓，虫蚀脏腑身羸瘦，面黄发热致疳生。清热宜用柴胡饮，消疳肥儿效如神。

【注】无辜疳者，其病原有二：或因浣衣夜露，被无辜鸟落羽所污，儿着衣后，致成此证；或因乳母有病，传染小儿，以有此疾。其证颈项生疮，或项内有核如弹，按之转动，软而不疼，其中有虫如米粉，不速破之，使虫蚀脏腑，便利脓血，身体羸瘦，面黄发热也。治宜先清其热，柴胡饮主之；再消其疳，以芦荟肥儿丸主之。

### 柴胡饮

赤芍药　柴胡　黄连　半夏姜制　桔梗　夏枯草　龙胆草　浙贝母　黄芩　甘草生

引用灯心，水煎服。

【方歌】柴胡饮治无辜疳，赤芍柴胡川黄连，半夏桔梗夏枯草，龙胆浙贝芩草煎。

**芦荟肥儿丸**方见肝疳。

# 丁奚疳

遍身骨露号丁奚，肌肉干涩昼夜啼，手足枯细面鼋黑，项细腹大突出脐，尻削身软精神倦，骨蒸潮热渴烦急。化滞五疳消积治，补养人参启脾宜。

【注】丁奚者，遍身骨露，其状似丁，故名曰丁奚也。其证肌肉干涩，啼哭不已，手足枯细，面色鼋黑，项细腹大，肚脐突出，尻削身软，精神倦怠，骨蒸潮热，燥渴烦急也。先用五疳消积丸化其滞，继用人参启脾丸理其脾病，可渐愈矣。

### 五疳消积丸

使君子肉炒，五钱　麦芽炒　陈皮　神曲炒　山楂各一两　白芜荑　黄连　胆草各三钱

上为末，陈米饭为丸。每服一钱，米饮下。

### 人参启脾丸

人参五钱　白术土炒，五钱　白茯苓五钱　陈皮四钱　扁豆炒，五钱　山药炒，五钱　木香煨，二钱　谷芽炒，三钱　神曲炒，三钱　炙甘草二钱

上研细末，炼蜜为丸，重一钱。用建莲汤化下。

# 哺露疳

乳食不节伤脾胃，羸瘦如柴哺露成，吐食吐虫多烦渴，头骨开张哺热蒸。先用集圣消积滞，继用肥儿甚有灵，若还腹大青筋现，人参丸服莫从容。

【注】哺露者，因乳食不节，大伤脾胃也。其证羸瘦如柴，吐食吐虫，心烦口渴，头骨开张，日晡蒸热。先用集圣丸消其积滞，再用肥儿丸调理其脾。若哺露日久，肚大青筋者，又宜攻补兼施，以人参丸主之。

### 集圣丸

芦荟微炒　五灵脂炒　夜明沙淘洗，焙干　缩砂　木香　陈皮　莪术　使君子肉　黄连　川芎酒洗，炒　干蟾炙。各二钱　当归一钱五分　青皮制，二钱

上为细末，用雄猪胆二个，取汁和面糊为丸。每服一钱，米饮送下。

### 肥儿丸方见脾疳。

### 人参丸

人参　麦冬去心　半夏姜制　大黄微炒　黄芪炙　茯苓　柴胡　黄芩炙甘草　川芎　诃黎勒煨　鳖甲炙

上为细末，炼蜜为丸，如麻子大。以粥饮下，量儿大小用之。

# 吐证门

## 吐证总括

诸逆上冲成呕吐，乳食伤胃或夹惊，或因痰饮或虫扰，虚实寒热要分明。

【注】呕吐一证，皆诸逆上冲所致也。夫诸逆之因，或以乳食过多，停滞中脘，致伤胃气，不能健运而上逆也；或于食时触惊，停积不化而上逆也；或痰饮壅盛，阻隔气道；或蛔虫扰乱，懊侬不安而上逆也。总之，上逆之因虽不同，而皆能成呕吐也。但病有虚有实，有寒有热，治者当于临证时参合兼见之证，审慎以别之，庶不误矣。

## 辨呕吐哕证

有物有声谓之呕，有物无声吐证名，无物有声为哕证，分别医治中病情。

【注】吐证有三：曰呕，曰吐，曰哕。古人谓呕属阳明，有声有物，气血俱病也；吐属太阳，有物无声，血病也；哕属少阳，有声无物，气病也。独李杲谓呕、吐、哕俱属脾胃虚弱。洁古老人又从三焦以分气、积、寒之三因。然皆不外诸逆上冲也。治者能分虚实，别寒热以治之，自无不曲中病情矣。

## 伤乳吐

乳食过饱蓄胃中，乳片不化吐频频，身热面黄腹膨胀，消乳保和有神功。

【注】伤乳吐者，因乳食过饱，停蓄胃中，以致运化不及，吐多乳

片，犹如物盛满而上溢也。其证身热面黄，肚腹膨胀。治宜消乳丸、保和丸。化其宿乳，安胃和中，节其乳食，自然止也。

### 消乳丸

香附制，二两　神曲炒　麦芽炒。各一两　陈皮八钱　缩砂仁炒　甘草炙。各五钱

上为细末，滴水为丸，如粟米大。量儿大小服之，姜汤化下。

### 保和丸

南山楂二两　神曲炒，一两　茯苓　半夏姜制。各一两　连翘去心　陈皮　莱菔子炒。各五钱

上为细末，面糊为丸。麦芽汤化服。

## 伤食吐

过食伤胃腹胀热，恶食口臭吐酸黏，眼胞虚浮身潮热，须服三棱和胃煎。

**【注】**伤食吐者，因小儿饮食无节，过食油腻、面食等物，以致壅塞中脘而成也。其证肚腹胀热，恶食口臭，频吐酸黏，眼胞虚浮，身体潮热。治宜清胃和中为主。先用三棱丸止其吐，再用和胃汤化其滞，而病渐愈矣。

### 三棱丸

三棱煨　陈皮　半夏姜制　神曲炒。各一两　黄连姜炒　枳实麸炒　丁香各五钱

上研细末，面和为丸，如黄米大。每服二十丸，食后姜汤下。

### 和胃汤

陈皮　半夏姜制　缩砂仁研　苍术炒　厚朴姜炒　藿香叶　香附炒　甘草炙　山楂　神曲炒

引用生姜，水煎服。

**【方歌】**和胃汤治呕吐频，陈皮半夏缩砂仁，苍术厚朴藿香叶，香附甘草山楂神。

# 夹惊吐

食时触异吐青涎，身热心烦睡不安，截风观音散极妙，止吐定吐丸可痊。

【注】夹惊吐者，多因饮食之时，忽被惊邪所触而致吐也。其证频吐青涎，身体发热，心神烦躁，睡卧不宁。先用全蝎观音散截其风，次用定吐丸止其呕，而病可痊矣。

### 全蝎观音散

人参三钱　黄芪蜜炙　扁豆炒　茯苓各五钱　莲肉去心，三钱　木香煨，一钱五分　白芷二钱　羌活　防风　天麻　全蝎去毒。各三钱　炙甘草一钱五分

上为细末。姜、枣煎汤调服，量儿大小与之。

### 定吐丸

丁香二十一粒　蝎梢去毒，四十九条　半夏姜制，三个

上为细末令匀，煮枣肉为丸，如黍米大。每服七丸，金器煎汤化服。

# 痰饮吐

痰饮壅盛在胸中，痰因气逆呕吐成，眩晕面青吐涎饮，香砂二陈六君宁。

【注】痰饮吐者，由小儿饮水过多，以致停留胸膈，变而为痰，痰因气逆，遂成呕吐之证。其候头目眩晕，面青，呕吐涎水痰沫也，宜用香砂二陈汤。虚者，香砂六君子汤治之。

### 二陈汤方见呃乳。本方加藿香、砂仁。

### 香砂六君子汤

藿香　缩砂仁　白术土炒　人参　茯苓　半夏姜制　陈皮　甘草炙

引用生姜，水煎服。

【方歌】香砂六君虚痰吐，藿香缩砂共白术，人参茯苓及陈皮，半夏甘草同煎服。

# 虫吐

虫吐胃热或胃寒，色变时疼呕清涎，寒热当以阴阳辨，化虫加减

理中痊。

【注】虫吐之证有二：有以胃经热蒸者，有以胃经寒迫者，皆能令虫不安，扰乱胃中而作吐也。其证唇色或红或白，胃口时痛时止，频呕清涎。属寒属热，当从阴阳之证辨之。热者化虫丸主之，寒者加减理中汤主之。

**化虫丸**

芜荑五钱　鹤虱　苦楝根皮　胡粉　使君子肉　槟榔各一两　枯矾二钱五分

上为细末，面糊为丸。量儿大小用之。

**加减理中汤**

人参　干姜　白术土炒　川椒

引用乌梅一个，水煎服。

【方歌】加减理中寒吐虫，人参干姜白术从，川椒乌梅伏虫动，煎成服下即安宁。

## 虚吐

虚吐多因胃弱成，神倦囟动睡露睛，自利不渴频呕吐，丁沉四君药最灵。

【注】虚吐之证，多因胃气虚弱，不能消纳乳食，致成此证也。其精神倦怠，囟门煽动，睡卧露睛，自利不渴，频频呕吐者，以丁沉四君子汤治之。

**丁沉四君子汤**

人参　白术土炒　茯苓　炙甘草　丁香　沉香

引用煨姜，水煎服。

【方歌】胃虚呕吐不思食，丁沉四君治最宜，参术苓草补其胃，丁香沉香温其脾。

## 实吐

小儿实吐腹胀满，二便不利痞硬疼，发渴思凉吐酸臭，三一承气可收功。

【注】实吐者，小儿平素壮实，偶而停滞，胸腹胀满，二便秘涩，痞

硬疼痛，口渴思饮寒凉，吐多酸臭也。宜用三一承气汤下之，二便利而吐止矣。

### 三一承气汤

芒硝　生大黄　枳实<sub>麸炒</sub>　甘草<sub>生</sub>　厚朴<sub>姜炒</sub>

引用生姜，水煎服。

【方歌】三一承气治实吐，涤滞通塞功最著，芒硝相配生大黄，枳实甘草同厚朴。

## 寒吐

朝食暮吐为冷吐，乳食不化不臭酸，四肢厥冷面唇白，姜橘丁萸理中煎。

【注】寒吐者，皆因小儿过食生冷，或乳母当风取凉，使寒气入乳，小儿饮之，则成冷吐之证。其候朝食暮吐，乳食不化，吐出之物，不臭不酸，四肢逆冷，面唇色白，治当温中定吐。胃微寒者，姜橘散主之；寒甚者，丁萸理中汤主之。

### 姜橘散

白姜<sub>二钱</sub>　陈皮<sub>一两</sub>　炙甘草<sub>一钱</sub>

上为细末，每服一钱，温枣汤调服。

**理中汤**<sub>方见不乳。</sub>本方加丁香、吴茱萸。

## 热吐

食入即吐因胃热，口渴饮冷吐酸涩，身热唇红小便赤，加味温胆汤可痊。

【注】热吐之证，或因小儿过食煎煿之物，或因乳母过食厚味，以致热积胃中，遂令食入即吐，口渴饮冷，呕吐酸涩，身热唇红，小便赤色。治宜清热为主，加味温胆汤主之。

### 加味温胆汤

陈皮　半夏<sub>姜制</sub>　茯苓　麦冬<sub>去心</sub>　枳实<sub>麸炒</sub>　生甘草　竹茹　黄连<sub>姜炒</sub>

引用灯心，水煎服。

【方歌】热吐须用温胆汤，陈皮半夏茯苓良，麦冬枳实生甘草，竹茹黄连水煎尝。

# 泻证门

## 泻证总括

小儿泄泻认须清，伤乳停食冷热惊，脏寒脾虚飧水泻，分消温补治宜精。

【注】泻之一证，多因脾被湿侵，土不胜水而成。然致病之原各异：或乳食停滞不化，或感受寒暑之气，或惊邪外触，或脏受寒冷，或脾虚作泻，更有飧泻、水泻之证。致疾之因不同，而调治之法亦异。医者详细辨之，或分消、或温补，因证施治，庶不误矣。

## 伤乳食泻

乳食过伤泻酸脓，噫臭腹热胀满疼，口渴恶食溺赤涩，保安平胃奏神功。

【注】伤乳食泻者，因乳食过饱，损伤脾胃，乳食不化，故频泻酸脓也。噫臭腹热，胀满疼痛，口渴恶食，小便赤涩，须用保安丸消其滞，次用平胃散和其脾，庶积消而泻止矣。

**保安丸**

香附醋炒　缩砂仁各一两　白姜炮　青皮醋炒　陈皮　三棱　莪术　炙甘草各五钱

上为细末，面糊为丸。量儿大小与之，白汤化下。

**平胃散**方见呕乳。

## 中寒泻

过食生冷中寒泻，肠鸣胀痛泄澄清，面白肢冷懒饮食，理中诃子散堪行。

【注】中寒泻者，因过食生冷，以致寒邪凝结，肠鸣腹胀，时复疼

痛，所泻皆澄澈清冷，面色淡白，四肢逆冷，饮食懒进也。温中理中汤主之。止泻，诃子散主之。

**理中汤**方见不乳。

**诃子散**

诃子面煨　肉豆蔻面煨　白术土炒　人参　茯苓　木香煨。各一两　陈皮炙甘草各五钱

上为细末，每服一钱，姜汤调服。

## 火泻

火泻内热或伤暑，暴注下迫腹痛疼，烦渴泻黄小便赤，玉露四苓可收功。

【注】火泻者，皆因脏腑积热，或外伤暑气，故泻时暴注下迫，肚腹疼痛，心烦口渴，泻多黄水，小便赤色也。先用玉露散清其热，再用四苓汤利其水，庶得其要矣。

**玉露散**

寒水石　石膏各一两　甘草三钱

上为细末，量儿大小，温汤无时调服。

**四苓汤**

茯苓　白术土炒　猪苓　泽泻

引用灯心，水煎服。

【方歌】火泻小便不利通，利水除湿用四苓，茯苓白术猪苓泽，灯心为引共煎成。

## 惊泻

惊泻因惊成泄泻，夜卧不安昼惕惊，粪稠若胶带青色，镇惊养脾服通灵。

【注】惊泻者，因气弱受惊，致成此证。其候夜卧不安，昼则惊惕，粪稠若胶，色青如苔。治宜镇心抑肝，先以益脾镇惊散定其惊，次以养脾丸理其脾，庶可愈矣。

**益脾镇惊散**

人参钱半　白术土炒　茯苓各三钱　朱砂八分　钩藤二钱　甘草炙，五分

上为细末，每服一钱，灯心汤调服。

**养脾丸**

人参　白术土炒　当归　川芎各三钱　青皮醋炒　木香煨　黄连姜炙　陈皮各二钱　神曲炒　山楂　缩砂仁　麦芽炒。各一钱

上研细末，神曲糊为丸，如麻子大。每服二十丸，陈仓米饮下。

# 脐寒泻

剪脐失护受寒冷，粪色青白腹痛鸣，散寒和气饮极效，温补调中汤最灵。

【注】脐寒泻者，多因断脐失护，风冷乘入，传于大肠，遂成寒泻之证。其候粪色青白，腹痛肠鸣。先用和气饮温散之，再以调中汤温补之，庶治得其要矣。

**和气饮**

苍术　紫苏　防风　赤苓　豆豉　藿香　陈皮　厚朴姜炒　炙甘草

引用生姜、灯心，水煎服。

【方歌】和气饮具温散功，苍术紫苏共防风，赤苓豆豉藿香叶，陈皮厚朴甘草同。

**调中汤**

人参　茯苓　藿香　白术土炒　炙甘草　木香煨　香附制　缩砂仁

引用煨姜，水煎服。

【方歌】脐寒泻用调中汤，人参白术煨木香，藿香茯苓同香附，缩砂炙草引煨姜。

# 脾虚泻

脾虚食后即作泻，腹满不渴少精神，面黄懒食肌消瘦，参苓白术奏奇勋。

【注】脾虚泻者，多因脾不健运。故每逢食后作泻，腹满不渴，精神短少，面黄懒食，肌肉消瘦也，宜用参苓白术散以补脾，其泻自止。

**参苓白术散**方见脾疳。

## 飧泻

清气下陷失健运，完谷不化飧泻名，补中益气汤升补，久泻肠滑用四神。

【注】飧泻者，或因春伤风邪，清气下陷，脾失健运，以致完谷不化也。治者须补养脾土，用补中益气汤升其中气。若泄泻日久，肠滑不禁者，用四神丸治之。

### 补中益气汤

人参　黄芪蜜炙　当归土炒　白术土炒　炙甘草　陈皮　升麻土炒　柴胡醋炒

引用姜、枣，水煎服。

【方歌】飧泻多因清阳陷，补中益气汤最验，参芪归术草陈皮，升麻柴胡功无限。

### 四神丸

补骨脂四两　五味子　肉豆蔻面裹煨。各二两　吴茱萸水浸，炒，一两

上为细末，生姜、枣肉为丸。每服一钱，米饮下。

## 水泻

脾胃湿盛成水泻，懒食溏泻色多黄，清浊不分溺短涩，胃苓升阳除湿汤。

【注】水泻者，皆因脾胃湿盛，以致清浊不分，变成水泻之证。其候小便短涩、懒食、溏泻色黄，宜用胃苓汤以除湿。若泻久不止，则用升阳除湿汤治之，其证自愈。

### 胃苓汤

苍术炒　陈皮　厚朴姜炒　白术土炒　茯苓　炙甘草　肉桂　泽泻　猪苓

引用生姜、红枣，水煎服。

【方歌】湿泻胃苓汤堪行，苍术陈皮厚朴同，白术茯苓炙甘草，肉桂泽泻共猪苓。

**升阳除湿汤**

苍术<sub>炒</sub>　陈皮　防风　神曲<sub>炒</sub>　麦芽<sub>炒</sub>　泽泻　炙甘草　升麻　羌活
柴胡　猪苓

引用生姜，水煎服。

【**方歌**】升阳除湿泻不停，苍术陈皮共防风，神曲麦芽泽甘草，升麻
羌活柴猪苓。

# 卷五十三

# 感冒门

## 感冒风寒总括

小儿肌肤最柔脆，偶触风寒病荣卫。轻为感冒病易痊，重为伤寒证难退，夹食夹热或夹惊，疏散和解宜体会。

【注】小儿气血未充，肌肤柔脆，风寒所触，邪气入于腠理，荣卫受病，轻者为感冒，易痊；重者为伤寒，难治。又有夹食、夹热、夹惊等证，或宜疏散，或宜和解，临证时细为体察焉。

## 伤风

肺主皮毛感邪风，发热憎寒头痛疼，有汗嚏涕脉浮缓，鼻塞声重咳嗽频。杏苏饮同金沸散，疏风解表莫从容。

【注】伤风者，风邪伤卫也。卫主皮毛，内合于肺，故令身体发热憎寒，头疼有汗，嚏涕鼻塞声重，不时咳嗽也。脉浮缓，宜杏苏饮解散外邪，继用金沸草散开通气逆，则愈。

**杏苏饮**

杏仁炒，去皮、尖　紫苏　前胡　桔梗　枳壳麸炒　桑皮炒　黄芩　甘草生　麦冬去心　浙贝母去心　橘红

引用生姜，水煎服。

【方歌】杏苏饮治风伤肺，杏仁紫苏前桔同，枳壳桑皮黄芩草，麦冬贝母合橘红。

**金沸草散**

细辛　荆芥　半夏姜制　旋覆花　前胡　甘草生　赤苓

引用姜、枣，水煎服。

【方歌】金沸草散微伤风，细辛荆芥半夏同，旋覆前胡生甘草，生姜红枣赤茯苓。

# 伤寒

小儿伤寒表感寒，发热无汗而恶寒，头痛身痛脉浮紧，呕逆烦渴病邪传。初用羌活热通圣，邪传柴葛大柴煎。

【注】伤寒者，乃寒邪伤表营分也。其证身体发热，恶寒无汗，头痛身痛，而脉浮紧。若呕逆烦渴者，则为邪盛欲传经也。此证初宜九味羌活汤，如热盛者，以双解通圣汤治之。服此药后，已汗下不解而传经者，用柴葛解肌汤；兼里证者，用大柴胡汤以解表通里，因证施治，庶不致误。

### 九味羌活汤

苍术炒 白芷 川芎 细辛 羌活 防风 生地 黄芩 甘草生

引用生姜、葱白，水煎服。大便秘者，加大黄。

【方歌】伤寒初起羌活汤，苍芷芎细合羌防，生地芩草姜葱入，便秘之时加大黄

### 双解通圣汤

麻黄 朴硝 大黄 当归 赤芍 川芎 白术土炒 石膏 滑石 桔梗 栀子 连翘去心 黄芩 薄荷 甘草生 荆芥 防风

引用生姜、葱白，水煎服。

【方歌】伤寒热盛通圣汤，表里两解麻硝黄，归芍芎术膏滑桔，栀翘芩薄草荆防。

### 柴葛解肌汤

葛根 柴胡 白芷 羌活 桔梗 石膏 黄芩 赤芍药 甘草生

引用生姜、红枣，水煎服。

【方歌】柴葛解肌解三阳，葛根柴胡白芷羌，桔梗石膏芩赤芍，甘草煎服自安康。

### 大柴胡汤

柴胡 黄芩 赤芍药 半夏姜制 枳实麸炒 大黄

引用生姜、大枣，水煎服。

【方歌】大柴胡治邪传经，少阳阳明表里通，柴胡黄芩赤芍药，半夏枳实大黄同。

## 感冒夹食

内伤饮食感寒风，发热憎寒头痛疼，恶食嗳臭吐酸物，便秘尿涩腹热膨。双解藿香正气饮，化滞平胃斟酌行。

【注】小儿平日饮食无节，内伤停滞，外复为风寒所袭，故成是证也。其候发热憎寒，头痛恶食，嗳臭吐酸，便秘尿涩，腹热膨胀也。热盛者，用双解通圣汤两解之；内无热者，用藿香正气汤和解之。表邪既解，然后调理其脾，用平胃散消导之。庶几外无余邪，内无滞热，而病自愈矣。

**双解通圣汤**方见伤寒。

**藿香正气汤**

苏叶　白芷　藿香　陈皮　半夏姜制　茯苓　大腹皮　甘草生　厚朴姜炒　桔梗

引用生姜、红枣，水煎服。

【方歌】和解藿香正气汤，苏叶白芷共藿香，陈半茯苓大腹草，厚朴桔梗引枣姜。

**平胃散**方见呗乳，加山楂、神曲、麦芽。

## 感冒夹热

平素有热感风寒，面赤唇焦口鼻干，憎寒壮热频饮冷，心烦谵妄便多艰。泻热先宜用通圣，清热凉膈天水煎。

【注】小儿脏腑素禀多热，今复为风寒所伤，风热相搏，则火邪愈盛。故其现证有面赤唇焦，口鼻干燥，憎寒壮热，口渴饮冷，心神烦躁，谵语狂妄，二便秘涩。治宜散其风寒，更宜兼泻其热，须用双解通圣汤两解之。若服药后汗出便利，病虽少减，热犹不退者，治宜清热为主，当以凉膈散合天水散治之，则表里清而病愈矣。

**双解通圣汤**方见伤寒。

**凉膈散**方见急惊风。

**天水散**

滑石飞，六两　甘草生，一两

共为细末，每服一钱，灯心汤调下。

## 感冒夹惊

感冒病时触惊异，心惊胆怯睡不安，身热烦躁面青赤。疏解散与凉惊丸，和以柴胡温胆剂，宁神定志效通仙。

【注】小儿感冒邪气未解，复为惊异所触，故见心惊胆怯，睡卧不安，身热烦躁，面色青赤之证。先以疏解散疏散之，再以凉惊丸清镇之。如病虽退，尚觉心惊不寐者，宜用柴胡温胆汤和解之。

### 疏解散

羌活　苏叶　防风　枳壳麸炒　桔梗　前胡　赤芍药　杏仁炒，去皮、尖　僵蚕炒　甘草生　黄连酒炒

引用生姜，水煎服。

【方歌】疏解散治感冒惊，羌活苏叶及防风，枳桔前胡黄连芍，杏仁僵蚕甘草同。

### 凉惊丸 方见急惊风。

### 柴胡温胆汤

柴胡　陈皮　半夏姜制　茯苓　甘草生　竹茹　枳实麸炒

引用生姜，水煎服。

【方歌】柴胡温胆感冒惊，病后余邪尚未宁，柴胡陈半茯苓草，竹茹枳实姜用生。

# 瘟疫门

## 瘟疫总括

瘟病伤寒传变同，感寒即病伤寒名，冬受寒邪春复感，因感而发温病成。至夏感发为热病，逐户相传乃天行，四时不正为时气，痧疹瘟癍要详明。

【注】瘟病之传变与伤寒无异，有冬感于寒而即病者，名曰伤寒。有冬伤于寒而未即病者，寒邪藏于肌肤之内，伏于荣卫之间，至春复感春

风，发为温病；至夏复感暑热，发为热病。若逐户阖门老幼相传，乃天行瘟疫，其害更烈。或春夏应暖热而反寒，秋冬应寒凉而反热，此为四时不正之气，名曰时气。相感为病，亦与伤寒同其治也。其间或发癍、发疹、发疹，要当详明其证，治法在后。

## 温病

冬受寒邪不即病，复感春寒发名温，证同伤寒治双解，呕加生姜半夏均。

【注】温病一证，乃冬受寒邪不即为病，至春复感春风而发者也。现证与伤寒相同，用双解通圣汤两解之。若呕吐者，以生姜、半夏入之，其呕自止。

**双解通圣汤** 方见伤寒。

## 风温

风温复感春风发，汗热身重睡鼾眠，汗少荆防败毒治，汗多桂枝白虎煎。

【注】风温，冬受寒邪，复感春风而发为病也。其证身重睡憨，发热自汗。汗少者，以荆防败毒散解之；汗多者，以桂枝合白虎汤清解之。

**荆防败毒散**

荆芥　防风　羌活　独活　柴胡　前胡　甘草<sub>生</sub>　川芎　枳壳<sub>麸炒</sub>
桔梗　茯苓

引用生姜，水煎服。

【方歌】荆防败毒宜时气，风温无汗用之灵，荆防羌独柴前草，川芎枳桔与茯苓。

**桂枝合白虎汤**

桂枝　芍药　石膏<sub>煅</sub>　知母<sub>生</sub>　甘草<sub>生</sub>　粳米

引用生姜、大枣，水煎服。

【方歌】桂枝汤合白虎汤，壮热多汗服此方，桂芍石膏知母草，粳米大枣共生姜。

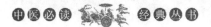

## 热病

冬受寒邪不即病，至夏复感暑热成，身不恶寒而多渴，证同温病治亦同。

【注】热病，乃冬受寒邪不即为病，至夏复感暑热而成，故名曰热病。现证与温病相类，但不恶寒、口干作渴为少异耳。治法亦与温病同。

## 瘟疫

天行厉气瘟疫病，为病挨门合境同，皆由邪自口鼻入，故此传染迅如风。当分表里阴阳毒，因时取治审重轻，古法皆以攻为急，荆防普济救苦攻。

【注】瘟疫一证，乃天地之厉气流行，沿门阖户，无论老少强弱，触之者即病。盖邪气自口鼻而入，故传染之速迅如风火。但毒有在表、在里、在阴、在阳之分，其或发、或攻、或清，当因春风、夏热、秋凉、冬寒之四时各异，随人虚实，量乎轻重以施治也。古法皆以攻毒为急者，以邪自口鼻而入，在里之病多故也。发以荆防败毒散，清以普济消毒饮，攻以二圣救苦丹，则酌量合宜，审度医治，庶几临证时有得心应手之妙矣！

**荆防败毒散**方见风温。

**普济消毒饮**

黄芩酒炒　黄连酒炒　陈皮　桔梗　板蓝根　升麻　柴胡　薄荷　连翘去心　牛蒡子炒，研　僵蚕炒　马勃　甘草生　元参

引用灯心，水煎服。

【方歌】普济消毒清时瘟，芩连陈桔板蓝根，升柴薄荷翘牛蒡，僵蚕马勃草元参。

**二圣救苦丹**

大黄四两　皂角二两

上为末，水丸。每服一钱，量儿大小与之，用无根水下。

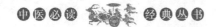

## 瘟癍疹痧

伤寒疹癍失汗下，时气初感即其然，表邪覆郁荣卫分，外泛皮脉痧疹癍。痧白疹红如肤粟，癍红如豆片连连，红轻赤重黑多死，淡红稀黯是阴癍。未透升麻消毒治，热盛三黄石膏煎，已透消癍青黛饮，痧疹表里双解先。

【注】伤寒发癍、疹、痧，皆因汗下失宜，外邪覆郁，内热泛出而成也。惟时气传染，感而即出，亦犹疫之为病，烈而速也。发于卫分则为痧，卫主气，故色白如肤粟也。发于荣分则为疹癍，荣主血，故色红。肤浅为疹，深重为癍。癍形如豆，甚则成片连连。癍疹之色红者轻，赤者重，黑者死，此以色辨热之浅深验死生也。若其色淡红稀黯者，皆因邪在三阳，已成癍疹，由外入里，邪从阴化，或过服凉药所致，是为阴癍、阴痧、阴疹，法当从阴寒治也。癍出未透，表热轻者，宜升麻葛根汤合消毒犀角饮治之；表热重者，宜三黄石膏汤发之；已透者，用消癍青黛饮加减清之；疹痧初起，表里不清，用双解通圣汤先通表里，余法同前。

### 升麻葛根汤合消毒犀角饮

升麻　葛根　芍药　甘草<sub>生</sub>　牛蒡子　荆芥　防风　犀角

引用芫荽，水煎服。

【方歌】升麻消毒表癍疹，升葛芍草蒡荆防，倍加犀角急煎服，表实热盛另有方。

### 三黄石膏汤

黄连　黄芩　栀子　黄柏　豆豉　麻黄　石膏

引用生葱，水煎服。

【方歌】三黄石膏发癍疹，表实热盛有奇功，连芩栀柏与豆豉，麻黄石膏生用葱。

### 消癍青黛饮

石膏<sub>煅</sub>　知母　犀角　甘草<sub>生</sub>　栀子<sub>生</sub>　川连<sub>生</sub>　青黛　元参　柴胡　生地　人参　大黄

引用姜、枣，水煎。临服入苦酒一匙和服。

【方歌】消癍青黛消毒癍，石知犀角草栀连，青黛元参柴生地，人参大黄斟酌添。

**双解通圣汤** 方见伤寒。

# 暑证门

## 暑证总括

小儿暑病有四证，中暑阳邪伤暑阴，暑风攻肝抽搐见，暑厥攻心不识人。

【注】中暑，为阳邪单中暑热也。阳邪身热有汗。伤暑，为阴邪中暑复感寒也。阴邪身热无汗。中暑热极，攻肝则抽搐；攻心则厥冒不省人事。治者果能因证分别施治，自无难矣。

## 中暑

中暑汗出身壮热，头痛大渴烦不宁，气乏神倦两足冷，加味人参白虎灵。

【注】中暑之证，身热有汗。因暑热熏蒸，故头痛口渴，烦躁不宁，甚则气乏神倦，足冷恶寒。须以加味人参白虎汤治之。

**加味人参白虎汤**

人参　石膏生　知母生　粳米　甘草　苍术

水煎服。

【方歌】加味人参白虎汤，暑热伤气服最良，参膏知母粳米草，停饮呕水更加苍。

## 伤暑

伤暑受暑感寒风，无汗热渴面赤红，干哕恶心腹绞痛，嗜卧懒食肢重疼。清散二香饮极效，气虚六合汤奏功，夹食恶食多吐泻，加味香薷法最灵。

【注】小儿伤暑，谓受暑复感风寒也。其证发热无汗，口渴饮水，面

色红赤，干呕恶心，或腹中绞痛，嗜卧懒食。以二香饮治之，此内清外散之法也。若正气虚弱，当补正除邪，以六合汤治之；若伤暑夹食，大吐泻者，以加味香薷饮治之。

**二香饮**

苏叶　藿香　白茯苓　扁豆炒　厚朴姜制　陈皮　半夏姜制　甘草生　大腹皮　白芷　桔梗　川黄连　香薷

引用生姜、灯心，水煎服。

【方歌】二香饮治风暑病，苏叶藿香白茯苓，扁豆厚朴陈半草，腹芷桔连香薷灵。

**六合汤**

人参　香薷　半夏姜制　甘草生　砂仁　木瓜　赤茯苓　藿香　杏仁炒, 去皮、尖　厚朴姜炒　扁豆炒

引用姜、枣，水煎服。

【方歌】六合虚暑用人参，香薷半夏草砂仁，木瓜赤苓藿香杏，厚朴扁豆枣姜匀。

**加味香薷饮**

香薷　厚朴姜炒　陈皮　扁豆炒　山楂肉　猪苓　甘草生　枳实麸炒
水煎服。

【方歌】加味香薷治夹食，香薷厚朴共陈皮，白扁豆配山楂肉，猪苓甘草炒枳实。

# 暑风

暑风抽搐似惊风，烦渴汗热便黄红，先用加味香薷饮，继用玉露散即宁。

【注】暑风者，手足搐搦，状似惊风者也。由暑热攻肝，内生风病。其证烦渴，身热有汗，二便黄赤。先宜加味香薷饮，疏其风；继以玉露散，清其热。暑热一解，而搐自止矣。切不可当惊痫治之。

**加味香薷饮**

香薷　黄连　扁豆炒　厚朴姜炒　羌活
引用灯心，水煎服。

【方歌】加味香薷治暑风，香薷黄连扁豆同，厚朴姜炒羌活入，灯心煎服效从容。

**玉露散**方见火泻。

## 暑厥

暑厥昏眩不知人，气虚夹痰上冲心，虚者清暑益气治，夹痰益元抱龙均。

【注】暑厥之证，昏昧不省人事。因其人元气素虚，暑热冲心，或夹痰上冲，以致精神昏愦。虚者以清暑益气汤治之，实者以辰砂益元散合抱龙丸治之。

### 清暑益气汤

人参　黄芪炙　当归酒洗　白术土炒　甘草炙　陈皮　麦冬去心　五味子　青皮炒　苍术炒　黄柏酒炒　升麻　葛根　泽泻　神曲炒

引用姜、枣，水煎服。

【方歌】清暑益气虚受暑，参芪归术草陈皮，麦味青皮苍术柏，升葛泽泻炒神曲。

### 辰砂益元散

辰砂水飞，三钱　滑石水飞，六两　甘草末，一两

每用一钱。姜、灯心汤调匀，合抱龙丸服。

### 抱龙丸

黑胆星九转者佳，四两　天竺黄一两　雄黄水飞　辰砂另研。各半两　麝香另研，一钱

上为细末，煮甘草膏和丸，皂荚子大。温水化下。

# 霍乱门

## 霍乱总括

霍乱风寒暑饮成，卒然吐泻腹心疼，饮暑盛兮湿霍乱，寒胜为干症不轻。

**【注】**霍乱者，乃风寒暑饮之杂邪为病，卒然挥霍变乱，心腹大痛，吐泻交作也。其能吐能泻者，谓之湿霍乱。夫暑饮虽盛，若已经吐泻，其邪即解，故易治也。若欲吐不能，欲泻不能者，谓之干霍乱。盖寒盛则凝，既不吐泻，则邪无去路，故病多不救。

## 湿霍乱

吐泻不已腹频疼，口渴引饮胸闷膨，饮盛主以二香饮，暑盛益元散最灵。

**【注】**湿霍乱者，乃暑饮合邪也。其证吐泻不已、肚腹疼痛，口渴引饮，胸膈膨闷。饮盛者，以二香饮主之；暑盛者，以辰砂益元散主之。因证调治，则暑饮之邪既清，而霍乱之证立愈矣。治者宜详辨之。

**二香饮**方见伤暑。

**辰砂益元散**方见暑厥。

## 干霍乱

欲吐泻之不吐泻，腹中绞痛不能堪，烦渴大饮甘露饮，肢厥不渴理中煎。

**【注】**干霍乱者，乃寒暑凝结，欲吐不吐，欲泻不泻，腹中绞痛，俗名绞肠痧病也。治者当分寒暑，如烦渴大饮者为热，以桂苓甘露饮主之；若厥逆不渴者属寒，以理中汤主之。因证调治，其病自愈。

**桂苓甘露饮**

白术土炒　茯苓　泽泻　猪苓　肉桂少许　石膏　滑石水飞　寒水石

水煎服。

**【方歌】**寒暑凝结霍乱成，桂苓甘露莫从容，白术茯苓猪泽桂，膏滑寒水石相同。

**理中汤**方见不乳。

# 痢疾门

## 痢疾总括

痢疾暑湿生冷成，伤气为白伤血红，后重里急腹窘痛，寒热时痢噤口名。

【注】痢之为证，多因外受暑湿，内伤生冷而成。伤于气者色多白，以肺与大肠为表里也。伤于血者色多赤，以心与小肠为表里也。里急者，腹窘痛也；后重者，频下坠也。又有寒痢、热痢、时痢、噤口痢之别，医者须详察之。

## 寒痢

寒伤久痢脏虚寒，肠鸣切痛实难堪，面唇青白喜饮热，理中养脏效通仙。

【注】寒痢者，寒冷伤胃，久痢不已，或脏气本虚，复为风冷所乘，伤于肠胃。故痢时肠鸣切痛，面唇青白，口虽渴喜饮热，此里寒虚之证也。初宜理中汤，久则真人养脏汤治之。寒得温散而证愈矣。

**理中汤**方见不乳。

**真人养脏汤**

人参　白术土炒　木香煨　当归土炒　白芍炒　肉桂　甘草炙　罂粟壳蜜炙　诃子肉面煨，去核　肉果煨

引用乌梅，水煎服。

【方歌】寒痢须用养脏汤，人参白术广木香，归芍肉桂炙甘草，粟壳诃子肉果良。

## 热痢

痢初实热腹窘痛，下痢无度尿短红，舌赤唇焦喜饮冷，芍药白头香连灵。

【注】热痢者，皆因湿热凝结于肠胃，以致腹中窘痛，频频下痢，尿

短色红，舌赤唇焦，喜饮冷水，此里热之证也。重则当归芍药汤主之，轻则白头翁汤主之，或香连丸主之。

**当归芍药汤**

当归　白芍　木香　黄芩　黄连　肉桂　大黄　甘草生　槟榔

水煎服。

【方歌】热痢当归芍药汤，里急后重服最良，归芍木香芩连桂，大黄甘草共槟榔。

**白头翁汤**

黄连　黄柏　秦皮　白头翁

水煎服。

【方歌】白头翁汤治热痢，腹中窘痛溺短赤，连柏秦皮白头翁，煎服之后痢自愈。

**香连丸**

木香　川黄连各等分

共为细末，醋糊为丸，如桐子大。量儿大小用之，空心米饮下。

## 时痢

时痢痢疾感时气，发热无汗遍身疼，热为邪束因作呕，仓廪汤散有奇功。

【注】时痢者，乃痢疾时复感时气也。身热无汗，遍身疼痛，热为邪束，频作呕逆。须以仓廪汤散之，先解时邪，其痢自止。

**仓廪汤**

人参　茯苓　独活　桔梗　前胡　川芎　甘草炙　枳壳麸炒　仓米　柴胡　羌活

引用生姜，水煎服。

【方歌】时痢须用仓廪汤，参苓独活桔梗良，前胡川芎炙甘草，枳壳仓米及柴羌。

## 噤口痢

火毒冲胃成噤口，脉大身热不能食，舌赤唇红惟饮冷，参连开噤散功奇。

【注】噤口痢一证，乃火毒冲胃而成。其证脉大身热，不能饮食，舌赤唇红，惟喜饮冷，急宜参连开噤散救之。

**参连开噤散**

人参　川连姜炒　莲子肉各等分

上为细末，米饮调下。

# 疟疾门

## 疟疾总括

疟疾夏暑秋寒风，荣卫合邪病始成，阴阳相并发寒热，日间浅深作分明。

【注】疟疾者，多因夏伤于暑，其气舍于荣内，至秋复感寒风，则荣卫合邪而成疟。发时或寒或热者，阴阳相并也。每日作者，因初病邪气尚浅，伏藏于荣，随经络而行故也。其间日作者，因邪已深入脊膂间，伏藏于冲脉故也。其昼发者，因邪在三阳之浅。夜发者，因邪在三阴之深。疟将退者，亦由夜而昼，由间日而至每日，此为去阴就阳，由深而浅，其病欲已也。治者须详细分别可也。

## 寒疟风疟

先寒后热身无汗，此为寒疟不须评，先热后寒身有汗，此为风疟须详明。寒宜麻黄羌活剂，风惟桂枝羌活从。

【注】此疟疾初起，发散之法也。先寒后热者，因先伤于寒，后伤于风。寒多热少身无汗者，谓之寒疟，以麻黄羌活汤主之。先热后寒者，因先伤于风，后伤于寒。热多寒少，身有汗者，谓之风疟，以桂枝羌活汤主之。

**麻黄羌活汤**

麻黄　羌活　防风　甘草生

引用生姜，水煎服。

【方歌】麻黄羌活汤医疟，身体无汗寒热增，麻黄羌活防风草，引姜煎服体安宁。

### 桂枝羌活汤

羌活 防风 桂枝 甘草生

引用生姜，水煎服。

【方歌】桂枝羌活汤，治疟岂寻常，羌活生甘草，防风桂枝良。

## 食疟

食疟寒热腹胀膨，面黄恶食闷不通，轻者须用柴平剂，便硬加味大柴攻。

【注】食疟者，因食而病疟者也。由小儿饮食无节，复受风暑之气，以致寒热交作，胸腹胀满，否闷不通，面黄恶食也。但食有轻重，须当别之。轻者宜柴平汤主之，重者宜大柴胡汤加槟榔、草果主之。治者果能因证调理，则积滞清，而疟渐退矣。

### 柴平汤

陈皮 半夏姜制 苍术米泔水浸,炒 厚朴姜炒 黄芩 柴胡 甘草 人参

引用姜、枣，水煎服。

【方歌】柴平汤治伤食疟，陈半苍术同厚朴，黄芩柴胡草人参，姜枣作引为良药。

### 大柴胡汤方见伤寒。

## 疟痰疟饮

疟疾痰饮多呕逆，面黄目肿胸膈膨，痰盛清脾加橘半，饮盛加苍倍入苓。

【注】小儿素有痰饮，复因外邪凝结脾胃，故呕逆也。若疟疾或经汗下之后，表里无证，宜用清脾饮以和之。痰盛者，本方加橘红倍半夏；饮盛者，加苍术倍茯苓；若儿气已虚弱，更当加人参以扶其正。

### 加减清脾饮

柴胡 黄芩 半夏姜制 甘草炙 厚朴姜制 青皮醋炒 槟榔 茯苓

草果　人参　白术土炒　橘红　南苍术炒

引用生姜，水煎服。

【方歌】清脾治疟兼痰饮，柴芩半草朴青榔，苓果气虚参术入，痰盛加橘饮盛苍。

# 咳嗽门

## 咳嗽总括

肺病咳嗽有痰声，有声无痰咳之名，有痰无声谓之嗽，为病寒热食与风。

【注】《病机式要》云：咳嗽谓有声有痰，因肺气受伤，动乎脾湿而然也。咳谓无痰而有声，肺气伤而不清也。嗽谓无声而有痰，脾湿动而为痰也。二者虽俱属肺病，然又有肺寒、肺热之分，食积、风寒之别，医者宜详辨之。

## 肺寒咳嗽

肺虚饮冷致咳嗽，面色㿠白痰涕清，圣惠橘皮宜初进，补肺阿胶久嗽灵。

【注】寒嗽者，因平素肺虚，喜啖生冷，以致寒邪伤肺，发为咳嗽。其证面色㿠白，痰多清稀，鼻流清涕。初宜圣惠橘皮散主之，若日久不愈者，须以补肺阿胶散主之，则气顺痰清而嗽自止矣。

**圣惠橘皮散**

人参　贝母　苏叶　陈皮　桔梗　杏仁去皮、尖，炒

引用红枣，水煎服。

【方歌】肺虚受寒频咳嗽，橘皮散治效通仙，参贝苏叶陈皮桔，杏仁微炒去皮尖。

**补肺阿胶散**

人参　阿胶麸炒　牛蒡子炒　杏仁去皮、尖，炒　糯米　甘草炙　马兜铃

水煎，食后服。

【方歌】小儿肺寒时时嗽，补肺阿胶效若神，人参阿胶牛蒡子，杏仁糯米草兜铃。

## 肺热咳嗽

火嗽面赤咽干燥，痰黄气秽带稠黏，便软加味泻白散，便硬加味凉膈煎。

【注】火嗽一证，乃火热熏扰肺金，遂致频频咳嗽，面赤咽干，痰黄气秽，多带稠黏也。便软者，加味泻白散主之；便硬者，凉膈散加桔梗、桑皮煎服，则热退气清而嗽自止矣。

### 加味泻白散

桑皮蜜炙　地骨皮　甘草生　川贝母去心，碾　麦冬去心　知母生　桔梗　黄芩　薄荷

水煎服。

【方歌】加味泻白治火咳，桑皮地骨甘草合，贝母麦冬生知母，桔梗黄芩同薄荷。

**凉膈散**方见急惊风。

## 食积咳嗽

食积生痰热熏蒸，气促痰壅咳嗽频，便溏曲麦二陈治，便燥苏葶滚痰攻。

【注】积嗽者，因小儿食积生痰，热气熏蒸肺气，气促痰壅，频频咳嗽。便溏者，以曲麦二陈汤消导之；便秘者，以苏葶滚痰丸攻下之。

### 曲麦二陈汤

陈皮　半夏姜制　茯苓　甘草生　黄连姜制　山楂　麦芽炒　神曲炒　栝蒌仁　枳实麸炒

引用生姜、红枣，水煎服。

【方歌】曲麦二陈食积嗽，陈半苓草川黄连，山楂麦芽神曲炒，栝蒌枳实一同煎。

### 苏葶滚痰丸

苏子炒，一两　苦葶苈微炒，一两　大黄酒蒸一次，四两　沉香五钱　黄芩四

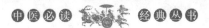

两 青礞石火煅如金为度。五钱

上为末，水为丸。量儿虚实服之，姜汤送下。

## 风寒咳嗽

风寒咳嗽频嚏涕，鼻塞声重唾痰涎，疏风参苏金沸散，散寒加味华盖痊。

【注】小儿脱衣偶为风冷所乘，肺先受邪，使气上逆，冲塞咽膈，发为咳嗽，嚏喷流涕，鼻塞声重，频唾痰涎。先以参苏饮疏解表邪，再以金沸草散清其痰嗽。若寒邪壅蔽，当以加味华盖散治之。则风邪解而气道通，气道通而咳嗽止矣！

**参苏饮**

苏叶 干葛 前胡 陈皮 半夏姜制 甘草生 枳壳麸炒 桔梗 赤茯苓

水煎服。

【方歌】参苏饮治风寒嗽，苏叶干葛前胡从，陈皮半夏生甘草，枳壳桔梗配赤苓。

**金沸草散**方见伤风。

**加味华盖散**

麻黄 杏仁去皮、尖，炒 苏子炒 前胡 橘红 甘草生 桑皮炒 桔梗 赤茯苓

水煎，食后温服。

【方歌】华盖散治风寒盛，气促胸满咳嗽频，麻杏苏子前橘草，桑皮桔梗赤茯苓。

# 喘证门

## 喘证总括

喘则呼吸气急促，抬肩欠肚哮有声，实热气粗胸满硬，寒虚痰饮马脾风。

【注】呼吸气出急促者，谓之喘急。外候抬肩欠肚，若更喉中有声响者，谓之哮吼。然致病之原不一。如气粗胸满痰稠，便硬而喘者，此实热也；气乏息微，不能续息而喘者，此虚邪也。其中有风寒郁闭而喘者，又有痰饮壅逆而喘者，更有马脾风一证，最为急候。医者须分别详明，庶用药如响矣。

## 火热喘急

火喘燥渴面唇红，肺胃凉膈白虎清，泻心宜用导赤散，阴虚知柏地黄灵。

【注】火邪刑金作喘者，多口干舌燥作渴，面赤唇红也。因于肺热者，以凉膈散主之；胃热者，凉膈白虎汤主之；心火刑金者，导赤散主之；肾虚火来烁金者，宜知柏地黄汤主之。医者果能审察精详，按证调治，庶几用药如响，而不致有虚实之误矣！

**凉膈散**方见急惊风。

**凉膈白虎汤**

大黄生 朴硝 甘草生 连翘去心 栀子 黄芩生 薄荷叶 石膏生 知母生

引用粳米，水煎，温服。

【方歌】凉膈白虎肺胃热，栀子连翘薄荷叶，黄芩大黄朴硝草，知母石膏粳米列。

**导赤散**方见不小便。

**知柏地黄汤**

干生地黄 山茱萸肉 山药炒 知母炒 黄柏盐炒 牡丹皮 泽泻 茯苓

水煎服。

【方歌】知柏地黄阴虚热，知母黄柏牡丹皮，干生地黄并泽泻，茯苓山药共茱萸。

## 肺虚作喘

虚喘气乏声短涩，洁古黄芪汤效捷，百合固金化虚痰，本事黄芪清虚热。

【注】虚喘之证，气乏声音短涩，以洁古黄芪汤主之。若喘促夹痰者，以百合固金汤主之；夹热者，以本事黄芪汤主之。

**洁古黄芪汤**

人参　黄芪<sub>炙</sub>　甘草<sub>炙</sub>　地骨皮　桑白皮<sub>炒</sub>

水煎温服。

【方歌】洁古黄芪汤，虚喘最为良，人参黄芪共，甘草地骨桑。

**百合固金汤**

百合　天门冬　麦门冬<sub>去心</sub>　生地黄　熟地黄　当归　白芍药<sub>炒</sub>　甘草<sub>生</sub>　贝母<sub>去心</sub>　元参　桔梗

水煎服。

【方歌】百合固金虚痰喘，百合二冬二地黄，当归白芍生甘草，贝母元参桔梗良。

**本事黄芪汤**

五味子　白芍药　天门冬　麦门冬<sub>去心</sub>　人参　黄芪<sub>炙</sub>　熟地黄　甘草<sub>炙</sub>　茯苓

引用乌梅、姜、枣，水煎服。

【方歌】本事黄芪虚热喘，五味芍药二门冬，参芪熟地炙甘草，乌梅姜枣白茯苓。

## 风寒喘急

风寒伤肺气喘急，表热无汗华盖方，肺虚被邪紫苏饮，无邪气逆降气汤。

【注】肺主皮毛，一受风寒，内闭肺气，则气逆不降，呼吸气急，故作喘也。发热无汗，宜以华盖散汗而散之。若肺气本虚，外复被风寒所伤者，宜以紫苏饮子补而散之；若肺虚外无风寒所伤，内无痰涎壅塞，惟气逆喘急者，以加减苏子降气汤降其逆气，其喘自愈。治者宜详察之。

**华盖散**<sub>方见风寒咳嗽。</sub>

**紫苏饮子**

苏叶　杏仁<sub>炒，去皮、尖</sub>　桑皮<sub>炒</sub>　陈皮　青皮<sub>醋炒</sub>　半夏<sub>姜制</sub>　人参

五味子　甘草生　麻黄

引用生姜，水煎服。

【方歌】气虚又被风寒伤，紫苏饮子最相当，苏叶杏桑陈青半，人参五味草麻黄。

**苏子降气汤**

苏子炒　当归　陈皮　半夏姜制　甘草生　前胡　厚朴姜制　桂心沉香

引用姜、枣，水煎服。

【方歌】气逆喘用降气汤，肺虚无邪服最良，苏子当归陈半草，前胡厚朴桂沉香。

## 痰饮喘急

痰饮壅逆因作喘，痰饮苏葶滚痰从，停饮喘急不得卧，泻饮降逆用苏葶。

【注】小儿痰饮作喘者，因痰壅气逆也。其音如潮响，声如拽锯者，须急攻痰壅，苏葶滚痰丸主之。若停饮喘急不得卧者，又当泻饮降逆苏葶丸主之。医者须分别施治，庶几曲中病情矣。

**苏葶滚痰丸**方见食积咳嗽。

**苏葶丸**

南苏子炒　苦葶苈子微炒。各等分

上为细末，蒸枣肉为丸，如麻子大。每服五丸至七丸，淡姜汤下。

## 马脾风

暴喘传名马脾风，胸高胀满胁作坑，鼻窍煽动神闷乱，五虎一捻服最灵。

【注】马脾风俗传之名，即暴喘是也。因寒邪客于肺俞，寒化为热，闭于肺经，故胸高气促，肺胀喘满，两胁煽动，陷下作坑，鼻窍煽张，神气闷乱。初遇之急服五虎汤，继用一捻金下之。倘得气开，其喘自止。如儿生百日内见此者，病多不救。

### 五虎汤

麻黄<sub>蜜炒</sub>  杏仁<sub>炒，去皮、尖</sub>  甘草<sub>生</sub>  白石膏<sub>研为末</sub>  细茶

引用生姜，水煎，临时用药冲石膏服。

【**方歌**】五虎汤治马脾风，麻黄蜜炒杏仁从，甘草石膏细茶叶，煎服之后喘自宁。

**一捻金**<sub>方见不大便。</sub>

# 卷五十四

## 痰证门

### 痰证总括

痰因津液不四布，阴盛为饮阳盛痰，稠黏黄色为燥热，清稀色白乃湿寒。

【注】痰者，水谷所化之津液不能四布，留于胸中而成者也。多因饮食无节，或乳食过食厚味，脾胃不能运化而生。若阴气素盛，则化而为饮；阳气素盛，则化而为痰。稠黏黄色，涩滞难出，谓之燥痰；清稀色白，滑而易出，谓之湿痰。二者或宜清润，或宜通利，治各不同也。

### 燥痰

燥痰肺燥涩难出，气逆喘咳卧不舒，面红口干小便赤，清气化痰滚痰孚[1]。

【注】燥痰者，痰因火动也。火盛则痰多燥黏，气逆喘咳，夜卧不宁，面赤口干，小便黄赤。轻者用清气化痰丸清之，重者用苏葶滚痰丸下之。

**清气化痰丸**

胆南星九转　半夏姜制。各一两五钱　橘红　枳实麸炒　杏仁炒，去皮、尖栝蒌仁去油　黄芩酒炒　白茯苓各一两

上为细末，姜汁为丸。淡姜汤化服。

**苏葶滚痰丸**方见食积咳嗽。

### 湿痰

湿痰脾湿懒饮食，倦怠嗜卧面色黄，痰多枳桔二陈剂，饮多桂苓甘术汤。

---

❶ 孚：信也。

【注】湿痰者，因小儿过食生冷、油腻之物，有伤脾胃，遂致脾土虚湿，不能运化而成湿痰，滑而易出。脾虚不运，故懒食；脾主四肢，故倦怠嗜卧；脾属土，故面色多黄。痰多者，宜用枳桔二陈汤加苍术、白术，除湿化痰；饮盛者，须用桂苓甘术汤，扶阳散饮。调治合宜，而痰自化矣。

**枳桔二陈汤**方见呃乳。

**桂苓甘术汤**

茯苓　桂枝　甘草生　白术土炒

引用生姜，水煎服。

【方歌】桂苓甘术湿痰饮，除湿利饮更扶阳，茯苓桂枝生甘草，白术土炒引生姜。

# 疝证门

## 疝证总括

诸疝厥阴任脉病，外因风寒邪聚凝，内因湿热为寒郁，证皆牵睾引腹疼。胎疝多因禀赋病，总审热纵寒痛疼，血左不移气右动，湿则坠重虚坠轻。

【注】厥阴环阴器，入少腹；任脉起于中极之下，以上毛际，循腹里上关元，故诸病疝莫不属之也。小儿病此，多因先天不足，本脏虚弱。复因外感风邪，内食生冷，寒邪凝结而成者有之。或因湿热郁于中，复被寒邪束于外，邪气乘虚并于血队，流入厥阴，厥阴属肝，其性急速，故牵引睾丸，少腹绞痛也。又有胎疝一证，多因孕妇啼泣过伤，动于阴气，结聚不散，令儿生下即成此证者。大抵热则多纵，寒则多痛；在血分者不移，在气分者多动；湿肿坠则重，虚肿坠则轻。因证施治，自切中病情矣。

## 寒疝

寒湿内蓄日已深，复被风冷水气侵，囊冷硬痛成寒疝，乌头桂枝金茱神。

【注】寒疝者，因儿平日过食生冷，或卧湿地，以致阴结于内，气滞不行。为日既久，复为风冷所束，水湿所伤，故发时囊冷结硬，牵引少腹作痛。初得之兼表者，以乌头桂枝汤主之；寒甚者，以金茱丸治之。

**乌头桂枝汤**

桂枝　赤芍药　甘草炙　乌头

引用生姜，水煎服。

【方歌】乌头桂枝治寒疝，解表温中法最良，广桂枝同赤芍药，乌头甘草引生姜。

**金茱丸**

金铃子肉一两　吴茱萸五钱

上为细末，酒煮面糊为丸，如麻子大。每服数丸，盐汤下。

## 湿热感寒疝

厚味过度生湿热，复触风寒疝气成，囊纵红肿常刺痛，乌头栀子服即宁。

【注】小儿平素过食厚味，致生湿热。湿热之气下行，流入囊中，复为风寒所束，而疝证成矣。发时囊纵红肿，常常刺痛，当以乌头栀子汤调治之，庶疝可愈矣。

**乌头栀子汤**

乌头　栀子炒

上用顺流水，入姜汁煎服。

【方歌】湿热感寒疝气疼，乌头栀子汤最灵，栀子乌头姜汁共，顺流水煎病即宁。

## 胎疝

胎疝多因母过啼，儿生胞硬痛无时，轻用十味苍柏治，重用金铃川楝宜。

【注】胎疝者，因孕妇啼泣过伤，气结不散，蕴于胞中，令儿生下胞硬疼痛。轻者十味苍柏散主之，重者以金铃散或川楝丸主之。

#### 十味苍柏散

青皮醋炒　川附子炮　黄柏　南山楂肉酒炒　苍术米泔水浸　香附制　益智仁　元胡索醋炒　桃仁　甘草炙

引用小茴香，水煎服。

【方歌】十味苍柏治胎疝，青皮川附柏楂苍，香附益智元胡索，桃仁甘草引茴香。

#### 金铃散

三棱　莪术各三钱　陈皮　赤茯苓各五钱　茴香三钱　甘草生，二钱　槟榔　枳壳麸炒。各三钱　钩藤钩　青皮炒。各四钱　南木香三钱　金铃子肉一两

上除槟榔、木香不过火，余焙共为细末。每服半钱至一钱，无灰酒调服。

#### 川楝丸

木香　槟榔　三棱　莪术各三钱　青皮醋炒　陈皮各四钱　川楝肉八钱　芫花醋炒，五分　辣桂二钱　牵牛生，取仁，二钱　巴豆去油，三粒

上为极细末，面糊为丸，如麻子大。每服三四丸，姜汤送下。

## 阴肿

阴囊肿大邪气凝，风痒湿坠热多疼，疏风五苓导赤散，偏坠守效丸最灵。

【注】阴器者，乃诸筋之总会也。因邪客于少阴、厥阴之经，湿热之气与风冷之气相搏，气不得通，故结聚而阴囊肿大。总之风盛多痒，湿盛多坠，热盛多疼。如外肾肤囊肿大，痒痛坠下，此风湿袭于下也，宜疏风五苓散主之；如外肾肤囊肿痛光亮，此因心火移热于小肠故也，宜加味五苓散或导赤散主之。更有偏坠一证，或左或右，睾丸作肿者，此因食积不消，湿气下行故也，宜加味守效丸主之。

#### 疏风五苓散

防风　苍术米泔水浸　肉桂　羌活　猪苓　泽泻　赤茯苓　白术土炒

引用生姜，水煎服。

【方歌】阴肿疏风五苓散，防风苍术肉桂羌，猪苓泽泻赤苓术，煎服之时入生姜。

### 加味五苓散

金铃子　白术<sub>土炒</sub>　泽泻　木通　茴香<sub>炒</sub>　赤茯苓　橘核仁　肉桂　槟榔　猪苓

引用生姜、灯心，水煎服。

【方歌】五苓散内用金铃，白术泽泻与木通，茴香赤苓橘核配，肉桂槟榔合猪苓。

### 导赤散<sub>方见不小便。</sub>

### 加味守效丸

南星　山楂肉<sub>酒炒</sub>　苍术<sub>炒。各二两</sub>　白芷　半夏<sub>姜制</sub>　橘核仁　神曲<sub>炒。各一两</sub>　海藻　昆布<sub>各五钱</sub>　吴茱萸　青皮<sub>醋炒</sub>　元胡索<sub>醋炒</sub>　荔枝核<sub>炒。各一两</sub>

上共为末，神曲糊为丸，如梧桐子大。每服三十丸，空心酒下。

## 小肠气

痛引腰脊小肠气，加味香苏温散宜，上冲心痛失笑散，有形胡芦巴丸医。

【注】小肠气一证，其受病与疝气等，亦因湿气在内，而寒气又束于外也。发时少腹胀控睾丸引腰脊，上冲心痛而不肿是也。治宜分别形状：如引腰而痛者，加味香苏散温散之；痛而冲心气者，加味失笑散主之；如少腹中有形如卵，上下往来，痛不可忍者，宜胡芦巴丸主之。

### 加味香苏散

苍术<sub>米泔水浸</sub>　陈皮　川楝肉　甘草　苏叶　香附<sub>醋炒</sub>

引用连须、葱白，水酒兑煎服。

【方歌】加味香苏散苍术，广陈皮与川楝肉，甘草苏叶香附同，连须葱白共煎服。

### 加味失笑散

五灵脂　蒲黄<sub>隔纸炒</sub>　元胡索<sub>醋炒。各等分</sub>

上为细末，每服一二钱，水酒调下。

### 胡芦巴丸

胡芦巴<sub>炒</sub>　川楝子<sub>蒸，去皮、核，焙。各四钱</sub>　川乌<sub>去皮、脐</sub>　巴戟肉<sub>各一钱</sub>

五分　茴香三钱　吴茱萸半酒、半醋浸一宿，焙，二钱五分　牵牛炒，二钱

上共为细末，酒面糊为丸，如梧桐子大。每服数丸，空心温酒下。

# 淋证门

## 淋证总括

诸淋皆缘寒热湿，下移膀胱溲无时，水道涩滞常作痛，寒热石血随证医。

【注】小儿淋证，或因风寒袭入，或因湿热下移，乘入膀胱，以致水道涩滞，欲出不出，淋漓不断，甚至窒塞其间，令儿作痛。然必辨其为寒为热，为石为血，分别治之，则水道宣通，淋自愈矣！

## 寒淋

冷气入胞成寒淋，小便闭塞胀难禁，淋漓不断腹隐痛，五苓倍桂小茴神。

【注】寒淋者，皆因风寒乘入膀胱，致下焦受冷，遂成寒淋。其候小便闭塞，胀痛难禁，不时淋漓，少腹隐痛。须以五苓散倍加肉桂、小茴香治之，其淋自愈。

**五苓散**

白术土炒　泽泻　猪苓　肉桂　小茴香　赤茯苓

水煎服。

【方歌】五苓治寒淋，白术泽猪苓，肉桂加倍用，茴香赤茯苓。

## 热淋

膀胱蓄热淋证成，十味导赤有奇功，小腹胀满大便结，急服八正莫少停。

【注】热淋者，膀胱蓄热而成也。小便不通，淋漓涩痛，以十味导赤汤主之。若少腹胀满，引脐作痛，大便秘结者，以八正散主之。

### 十味导赤汤

生地　山栀子　木通　瞿麦　滑石　淡竹叶　茵陈蒿　黄芩　甘草<sub>生</sub>　猪苓

水煎服。

【方歌】十味导赤药最灵，生地山栀合木通，瞿麦滑石淡竹叶，茵陈黄芩草猪苓。

**八正散**<sub>方见不小便。</sub>

## 石淋

湿热蓄久石淋成，溲如沙石茎中疼，轻者须用葵子散，重则八正可相从。

【注】石淋者，逢溺则茎中作痛，常带沙石之状，因膀胱蓄热日久所致。正如汤瓶久经火炼，底结白碱也。轻则葵子散主之，重则八正散主之。

### 葵子散

桑皮<sub>炒</sub>　瞿麦　栀子　赤茯苓　木通　车前子　甘草<sub>生</sub>　葵子

水煎服。

【方歌】葵子散治石淋证，桑皮瞿麦山栀仁，赤苓木通车前子，甘草葵子共和匀。

**八正散**<sub>方见不小便。</sub>

## 血淋

血淋心热伤血分，尿血同出茎中疼，清利须用小蓟饮，茎中痛甚五淋从。

【注】血淋者，盖因心热伤于血分，热气传入于胞，日久则尿血同出，遂成血淋。茎中不时作痛，须以小蓟饮子治之；若茎中痛甚者，五淋散主之。

### 小蓟饮子

通草　滑石　淡竹叶　当归　小蓟　栀子<sub>炒</sub>　甘草<sub>生</sub>　生地　蒲黄　藕节

水煎，空心服。

【方歌】小蓟饮子治淋血，通草滑石淡竹叶，当归小蓟山栀甘，生地蒲黄合藕节。

**五淋散**

当归 赤芍 苦葶苈 黄芩炒 木通 栀子 车前子 淡竹叶 滑石 葵子 甘草生 赤茯苓

引用葱白，水煎服。

【方歌】五淋血淋茎中疼，归芍葶苈芩木通，栀子车前淡竹叶，滑石葵子草赤苓。

# 头痛门

## 头痛总括

小儿头痛分表里，里属内热表寒风，风寒外闭须疏散，内热熏蒸以清攻。

【注】小儿头痛之证不一，有在表在里之分。在表者，外感风寒也，法宜疏散之；在里者，内热熏蒸也，法宜清解之。苟能调治得宜，则头痛自除矣。

## 风寒头痛

风寒头痛属太阳，上及颠顶额角旁，恶寒无汗身发热，加味清空自堪尝。

【注】风寒头痛者，乃太阳经受邪也。其候恶寒发热，上及颠顶，下连额角，不时作痛。法宜取汗，悉以清空膏主之。如痛甚者，于本方中加细辛；热盛便秘者，于本方中加川大黄。

**清空膏**

羌活 防风 柴胡 川芎 黄芩 黄连 甘草生

引用生姜，水煎服。痛甚加细辛，便秘加川大黄。

【方歌】风热上攻头疼痛，加味清空膏最良，羌防柴芎芩连草，痛甚加辛便秘黄。

## 内热头痛

内热头痛属阳明，鼻干目痛齿颊疼，清热加味茶调治，便秘加入大黄攻。

【注】胃热头痛，病在阳明。因小儿肥甘无节，胃火上炎，故发时鼻干、目痛上至头下至齿，颊痛无定时。宜加味茶调散清之。

### 加味茶调散

荆芥穗　薄荷　黄芩　青茶叶　石膏生　白芷　川芎

引用生姜，水煎服。便秘者加川大黄。

【方歌】加味茶调治头疼，胃经积热上攻冲，荆穗薄荷芩茶叶，石膏生用芷川芎。

# 腹痛门

## 腹痛总括

小儿腹痛有四因，食寒虫动痛相侵，停食感寒相兼痛，临证医治要详分。

【注】小儿腹痛，其证有四：如寒痛、食痛、虫痛、停食感寒痛也，须随证施治。寒则温中，食则消导，虫则安虫，停食感寒则消散。调治合宜，其痛自除矣。

## 食痛

食痛伤食心胃痛，食入即痛喜饮凉，恶食腹满吐便秘，承气平胃酌量尝。

【注】食痛者，皆因饮食不节，积滞不化所致，故食入即痛也。其候喜饮凉水，恶食腹满，吐酸便秘。宜先以小承气汤下之。若下后仍痛者，以香砂平胃散消导可也。

**小承气汤**

大黄　枳实<sub>麸炒</sub>　厚朴<sub>姜炒</sub>

引用生姜，水煎服。

【方歌】小承气汤治腹痛，腹硬烦渴便不通，枳实厚朴大黄共，煎服便利立时松。

**香砂平胃散**

苍术<sub>米泔水浸，炒</sub>　陈皮　厚朴<sub>姜炒</sub>　甘草<sub>炙</sub>　缩砂<sub>研</sub>　香附<sub>醋炒</sub>　南山楂　神曲<sub>炒</sub>　麦芽<sub>炒</sub>　枳壳<sub>麸炒</sub>　白芍<sub>炒</sub>

引用生姜，水煎服。

【方歌】香砂平胃伤食痛，下后仍痛用此和，苍陈朴草缩香附，山楂曲麦枳壳芍。

## 寒痛

寒痛中虚脾受寒，尿爪俱白面青看，喜热腹满或下利，理中肢厥加附煎。

【注】寒痛者，多因小儿中气虚弱，复为风冷所乘，则脾经受寒，故不时腹痛。现证尿白，爪甲白，面多青，喜饮热，或腹满下利。宜理中汤温之。若四肢厥冷，兼属少阴，则加附子。

**理中汤**<sub>方见不乳。</sub>

## 虫痛

虫痛不安腹因痛，面色乍青乍赤白，时痛时止吐清涎，安虫理中治最合。

【注】虫痛者，因腹中虫动不安，故腹中作痛。其候面色乍赤乍青乍白，其痛时作时止，时吐清水。切不可妄用攻下，当以安虫为主，其痛即除。新痛者，钱氏安虫散治之；痛久不愈者，加减理中汤治之。

**钱氏安虫散**

胡粉<sub>炒黄</sub>　鹤虱<sub>炒黄</sub>　白矾<sub>枯</sub>　川楝子<sub>去皮、核。各二钱五分</sub>

上为细末。每服一匙，大者五分，米饮调下，痛时服。

**加减理中汤**<sub>方见虫吐。</sub>

## 内食外寒腹痛

内伤乳食外感寒，发热恶寒腹痛兼，恶食呕吐多啼叫，藿香和中可急煎。

【注】小儿内伤乳食，外感寒邪，遂致食寒凝结，腹中作痛。其候发热恶寒，而更兼腹痛、恶食、呕吐，啼叫不已者，以藿香和中汤治之。

**藿香和中汤**

藿香　砂仁研　羌活　苍术米泔水浸　陈皮　厚朴姜炒　甘草生　山楂　香附炙　白芷　苏叶　川芎

引用生姜，水煎服。

【方歌】藿香和中治腹疼，内伤食滞外寒风，藿砂羌苍陈朴草，山楂香附芷苏芎。

# 黄疸门

## 黄疸总括

黄疸湿热郁蒸成，遍身皆黄及目睛，阳黄色亮身多热，阴黄色黯冷如冰。

【注】黄疸一证，乃湿热郁久，外发肌肤而然也。其候遍身面目皆黄，甚则深黄，面如烟熏之状。其中又有阴阳之别：如面红、口渴、尿赤、色亮、身热者，乃脾家湿热，此阳黄也；口不渴而色黯黄，身冷如冰者，乃脾肾寒湿，此阴黄也。治者宜分别施治。

## 阳黄

阳黄无汗宜疏散，茵陈麻黄能发汗，腹满便秘茵陈攻，表里无证茵苓善。

【注】阳黄一证，原因湿热而成，治者当详审之。如表实无汗，宜外发其汗，茵陈麻黄汤主之，使黄从表解也；里实二便秘涩，腹满者，宜茵陈蒿汤下之，使黄从里解也；若表有汗，里不便秘腹满，是表里无证，

不可汗、下，惟利小便，宜用茵陈五苓散，使黄从水道利之则愈。

**茵陈麻黄汤**

茵陈蒿　麻黄

水煎，加黄酒少许服之。

【方歌】儿发阳黄身无汗，茵陈麻黄汤极便，麻黄茵陈各等分，量儿煎服有奇验。

**茵陈蒿汤**

茵陈蒿　川大黄　栀子

引用灯心，水煎服。

【方歌】里实须用茵陈汤，栀子茵陈生大黄，灯心为引水煎服，便利黄消体泰康。

**茵陈五苓散**

茵陈蒿　赤苓　猪苓　泽泻　白术土炒　肉桂

引用灯心，水煎服。

【方歌】茵陈五苓治黄病，利水除湿有奇功，术苓泽泻猪苓桂，茵陈加入便自清。

# 阴黄

阴黄多缘转属成，脾湿肾寒两亏生，温脾茵陈理中治，温肾茵陈四逆灵。

【注】阴黄者，乃脾湿、肾寒，两虚而成，此最为危候。温脾去黄，以理中汤加茵陈主之；温肾去黄，以茵陈四逆汤主之。

**茵陈理中汤**方见不乳。

**茵陈四逆汤**

附子制　干姜　茵陈蒿　甘草炙

水煎服。

【方歌】茵陈四逆汤，附子共干姜，茵陈炙甘草，黄消病渐康。

# 水肿门

## 水肿总括

水肿俱属脾肺经，肺喘脾胀要分明。上肿属风宜汗散，下肿属湿利水灵。通身肿者兼汗利，喘则逐饮胀则攻。再辨阳水与阴水，攻泻温补贵变通。

【注】小儿水肿，皆因水停于脾、肺二经。水停胸中则喘，水停膈下则胀。其间所肿部位，不可不察：如肿在腰以上者，属风，法宜发汗；肿在腰以下者，属湿，法宜利水；有通身上下皆肿者，系风湿两伤，法宜汗利兼施。肿而喘不得卧，宜逐肺饮；肿而胀满便秘，宜攻脾水。肿从腹起至四肢者，可治；肿从四肢起至腹者，不可治。然又有阳水、阴水之分，宜详别焉。阳水属实，法宜攻泄；阴水属虚，法宜温补。应证而施，自无不效也。

## 风水肿

肿在上者因风起，急宜发汗莫从容。越婢汤中加苍术，汗后全消病即宁。

【注】上身肿者，头面、肩臂至腰间皆肿也。病因外感风邪，法宜发汗则愈，经所谓开鬼门是也。以越婢加苍术汤治之。

### 越婢汤

麻黄　石膏煅　甘草生　苍术米泔水浸
水煎服。

【方歌】越婢汤治风水肿，麻黄甘草共石膏，再加苍术水煎服，能使儿童肿即消。

## 湿水肿

肿在下者因湿起，急宜利水可安然。外法贴脐如神妙，内服沉香琥珀丸。

【注】下身肿者，腰脐至两足皆肿也。病因脾经湿热所成，急用利水之法，经所谓洁净府是也。外用贴脐法，内服沉香琥珀丸。

### 贴脐法

巴豆去油，四钱　水银粉二钱　硫黄一钱

上研匀成饼，先用新棉一片，包药布脐上，外用帛缚时许，自然泻下恶水，待下三五次，去药以粥补住。

### 沉香琥珀丸

苦葶苈子一两五钱　郁李仁去皮，一两五钱　防己七钱五分　沉香一两五钱　陈皮去白，七钱五分　琥珀五钱　杏仁去皮、尖，炒，五钱　苏子五钱　赤苓五钱　泽泻五钱

共为细末，炼蜜为丸，如梧桐子大，以麝香为衣。每服一钱，量儿大小与之，用滚白水下。

# 风湿肿

通身皆肿属风湿，外散内利最相宜，峻攻则用疏凿饮，和剂茯苓导水医。水上攻肺喘不卧，苏葶定喘最相宜，水停中州胀急满，舟车神祐量攻之。

【注】通身肿者，头面手足皆肿也。得病之由，内停湿饮，外感风邪，风湿相搏，水道不利，外攻肌表，因而作肿也。重者用疏凿饮峻攻之，轻者用茯苓导水汤和解之。若水停上攻于肺，喘急不得卧者，以苏葶丸泻之；水停中州胀满者，以舟车神祐丸攻之。

### 疏凿饮

商陆　秦艽　羌活　椒目　木通　赤小豆　茯苓皮　大腹皮　泽泻　槟榔

引用姜皮，水煎服。

【方歌】疏凿饮子风湿肿，外发内利陆秦艽，椒目木通赤小豆，苓皮大腹泽槟榔。

### 茯苓导水汤

紫苏　陈皮　白术土炒　木香　桑白皮炒　麦冬去心　赤茯苓　泽泻　木瓜　大腹皮　缩砂仁　槟榔

引用灯心，水煎服。

【方歌】和解茯苓导水汤，紫苏陈皮术木香，桑皮麦冬赤苓泽，木瓜大腹缩槟榔。

**苏葶丸**方见痰饮喘急。

**舟车神祐丸**

甘遂　芫花　大戟俱醋炒。各一两　大黄二两　黑牵牛头末，四两　青皮炒 陈皮　木香　槟榔各五钱　轻粉一钱

上为细末，水丸如椒目大。小儿二丸三丸，大儿五丸七丸，量服之，滚白水送下。

# 阳水

阳水身热脉沉数，小便赤涩大便难。热盛烦渴浚川散，湿盛胀满神祐丸。量儿大小斟酌用，应变而施勿一偏。

【注】阳水者，小儿湿热内郁，水道阻塞，外攻肌表，以致外肿内胀，发热口渴，心烦，小便短赤，大便秘结。法当泄水，不可少缓。热盛烦渴者，以大圣浚川散攻之；湿盛胀满者，舟车神祐丸攻之。须量儿大小，视病轻重，合宜而用，勿执一偏过于峻攻，徒伤正气也。

**大圣浚川散**

川大黄煨　牵牛取头末　郁李仁各一两　木香三钱　芒硝三钱　甘遂五分 上为细末，姜汤调下。量儿大小用之。

**舟车神祐丸**方见风湿肿。

# 阴水

阴水便利不烦热，须服实脾肾气丸。若服温补俱无验，攻补兼施病始痊。

【注】阴水者，因脾、肾虚弱也。脾虚不能制水，肾虚不能主水，以致外泛作肿，内停作胀。若二便不实，身不热心不烦者，宜用实脾散、金匮肾气丸。若服温补之药而无效验者，则是虚中有实也。欲投攻下之剂，恐小儿难堪；若不攻之，又岂可坐以待毙？须攻补兼施，或一补一攻，或二补一攻，或九补一攻，审其进退，俟有可攻之机，以意消息。

药与元气相当，始能逐邪而不伤正也。必须忌盐酱百日，方可收功。

**实脾散**

草果仁研　大腹皮　木瓜　木香研　厚朴姜炒　干姜　附子制　白术土炒　茯苓　甘草炙

引用枣二枚，水煎服。

【方歌】实脾散治阴水肿，草果大腹木瓜香，厚朴姜附术苓草，虚者仍兼肾气方。

**金匮肾气丸**

熟地黄一两　山药炒，八钱　山茱萸八钱　牡丹皮五钱　茯苓一两　泽泻五钱　肉桂五钱　淡附子五钱　车前子五钱　牛膝八钱

上为细末，炼蜜为丸，如梧桐子大。每服钱半，白滚水送下。

# 腹胀门

## 腹胀总括

腹胀脾虚因久病，胃实多由食滞停，补虚健脾兼理气，攻食消导自然宁。

【注】腹胀之病，脾、胃二经主之。有虚有实，宜分晰焉。虚者因久病内伤其脾，实者因饮食停滞于胃。虚则补脾，实则消导。调治合宜，其胀自渐除矣！

## 虚胀

久病脾虚失运健，或因吐泻暴伤脾，食少即胀精神倦，面黄肌瘦四君宜。

【注】凡小儿久病脾虚，或吐泻暴伤脾气，健运失常，所以饮食不化，食少腹即胀满。现证精神倦怠，面黄肌瘦，此虚胀也。宜用香朴四君子汤治之。

**香朴四君子汤**

人参　白术土炒　白茯苓　甘草炙　香附制　厚朴姜炒

引用生姜，水煎服。

【方歌】香朴四君治虚胀，参术甘草共茯苓，香附厚朴宜加入，引姜煎服胀即宁。

## 实胀

饮食过度内伤胃，停滞腹胀便不通，潮热烦渴形气壮，平胃承气施治灵。

【注】小儿饮食过度，则胃中停滞，以致腹胀，大便不利，身体潮热，心烦口渴，形气壮实，此实胀也。轻者，平胃散主之；重者，小承气汤主之。

### 加味平胃散

南苍术炒　厚朴姜炒　大腹皮制　甘草生　陈皮　莱菔子焙　山楂　麦芽炒　神曲炒

引用生姜，水煎服。

【方歌】加味平胃治实胀，苍术厚朴大腹皮，甘草陈皮莱菔子，山楂麦芽炒神曲。

### 小承气汤方见食痛。

# 卷五十五

## 发热门

### 诸热总括

小儿有病多发热，表里虚实宜分别，观形察色辨因由，审证切脉有妙诀。表证须汗里下之，虚则宜补实则泻，平昔体认要精详，方得临时无遗阙。

【注】小儿发热有表、里、虚、实之异，治亦有汗、下、补、泻之殊。须观形、察色、审证、切脉以别之。惟在平昔讲习精详，临证庶不致误。

### 表热

表热之证因外感，脉浮发热恶风寒，头痛身疼而无汗，十神通圣表为先。

【注】小儿外感寒邪，脉浮，发热，恶风，恶寒，头疼，身痛，无汗，此表热也，宜十神汤主之。若兼内热者，双解通圣汤两解之。

**十神汤**

升麻　葛根　麻黄　香附醋炒　陈皮　苏叶　赤芍药　川芎　香白芷　甘草生

引用生姜，水煎服。

【方歌】十神汤治表热证，升麻干葛共麻黄，香附陈皮苏叶芍，芎芷甘草引生姜。

**双解通圣汤**方见伤寒。

### 里热

里热之证因内热，遍身蒸热小便红，面赤唇焦舌燥渴，调胃白虎解毒清。

【注】小儿肥甘过度，必生内热，以致发热蒸蒸，小便赤涩，面赤唇焦，舌燥而渴。脉实有力者，先以调胃承气汤下之；不愈用白虎汤，或黄连解毒汤清之。

**调胃承气汤**

大黄　芒硝　甘草

引用生姜，水煎服。

【方歌】调胃承气治里热，大黄甘草共芒硝，引用生姜水煎服，大便通利热自消。

**白虎汤**

石膏煅　知母生　甘草生　粳米

水煎服。

【方歌】胃热白虎汤，知母生用良，石膏合甘草，粳米共煎尝。

**黄连解毒汤**

黄芩　黄连　栀子　黄柏

水煎服。

【方歌】黄连解毒汤，清热效非常，芩连栀子柏，煎服保安康。

## 虚热

虚热病后营卫弱，神倦气乏用补中，呕渴竹叶石膏治，面赤尿白厥白通。

【注】虚热者，因小儿病后气血虚弱，营卫尚未调匀之故。其证神倦气乏，宜用补中益气汤治之。若兼口渴引饮而呕者，宜用竹叶石膏汤治之。又有阴盛格阳，外浮发热者，其面色虽赤，然小便必清白，四肢必厥逆，宜用白通汤收敛阳气，热退自愈。

**补中益气汤**方见飧泄。

**竹叶石膏汤**

竹叶　石膏煅　人参　麦冬去心　甘草生　半夏姜制　粳米

引用生姜，水煎服。

【方歌】病后虚热烦渴呕，皆因气弱胃津亡，竹叶石膏参麦草，半夏粳米共生姜。

**白通汤**

干姜　附子制　葱

水煎服。

【方歌】虚热原于阴格阳，真寒假热白通汤，散寒姜附葱白茎，厥回热退自然康。

## 实热

实热积热午潮热，腹胀尿红大便难，烦渴口疮腮颊赤，凉膈大柴效通仙。

【注】小儿有余积热，以致午后潮热，蒸蒸有汗，肚腹胀满，小便赤，大便难，烦渴啼叫，口舌生疮，腮颊红赤，脉洪数有力，法宜清热通利。时时热者，凉膈散主之；午后潮热者，大柴胡汤主之。

**凉膈散**方见急惊风。

**大柴胡汤**方见伤寒。

# 积滞门

## 积滞总括

小儿养生食与乳，撙节❶失宜积滞成，停乳伤食宜分晰，因证调治保安宁。

【注】夫乳与食，小儿资以养生者也。胃主纳受，脾主运化。乳贵有时，食贵有节，可免积滞之患。若父母过爱，乳食无度，则宿滞不消而病成矣。医者当别其停乳、伤食之异，临证斟酌而施治焉。

## 乳滞

婴儿乳滞睡不安，多啼口热吐惊烦，肚胀腹热便酸臭，慎攻宜用消乳丸。

【注】乳滞之儿，其候睡卧不宁，不时啼叫，口中气热，频吐乳片，

---

❶ 撙（zǔn 僔）节：节省，抑制。

肚胀腹热，大便酸臭也。但脏腑娇嫩，不可过攻。惟宜调和脾胃为上，以消乳丸消导之。

**消乳丸**方见伤乳吐。

## 食滞

小儿食滞任意餐，头温腹热便脓酸，嗳气恶食烦作渴，大安承气审宜先。

【注】小儿恣意肥甘生冷，不能运化，则肠胃积滞矣。其证头温，腹热，大便酸臭，嗳气，恶食，烦不安眠，口干作渴。滞轻者，宜木香大安丸消导之；滞重便秘者，宜小承气汤攻下之。

**木香大安丸**

木香　黄连　陈皮　白术±炒　枳实麸炒　山楂肉各三钱　连翘去心，二钱　神曲炒　麦芽炒。各三钱　砂仁　莱菔子焙。各二钱

上为细末，神曲糊为丸。每服一钱，陈仓米汤下。

**小承气汤**方见食痛。

# 癖疾门

## 癖疾总括

癖疾过食肠胃满，浊液外溢被寒凝，潮热饮冷肌削瘦，腹满硬块面黄青。

【注】癖疾一证，皆因饮食过节，肠胃填满，浊汁外溢，复感寒气凝结而成。每生于左胁之下，始如鸡卵，坚硬成块，渐如覆盆之形，越脐则难治矣。其候身体潮热，喜饮凉水，肌肤削瘦，面色青黄也，治者宜详察之。

## 癖疾

癖疾潮热渴饮冷，肚大青筋坚硬疼，内服消癖木香效，外贴红花膏最灵。

【注】癖疾之始作也，午后潮热，口渴饮冷，肚大青筋，渐至坚硬成块，不时作痛。内以千金消癖丸治之，外贴红花膏。内外兼治，其癖自消。若无热渴者，先以木香丸治之，外亦以红花膏贴之。

### 千金消癖丸

芦荟　阿魏另为糊　青黛　木香　厚朴姜炒　槟榔　陈皮　甘草生。各一钱　使君子去壳　胡黄连　山楂肉　香附醋炒　三棱醋炒　莪术醋炒。各二钱　水红花子　神曲炒　麦芽炒。各四钱　人参　白术土炒　茯苓各三钱

上为细末，将阿魏一钱，白水和面，打糊为丸，绿豆大。米饮下，量儿大小服之。

### 木香丸

木香　蓬莪术　缩砂仁　青皮　朱砂研细。各二钱

上为细末和匀，飞白面糊和丸，麻子大。每服二三丸。乳伤，乳饮下；食伤，以所伤物熬汤下。

### 红花膏

没药五钱　血竭　麝香　阿魏各三钱　当归　赤芍各一钱　水红花料煎汁，去渣，熬膏一碗。一捆

上为细末，入膏内搅匀，以青布摊贴患处。

# 汗证门

## 汗证总括

自汗属阳有虚实，或因胃热或表虚，睡中盗汗为阴弱，心虚血热随证医。

【注】汗乃人之津液，存于阳者为津，存于阴者为液，发泄于外者为汗。若汗无故而出者，乃因阴阳偏胜也。如小儿无因而汗自出者，谓之自汗。自汗属阳，有虚实之别。虚者汗出翕翕，发热恶寒，乃表虚也；汗出蒸蒸，发热不恶寒，乃里热也。表虚者，法当固表；里实者，法当攻热。又有睡则汗出，觉则汗止，谓之盗汗。盗汗主阴虚，然当分心虚不固，心火伤阴也。心虚当补心，心热当凉血。治者宜详辨之，庶无

差谬。

## 自汗

表虚自汗玉屏风，甚者桂枝加附从，里实自汗用白虎，便秘调胃承气攻。

【注】表虚濈濈自汗，玉屏风散主之。若恶寒冷，阳气虚也，桂枝汤加附子固之。阳明里实，蒸蒸自汗，用白虎汤清之。便秘者，以调胃承气汤攻之。

### 玉屏风散

黄芪蜜炙　防风　白术土炒

水煎服。

【方歌】表气虚弱时自汗，玉屏风治颇相宜，黄芪防风炒白术，水煎温服不拘时。

### 桂枝加附子汤

白芍药　桂枝　甘草炙　附子制

引用姜、枣，水煎服。

【方歌】表气虚弱甚，桂枝汤最良，芍药桂枝草，加附病渐康。

**白虎汤**方见里热。

**调胃承气汤**方见里热。

## 盗汗

心虚盗汗睡多惊，酸枣仁汤服即宁，心火伤阴必烦热，当归六黄汤奏功。

【注】盗汗有二，虚实两分。心虚者，阴气不敛也，睡则多惊，以酸枣仁汤主之；心热者，火伤于阴也，身多烦热，以当归六黄汤主之。

### 酸枣仁汤

当归　白芍炒　生地　茯苓　酸枣仁炒　知母炒　黄柏炒　五味子人参　黄芪炙

水煎服。

【方歌】酸枣仁汤治盗汗，阳不能藏阴本虚，归芍生地茯苓枣，知柏五味共参芪。

### 当归六黄汤

当归　生地黄　熟地黄　黄芩　黄柏　黄连　黄芪炙

引用浮麦，水煎服。

【方歌】当归六黄治盗汗，阳盛伤阴液自流，生熟二地芩连柏，归芪浮麦汗能收。

# 失血门

## 失血总括

阴乘阳热血妄行，血犯气分不归经，血病及腑渗浊道，伤于脏者溢出清。热犯阳络上吐衄，热侵阴络下失红，又有努劳成血病，血止仍嗽势多凶。

【注】凡失血之证，阳盛乘阴，则血为热迫，不能安于脉中，犯于气分，妄行不能归入经脉也。若血病伤及于腑者，则血渗入肠胃之浊道，上行于咽，出而为吐为衄；下从二便而出，为便为溺也。若血病伤及于脏者，则溢出于胸中之清道，上从喉出，而兼咳嗽；下从精窍而出，为溺血也。夫血藏于脏内，行于脉中，流于躯壳之内，不可得而见也。非损伤不能为病，而损之之因有三：一曰热伤阳络，腑病也；热伤阴络，脏病也，宜以清热为主。一曰努伤，宜以破逐为主。一曰劳伤，宜以理损为主。若日久血止，而咳嗽不休者，主必死之证，故势多凶也。

## 衄血

衄血之候鼻干燥，身热不渴苦头疼，失表分汗麻桂治，内热犀角泻心清。

【注】衄血者，鼻中出血也。其候鼻中干燥，身热不渴，苦头痛，是热伤阳络也。有因伤寒失汗衄血者，乃热郁于营。其身无汗，宜以麻黄汤汗之；身有汗者，宜以桂枝汤解之。设无表病，因内热而衄者，宜以犀角地黄汤清之。热盛者，四物三黄泻心汤泻之。外俱用发灰散，或黑

栀子末吹鼻，其衄自止。

### 麻黄汤

麻黄　杏仁炒，去皮、尖　桂枝　甘草生

引用生姜，水煎服。

【方歌】伤寒失表营郁热，身体无汗血妄行，须用麻黄汤调治，桂枝麻黄杏草同。

### 桂枝汤方见自汗。

### 犀角地黄汤

牡丹皮　白芍药　犀角　生地黄

水煎服。便硬者，加川大黄。

【方歌】犀角地黄汤，治衄效非常，丹皮芍犀地，便秘加大黄。

### 四物三黄泻心汤

川芎　当归酒洗　生地黄　赤芍药　黄芩　黄连　川大黄酒洗

水煎服。

【方歌】四物三黄泻心汤，热盛吐衄功最良，芎归生地赤芍药，黄芩黄连川大黄。

### 发灰散

取壮实人头发，阴阳瓦煅成灰，放在地上，去火性，研细末，吹入鼻中，血衄自止。

## 吐血

吐血不咳因热逆，若兼咳嗽努劳伤。内热犀角地黄治，努伤承气四物尝，劳伤有热鸡苏散，无热须用救肺良。

【注】小儿吐血不咳嗽者，多因内热，致血妄行上逆也，宜以犀角地黄汤主之。若因努劳吐血者，则兼咳嗽，先用桃仁承气汤以破逐之，次用加味四物汤和之。又有劳伤吐血者，亦兼咳嗽。痰中带血有热者，鸡苏散主之；无热者，救肺散主之。

### 犀角地黄汤方见本门衄血。

### 桃仁承气汤

桃仁去皮、尖，研　大黄　芒硝　甘草　桂枝加当归、芍药、苏木、红花，水煎服。

【方歌】努伤吐血先破逐，桃仁承气汤妙绝，桃仁黄硝草桂枝，加入归芍苏红捷。

#### 加味四物汤

当归　芍药　川芎　生地黄　茅根　蒲黄　牡丹皮　栀子<sub>炒黑</sub>　甘草<sub>生</sub>

引用藕节，酒，水煎服。

【方歌】努伤吐血须活血，四物为主真妙诀，再加茅根与蒲黄，丹皮栀草引藕节。

#### 鸡苏散

鸡苏薄荷叶　川贝母<sub>去心</sub>　麦门冬<sub>去心</sub>　桔梗　阿胶<sub>蛤粉炒</sub>　生地黄　甘草<sub>生</sub>　黄芪<sub>炙</sub>　白茅根　蒲黄<sub>炒</sub>

水煎服。

【方歌】劳伤有热嗽痰血，鸡苏贝母麦门冬，桔梗阿胶生地草，黄芪茅根蒲黄同。

#### 加味救肺散

麦冬<sub>去心</sub>　人参　黄芪<sub>炙</sub>　郁金　五味子　当归<sub>酒洗</sub>　白芍药<sub>酒炒</sub>　川贝母<sub>去心，研</sub>　甘草<sub>炙</sub>　马兜铃

水煎服。

【方歌】劳伤无热嗽痰血，加味救肺麦门冬，参芪郁金五味子，归芍贝母草兜铃。

## 便血

热伤阴络病便血，脏毒血黯肠风红，须辨腹痛肛肿痛，热盛湿盛要分明。脏毒初起肿痛甚，大黄皂刺莫稍停，热盛俱宜槐花散，湿盛平胃地榆灵，日久脉微气血弱，升阳和血共养荣。

【注】大便下血，皆因小儿恣食肥甘，致生内热伤阴络也。若血色黯而浊，肛门肿痛，先血后粪，此为近血，名曰脏毒；若血鲜而清，腹中不痛，先粪后血，此为远血，名曰肠风。脏毒肛门每多肿痛，初起宜用皂刺大黄汤消之；大下血后，热盛微痛者，以槐花散和之；湿盛不痛者，

以平胃地榆汤和之。肠风亦宜以槐花散主之。便血日久，脉微气血弱者，升阳和血汤和之，继以人参养荣汤补之。

### 皂刺大黄汤

皂刺　生川大黄<sub>各等分</sub>

量小儿年岁大小、虚实，酌其多少。水、酒煎服。

### 槐花散

槐花<sub>炒</sub>　侧柏叶　枳壳<sub>麸炒</sub>　川黄连　荆芥穗<sub>炒</sub>

水煎服。

脏毒加苍术、苦楝，肠风加秦艽、防风。

【方歌】脏毒肠风槐花散，黄连枳壳槐柏荆，脏毒苍术苦楝入，肠风须加艽防风。

### 平胃地榆汤

苍术<sub>炒</sub>　陈皮　厚朴<sub>姜炒</sub>　甘草　地榆

引用生姜，水煎服。

【方歌】便血湿盛腹不痛，须用平胃地榆汤，苍术陈皮厚朴草，地榆同煎引生姜。

### 升阳和血汤

黄芪<sub>炙</sub>　当归<sub>酒洗</sub>　白芍<sub>炒</sub>　牡丹皮　陈皮　肉桂　秦艽　生地黄　熟地黄　生甘草　炙甘草　苍术<sub>炒</sub>　升麻

水煎服。

【方歌】下血日久腹中痛，治宜升阳和血汤，二地二草芪归芍，陈丹秦艽升桂苍。

### 人参养荣汤

人参　黄芪<sub>炙</sub>　白术<sub>土炒</sub>　白茯苓　白芍药<sub>炒</sub>　肉桂　熟地黄　当归<sub>酒洗</sub>　甘草<sub>炙</sub>　陈皮

引用姜、枣，水煎服。

【方歌】失血日久气血虚，人参养荣汤颇宜，参芪术苓白芍桂，地黄当归草陈皮。

## 溺血

溺血多缘精窍病，尿血分出茎或疼，牛膝四物汤调治，急宜煎服效从容。

【注】溺血为精窍之病，乃尿与血先后分出者也。宜用牛膝四物汤治之，其证自愈。

**牛膝四物煎**

牛膝　木通　郁金　甘草梢　瞿麦　当归　川芎　生地黄　赤芍药

水煎服。

【方歌】小儿溺血精窍病，宜用牛膝四物汤，牛膝郁金通瞿草，归芎赤芍生地黄。

# 杂证门

## 二便秘结

小儿热结二便秘，口渴舌干唇面红，八正尿秘少腹满，神芎便秘腹胀疼。

【注】此证多因乳食停滞生热，结于肠胃，以致二便秘结。其候舌干口渴，面赤唇焦也。热积则小便秘涩，少腹满急，宜八正散主之。若食积大便秘，腹胀痛者，宜神芎丸主之。

**八正散**方见不小便。

**神芎丸**

大黄　滑石水飞。各一两　薄荷　川芎各四钱　黄芩　黄连生。各五钱　牵牛四钱

共为细末，滴水为丸。每服五丸，蜜汤化下。

## 气虚脱肛

泻痢日久中气陷，肛松肠薄滑而脱，面色青黄指梢冷，脉来沉细唇淡白。补中益气汤升举，真人养脏固滑脱，外用涩肠散调敷，气升

肛涩肠自合。

【注】脱肛一证，因泻痢日久，中气下陷，肠胃薄瘦，遂令肛门滑脱不收。现证面色青黄，指梢冷，脉沉细，唇色淡白。宜温补为主，先以补中益气汤升提其气；再以真人养脏汤温补固滑；外以涩肠散掺之，则气升肛涩而肠自收矣。

**补中益气汤**方见飧泻。

**真人养脏汤**方见寒痢。

**涩肠散**

诃子　赤头脂　龙骨煅。各等分

上为细末，用蜡、茶调敷，和药掺肠头上，绵帛揉入。

## 肛肿翻肛

积热肛肿大便难，努力肛出翻不还，外用蟠龙散消肿，内宜皂刺大黄煎。

【注】小儿积热太盛，以致肛门作肿，大便艰难，努力翻出，肛脱不还。外用蟠龙散消其肿，内服皂刺大黄汤。其肿一消，肛自收矣。

**皂刺大黄汤**方见便血。

**曾氏蟠龙散**

干地蟠龙略去土，焙，一两　风化朴硝二钱

上剉，研为细末，仍和匀朴硝。每以二钱至三钱。肛门湿润者干涂，干燥者用清油调涂。先用荆芥、生葱煎水，候温洗浴，轻与拭干，然后敷药。

## 龟胸

肺积痰热病龟胸，胸骨高耸若龟形，气急喘咳体羸瘦，宽气百合酌量行。

【注】龟胸一证，多因小儿饮食不节，痰热炽盛，复为风邪所伤，风热相搏，以致肺经胀满，攻于胸膈，高如覆杯。现证咳嗽喘急，身体羸瘦。治宜清肺化痰为主。先以宽气饮开其气道，再以百合丹除其壅滞。肺热清而胀满自除矣。

### 宽气饮

杏仁去皮、尖，炒　桑白皮炒　橘红　苏子炒　枳壳麸炒　枇杷叶蜜炙

麦门冬去心　生甘草　苦葶苈

水煎服。

【方歌】宽气饮治儿龟胸，杏仁桑皮合橘红，苏子枳壳枇杷叶，甘草葶苈麦门冬。

### 百合丹

百合　天门冬　杏仁炒，去皮、尖　木通　桑白皮炒　甜葶苈　石膏各

五钱　大黄三钱

共为细末，炼蜜丸如绿豆大。量儿大小服之，临卧滚白水送下。

## 龟背

龟背坐早被风吹，伛偻背高状如龟，内服松蕊丹缓治，外用灸法点龟尿。

【注】龟背者，因婴儿坐早，被客风吹入脊膂，遂致伛偻曲折，背高如龟，往往为终身痼疾。内以松蕊丹调治之，外用圣惠灸穴法：灸肺俞、心俞、膈俞三穴三五壮。或以龟尿点骨节上，亦可得效。

### 松蕊丹

松花　枳壳麸炒　防风　独活各一两　麻黄　前胡　川大黄生　桂心各

五钱

上为细末，炼蜜丸如黍米大。每服十丸，粥饮送下。

## 五软

五软禀赋不足证，头项手足口肉肌，地黄丸与扶元散，全在后天调养宜。

【注】五软者，谓头项软、手软、足软、口软、肌肉软是也。头软者，项软无力也；手足软者，四肢无力也；肉软者，皮宽不长肌肉也；口软者，唇薄无力也。此五者，皆因禀受不足，气血不充，故骨脉不强，筋肉痿弱。治宜补气为主，先以补肾地黄丸补其先天精气；再以扶元散补其后天羸弱。渐次调理，而五软自强矣。

### 补肾地黄丸

熟地黄一两五钱　山萸肉一两　怀山药炒　茯苓各八钱　牡丹皮　泽泻各五钱　牛膝八钱　鹿茸酥炙，五钱

上为细末，炼蜜丸如梧桐子大。每服二钱，用盐汤下。

### 扶元散

人参　白术土炒　茯苓　熟地黄　茯神　黄芪蜜炙　山药炒　炙甘草　当归　白芍药　川芎　石菖蒲

引用姜、枣，水煎服。

【方歌】五软扶元散堪尝，参术茯苓熟地黄，茯神黄芪山药草，归芍川芎及石菖。

## 五硬

阳气不营成五硬，仰头取气难摇动，手足强直冷如冰，气壅胸膈牵连痛。小续命汤最为良，乌药顺气散极应，若遇肝木乘脾经，加味六君妙无竟。

【注】五硬者，仰头取气，难以动摇，气壅疼痛，连胸膈间，手心、足心冰凉而硬。皆由阳气不营于四末，最为难治。重者以小续命汤疏其风，轻者以乌药顺气散调其气。若肝木乘脾，食少气弱者，加味六君子汤治之。内外交治，而证自日瘥矣。

### 小续命汤

人参　麻黄　川芎　黄芩　芍药　甘草炙　防风　官桂去皮　附子炮，去皮、脐　杏仁炒，去皮、尖　汉防己

引用姜、枣，水煎服。

【方歌】小续命汤治五硬，人参麻黄川芎共，黄芩芍药草防风，官桂附子防己杏。

### 乌药顺气散

麻黄　白芷　川芎　桔梗　枳壳炒　僵蚕炒　乌药　炮姜　甘草生　橘红

引用葱白，水煎服。

【方歌】乌药顺气五硬轻，麻黄白芷合川芎，桔梗枳壳僵蚕炒，乌药

炮姜草橘红。

### 加味六君子汤

人参　白术　炮姜　陈皮　半夏制　茯苓　炙甘草　升麻蜜炙　柴胡醋炒　肉桂

水煎服。

【方歌】加味六君虚五硬，人参白术共炮姜，陈半茯苓炙甘草，升麻柴胡肉桂良。

# 五迟

小儿禀来气血虚，筋骨软弱步难移，牙齿不生发疏薄，身坐不稳语言迟。加味地黄为主治，补中益气继相医，邪乘心气菖蒲好，血虚发迟巨胜宜。

【注】小儿五迟之证，多因父母气血虚弱，先天有亏，致儿生下筋骨软弱，行步艰难，齿不速长，坐不能稳，要皆肾气不足之故。先用加味地黄丸滋养其血，再以补中益气汤调养其气。又足少阴为肾之经，其华在发，若少阴之血气不足，即不能上荣于发，巨胜丹主之。又有惊邪乘入心气，至四五岁尚不能言者菖蒲丸主之。

### 加味六味地黄丸

熟地黄一两　山萸肉一两　怀山药炒　茯苓各八钱　泽泻　牡丹皮各五钱　鹿茸炙三钱　五加皮五钱　麝香五分

共为细末，炼蜜丸如梧桐子大。大儿每服二钱，小儿一钱五分，盐汤送下。

### 补中益气汤 方见飧泻。

### 巨胜丹

当归洗,焙　生地黄　白芍药炒。各一两　巨胜子碾,二两　胡粉碾,三钱

上同研匀，炼蜜为丸，如黍米大。每服十粒，煎黑豆汤下。

### 菖蒲丸

人参　石菖蒲　麦门冬去心　远志去心　川芎　当归酒洗　乳香　朱砂水飞。各一钱

上为细末，炼白蜜为丸，如黍米大。食远用米汤送下。

# 鹤膝风

小儿禀赋不充盈，肌肉削瘦少峥嵘，膝骨外露如鹤膝，多缘肾弱髓难生。血脉不荣筋挛缩，膝贮风涎时作疼，大防风汤宜先服，地黄继进莫从容。

【注】小儿鹤膝风，多因禀赋不足，血气不荣，肌肉削瘦，遂致骨节外露，筋脉挛缩，股渐细小，而膝盖愈大，要皆肾虚不能生精髓之故也。须先服大防风汤，继以补肾地黄丸治之，庶气血充而证自愈矣。

**大防风汤**

人参　白术土炒　茯苓　甘草炙　熟地黄　当归身　白芍药炒　川芎黄芪蜜炙　羌活　防风　附子制　杜仲　牛膝

引用姜、枣，水煎服。

【方歌】大防风汤八珍芪，羌防附子杜仲移，荣筋更有川牛膝，虚风鹤膝最相宜。

**补肾地黄丸**方见五软。

# 解颅

小儿解颅最堪怜，先天有损脑髓干，面色㿠白形瘦弱，二目多白若愁烦。补肾地黄丸堪服，补阳扶元散为先，更有封囟散极效，临时摊贴保安然。

【注】解颅者，乃囟大骨缝不合也。盖肾生髓，脑为髓海，肾气有亏，脑髓不足，亦如花木无根。现证面色㿠白，形体瘦弱，目多白睛，悲愁少笑，治宜补养肾气为主。先以补肾地黄丸滋补其阴，再以扶元散补养其气，外用封囟散摊贴之，则精血稍充，或可转危为安也。

**补肾地黄丸　扶元散**俱见五软。

**封囟散**

柏子仁　防风　天南星各四两

上为细末，每用一钱。以猪胆汁调匀，摊在绯绢帛上，看囟大小剪贴。一日一换，不得令干，时时以汤润动。

# 囟陷

小儿缘何囟下陷，泻久脾亏虚弱见，面目青黄四肢凉，六脉沉缓神惨淡。补中益气汤最宜，固真汤进有奇验，外用乌附膏摊贴，温中理脾功无限。

【注】小儿脏腑有热，渴饮水浆，致成泻痢。久则脾气虚寒，不能上充脑髓，故囟陷成坑，名曰囟陷。现证面目青黄，四肢逆冷，六脉沉缓，神气惨淡。先以补中益气汤升提其气，再以固真汤温补其脾，外用乌附膏摊贴于陷处极效。

**补中益气汤**方见飧泻。

**固真汤**方见慢脾风。

**乌附膏**

雄黄二钱　川乌　附子生。各五钱

上为细末。用生葱和根、叶细切，杵烂入前药末，同煎作成膏。每早空心贴陷处。

# 囟填

囟门肿起气上冲，其间虚实要分明，毛发憔悴频频汗，胸高气促口唇红。肝盛泻青丸最效，里热连翘饮堪行，因表防风升麻剂，硬冷属阴用理中。

【注】囟填者，谓囟门肿起也。盖因乳哺无度，或寒或热，乘于脾经，致使脏腑不调，其气上冲，为之填胀肿突。现证毛发憔悴，频频出汗，胸高气促，口唇色红，须分虚实治之。肝气盛者，泻青丸主之；里热盛者，大连翘饮主之；因表者，防风升麻汤主之；坚硬不热者属阴，理中汤主之。

**泻青丸**方见急惊风。

**大连翘饮**

柴胡　荆芥　连翘去心　木通　滑石水飞　栀子　蝉蜕去足、翅　瞿麦　当归酒洗　赤芍药　黄芩　甘草生　防风

水煎服。

【**方歌**】连翘饮治热上冲，柴胡荆芥翘木通，滑石栀子蝉瞿麦，归芍黄芩草防风。

**防风升麻汤**

麦冬<sub>去心</sub> 木通 甘草<sub>节</sub> 山栀 升麻 防风

引用淡竹叶，水煎服。

【**方歌**】防风升麻汤，囟填效非常，麦冬木通草，山栀升麻防。

**理中汤**<sub>方见不乳</sub>

# 中 恶

小儿神气未充实，触恶何能自主持，目闭面青惊闷乱，苏合皂角功效奇。

【**注**】小儿神气未充，一为邪恶所触，何能主持？自然神魂离舍，目闭面青，闷乱不省人事。内以苏合香丸除其邪，外以皂角末开通其闭，嚏出则气通而苏矣。

**苏合香丸**<sub>方见肛门内合</sub>。

编辑痘疹

心法要诀

# 卷五十六

# 编辑痘疹心法要诀

## 痘原

上古无痘性淳朴，中古有痘情欲恣。痘禀胎元出不再，毒之深浅重轻识。天疮之名因天禀，疮形如豆痘名居。塞北不出寒胜热，毒发必自待天时。

【注】上古之人无出痘者，天性淳朴也。中古之人有出痘者，情欲渐炽也。古人谓痘禀胎毒，此定论也。惟禀于胎元，故一出不再出也。毒有浅深，故出有轻重也。名为天疮者，因毒禀于先天也。名为痘疮者，因疮形如豆也。其毒伏于形中，而塞北不出者，以其气多寒凉，鲜邪阳火旺之气以触发其毒，故伏藏于内而不出也。中土之人必出者，以其气多温热，一触邪阳火旺之气，毒随内发而即出也。此皆医所当识者也。

## 出痘形证

欲识小儿出痘形，类是伤寒发热惊，气粗眼眵中指冷，耳尻不热耳筋红。

【注】痘证初起，见证大抵与伤寒相似。其候身体发热，不时惊悸，口鼻气粗，两眼发眵，惟中指独冷，耳尻不热，耳后有红筋，皆为出痘之形证也。

## 痘出五脏形证

痘出五脏主证形，呵欠顿闷是肝经，肺证咳嗽痰嚏涕，心证惊烦面赤红，脾证喜睡肢热利，耳尻俱凉是肾征，肝泡肺脓心赤小，脾大黄浅肾黑形。

【注】痘疮之毒伏于五脏，故内出何脏，外即应之。如呵欠顿闷，此

痘出肝经证也；咳嗽有痰，喷嚏泣涕，此痘出肺经证也；惊悸烦躁，面色红赤，此痘出心经证也；喜睡自利，四肢发热，此痘出脾经证也；惟肾经但见耳尻发凉者，是火不能胜水也。肝痘之形为水泡，其色青而小；肺痘之形为脓泡，其色白而大；心痘之形，其色赤而小；脾痘之形，其色黄浅而大。至于肾经，不宜有证，若水不胜火，痘色黑者，非吉兆也。

## 痘主部位

额心颏肾鼻脾部，左颊肝位右肺方。周身分主面属胃，头背膀胱腰肾疆，心肺胸膈肝胆胁，腹肢属脾大小肠，包络之络联脏腑，三焦之气应无方。

【注】小儿出痘，自头面以及周身，各有脏腑所属部位，治者须详察部位以定吉凶。如额先见点者，是毒发于心也；颏先见点者，毒发于肾也；左颊先见点者，毒发于肝也；右颊先见点者，毒发于肺也；鼻先见点者，毒发于脾也。面属胃经部位也，头背属膀胱经部位也，腰属肾经部位也，胸膈属心、肺二经部位也，胁旁属肝、胆二经部位也，肚腹四肢属脾、大、小肠三经部位也。至于包络，乃周身脂膜之络，联属百骸脏腑者也。三焦为周身水精之气，充满躯壳脏腑者也。凡周身发痘，俱从此出，故无一定部位也。

## 痘形顺逆

痘形见点喜尖圆，恶隐蚊迹痱粟蚕。起胀渐绽充肥顺，顶平不突板实难。生浆敛束形完固，软嫩皮薄痒塌缠，结痂如螺先后落，最忌麸薄溃烂黏。

【注】痘，形气之为也。气胜毒，则毒为气驭，其毒解矣，故顺也；毒胜气，则气为毒蚀，其气竭矣，故逆也。气毒相平，则势界于险，惟在医者调治得宜，使险变顺也。如始出之形，顶尖而根圆，此气胜毒，为顺也；若隐如蚊咬，或如热痱、寒粟、蚕种，此毒胜气，为逆也。起胀之形，渐绽充肥，此气胜毒，为顺也；若顶平不突，板实不绽，此毒胜气，为逆也。成浆之形，根红敛束，痘壳完固，此气胜毒，为顺也；若壳软皮薄，则必痒塌，此毒胜气，为逆也。结痂之形，痂如螺壳，先

结先落，后结后落，此气胜毒，为顺也；若痂薄如麸，溃烂黏聚，此毒胜气，为逆也。此痘形顺逆之大略也。

## 痘色顺逆

痘色桃花渐渐红，淡白枯紫晦多凶，起胀顶白根红润，顶灰根散或深红。生浆由白而黄厚，最忌灰干与薄清，靥喜苍栗恶麸白，疤喜红满恶白平。

【注】痘色，血之为也。血胜毒，则毒为血载，其毒化矣，故顺也；毒胜血，则血为毒滞，其血涸矣，故逆也。血毒相平，则势界于险，亦在医者之调治得宜也。始出之色如桃花，而渐加滋润，此血胜毒，为顺也；若初出即淡白干紫，晦而不亮，此毒胜血，为逆也。起胀之色，顶渐放白，根红光润，此血胜毒，为顺也；若顶色灰滞，根血散漫，或地脚深红，此毒胜血，为逆也。生浆之色，白而渐黄，苍而淳厚，此血胜毒，为顺也；若灰干不润，或浆薄清稀，此毒胜血，为逆也。结痂之色，苍如栗壳，此血胜毒，为顺也；若痂色麸白，此毒胜血，为逆也。疤痕之色，红润凸起，为顺；若淡白黑紫，平凹无突起之状，皆为不顺之色，医者详之。

## 痘证老嫩

苍淳娇艳老嫩色，厚实浮虚老嫩形，浓浊稀清浆老嫩，厚薄痂之老嫩明。

【注】痘之一证，自始至终，喜老恶嫩。如苍淳娇艳，此色之老嫩也；肥实浮虚，此形之老嫩也；浓浊稀清，此浆之老嫩也；薄软厚坚，此痂之老嫩也。总之，老者多顺，易于成功；嫩多险逆，难于施治也。

## 痘证疏密

头项胸背痘疏吉，手足虽密不为凶，疏兼阳热须防变，密若磊落不必惊。

【注】头面清阳元首，颈项管籥咽喉，胸背乃脏腑所附，惟稀疏则吉也。至于手足无甚关系，虽多不为凶也。疏固是顺，若见阳证谵妄，大

渴大热，唇舌燥裂，烦躁不宁，大小便秘等证，此毒壅遏不出，虽疏未为吉也。密固是逆，若铺排磊落，大小匀净，精神、寝食、二便如常，虽密亦不须惊也。

## 辨形神声气饮食之虚实

躯之肥瘦形衰盛，声之粗细气虚实，目了不了神强弱，胃气虚实食不食。

【注】欲治痘者，先看儿体之肥瘦。体肥者，形盛可知也；体瘦者，形衰可知也。次听声气之粗细。声粗者，声音雄粗，此气实也；声细者，声音微细，此气虚也。再观其目中之神。了了精彩者，此神强也；目不了，不精彩者，此神弱也。更问其饮食能否。饮食如常者，胃气实也；不能饮食者，胃气虚也。此辨形、神、声气、饮食之虚实也。

## 辨气血虚实证

气虚顶陷多软薄，气过成泡少浆脓。血虚淡红摸转白，血过发癍紫黑凝。

【注】痘之形色，乃气血外现也。如顶凹陷，手摸之多软薄者，此气虚也。气过者，气过盛也。泡者，发水泡也。少浆脓者，不能生浆也。谓气若过盛，则发水泡而浆不能生也。如痘色淡红，以手摸过随即转白者，此血虚也。血过者，血过盛也。癍者，地界有癍晕也。紫黑凝者，谓毒盛则色紫黑凝滞也。此就痘癍形色，以辨气血之虚实也。

## 辨表证虚实

发热恶寒身痛表，有汗为虚无汗实。实隐稠密灰红滞，虚平塌烂水浸湿。

【注】痘出有发热恶寒，身体疼痛者，属表证也。若有汗，则为表虚；无汗，则为表实，表实闭塞，痘毒隐伏难出也。稠密者，痘出稠密也。灰者，痘色灰白也。红者，痘色红赤也。滞者，谓痘稠密。不论灰红，若带滞黯者，皆表毒盛也。若表虚之证，则痘平不起，塌痒无浆也。烂者，痘溃烂也。水浸湿者，痘脓水浸渍，湿而不干也。此辨表证之虚

实也。

## 辨里证虚实

发热恶热硬痛里，便秘为实下利虚。实则板实根紧硬，虚则倒陷
靥收迟。

**【注】** 痘出发热恶寒者，表证也；不恶寒恶热者，里证也。硬者，不
大便而硬也。痛者，肚腹作痛也。此皆属里热之证。若便秘，则为里实；
下利，则为里虚。板实者，痘囊板实不活动也。根紧硬者，根脚紧束，
坚硬不松，皆里实证也。倒陷者，痘已出，复陷入于内也。倒靥者，痘
正灌浆即收靥也。收迟者，痘已灌浆，日久不靥，皆里虚证也。此辨里
之虚实也。

## 辨阳热证

阳热壮热面唇赤，舌干饮冷爪尿红，烦躁昏狂谵失血，紫黑焦枯
不润通。

**【注】** 凡痘属阳热者，身必壮热，面唇皆赤，舌上干燥，好饮冷水，
爪甲尿溺，皆现红色，烦躁不宁，神气昏愦，发狂谵语。失血者，吐血、
衄血也。紫黑焦枯者，痘色紫黑焦枯也。不润通者，九窍不润通也。此
皆属阳热之证也。

## 辨阴寒证

阴寒无热口鼻冷，面唇尿爪色白青，厥冷难回利不臭，水泡灰白
无晕红。

**【注】** 凡痘属阴寒者，身肢不热，口鼻皆冷，面唇、尿溺、爪甲色现
青白也。厥冷难回者，谓四肢厥冷，不能即温也。利不臭者，谓下利无
臭秽也。水泡，湿盛也。灰白无晕者，谓痘色灰白，根脚无红晕也。此
皆属阴寒之证也。

## 辨虚实寒热误治

温补过则痘溃烂，毒攻咽龈目肿疼。清泻过则痘白陷，呕吐不渴

厥利清。

【注】痘有虚实，治有补泻，要在审当而施也。如虚者当补，亦须酌量施治。若温补过甚，则反助毒热而痘溃烂也，以致毒热上攻，或咽喉肿痛，或牙龈发疳，或眼目赤肿生翳，甚而攻于荣卫，发为痈疽也。如实者当泻，亦须中病即止。若清泻过甚，则损伤正气，而痘白陷，或呕吐不渴，或厥逆下利。此皆发明温补、清泻之过当也。

## 禀赋顺逆险

毒微气血实则顺，毒甚而虚逆自明。毒微若虚恐化险，毒甚逢实变险能。

【注】痘由禀赋毒气，轻者固顺，然必儿之气血不虚，则始为顺也。重者固逆，亦必儿之气血虚，则始为逆也。毒微者顺也。若儿之气血虚弱，虽顺恐化险也。毒甚者逆也。若儿之气血不虚，虽逆能变险也。此以儿之胎毒重轻，气血虚实，定痘之顺逆险也。

## 天时顺逆险

毒微天时和者吉，毒甚天时不和凶。毒微不和顺中险，毒甚时和逆或更。

【注】毒微吉矣，然必逢天时之和，始为顺而吉也。毒甚凶矣，然必遇天时不和，则始为逆而凶也。毒微者顺也，若值天时不和，恐顺中化险也。毒甚者逆也，若值天时之和，或逆中转险也。此以胎毒之轻重，天时之和不和，定痘之顺逆险也。

## 人事顺逆险

险逆时和无病吉，不和有病定然凶。由此故识种痘善，人事能回天命亨。

【注】凡痘险逆之证，固不善矣。若逢天时之和，儿又无病，险者可以变顺，逆者可以化险，故曰吉也。若逢天时不和，儿又有病，则险者变逆，逆者更逆，故曰凶也。由此观之，可识种痘之善，以得其天时之和，儿素无病，其中即有毒之重者，而人事克尽，亦能挽回天命而致

亨也。

## 发热顺证

发热和缓微微汗，饮食如常二便调，睡卧安然神气爽，此为顺证不须疗。

【注】发热和缓，身不甚热，毒轻也。微微汗，身微微有汗，表和也。饮食二便如常，里和也。神气清爽，睡卧安然，精神气血大和，故为顺证，不须治疗也。

## 发热险证

发热三日热不退，烦渴咬牙面赤红，惊啼战栗乳食少，夜不安眠险证明。

【注】发热三日见点者，常候也。若见点热不退者，毒盛也。更兼烦躁口渴，频频咬牙，面色红赤，惊悸多啼，身体战栗，乳食甚少，不能安眠等证，此是毒盛伏郁难出，其为险证明矣！急宜随证施治，庶或从险化顺也。

## 发热逆证

发热神昏闷乱成，妄言喘满腹腰疼，不食不眠搐不止，干呕失血证逆凶。

【注】发热神昏、闷乱妄言，毒伏于心也；喘满喘急，毒伏于肺也；腹疼，毒伏于脾也；腰疼，毒伏于肾也；不食不眠，毒伏于胃也；惊搐不止，毒伏于肝也；不时干呕失血，吐血尿血，是毒攻气血内乱也。此皆为不治之逆证，势多凶也。

## 发热证治

痘出发热固自内，必因其诱使之然。时气风寒惊食热，表里虚实随证参。表热恶寒而无汗，里热有汗溲便难。气弱热微不足治，形实热盛有余看。

【注】痘出发热者，谓痘本火毒，故未出先发热也。自内，谓其热自

内达外也。必因其诱使之然者，谓必因其四时不正风寒邪气，使之发热也。惊，谓外触异物，跌扑惊吓使之发热也。食，谓内伤食滞，使之发热也。热，谓内热积久，因而热发于外也。内外既有所因之邪，又当以表里虚实，随证参详治也。表热者，谓发热在表，则恶寒而无汗也。里热者，谓发热在里，则有汗，小便短涩，大便燥难也。气弱热微者，谓形气不足，发热微轻也。形实热盛者，谓形气有余，发热太甚也。医者果能临时详察，因证施治，则汗、下、清、补之法自得其宜矣。

升麻葛根汤

发热升麻葛根汤，表邪痘疹两得方，升麻葛根赤芍草，随证宜加法最良。无汗表实加麻薄，便秘腹痛里大黄，形怯气弱参芪入，热盛犀连荆蒡防，尿涩通滑车前子，惊搐荆防钩连羊，烦渴石膏麦冬粉，咳嗽前桔杏苏桑。伤食腹热楂芽枳，下利芩连呕半姜，咽痛蒡梗身羌独，头痛荆穗芎芷羌。

【注】痘出发热当以升麻葛根汤为主，以其能发表邪、透痘疹，两得之良方也。然必随证加佐使之品，斯为尽善。如身热无汗者，此表实也，本方中加麻黄、薄荷；如大小便秘，腹作痛者，此里实也，本方中加大黄；如形气怯弱者，禀赋不足也，本方中加人参、黄芪；热盛者，内热炽盛也，本方中加犀角、黄连、荆芥、牛蒡子、防风；如小便短涩者，热结膀胱也，本方中加木通、滑石、车前子；如发惊搐者，肝心有热也，本方中加荆芥、防风、钩藤钩、川黄连、羚羊角；如烦渴者，内热盛也，本方中加石膏、麦冬、花粉；如咳嗽喘急者，肺郁风邪也，本方中加前胡、桔梗、杏仁、苏叶、桑皮；如伤食腹皮热者，胃中停滞也，本方中加山楂、麦芽、枳壳；如下利者，肠胃热滞也，本方中加黄连、黄芩；如作呕者，胸膈有痰饮也，本方中加半夏、生姜；如咽痛者，火在上焦也，本方中加牛蒡子、苦桔梗；如遍身酸疼者，外染风寒也，本方中加羌活、独活；如头痛者，上冒风寒也，本方中加荆芥穗、川芎、白芷、羌活。此治发热之大略，又贵临时详察，融会贯通也。

**升麻葛根汤**

升麻　葛根　赤芍药　生甘草

引加芫荽，水煎服。

### 归宗汤

形实无表毒火盛，所以归宗主大黄，地芍楂青通荆蒡，壮热爪紫肢厥凉，恶热头汗蒸蒸汗，便秘谵语烦躁狂，大渴唇焦舌生刺，失血腰痛不循常。

【注】发热之初，形实者，形气壮实也。无表者，无风寒表邪也。若证见毒火太盛，法当攻之。所以用归宗汤者，因其以大黄为主也，而佐使生地、赤芍、山楂、青皮、木通、荆芥穗、牛蒡子也。痘未见点，如壮热不已，毒火炽盛也。爪甲色紫，血热凝滞也。四肢厥冷，同阳证见者，热深厥深也。恶热，内热盛也。头汗出，胃热上蒸也。通身蒸蒸汗出，毒火内迫津液也。大小便闭，肠胃热结。谵语，胃热也。烦躁狂乱，毒火扰心神也。大渴引饮，毒火灼津液也。唇口焦烈，舌生芒刺，毒火胃热并盛也。失血者，口中失血、小便尿血也。皆缘火毒迫血妄行也。其腰痛不寻常者，毒攻肾位也。以上诸证，非险则逆，若见之急用此方峻攻火毒，庶可挽回，少有逡巡瞻顾，则无及矣。

### 归宗汤

大黄　生地黄　赤芍药　东山楂　青皮　木通　荆芥穗　牛蒡子<sub>炒</sub>

引加灯心，水煎服。

### 清解散

痘惊清解升葛蒡，荆防甘草桔连芩，蝉翘芎前楂通紫，表羌苏芷弱芪参。

【注】痘欲出而发惊搐者，皆由其毒不得快然宣发，而郁于经也。其现证则面赤，心烦，口渴，手足抽搐，俱以清解散主之。或因风寒束于表者，其现证则无汗头疼，身体疼痛，咳嗽喷嚏，本方中加羌活、苏叶、白芷以表发之。若兼形气虚弱者，其现证则面色浅淡，身体微热，四肢微温，倦怠嗜卧，本方中加人参、黄芪以托之。

### 清解散

防风　荆芥　牛蒡子<sub>炒</sub>　生甘草　升麻　葛根　桔梗　黄连　黄芩
蝉蜕　紫草茸　川芎　前胡　南山楂　木通　连翘<sub>去心</sub>

引加生姜、灯心，水煎服。

### 宽中透毒饮

伤食宽中透毒饮，葛桔前青朴枳楂，麦蝉翘蒡连荆草，便秘大黄木通加。

【注】痘欲出，发热，有现证呕吐、烦渴、大便酸臭，此兼伤食也，以宽中透毒饮主之。若更大便秘、小便赤涩、腹热闷痛者，此兼滞热也，本方中加大黄、木通通利之。

### 宽中透毒饮

葛根　桔梗　前胡　青皮　厚朴姜炒　枳壳麸炒　南山楂　麦芽炒　蝉蜕　连翘去心　牛蒡子炒,研　黄连　荆芥穗　甘草生

引加生姜、灯心，水煎服。

## 见点顺证

发热三朝始见点，热减身和不渴烦，颗粒稀疏渐次出，色润红活顶尖圆。

【注】发热三朝之后始见点者，此痘如期而出也。热减身和者，毒已宣发透彻也。不渴不烦者，无里热壅滞也。颗粒稀疏者，不稠密连络也。渐次出者，先自头面渐至周身而出也。色润红者，痘色红活滋润也。顶尖圆者，痘形顶尖而体圆也。此皆见点顺证。

## 见点险证

痘已见形身仍热，稠密连络不润红，稀疏淡隐精神少，痘顺兼杂病险名。

【注】痘已见形，身仍发热者，此毒气未尽透也。稠密者，痘出稠密不少也。连络者，颗粒粘连不分也。不润红者，痘色虽红而黯滞也。稀疏淡隐者，痘虽稀疏而色浅淡，隐于皮肤不透出也。精神少者，精神倦怠也。此皆见点险证。痘顺兼杂病者，谓痘出虽属顺证，而或兼杂病，亦属险名也。

## 见点逆证

发热一朝即见形，一齐涌出不分明。密如蚕种平塌隐，紫黑干枯

逆证凶。

【注】发热一朝或半朝即见点者，此毒火太迅，不循次第也。一齐涌出者，此毒火太盛，不受领载也。点不分明者，颗粒不分也。密如蚕种者，密如蚕之种也。平塌者，平塌不起也。隐者，痘已出复隐也。紫黑者，痘色或紫或黑也。干枯者，痘干枯不润也。此皆见点逆证。

## 见点证治

发热三朝渐见点，热减形疏色润红，应出不出出犹热，已出复隐涌出凶。赤紫黑白分亮黯，平板稠连辨紧松，当审风寒毒火制，气血虚失领载能。

【注】发热三朝渐渐见点者，谓见点不疾不徐也。热减者，谓痘出齐而热减退也。形疏者，谓痘稀疏颗粒分明也。色润红者，谓色红而润泽也。皆见点顺痘也。应出不出者，谓发热三日之后而不见点，此毒伏于内也。出犹热者，谓痘已出齐，而犹身热不退，此毒热盛也。已出复隐者，谓痘已见点，复隐藏不见，此毒陷内攻也。涌出者，谓发热不待三日，其痘一齐涌出，此毒火迅烈也。此皆逆而主凶之痘也。赤紫黑白者，谓痘色红为正，或深红赤色、深赤紫色、紫甚黑色、不红白色，皆非正色也。分亮黯者，谓非正色之痘，又当分亮黯而取治焉。亮者多虚，黯者多实。赤紫黑色明亮者，尚有活动可治之机；若滞黯则为毒热凝滞而不行也；色白亮者，乃气血因虚不荣也；白而黯者，谓气血为毒所制也。平板稠连者，谓痘形平塌不起，板硬不绽，或稠密成攒，连络不分，皆非正形也。辨紧松者，谓非正形之痘，当辨紧松而取治焉。紧松者，根脚之紧松也。紧者毒滞，松者毒松。平板稠连，根形松绽，尚有活动可治之机；若根形紧束，则为毒盛瘀滞，难治之痘也。当审风寒毒火制者，谓已上痘之形色，各有所因，当审其为风寒外郁，火毒内锢也。气血虚失领载能者，谓或因气虚不能领毒，血虚不能载毒，使毒不能发于肌表，而失领载之能也。

苏解散　归宗汤　保元汤　升麻葛根汤

应出不出表苏解，羌苏升葛桔荆防，川芎前薄楂通草，里热毒伏归宗汤。不足不出无表里，参芪甘草保元汤，毒轻升麻葛根并，毒重攻毒救正良。

【注】痘发热三朝，期应见点而不见点，则为应出不出。若有表邪风寒外郁不出，宜用苏解散发之，表开自然出也。若无表证而有里热者，此为毒火内伏不出，宜用归宗汤攻之，里开自然出也。若形气不足，应出不出，无表里证者，是正气虚而不能发出也。若毒轻热微，宜用保元汤合升麻葛根汤并而用之，补正除邪可也。若有表里证，或毒重热甚，则不宜补，恐助火毒，宜苏解散或归宗汤，攻邪救正为良法也。

**苏解散**

川芎　前胡　牛蒡子炒　南山楂　木通　生甘草　羌活　苏叶　升麻　葛根　桔梗　荆芥　防风

引加芫荽，水煎服。

**归宗汤**方见发热证治。

**保元汤**

人参　黄芪制　甘草炙

引加生姜，水煎服。

**升麻葛根汤**方见发热证治。

*凉血攻毒饮　清热解毒汤*

已出犹热分表里，在内凉血攻毒佳。红花紫草丹蝉葛，合上归宗减去楂。在外清热解毒治，归宗大赤不须加，更入前连丹蝉蜕，紫花地丁滑红花。

【注】痘已见形，身热当减，若仍热不退，此属毒火盛也，须分表里施治。若见在内毒火盛之证，宜用凉血攻毒饮攻之。其方即红花、紫草、丹皮、蝉蜕、葛根，合上归宗汤药，减去山楂也；若见在外毒火盛之证，宜用清热解毒汤解之。其方即归宗汤，减去大黄、赤芍，更加前胡、黄连、丹皮、蝉蜕、紫花地丁、滑石、红花是也。

**凉血攻毒饮**

大黄　荆芥穗　木通　牛蒡子炒　赤芍　生地　青皮　蝉蜕　红花　紫草　葛根　丹皮

引加灯心，水煎服。

**清热解毒汤**

荆芥穗　木通　牛蒡子炒　生地　青皮　山楂　丹皮　红花　蝉蜕
前胡　紫花地丁　黄连　滑石

引加灯心，水煎服。

苏解散　必胜汤　保元汤　千金内托散

已出复隐谓之陷，外邪闭塞苏解良。内毒必胜桃红葛，丁蝉地龙
归宗汤。气虚陷入保元主，无热千金内托方。保元加桂归芎芍，白芷
楂朴木香防。

【注】痘已见点，复隐藏不见者，谓之毒气内陷也。外邪闭塞者，有
外感风寒邪证，闭塞其毒，故以苏解散解之也。内毒者，火毒内攻，故
以必胜汤攻之也。其方即桃仁、红花、葛根、紫花地丁、蝉蜕、地龙，
合上归宗汤也。若形气不足，中气不能载毒而复陷入者，宜以保元汤主
之也。若不见热证者，虚而兼寒，宜用千金内托散补而温之。其方即保
元汤加官桂、当归、川芎、白芍、白芷、山楂、厚朴、木香、防风也。

**苏解散**方见本条证治。

**必胜汤**

大黄　荆芥穗　赤芍　青皮　生地黄　山楂　木通　牛蒡子炒　桃
仁　紫花地丁　蝉蜕　葛根　地龙　红花

芦根水煎药服。

**保元汤**方见本条证治。

**千金内托散**

人参　黄芪制　甘草炙　官桂　当归　白芍药炒　川芎　白芷　南山
楂　厚朴姜炒　木香　防风

引加生姜，水煎服。

南金散　必胜汤

见点外触诸邪秽，痘陷灰滞黑焦塌。轻虚南金蚕荷叶，重实必胜
最为佳。

【注】痘至见点之后，房中最要洁净，一被邪秽所触，则毒即陷于内
矣。灰滞者，谓痘色灰白黯滞也。黑者，谓痘色紫黑也。焦者，谓痘形
枯焦也。塌者，谓痘形平塌也。轻虚者，谓毒轻形气虚也，以南金散主

之；重实者，谓毒重形气实也，以必胜汤主之。

### 南金散

白僵蚕取直者，炒　紫背荷叶取霜后搭水者。各等分

共为末，每服五分，或一钱，芫荽汁和黄酒少许调下。

**必胜汤**方见本条证治。

### 加味归宗汤

热未三朝齐涌出，毒火内发迅难当。归宗汤内加紫草，石膏犀连归尾良。

【注】热未三朝者，发热或半日或一日也。涌出者，痘涌出不循序也。此由毒火迅烈莫能约束，以归宗汤加紫草、石膏、犀角、黄连、归尾治之。

**归宗汤**方见发热证治。

### 清热解毒汤　凉血攻毒饮　千金内托散　归宗汤

赤紫明泽解毒治，黑黯焦枯攻毒良，灰白亮虚内托散，灰白滞郁归宗汤。

【注】凡痘见点，贵察其色。如赤紫明亮者，此毒盛血热也，以清热解毒汤主之；如黑黯干枯者，此毒锢血凝也，以凉血攻毒饮主之；如灰白明亮者，此血气虚而不荣也，以千金内托散主之；如灰白黯滞者，此毒气郁滞而不行也，以归宗汤主之。

**清热解毒汤　凉血攻毒饮　千金内托散**方俱见本条证治。

**归宗汤**方见发热证治。

### 紫草饮子　归宗汤

平塌板硬根松散，气虚紫草饮木通，紫甲楂蝉参枳壳，根脚紧束主归宗。

【注】凡痘见点，贵观其形。若顶平不起，根脚松散，此气虚不能载毒，而痘难宣发也，以紫草饮主之；若根脚紧束，此毒盛气滞而内伏也，以归宗汤主之。

### 紫草饮子

紫草　蝉蜕　人参　穿山甲炒　枳壳麸炒　山楂　木通

水煎服。

**归宗汤**方见发热证治。

归宗汤

痘出稠密或粘连，总是枭毒不必言。惟以归宗攻毒主，根松犹可紧硬难。

【注】痘出之形，贵审疏密。若稠密攒簇，粘连不分，总属枭毒为害，惟以归宗汤攻毒为主。其痘根脚松动者，犹属可治，若紧束板硬者难治。

**归宗汤**方见发热证治。

## 起胀顺证

三朝出齐渐次长，尖圆碍指脚红活，顶渐放白肥润满，顺证饮食二便和。

【注】三朝出齐者，谓见点三朝俱出齐也。渐次长者，谓痘形渐次长也。尖圆碍指者，谓痘形尖圆摸之碍指也。脚红活者，谓痘根脚红活也。顶渐放白者，痘顶渐渐放白光莹也。肥者，谓痘形肥实也。润者，谓痘色润泽也。满者，谓痘体充满也。顺证饮食二便和者，谓饮食二便如常调和也。

## 起胀险证

起胀顶陷灰或紫，稠密娇红不绽苍，形色虽顺夹杂险，证险神清胃壮康。

【注】起胀顶陷者，谓痘顶凹陷也。灰者，谓痘色灰白也。紫者，痘色赤紫也。稠密者，痘色稠密成攒也。娇红者，谓痘色红而娇嫩也。不绽苍者，谓痘形不舒绽，色不苍老也。此皆起胀险证也。又有形色虽顺而夹杂病者，虽顺恐变为险也。若痘之形色虽险，而神气清爽，饮食强美，虽险将化为顺也。此顺中险，险中顺，不可不详辨之。

## 起胀逆证

起胀肉肿痘不肿，根血散乱顶平塌，紫黯干枯灰白滞，名为逆证势多差。

【注】起胀肉肿痘不肿者，谓或头面或周身浮肿如瓠瓜之状，而痘反不肿胀。此气血不能拘摄毒气，致毒散漫也。根血散乱者，谓根脚血色散乱，此毒迫血，不归附于痘也。顶平塌者，谓痘顶不起发也。此毒火锢于气分，不能充发也。紫黯者，痘色紫黯不明，此毒炽血凝也。干枯者，枯不润泽，此血为毒火燔灼也。灰白滞者，谓痘色灰白黯滞，此毒火太甚，气血郁滞也。此皆起胀逆证，势多难救。

## 起胀证治

痘当起胀渐尖圆，红润根松体厚坚，平凹嫩白为虚证，赤紫板塌是毒残。更有风寒滞热郁，毒不透达起发难。察痘形色分所属，合证虚实寒热参。

【注】痘出齐之后，当渐渐依次起胀，其形顶尖肥圆，其色红活滋润，根脚松绽，体厚皮坚皆起胀，顺痘也。平者，谓平扁不胀。凹者，谓顶陷不起。嫩者，谓皮薄娇嫩。白者，谓色白不红。此皆为气血虚弱。赤者，深红而艳。紫者，深赤而黯。板者，板硬不绽。塌者，平塌不起。此皆毒热伤残，更有风寒外束，滞热内郁，使毒不得透出而起发也。医者，当察痘之形色，分其所属，合其病证，虚实寒热，参详施治，庶无差谬矣。

保元化毒汤

平凹灰白皮嫩亮，倦怠气乏不渴烦，保元化毒参芪草，芎归楂甲芷香蚕。

【注】痘不如期起胀，若平扁顶凹，其色灰白，皮薄嫩亮，更现倦怠气乏，不渴不烦等虚证者，此气血虚弱，不能起发其毒也。宜用保元化毒汤主之。

### 保元化毒汤

人参　黄芪蜜炙　甘草炙　当归　南山楂　穿山甲炒　白芷　木香
僵蚕炒，研　川芎

引加煨姜，水煎服。

必胜汤　归宗汤

艳红紫黯不起胀，板硬平塌不绽松，证见阳热一切证，急服必胜或归宗。

【注】痘当起胀之时，若色艳红紫，黯而不起胀，板硬平塌，而不绽松，更见阳热烦躁，便闭闷乱等证者，此毒火锢滞，气血不能领载其毒也。急用必胜汤，或归宗汤，庶或逆中求生也。

**必胜汤**<sub></sub>方见见点证治。

**归宗汤**方见发热证治。

苏解散

外因风寒痘不起，浅淡黯滞不润红，发热恶寒无汗表，苏解散发自然松。

【注】痘当起胀之时，偶为风寒外袭，闭塞痘毒，不能起胀者，其色则浅淡、黯滞、不润，其证则现发热、恶寒、无汗，宜用苏解散透发其毒，自然松而起矣。

**苏解散**方见见点证治。

宽中快癍汤

伤食滞热郁不起，恶食腹热便臭黏。快癍透毒加陈木，减葛蒡穗桔前蝉。

【注】起胀之时，过于饮食，滞热内郁，痘不起胀。其现证懒食恶食，肚皮发热，大便臭黏，宜用宽中快癍汤主之。其方即宽中透毒饮加入陈皮、木香，减去葛根、牛蒡子、荆芥穗、桔梗、前胡、蝉蜕。

**宽中快癍汤**

青皮醋炒　陈皮　枳壳炒　南山楂　麦芽炒　木香　黄连生　连翘去心
厚朴炒　甘草生

引用生姜、灯心，水煎服。

## 灌浆顺证

顺证七朝浆自行，先起先灌次第明，由红转白渐肥泽，九日苍蜡显痂形。

【注】灌浆顺证者，因气盈血附，其毒易化，至七朝不期行而自行也。先起先灌，次第明者，谓痘先起胀者，当先灌浆，自头面以及周身也。由红转白，渐肥泽者，谓痘先见红点，由红转白，血变成浆，渐渐

肥满而光泽也。至九日浆老，则苍如黄蜡色，而显结痂之形矣。

## 灌浆险证

灌浆浆清不按期，行迟收早总非宜。亮软根艳并水泡，不杂他证险可医。

【注】痘当灌浆之时，浆清不浓，及不按期而浆行迟者，皆气血虚也。浆行收早者，是毒热盛也。软薄者，谓痘皮不能坚实，恐其易于损破，则气泄而浆难成也。根艳者，谓痘根赤艳，热在血分，毒未尽化也。水泡者，水泡夹杂于痘中，盖因脾虚多湿也。此皆险证；若不夹杂他证，虽险亦可医也。

## 灌浆逆证

紫黑灰白浆不行，瘢烂痒塌痘壳空，稠密无浆目不闭，已闭行浆复开凶。

【注】痘至行浆之时，其色紫黑或灰白，而浆不行者，非枭毒内蕴，锢滞气血，即虚弱不能领载其毒也。瘢烂者，谓浆未成而腐烂也。痒塌者，谓行浆时作痒塌也。痘壳空者，谓壳空而无浆也。稠密无浆者，谓稠密不分颗粒，而复干枯无浆也。目不闭者，谓痘出太稠密，而眼目不封也。目已闭复开凶者，谓起胀时其目已闭，行浆时目忽复开也。此皆灌浆逆证，必主凶也。

## 灌浆证治

毒化浆行领载功，脓窠充满根晕红，板黄灰滞紫黯热，地紫形焦毒热凝。根晕淡红血亏少，顶陷灰白气不盈，皮薄浆清根无晕，气虚血缩甚分明。

【注】起胀既顺，而按日毒化浆行，乃气领血载之功也。故发时脓窠充满，根晕红活，皆灌浆顺痘也。板黄者，谓板硬干黄，乃毒盛凝结气血也。灰滞者，谓灰白黯滞，乃毒盛郁滞气血也。紫黯者，痘色紫黯，乃毒盛血不化脓也。地界色紫，痘形焦黑，乃毒火灼干血液也。根脚之晕红色浅淡，乃血不足而亏少也。顶陷不起，灰白无浆，乃气不足不充

盈也。若痘皮薄、浆清、根无红晕，乃气血虚缩，其用峻补无疑也。

清毒活血汤

板灰紫黯浆不生，清毒活血地归茸，楂芍翘蒡芩连桔，木通参芪大酌行。

【注】痘不如期灌浆，若板硬干黄，或灰滞紫黯干枯，此皆毒火伤其气血而浆不行也，俱以清毒活血汤为主。其方即紫草茸、当归、木通、生地、白芍、连翘、牛蒡子、南山楂、桔梗、黄连、黄芩、人参、黄芪是也。本方中有人参、黄芪，形气怯弱者宜之；若形气壮实者，当减去人参、黄芪。便秘加大黄，临时当酌而行之可也。

**清毒活血汤**

紫草茸　当归　木通　生地黄　白芍酒炒　连翘去心　牛蒡子炒, 研
南山楂　桔梗　黄连　黄芩　人参　黄芪生

引加灯心，水煎服。便秘者，加大黄。

加味归宗汤

灌浆地紫形焦黑，毒火炽盛气血凝，归宗汤内加归尾，红紫犀连山甲丁。

【注】痘当灌浆之时，地界红紫，痘形焦黑，而浆不行，此毒火炽盛，气血锢滞也。急用归宗汤主之，本方中加归尾、红花、紫草、犀角、黄连、穿山甲、地丁。

**归宗汤**方见发热证治。

千金内托散

淡红顶陷无浆脓，气血虚失领载功，千金内托散堪服，气充毒化自浆生。

【注】痘灌浆时，若色淡红，或顶凹陷又无脓浆者，此气血虚弱，失其领载之功，宜千金内托散补之。气充毒化，而浆自生矣。

**千金内托散**方见见点证治。

参归鹿茸汤

皮薄浆清根无晕，气虚血缩变须臾，参归鹿茸汤峻补，参归鹿茸草黄芪。

【注】痘形皮薄、浆清、根色无红晕者，此气虚血缩，惟恐变在须臾

也。以参归鹿茸汤峻补气血，浆生毒化，庶得生矣。

**参归鹿茸汤**

人参　鹿茸<sub>白酒炙</sub>　归身　甘草<sub>炙</sub>　嫩黄芪<sub>蜜炙</sub>

引加糯米，水煎服。

## 收靥顺证

十朝浆足应收靥，先蜡后栗似螺形，不疾不徐循次结，痂润身和顺证明。

【注】十朝浆足者，谓应收靥结痂之期，然必先如蜡黄，后如栗壳之色，痂似旋螺高起，则为上吉之痘。不疾不徐者，谓先苍老者先收靥结痂，次苍老者次收靥结痂，从上而下，循次而结。且更痂润有光，身和无病，为顺证无疑矣。

## 收靥险证

险证浆足色不苍，停浆不靥或烂伤，痂色紫黑不即脱，便调食美不须慌。

【注】收靥险证，谓浆虽足而色不苍。停浆不靥，谓过期浆不靥结也。烂者，谓痘颗溃烂也。伤者，谓痒抓伤损也。痂色紫黑者，谓痘痂色紫黑也。不即脱者，谓痘虽结痂不即脱落也。已上诸证，皆收靥险证。若二便调和，饮食强美，则险化为顺，不须惊慌也。

## 收靥逆证

不靥外剥为逆证，麸薄黑黯淡白凶，痂靥粘连终不脱，虽脱干枯亦死形。

【注】不靥外剥者，谓痘不待收靥而皮若剥去，此名倒靥，则为逆证。麸薄黯黑者，谓痘痂形色若麸之薄，若煤之黑；淡白者，谓痂色淡白无光，故皆为凶也。粘连不脱者，谓脓汁粘连久不脱落。虽脱干枯者，谓痘痂虽脱而干枯不润也。此二者亦为死形也。

# 收靥证治

浆足苍老顶微焦，渐次收靥不须疗，太迟太速皆非吉，须辨虚毒湿火条。浆清皮嫩为虚象，焮赤溃臭毒热淆，浆水浸渍湿淫胜，靥速窠燥火煎熬。

【注】浆至充足，其色苍老，痘顶微焦，循次收靥，皆收靥顺证，不须疗治也。太迟者，谓当靥不靥也。太速者，谓不当靥而靥也。皆非吉痘。然当辨其所属，或不足，或毒盛，或属湿饮，或属火盛，须按证治之。如浆清皮嫩，此属不足难敛也。焮赤溃臭，此属毒盛难敛也。浆水浸渍，此属湿盛难敛也。靥速窠燥，此属火盛敛早也。治者须详辨之。

回浆饮

皮嫩浆清收敛迟，此证当从不足医。回浆参苓白术草，首乌白芍炙黄芪。

【注】痘至收敛之时，当靥不靥，皮嫩浆薄，现证身凉、手足冷、二便不实者，此原气不足虚证也。宜用回浆饮补之，助其收结。

**回浆饮**

人参　黄芪蜜炙　白茯苓　白术土炒　何首乌炙　白芍炒　甘草炙
引用煨姜，水煎服。

大连翘饮

焮赤溃臭因毒盛，大连翘饮诸热清。柴芩归芍车栀草，翘蒡荆防蝉滑通。

【注】痘当收敛之时，有因毒盛而难敛者，更现证焮肿而赤，溃烂而臭，通身大热，烦渴不宁，此毒气太盛之故也。须用大连翘饮以解之。

**大连翘饮**

连翘去心　防风　牛蒡子炒,研　荆芥　黄芩　当归　蝉蜕　柴胡
滑石　栀子　赤芍　车前子　木通　甘草生
引加灯心，水煎服。

除湿汤

遍体浸渍出水浆，证属湿饮在脾乡，除湿赤苓猪通泽，薄桂苍防

白术羌。

【注】痘当收敛之时，有因湿盛而不得敛者。其现证轻则有孔漏浆；重则遍体溃烂，肚腹胀，小便短，皆湿饮为患也。须用除湿汤以利之，湿除而痘自靥矣。

**除湿汤**

羌活　苍术米泔水浸，炒　防风　赤苓　猪苓　泽泻　白术土炒　木通　薄桂

引加生姜、灯心，水煎服。

清毒散

靥速皆因是火伤，遍体窠燥异寻常，清毒归芍连丹草，翘蒡通花生地黄。

【注】痘不当收敛之时，忽一时收敛者，更现证周身窠粒干燥，口渴发热，烦急不宁，此毒火壅盛之故也。宜用清毒散主之。

**清毒散**

生地　赤芍　连翘去心　金银花　牛蒡子炒，研　木通　黄连　当归　丹皮　甘草生

水煎服。

## 结痂落痂顺证

顺证结痂次序脱，瘢痕润满色红活，额膝迟落不足虑，阴阳相济自然和。

【注】结痂顺证，谓痘结痂依次序而脱落也。瘢痕润满者，谓瘢痕润而不燥，满而不陷也。红活者，谓瘢痕不赤，面色红活也。若周身之痂落尽，而额膝迟落者，不足虑也。盖头额为孤阳，脚膝为孤阴，必待阴阳相济，而痂自落矣。

## 结痂落痂险证

险证结痂不尽脱，瘢痕干燥少红活，余毒痕色多紫黯，痘后必发火疡疖。

【注】结痂险证，谓痘结痂不尽脱也。瘢痕干燥者，谓瘢痕不润泽

也。已上二证，固属险证。若饮食强美，二便调和，虽险不足虑也。余毒者，谓痘后余毒未尽解也。其色紫黯者，乃余毒之热留于血分也。疡疳者，谓其毒留久，必发痘毒火疮也。

## 结痂落痂逆证

逆证结痂痂不脱，痂脱痕色白不红，痘盘光紫或枯黯，气乏形羸何以生。

【注】结痂逆证，谓痘结痂日久不脱也。痂已脱落，其瘢色纯白不红，此血脱虚甚也。痘盘光紫者，谓痘痕浮光色紫，此毒焰外炽也。枯黯者，谓痘痕干枯黑黯，此毒锢血死也。气乏形羸者，谓痘落痂之后，其儿元气虚乏，形羸难支，将何恃以生也。

## 结痂落痂证治

痂厚光泽如栗色，痂落瘢红润满平，干燥不落血分热，周痂浸淫湿所乘。半掀半连肌表热，瘢紫黑焦毒未清，色赤凸起为风热，色白凹陷是虚形。

【注】痂厚光润如栗色者，谓结痂厚而不薄，不干不湿，不黑不白，如栗壳色。痂落瘢红泽满平者，谓痂落瘢痕色红润泽，平满不凸不凹，皆结痂、落痂顺痘也。痂干燥不落者，乃血分热也。围痂浸淫，乃湿邪也。半掀半连，乃肌表热也。瘢紫黑焦，乃毒未清也。若赤而凸起，乃风热盛也。白而凹陷，乃气血虚也。治者须详辨之。

### 凉血解毒汤

结痂干燥不润泽，难落须知血分热，凉血解毒归地紫，丹红翘芷连甘桔。

【注】痘至结痂之后，当落不落者，现证干燥不润，根色红艳，渴欲饮冷，烦急不宁，此毒热郁于血分故也。宜用凉血解毒汤主之，热清而痂自落矣。

**凉血解毒汤**

当归　生地黄　紫草　丹皮　红花　连翘去心　白芷　川黄连　甘草生

桔梗

引加灯心，水煎服。

五苓散

结后根脚漏水浆，甚则溃烂乃湿伤，五苓散中猪泽桂，茯苓白术更相当。

【注】痘当已结未落之时，根脚浸漏水浆，甚则周身溃烂，小水短涩，大便溏泄，此湿胜浸淫之故也。宜用五苓散分利之，湿除而痂自落矣。

**五苓散**

猪苓　泽泻　肉桂　茯苓　白术土炒

引加灯心，水煎服。

荆防解毒汤

半掀半连因表热，似落不落势缠绵，荆防解毒芍地草，金银通桔骨翘攒。

【注】痘当落痂之后，宜落不落，其痂一半掀起，一半咬紧。现证身热干燥，肌肤红赤。此热在肌表之证，宜荆防解毒汤主之。

**荆防解毒汤**

荆芥　防风　赤芍药　生地黄　甘草生　金银花　木通　桔梗　地骨皮　连翘去心

引加生姜，水煎服。

黄连解毒加味汤

痂落瘢紫黑与焦，毒热郁结未曾消，解毒芩连栀子柏，加丹生地草金翘。

【注】痘当落痂之后，其瘢或紫或焦或黑，现证通身壮热，烦渴不宁，皆因灌溉时浆未充足，毒气未尽化故也。均宜黄连解毒汤加生地、连翘、丹皮、金银花、甘草主之。

**黄连解毒加味汤**

黄连　黄芩　栀子　黄柏　丹皮　生地黄　甘草生　金银花　连翘去心

引加灯心，水煎服。

解毒防风汤

落后瘢赤作肿形，内热未解复受风，解毒黄芩生地草，翘蒡荆防金芍升。

【注】痘当落痂之后，瘢凸不平，色赤而艳，或发热，或作痒，皆血有余热，复外感于风故也。宜解毒防风汤主之。

**解毒防风汤**

黄芩　生地黄　甘草　连翘<sub>去心</sub>　牛蒡子<sub>炒，研</sub>　荆芥　防风　金银花　赤芍　升麻

引加生姜，水煎服。

十全大补汤

落痂凹陷最可虞，色白形羸气血虚，大补参苓白术草，归芎芍地桂黄芪。

【注】痘当落痂之后，其瘢凹而不起，色白不红，现证精神倦软，饮食懒少，此气血两虚之证也。宜十全大补汤主之。

**十全大补汤**

人参　茯苓　白术<sub>土炒</sub>　甘草<sub>炙</sub>　当归　川芎　白芍<sub>炒</sub>　熟地黄　肉桂　黄芪<sub>蜜炙</sub>

引加煨姜，水煎服。

# 卷五十七

## 痘形并证治门

### 面部吉凶论

面为诸阳聚会之所，其部位各有所属。欲识痘出之吉凶，须按部位验之，则立判矣。如额属心位，自印堂以上，发际以下，至日月两角，若先见点，先作浆，先结靥者，皆恶候也。以心为君主，义不受邪，先见于是位者，乃毒发于心，故非吉兆也。左颊属肝，右颊属肺。若两颊先见红点，磊落分明者吉；如相聚成块地界不清，肉体肿硬者凶。盖肝藏魂，肺藏魄，枭毒侵犯，则魂魄将离，安望其有生意乎？颏下属肾，自承浆以至两颐，先见点，先灌先靥者吉。诚以此位虽系肾部，而三阴三阳之脉皆聚于此，先发先灌先靥者，乃阴阳和畅，故可治也。至若鼻属脾脏，位在中央，所最忌者，准头先出与先靥也。盖脾土荣养于四脏，若毒发于脾，是脾败矣。脾败则四脏亦随之而败；即缠绵时日，亦不过苟延性命而已。夫耳为肾窍，又少阳相火之脉行耳前后。故凡耳轮先见红点者，乃火毒燔灼，难以扑灭，非吉象也。最可喜者，口唇四围先出先灌先靥也。以阳明之脉夹口环唇，胃与大肠主之，多气多血之处，无物不受，故主吉也。此脏腑部位之要，须详察于平时，庶能权宜于临证也（图 57-1）。

### 蒙头

痘疮贯顶号蒙头，毒参阳位最可忧，形尖松肌通圣治，红肿如瓜药枉投（图 57-2）。

【注】头为诸阳之会，遍身稀疏而头独稠密者，名曰蒙头，此毒参阳位也。若痘形稍尖圆者，当以松肌通圣散治之。设头红肿如瓜，是为不治之证，即投药饵，终属无济。

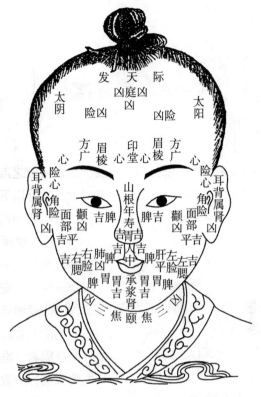

看痘诀曰：三五相连恐不吉，四六排牵定是凶，
一二上下皆吉道，双单夹处不须忧。

**图 57-1　面部吉凶图**

## 松肌通圣散

荆芥　羌活　牛蒡子炒，研　防风　紫草　红花　青皮　当归　赤芍
紫花　地丁　蜂房　山楂　木通

引加芦笋、芫荽，水煎服。

【方歌】松肌通圣药最灵，荆芥羌蒡共防风，紫草红花青归芍，地丁
蜂房楂木通。

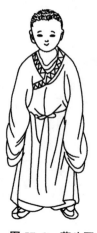

图 57-2 蒙头图

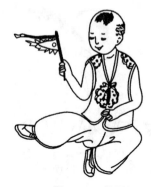

图 57-3 抱鬓图

### 抱鬓

两鬓出痘贵稀朗，稠密粘连火毒狂，松肌通圣先透发，继以归宗攻毒良（图 57-3）。

【注】两鬓近于太阳，出痘稀朗则吉。若稠密粘连，名曰抱鬓，乃火毒狂盛也。宜先用松肌通圣散透发其毒，继用归宗汤攻其毒热，庶可转危为安。

**松肌通圣散** 方见蒙头证治。

**归宗汤** 方见发热证治。

### 蒙骺

痘攒耳后名蒙骺，肾经伏毒最可忧；松肌归宗两酌用，胭脂贴法莫迟留（图 57-4）。

【注】痘攒聚于耳后高骨，名曰蒙骺。此系毒火发自肾经，其证最恶。内服松肌通圣散，外用胭脂膏贴之。若更稠密炮热者，以归宗汤攻之。

**松肌通圣散** 方见蒙头证治。

**胭脂膏**

升麻煎浓汤去滓，用棉胭脂于汤内揉出红汁，再加雄黄细末，调匀贴患处。

**归宗汤**方见发热证治。

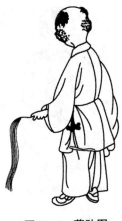

图 57-4 蒙头图

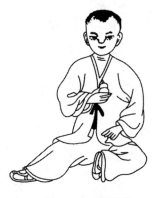

图 57-5 锁眼图

## 锁眼

两眼周围独稠密，痘名锁眼毒伤脾，外用胭脂膏贴法，内服清热解毒宜（图 57-5）。

【注】面部俱稀，两眼周围独稠密者，名曰锁眼也。乃毒热炽盛，伤于脾经。外宜贴胭脂膏，内服清热解毒汤。

**胭脂膏**方见蒙头证治。

**清热解毒汤**方见见点证治。

## 抱鼻

痘如蚕种绕鼻端，毒聚脾肺证难延，外用胭脂涂鼻上，内服黄连解毒煎（图 57-6）。

【注】面部俱稀，独鼻梁左右密如蚕种者，名曰抱鼻。此乃毒聚脾肺，至危之证。先以胭脂膏涂于鼻上，继用黄连解毒汤治之。

**胭脂膏**方见蒙头证治。

**黄连解毒汤**方见结痂落痂证治。

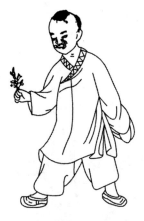

**图 57-6　抱鼻图**

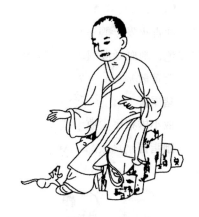

**图 57-7　锁口图**

## 锁口

锁口枭毒伏脾经，或单或双绕唇生，外用针刺胭脂法，内服泻黄散即宁（图 57-7）。

【注】一嘴角有痘一粒，较诸痘独大，板硬无盘，名曰单锁口。两嘴角各有一粒，名曰双锁口。又口之上下四旁，连串环绕者，亦名锁口。此毒拥于脾也。初出急以银针挑破，外以胭脂膏贴之，内服泻黄散，使痘转红活，庶可望生。

**胭脂膏**方见蒙龇证治。

**泻黄散**

犀角　黄连　生地　青皮　木通　石膏　丹皮　荆芥穗　牛蒡子炒，研　大黄　红花　紫花地丁

引加灯心，水煎服。

【方歌】锁口泻黄散最灵，犀连生地青木通，石膏丹皮荆牛蒡，大黄红花合地丁。

## 锁唇

锁唇痘聚口唇内，肿裂干黄板硬实，泻黄散内合猪尾，胭脂贴法莫少迟（图 57-8）。

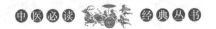

【注】痘出攒聚于唇内者，名曰锁唇。轻则焦裂肿痛，重则板硬干黄，此毒火发于脾脏也。急以泻黄散合猪尾膏服之，外用胭脂贴法。若见黑色，则血凝毒锢，终无救矣！

**泻黄散**方见锁口证治。

**猪尾膏**

取小雄猪尾尖血十数滴，和梅花冰片少许，即调于煎剂内服。

**胭脂膏**方见蒙骱证治。

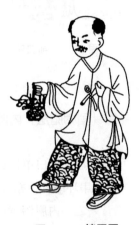

图57-8 锁唇图

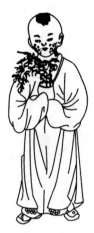

图57-9 托腮图

## 托腮

托腮腮边痘成攒，气为毒阻起发难，急用黄连解毒治，板硬紫黯归宗先（图57-9）。

【注】满面俱稀，独两腮之痘攒聚成片者，名曰托腮。乃正气为毒所阻，难以起发也。当见点之初，毒势未成，即以黄连解毒汤解之。如板硬紫黯，以归宗汤攻之。

**黄连解毒汤**方见结痂落痂证治。

**归宗汤**方见发热证治。

# 锁项

当喉攒聚名锁项，毒结咽喉命必难，音哑声呛食难入，清金攻毒是良煎（图57-10）。

【注】颈项者，咽喉之管籥也。此处痘出攒聚，名曰锁项。若不急治，迫毒攻咽喉，必发为肿痛，音哑声呛，汤水难下，多致不救。急用清金攻毒饮，庶或望生。

**清金攻毒饮**

牛蒡子炒，研　甘草生　苦桔梗　元参　枳壳麸炒　僵蚕炒　前胡　荆芥穗　大黄　山楂　蝉蜕　山豆根

引加灯心，水煎服。

【方歌】清金攻毒饮如神，牛蒡甘桔合元参，枳壳僵蚕前胡穗，大黄山楂蝉豆根。

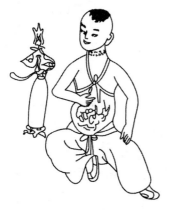

图 57-10　锁项图

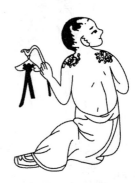

图 57-11　披肩图

# 披肩

披肩两肩痘成攒，上下阻塞毒透难，清热解毒汤投证，便秘归宗又为先（图57-11）。

【注】两肩之痘粘连成攒，其色赤紫滞黯，名曰披肩。此毒气不松，上下阻塞也，以清热解毒汤主之。大便秘者，以归宗汤主之。

**清热解毒汤**方见见点证治。

**归宗汤**方见发热证治。

## 聚背

背间出痘不宜多，若逢攒聚命蹉跎，根松松肌胭脂贴，紧硬必胜汤可活（图57-12）。

【注】大凡毒发于背者，多关生死，至于出痘，更贵稀疏。若背间攒聚粘连者，名曰聚背。而亦当辨根脚之紧松。根松者，毒尚活动，内服松肌通圣散，外用胭脂膏贴之；根紧硬者，因毒锢血凝，急用必胜汤治之，然亦死中求活之一法耳。

**松肌通圣散**方见蒙头证治。

**胭脂膏**方见蒙靤证治。

**必胜汤**方见见点证治。

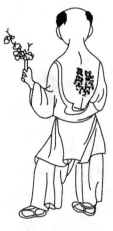

图57-12　聚背图

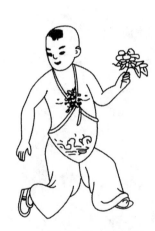

图57-13　攒胸图

## 攒胸

胸前出痘贵稀轻，攒聚粘连毒热凝，速用凉膈攻毒饮，免使枭毒内里攻（图57-13）。

【注】胸膈乃心、肺二经部位，出痘稀少方吉。倘攒簇于此，名曰攒胸，乃毒热所致也。当以凉膈攻毒饮主之，则枭毒不内侵矣。

**凉膈攻毒饮**

栀子<sub>生</sub> 黄连<sub>生</sub> 石膏<sub>生</sub> 荆芥 紫花地丁 枳壳<sub>麸炒</sub> 桔梗 元参 生地 牛蒡子<sub>炒，研</sub> 大黄 赤芍 甘草<sub>生</sub> 薄荷 木通

引加灯心、竹叶，水煎服。

【方歌】凉膈攻毒治攒胸，栀连石膏荆地丁，枳桔元参生地蒡，大黄芍草薄木通。

## 断桥

断桥之痘形甚异，腰间绝无上下密，气血阻滞毒热壅，归宗峻攻痘出吉（图57-14）。

【注】痘名断桥者，腰间绝无一点，惟身之上下稠密也。盖枭毒壅于上下，气血阻于中宫，故致上下隔断而成最恶之证。宜用归宗汤攻之，使无痘处透出，方化为吉也。

**归宗汤**方见发热证治。

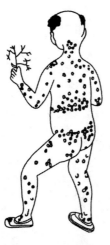

图57-14 断桥图

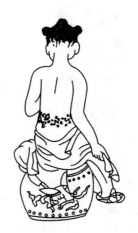

图57-15 缠腰图

## 缠腰

腰为肾候痘宜疏，连珠环绕奈何如，治宜攻毒莫少待，归宗急服患能除（图57-15）。

【注】腰为肾候，痘宜稀疏。若连珠环绕，名曰缠腰，此毒伏于肾也。治以攻毒为主，宜用归宗汤治之。

**归宗汤**方见发热证治。

## 囊腹

囊腹腹前痘如囊，枭毒冲突势猖狂，透毒松肌通圣散，攻毒归宗汤甚良（图57-16）。

【注】腹前出痘，状如囊聚，名曰囊腹，是枭毒冲突，势甚猖狂也。此地近于脏腑，毒易内攻。须先用松肌通圣散诱发其毒，再用归宗汤以攻其毒，使地界分明，根脚松动，庶无虞矣。

**松肌通圣散**方见蒙头证治。

**归宗汤**方见发热证治。

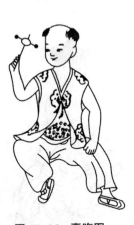

图 57-16　囊腹图

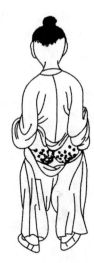

图 57-17　鳞坐图

## 鳞坐

鳞坐两臀痘若鳞，急急治之莫逡巡；平扁灰滞通圣效，板硬紫黯归宗神（图57-17）。

【注】鳞坐者，两臀之痘聚集如鳞也。因毒火太甚，攒聚于至阴之地。若不急治，变如反掌。如平扁灰滞者，松肌通圣散主之；板硬紫黯

者，归宗汤主之。

**松肌通圣散**方见蒙头证治。

**归宗汤**方见发热证治。

## 囊球

囊球痘密在肾囊，毒聚于斯最难当，即用散结汤调治，毒宜热解始安康（图57-18）。

【注】肾囊者，乃肾之外候关要处也。若痘出稠密，乃毒聚于斯也。宜用散结汤主之，疏解通畅，庶可愈矣。

**散结汤**

荆芥 羌活 牛蒡子炒 升麻 川芎 丹皮 紫花地丁 赤芍 木通 紫草 青皮 山楂

引加芦笋十株，水煎服。

【方歌】散结汤中药堪夸，荆芥羌蒡共升麻，川芎丹皮地丁芍，木通紫草青山楂。

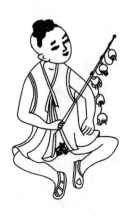

图57-18 囊球图

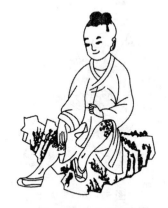

图57-19 抱膝图

## 抱膝

两膝之痘独稠密，因地命名为抱膝，须防行浆难下达，速用松肌通圣治（图57-19）。

【注】抱膝者，遍身痘出稀疏，独两膝攒簇如饼。此毒气凝聚于膝，

至行浆时恐难下达于足胫也。宜用松肌通圣散加牛膝透之，功效甚速。

**松肌通圣散**方见蒙头证治。

# 无根

足踝以下痘无形，毒热锢蔽势多凶，速宜驱毒扶脾气，快癍越婢汤有功（图57-20）。

【注】足踝以下属于脾经，若周身有痘而此地独无者，名曰无根，是毒滞于脾也。但足为至阴之地，非建立中州，发越脾气，不能下达，故用快癍越婢汤以发之。

**快癍越婢汤**

黄芪蜜制 桂枝 防风 白芍药炒 甘草生

引用生姜、红枣，水煎服。

【方歌】快癍越婢药最灵，黄芪桂枝及防风，白芍甘草姜枣引，煎服之后痘自生。

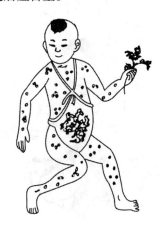

图 57-20 无根图

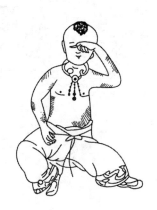

图 57-21 蛇皮图

# 蛇皮

蛇皮痘出似蛇皮，隐隐簇簇漫无拘，毒轻归宗汤调治，毒重必胜猪尾宜（图57-21）。

【注】痘出丛簇成片，散漫无拘，名曰蛇皮。见点之初，视其隐隐簇

簇，细密无伦，乃毒火所致。以归宗汤攻其毒，甚者以必胜汤佐以猪尾膏救之。

**归宗汤**方见发热证治。

**必胜汤**方见见点证治。

**猪尾膏**方见锁唇证治。

## 蚕种

痘出形如蚕布种，枭毒势重逆而凶，速用归宗汤救治，毒松痘起可望生（图57-22）。

【注】痘出稠密如蚕布种者，名曰蚕种。乃枭毒太重，凶逆之甚。速用归宗汤攻之，使毒松痘起，方可望生。

**归宗汤**方见发热证治。

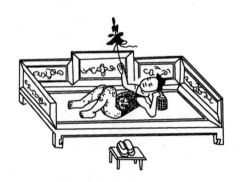

图 57-22 蚕种图

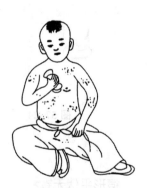

图 57-23 燕窝图

## 燕窝

痘形累累似燕窝，联络细密不成颗，外用胭脂点痘上，内服凉血解毒和（图57-23）。

【注】痘出累累，联络细密，不成颗粒，故谓之燕窝。宜外用胭脂膏贴法，内服凉血解毒汤和之。

**胭脂膏**方见蒙瞆证治。

**凉血解毒汤**方见结痂落痂证治。

## 鼠迹

四五相连名鼠迹，周身为重少见轻，速用归宗攻毒热，相并成泡始堪生（图57-24）。

【注】痘出四五粒，或六七粒，相聚粘连者，名曰鼠迹。见一二处者轻，见周身者为重。速用归宗汤攻之，令相并成泡，其毒方解，始可望生。

**归宗汤**方见发热证治。

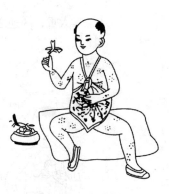

图 57-24 鼠迹图

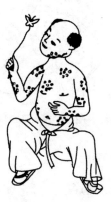

图 57-25 叠钱图

## 叠钱

痘形平伏无颗粒，团团攒聚若叠钱，外用胭脂调贴法，内服凉血攻毒痊（图57-25）。

【注】痘已见点，平伏不起，颗粒不分，团团攒聚，状若叠钱者，此血热毒盛也。外用胭脂膏贴之，内以凉血攻毒饮治之。

**胭脂膏**方见蒙靤证治。

**凉血攻毒饮**方见见点证治。

## 环珠

痘出围绕若环珠，毒气壅滞宜早图，清热解毒为妙剂，毒解浆生患自除（图57-26）。

【注】痘名环珠者，以出而围绕，形若环珠也。此毒气壅滞所致，宜早图治，以清热解毒汤主之，使毒解浆生，其患自除矣！

**清热解毒汤**方见见点证治。

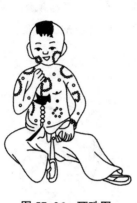

图 57-26　环珠图

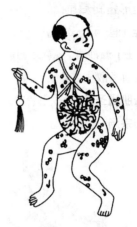

图 57-27　浮萍图

## 浮萍

视之有点按无形，参差紫黯若浮萍，速用凉血攻毒剂，能使毒松色转红（图 57-27）。

【注】浮萍者，视之有点，按之无形，参差不齐，痘色紫黯，状如浮萍也。此乃血瘀毒炽，非急攻不可。速用凉血攻毒饮攻之，能使毒松色转红活，庶可望生。

**凉血攻毒饮**方见见点证治。

## 蟹爪

痘形连贯颗碎密，上阔下细蟹爪形，起胀根松毒始解，清热解毒服有功（图 57-28）。

【注】蟹爪者，痘形连贯，颗粒碎密，上阔下细，如蟹爪之状。急用清热解毒汤治之，使连贯处起胀根松，其毒可解也。

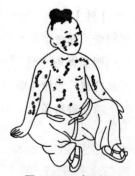

图 57-28　蟹爪图

**清热解毒汤**方见见点证治。

## 黐沙

痘形歪斜复扁阔，无顶无盘名黐沙，通圣归宗酌量用，顶起根松痘始佳（图57-29）。

【注】黐沙者，痘形扁阔，歪斜不圆，无顶无盘，若黐沙细小，宜先用松肌通圣散主之。若色紫黯者，归宗汤主之。能顶起根松，始为佳境。

**松肌通圣散**方见蒙头证治。

**归宗汤**方见发热证治。

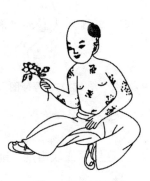

图 57-29　黐沙图

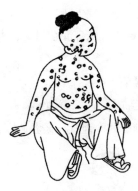

图 57-30　血泡图

## 血泡

痘夹血泡因肺热，或紫或赤微甚别，内服凉血解毒汤，外用针刺出恶血（图57-30）。

【注】痘当起胀时，忽有小泡夹痘而出，渐渐长成，如白果大，毒甚则紫，毒微则赤，皆谓之血泡。此因毒热在肺，传于皮肤，大小不一。须内服凉血解毒汤，外用银针刺破，流出恶血，方保无恙。若不急治，听其自破，恶汁流染，痘亦因之赤烂矣！治者宜详记之。

**凉血解毒汤**方见结痂落痂证。

# 水泡

水泡湿淫克脾经，手足稠密身面轻，内服加味保元剂，外涂胡荽官粉灵（图57-31）。

【注】水泡者，形大皮薄，内含一包清水。盖因湿淫之气侵克脾经，故身面俱少，手足独密，以四肢属脾故也。须服加味保元汤，外用银针刺破，以胡荽酒调官粉涂患处。若延迟不治，变成痒塌，则难救矣！

### 加味保元汤

人参　猪苓　泽泻　白术土炒　黄芪蜜炙　赤茯苓　甘草炙

引用生姜，水煎服。

【方歌】加味保元功最捷，人参猪苓共泽泻，白术黄芪赤茯苓，甘草生姜同一列。

### 胡荽酒

胡荽切碎，四两　黄酒半斤

同煎，勿令泄气，候温调官粉，搽敷破处。

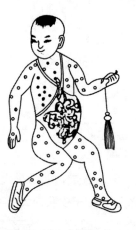

图 57-31　水泡图

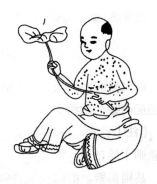

图 57-32　肉肿疮不肿图

## 肉肿疮不肿

疮未起胀肉肿浮，皮光色艳最堪愁，赤艳羌活救苦治，淡红参归大补求。通身尽赤毒热炽，速以归宗及早投（图57-32）。

【注】痘当起胀时，自头及身，渐次同痘浮起，此气领血载，其毒外发也。如头身之肉先肿，皮色赤艳而痘疮不肿，此为毒邪有余，不受正制，宜用羌活救苦汤。若皮色淡红者，乃气血不足，不能拘摄毒气，宜用参归大补汤治之。更有通身皮肤尽赤，此为毒火炽盛，煎灼血分，宜用归宗汤。

### 羌活救苦汤

蔓荆子　羌活　牛蒡子<sub>炒</sub>　升麻　黄芪<sub>生</sub>　川芎　连翘<sub>去心</sub>　桔梗　白芷　防风　人中黄

引用荷叶，水煎服。

【方歌】羌活救苦汤最良，升麻川芎合羌防，牛蒡黄芪白芷翘，蔓荆桔梗人中黄。

### 参归大补汤

人参　当归　黄芪　甘草　白芷　川芎　防风　紫草茸　木香　南山楂　厚朴<sub>姜炒</sub>　桔梗

引用生姜，水煎服。

【方歌】参归大补最有灵，参芪当归桔川芎，防风白芷木香草，厚朴山楂紫草茸。

### 归宗汤 方见发热证治。

## 干枯

毒火煎灼伤阴血，痘体干枯少润泽，当归活血加味尝，治若少缓变莫测（图57-33）。

【注】色者，血之华也。血和则滋润光莹，血耗则干燥枯竭。痘之毒火入于血分，轻则焮红，甚则焦紫。治以救血为急，宜当归活血汤主之。

### 当归活血汤

当归　川芎　赤芍　生地　红花　紫草　黄芩　黄连　大黄

水煎服。

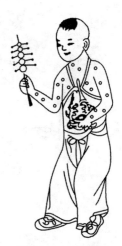

**图57-33　干枯图**

【**方歌**】加味当归活血汤，痘色干枯服最良，四物红花共紫草，加入芩连生大黄。

## 铺红

铺红多因元气弱，血不归附毒漫行，肌肤尽红根赤艳，气失统摄痘多凶。气虚九味神功补，毒盛凉血解毒清（图57-34）。

【**注**】起胀时，血尽归附于痘，根下有红线紧束，乃正形也。若元气虚弱，血不归附，致毒气散漫，肌肤之上，根色紫艳，是气失统摄之力，多致不救。若气虚而痘色微赤者，以九味神功散主之；毒盛根艳者，以凉血解毒汤主之。

### 九味神功散

人参 黄芪<sub>生</sub> 紫草茸 红花 前胡 牛蒡子<sub>炒,研</sub> 甘草<sub>生</sub> 白芍药<sub>酒炒</sub> 生地黄

引用大枣，水煎服。

【**方歌**】九味神功治铺红，人参黄芪紫草茸，红花前胡牛蒡草，白芍生地枣相从。

**凉血解毒汤**方见结痂落痂证治。

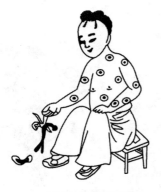

图 57-34 铺红图

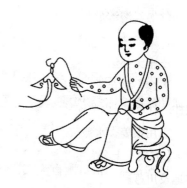

图 57-35 根窠无晕图

## 根窠无晕

血虚痘色多散漫，根窠淡白少鲜艳，芎归保元汤可投，参归鹿茸有奇验（图57-35）。

【注】痘至成浆时，若气血交会，必有一血线紧附根下，如珍珠置于胭脂之上，粒粒光彩，此正形也。设平日气血虚弱，当灌浆时，顶虽圆满，根下全无红晕，以芎归保元汤主之。虚甚者，以参归鹿茸汤主之。

**芎归保元汤**

人参　甘草炙　黄芪蜜炙　当归酒洗　川芎

引用龙眼肉，水煎服。

【方歌】芎归保元治血虚，人参甘草共黄芪，酒洗当归川芎配，龙眼作引服无时。

**参归鹿茸汤**方见灌浆证治。

## 皮薄浆嫩

痘疮皮薄根不红，待得成脓浆淡清，溶溶破烂不完整，气血虚弱证多凶。速服十全大补剂，气充血足始堪生（图57-36）。

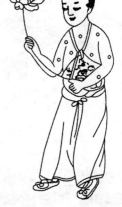

【注】痘疮赖气血以成功。气血充实，则痘皮苍老，肥满坚厚；若气血虚缩，痘必光亮软皱，溶溶如湿。须用十全大补汤峻补气血，庶毒化浆行，可保安全矣！

**十全大补汤**

人参　黄芪蜜炙　茯苓　当归　白术土炒
肉桂　甘草炙　白芍酒炒　熟地黄　川芎

引用煨姜，水煎服。

**图57-36 皮薄浆嫩图**

【方歌】十全大补汤最灵，人参黄芪白茯苓，当归白术肉桂草，白芍熟地及川芎。

## 空壳无浆

痘壳圆融浆不行，有虚有实要分明；根色淡白血虚弱，紫紧由于血热凝。千金内托同四物，因证施治莫迟停（图57-37）。

【注】痘至行浆时，头面周身，外虽胀而内实无浆，名曰空壳。当别

虚实治之：如根色淡白者，此血虚不能化毒成浆也，宜千金内托散；根紧而紫者，此气行血滞，毒热伏于血分，而不能成浆也，宜加味四物汤治之。

**千金内托散**<sub></sub>方见见点证治。

**加味四物汤**

生地<sub>酒洗</sub>　川芎　白芍<sub>酒炒</sub>　当归<sub>酒洗</sub>　连翘<sub>去心</sub>　紫草茸<sub>酒洗</sub>
水煎服。

【方歌】加味四物汤，当归生地黄，川芎白芍药，紫茸连翘良。

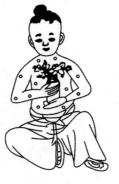 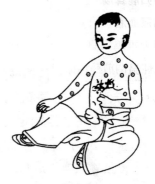

图 57-37　空壳无浆图　　　　　图 57-38　痘顶塌陷图

## 痘顶塌陷

　　痘根虽红顶塌陷，此证多缘气虚见，面白肢冷食懒尝，虚烦便溏身怠倦。急用补中益气汤，气充顶升浆充贯（图 57-38）。

　　【注】陷顶者，由中气微弱，不能振扬，故灌浆时，根虽红润，顶却微塌。现证面白肢冷，不思饮食，虚烦便溏，身体怠倦也。治宜补气为主，用补中益气汤，则气足浆升，而顶自起矣！

**补中益气汤**

黄芪<sub>蜜炙</sub>　白术<sub>土炒</sub>　人参　升麻<sub>炒</sub>　柴胡<sub>炒</sub>　陈皮　甘草<sub>炙</sub>　当归身
引用煨姜、大枣，水煎服。

【方歌】补中益气效如神，黄芪白术共人参，升麻柴胡陈皮草，煨姜大枣及归身。

## 灰陷 白陷

气血虚寒不振扬，灰白陷顶少脓浆。速用参归鹿茸剂，鸡冠血酒更堪尝（图57-39）。

【注】痘至灌浆时，其色淡白，根无红晕而顶陷者，是谓白陷。虚极则转为灰陷。由气虚委而不振，血虚浆不能充，故一陷而不可遏也。治宜大补气血为主，宜参归鹿茸汤。临服入鸡冠血酒，日进二三服，但得顶起浆行，方免无恙。

**参归鹿茸汤**方见灌浆证治。

**鸡冠血酒**

用大雄鸡一只，先将白酒一杯炖温，次刺鸡冠血数点，滴入杯中和匀，仍炖温调煎药内服。

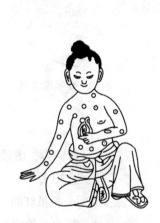 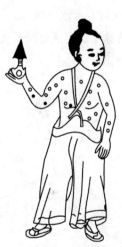

图57-39 灰陷白陷图　　　图57-40 紫陷黑陷图

## 紫陷 黑陷

紫陷黑陷皆毒盛，平塌昏黯根不松，此属气血被火郁，解毒急宜用归宗（图57-40）。

【注】痘出稠密，颗粒碎小，根紧昏黯，顶凹下而紫者，谓之紫陷。甚而转为黑色，则为黑陷。皆由毒火郁闭，气不宣通故也。治宜清热解

毒，以归宗汤主之。

**归宗汤**方见发热证治。

# 板黄

浆未充足痘板黄，顶塌成片皮硬僵，气滞血凝难灌溉，皆缘毒热侵脾乡。速服清毒活血剂，毒化痘起转安康（图57-41）。

【注】板黄者，谓灌脓时浆未得半，忽然黄色突起，干燥坚硬。盖因枭毒肆害脾乡，故气滞血凝，难以灌溉也，须用清毒活血汤治之。倘得痘起，尚可望生，若头面、颈项、眼眶、唇上及周身黄者，则不治也。

**清毒活血汤**

当归　白芍药酒炒　生地黄　紫草茸酒洗　黄芩　黄连酒炒　牛蒡子炒　南山楂　连翘去心　人参　黄芪生　桔梗　木通

引用灯心，水煎服。

【方歌】清毒活血汤最灵，归芍生地紫草茸，芩连牛蒡山楂翘，参芪桔梗合木通。

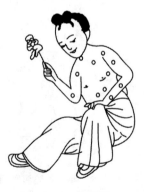

图57-41　板黄图

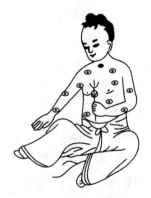

图57-42　倒靥图

# 倒靥

倒靥浆清陷不红，痘壳皮皱痂不成，速用加味保元剂，气充血足痘收功（图57-42）。

【注】倒靥者，浆色清稀不足，根脚淡白无晕，遍体形如豆壳，疮皮

皱而似结非结，至收靥时终不成痂。此因气血两虚，乏领载之力也。宜加味保元汤治之。

### 加味保元汤

人参　黄芪<sub>蜜炙</sub>　甘草<sub>炙</sub>　全当归<sub>酒洗</sub>　白芍<sub>酒炒</sub>　木香<sub>煨</sub>　白术<sub>土炒</sub>　官桂

引用老米，水煎服。

【方歌】加味保元治倒靥，人参黄芪甘草协，当归白芍广木香，白术官桂效更捷。

## 痘疔

痘疔枭毒乱正疮，色紫黑黯形坚强，先出先长妨诸痘，针刺随贴四圣良（图57-43）。

【注】痘疔之成，由枭毒蕴伏，锢蔽于肌肉之间，痘未出疔先出，痘未长疔先长，其色紫黑，其形坚强。五脏各有所见：心疔色赤，起于颧阜胸乳之处；肝疔色紫，起于左太阳、左胁、眼胞、两臀阜之处；脾疔色先黄后黑，起于腮颊、中庭、口角、肚腹、手足之处；肺疔色先灰后黑，起于右太阳、右胁、颈项、喉突之处；肾疔色黑，起于

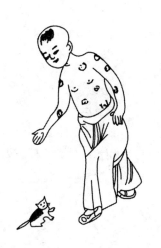

图 57-43　痘疔图

地阁、后颈、耳窍、背脊、腰脊、阴茎之处。见时急用银针刺破，以泄毒血。刺后用四圣膏贴患处。若迟延不治，能使痘当发不发，当胀不胀，当灌不灌，而百变生矣。

### 四圣膏

绿豆<sub>四十九粒</sub>　豌豆<sub>俱烧灰存性，四十九粒</sub>　珍珠<sub>煅，一分</sub>　头发<sub>烧灰，一分</sub>
上为细末，以棉胭脂水调和成膏。将银针拨开疮头，然后涂之。

## 挑痘疗法

痘疔须用针挑拨，轻重徐急贵合宜，破顶伤肌俱深忌，上浆急挑

莫迟疑（图57-44）。

【注】凡用针挑疗痘时，以二指拿针，平平入痘，拨断痘中筋络，众痘即发。但挑时轻重、疾徐之间，贵乎得宜。不可挑破痘顶，亦不可重入伤肌。须待三、四、五、六日上浆之际，痘能含针，方可挑拨，过七日则无用矣。治者宜详识之。

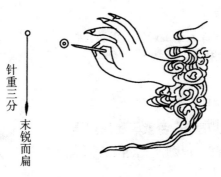

针重三分　末锐而扁

图57-44　挑痘疗图

**煮针法**

甘草生　甘遂　川乌　草乌各等分

用水一钟，入砂罐内，以水干为度。每次可煮四五针，煮完入鹅翎筒内，黄蜡塞口收之。

# 卷五十八

## 痘中杂证 上

### 发热

表热无汗升麻汤，里热有汗消毒良，行浆毒蒸清毒剂，结后余热连翘方。

【注】痘之一证，始终不可尽除其热，盖热非壮热，乃和缓之热也。以寒则收缩，热则宣发，故初不热，则出不齐；胀不热，则浆不行；收不热，则痂不结。自初出以至起胀时，皮肤干燥，发热无汗，此热在表也，升麻葛根汤加荆芥穗、防风主之。蒸热有汗，此热在里也，加减消毒饮主之。至行浆时热不减者，此为毒热熏蒸，宜用消毒活血汤。便秘者去人参、黄芪，加酒炒大黄。至结痂后发热壮盛，胸腹、手足俱热，二便秘涩者，此为余毒过盛，宜用大连翘饮治之。

**升麻葛根汤** 方见发热证治。

**加减消毒饮**

升麻　牛蒡子炒，研　山豆根　紫草　连翘去心　生地黄　赤芍　川黄连　甘草生

引用灯心，水煎服。

【方歌】加减消毒饮如神，升麻牛蒡山豆根，紫草连翘生地芍，黄连甘草引灯心。

**清毒活血汤** 方见灌浆证治。

**大连翘饮** 方见收靥证治。

### 惊搐

未见点搐清解方，已见犹搐导赤良，靥后虚搐宁神剂，食蒸发搐大安康。

【注】惊痘者，多缘痘毒之火触动心神，移热于肝，肝风与心火相

搏，遂成是证。治法须别始终，如痘未出，而先发搐者，不可纯用寒凉壅闭其毒，惟以清解散疏散表邪，痘出而搐自止矣。若痘已见形，仍抽搐不止者，此毒火内伏心经也，宜用导赤散加黄连治之，靥后发抽者，是真气虚弱，火邪内攻，以宁神汤主之。痘后食蒸发搐者，此脾胃虚弱，必面黄，潮热，大便酸臭，宜木香大安丸治之。

**清解散**方见发热证治。

**导赤散**

木通　生地黄　淡竹叶　甘草梢

引用灯心，水煎服。

【方歌】痘已见形仍作惊，导赤散治最有功，木通生地竹叶草，黄连加入效通灵。

**宁神汤**

人参　生地黄　麦门冬去心　栀子仁炒　黄连酒炒　石菖蒲　当归身　甘草炙　辰砂

引用灯心，水煎服。

【方歌】宁神汤内用人参，生地麦冬山栀仁，黄连菖蒲归身草，辰砂调服功极神。

**木香大安丸**

山楂肉　麦芽炒　神曲炒。各一两　枳实麸炒，六钱　白术土炒，一两　莱菔子炒，四钱　连翘去心，五钱　黄连姜炒，三钱　木香煨，三钱　缩砂仁五钱　陈皮八钱

上为细末，水泛为丸。炒陈仓米汤下，量儿大小用之。

## 头痛

痘中头痛最堪惊，毒冲风热两分明。稠密壮热连翘饮，疏稀微热清解灵。

【注】头痛者，乃邪气与真气相搏，壅遏毒气，上干清道而然也。故毒热上腾，与风热郁闭，皆能为害。如头面痘出稠密，身体壮热，闷乱昏痛者，此毒火上腾也，以大连翘饮主之；若头面痘出稀疏，微觉身热头痛者，此风热郁闭也，宜清解散治之。

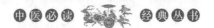

**大连翘饮** <sub>方见收靥证治。</sub>

**清解散** <sub>方见发热证治。</sub>

# 腰痛

痘当未出腰先痛，毒火亢极阴难胜，泻毒不使传肾经，加味归宗宜速用。

【注】凡痘当发热时而腰痛者，最为恶候。盖腰为肾之府也。毒火亢极，真阴不能胜邪，故频频作痛。须用加味归宗汤速泻其毒，不使传于肾经，庶可望生。治若少缓，毒火冲炽，痘必干枯紫黑，肾阴绝则难救矣！

**加味归宗汤**

当归尾　赤芍药　元参　大黄<sub>生</sub>　羌活　荆芥穗　青皮<sub>炒</sub>　穿山甲<sub>炙</sub>
生地　东山楂　牛蒡子<sub>炒，研</sub>　木通

水煎服。

【方歌】加味归宗治腰疼，归芍元参大黄生，羌穗青皮穿山甲，生地山楂蒡木通。

# 腹痛

小儿发热腹痛疼，表郁芍药防风从，里郁加味平胃散，阴郁桂枝大黄灵。

【注】凡出痘腹痛，有因风寒郁结，痘出不快，烦躁而痛者，乃表邪所郁，以芍药防风汤主之；有因食滞郁塞，痘出之时，原无腹痛，忽然一时作痛者，此为里郁，宜加味平胃散治之；又有初起因毒热郁于阴分，痛在脐下，时作时止者，此属阴郁，以桂枝大黄汤主之。

**芍药防风汤**

升麻　防风　陈皮　桔梗　川芎　白芍药<sub>炒</sub>　甘草<sub>生</sub>　厚朴<sub>姜炒</sub>　枳实<sub>麸炒</sub>

引用生姜，水煎服。

【方歌】芍药防风解表宜，升麻防风共陈皮，桔梗川芎白芍药，甘草厚朴合枳实。

### 加味平胃散

陈皮　厚朴姜炒　神曲炒　南苍术米泔水浸，炒　麦芽炒　甘草生　香附米制　南山楂

引用生姜，水煎服。

【方歌】加味平胃治食伤，陈皮厚朴神曲苍，麦芽甘草香附米，山楂同煎引生姜。

### 桂枝大黄汤

生大黄　桂枝　生甘草　生白芍

引用生姜，水煎服。

【方歌】桂枝大黄疗阴郁，生军泄热效非常，散寒桂枝调中草，白芍和中顺气强。

## 烦躁

未出烦躁消毒平，已出烦躁凉血宁。浆清发烦保元治，靥后虚烦四物灵。

【注】痘证始终以安静为吉，但有烦躁，必生他变。盖烦者，心愤也；躁者，身扰也。皆由毒火太盛，神不能静也。痘未出而烦躁，是为表郁，以消毒饮主之；痘已出而烦躁，是为血热，以凉血解毒汤主之；若养浆时顶平清稀而烦躁，是气虚也，以加味保元汤主之；收靥后而烦躁，是血虚也，以加减四物汤主之。

**加减消毒饮**方见杂证中发热。

**凉血解毒汤**方见结痂落痂证治。

### 加味保元汤

人参　黄芪炙　甘草炙　当归酒洗　白芍药炒　麦冬去心　枣仁炒，研

水煎服。

【方歌】加味保元治虚烦，人参黄芪甘草攒，酒洗当归白芍药，麦冬枣仁一同煎。

### 加减四物汤

人参　当归　麦门冬去心　生地　栀子炒　白芍药炒

水煎服。

【方歌】靥后血虚多烦躁，加减四物汤最妙，人参当归麦门冬，生地栀子白芍药。

## 谵妄

毒热炽盛犯心经，错语妄言神不清，妄见妄闻志昏愦，黄连解毒服即宁。

【注】谵妄者，由毒热炽盛，上干心气，致使错语妄言，神气不清，妄见妄闻，志气昏愦，以黄连解毒汤主之。

**黄连解毒汤**方见结痂落痂证治。

## 渴

初热大渴解毒汤，血热煎耗凉血良，成浆津泄麦冬散，靥后伤津生脉强。

【注】渴，由毒火燔灼，内伤津液而作也。如初发热即大渴者，里热盛也，宜葛根解毒汤治之；痘出稠密，色艳作渴者，此血热毒盛也，凉血解毒汤主之；成浆津液外泄而作渴者，人参麦冬散主之；靥后脾虚，内伤津液而作渴者，生脉六均汤主之。

**葛根解毒汤**

葛根　升麻　天花粉　甘草生　麦门冬去心　生地　茅根

引用灯心，水煎服。

【方歌】葛根解毒汤清热，津液上潮火自泄，升葛花粉生甘草，麦冬生地茅根列。

**凉血解毒汤**方见结痂落痂证治。

**人参麦冬散**

人参　白术土炒　甘草生　葛根粉煨　麦冬去心　升麻

引用糯米，水煎服。

【方歌】人参麦冬效通仙，津液外泄治易痊，参术甘草煨葛粉，麦冬升麻糯米煎。

**生脉六均汤**

人参　五味子　麦门冬去心　陈皮　半夏姜制　茯苓　白术土炒　甘

草炙

引用乌梅，水煎服。

【方歌】生脉六均医脾弱，泄泻伤津大渴作，人参五味麦门冬，陈半苓术甘草合。

## 厥逆

爪白便清厥属寒，木香理中汤可痊，爪紫便赤为热厥，金花承气乃良煎。

【注】痘中厥逆之证，有因气血虚寒发厥者，有因毒热郁闭发厥者。爪甲色白，小便清利，其痘色更见灰陷，泻泄不食等证，此外阳衰、内阴盛，乃寒厥也，以加减陈氏木香散主之；寒甚者，附子理中汤主之。若爪甲色红，小便赤涩，其痘色更见紫黑，烦躁闷乱等证，此系阳毒内攻，热极反寒，是热厥也，宜栀子金花汤治之；里实者承气汤下之。

### 加减陈氏木香散

人参　肉桂　茯苓　半夏姜制　白术土炒　丁香　肉豆蔻面裹,煨　甘草炙　诃子肉面裹,煨　木香煨

引用生姜，水煎服。

【方歌】木香散疗中外寒，参桂茯苓半夏攒，白术丁香肉豆蔻，甘草诃子木香研。

### 附子理中汤

人参　附子制　甘草炙　白术土炒　干姜

水煎服。

【方歌】附子理中治虚寒，中外无阳莫留连，人参附子炙甘草，白术干姜一同煎。

### 栀子金花汤

黄芩　黄连　黄柏　大黄　栀子

水煎服。

【方歌】热厥栀子金花汤，热极反寒服最良，黄芩黄连并黄柏，大黄栀子共煎尝。

### 承气汤

厚朴姜炒　枳实麸炒　大黄

水煎服。

**【方歌】**承气汤能除火热，里实不便毒气结，厚朴枳实川大黄，煎服便利毒即泄。

## 喘

风寒客肺杏苏先，痰热凉膈白虎煎，泄泻声微参术剂，倒靥作喘归茸痊。

**【注】**五脏之气皆统于肺，若为邪干，则肺气窒塞，气道不利，故发为喘也。实者，声粗有力而长；虚者，声微无力而短。痘初发热，以至既出之后，或喷嚏频频，或鼻流清水，此风寒客肺而喘也，杏苏饮主之。有食热痰积，上冲作喘者，此火炎肺金也，宜凉膈白虎汤治之。泄泻后元气下陷，此脾气不足而喘也，人参白术散主之。有痘浆灌至半足，忽倒靥而喘者，此中气大亏也，参归鹿茸汤主之。

### 杏苏饮

苏叶　枳壳麸炒　桔梗　葛根　前胡　陈皮　甘草生　半夏姜炒　杏仁炒、去皮、尖　茯苓

引用生姜，水煎服。

**【方歌】**杏苏饮治肺伤风，苏叶枳桔葛根从，前胡陈皮生甘草，半夏杏仁白茯苓。

### 凉膈白虎汤

薄荷　连翘去心　石膏生　知母生　黄芩　甘草生　栀子　大黄　朴硝

引用糯米，水煎服。

**【方歌】**凉膈白虎治火喘，薄荷连翘共石膏，知母黄芩生甘草，栀子大黄配朴硝。

### 人参白术散

藿香　白术土炒　葛根　木香煨　甘草炙　白茯苓　人参

引用生姜，水煎服。

【方歌】脾虚白术散如神，藿香白术共葛根，木香甘草茯苓配，人参加入扶元真。

**参归鹿茸汤**<sub>方见灌浆证治。</sub>

痰

痰因津液贮留生，痘疮之火炼而成。加味二陈斟酌用，灌浆保元化毒宁。

【注】痰乃津液贮留胸中而生。盖痘毒之火，耗炼其津液，上壅气道，喉中作声，宜清气化痰，不可骤用金石之药，恐伤真气，以加味二陈汤治之。若灌浆时见此证，则禁用二陈汤。但于助浆剂中少佐清气化痰之品，如保元化毒汤加橘红、贝母、桔梗、麦冬，甚妥。

**加味二陈汤**

麦门冬<sub>去心</sub>　前胡　栝蒌仁　陈皮　半夏<sub>姜制</sub>　茯苓　甘草<sub>生</sub>　枳壳<sub>麸炒</sub>　桔梗　杏仁<sub>炒，去皮、尖</sub>　黄芩

引用生姜，水煎服。

【方歌】痘证多痰宜二陈，麦冬前胡栝蒌仁，陈皮半夏茯苓草，枳桔杏仁共黄芩。

**保元化毒汤**<sub>方见起胀证治。</sub>

咳嗽

毒热熏蒸火灼金，肺气上逆咳嗽频，初热见点杏苏饮，收靥清膈二陈神。

【注】咳嗽者，有声有痰也。因痘毒之火上熏于肺，故气逆而发为咳嗽。如初发热见此者，宜杏苏饮主之。偶感风寒者，亦用此药。自起胀至成浆而咳嗽者，由喉间有痘，道路窄狭，痘收自愈，不必服药。结靥后咳嗽者，乃卫气虚弱，腠理开张；或因风寒者，均宜人参清膈散治之。因余热者，宜加味二陈汤治之。

**杏苏饮**<sub>方见喘证。</sub>

**人参清膈散**

人参　黄芪<sub>生</sub>　茯苓　白术<sub>土炒</sub>　黄芩　当归　白芍<sub>微炒</sub>　知母<sub>生</sub>　桔

梗 甘草<sub>生</sub> 柴胡 滑石<sub>飞</sub> 紫菀 地骨皮 桑皮<sub>炒</sub>

引用生姜，水煎服。

【方歌】清膈散疗靥后咳，参芪苓术芩归芍，知桔甘草柴滑石，紫菀地骨桑皮合。

**加味二陈汤**<sub>方见痰证</sub>。

## 干哕

痘疮干哕病势沉，毒热上逆正难禁，实热橘皮竹茹剂，虚寒丁香柿蒂神。

【注】干哕者，有声无物，其声重大而长，属阳明胃经也。缘毒热上逆所致。又有胃气不足，不能容受，复有寒邪客于胃中，使胃气不能中主，上行而哕也。热者，橘皮竹茹汤主之；寒者，丁香柿蒂汤主之。

### 橘皮竹茹汤

橘红 半夏<sub>姜制</sub> 麦门冬<sub>去心</sub> 枇杷叶<sub>姜炙</sub> 甘草<sub>生</sub> 竹茹 赤苓 人参

引用芦根，水煎服。

【方歌】橘皮竹茹汤如神，专医胃热呕逆频，橘半麦冬枇杷草，竹茹赤苓与人参。

### 丁香柿蒂汤

丁香 人参 高良姜 柿蒂

水煎服。

【方歌】丁香柿蒂汤治寒，胃气上逆不得安，丁香良姜人参共，更入柿蒂一同煎。

## 呕吐

毒盛呕吐二陈良，吞咽不利鼠粘汤，伤食吐酸大安效，气虚作呕和胃方。

【注】呕者，有物有声；吐者，有物无声，二证皆属于胃。痘初出呕吐者，是火邪犯胃，毒气上腾，痘必红紫，宜栀连二陈汤。自起胀至收靥呕吐者，是疮集咽门，吞咽不利所致，须用鼠粘子汤。若伤食吐者，吐必腥酸，宜用木香大安丸。设吐后精神困倦，不思饮食，乃胃气虚也，

以参砂和胃汤主之。

**栀连二陈汤**

陈皮　半夏<sub>姜制</sub>　茯苓　甘草<sub>生</sub>　栀子<sub>姜炒</sub>　川黄连<sub>姜炒</sub>

引用生姜，水煎服。

【方歌】毒气冲胃吐频频，医治须宜用二陈，陈半茯苓生甘草，栀连姜炒效如神。

**加味鼠粘子汤**

桔梗　射干　连翘<sub>去心</sub>　荆芥　防风　山豆根　鼠粘子<sub>炒，研</sub>　干葛

水煎服。

【方歌】加味鼠粘汤极合，桔梗射干同连翘，荆芥防风山豆根，鼠粘子炒配干葛。

**木香大安丸**<sub>方见惊搐。</sub>

**参砂和胃汤**

人参　白术<sub>土炒</sub>　藿香　茯苓　陈皮　半夏<sub>姜制</sub>　缩砂仁　甘草<sub>炙</sub>

引用煨姜，水煎服。

【方歌】虚吐参砂和胃汤，人参白术共藿香，茯苓陈皮制半夏，缩砂甘草引煨姜。

## 呛水

毒壅会厌水难纳，溢入气喉呛始发，咽喉肿痛道路狭，甘桔解毒皆妙法。

【注】呛水者，因火盛毒壅会厌门也。盖咽门司纳饮食，一为毒热所壅，则必肿痛，水不易入，溢于气喉，故气喷出而呛作矣。宜用加味甘桔汤，或加味解毒汤亦可。此证见于七日前者，俱属恶候。若七日已后，外痘蒸长光润而作呛者，是咽门痘长，壅窒道路而使然也，至结痂则呛自止。治者当于毒盛之痘，预用清理气道之药，不使热毒侵犯，自能免此患矣。

**加味甘桔汤**

牛蒡子<sub>炒</sub>　苦桔梗　生甘草　射干

水煎服。

【方歌】加味甘桔汤最良，痘证呛水效非常，牛蒡子合苦桔梗，甘草射干共煎尝。

**加味解毒汤**

元参　苦桔梗　麦门冬去心　当归尾　赤芍　生地黄　连翘去心　牛蒡子炒，研　丹皮　红花　甘草生　木通

引用灯心，水煎服。

【方歌】加味解毒汤最灵，元参桔梗麦门冬，归芍生地翘牛蒡，丹皮红花草木通。

## 口喷秽气

发痘脾胃被毒侵，口喷秽气不堪闻，毒火燔灼宜速治，加味归宗功效神。

【注】毒火侵炙脾胃，故口出臭味，令人难近。盖出痘全赖脾胃以为根本，今为毒火侵害，则根本受伤。不急救之，必至脾胃溃烂而成大害。须以归宗汤治之，秽减庶可望生。

**归宗汤**方见发热证治。

## 不食

便秘不食解毒汤，脾虚不食参术良，不食咽肿甘桔剂，伤食恶食平胃尝。

【注】痘疮赖气血以成功，气血借饮食以生化，自起胀、灌浆以至收靥、结痂，俱以胃壮为根本。故痘中遇不食之证，须要明辨。如大便秘结，痘疮焮紫不食，此毒盛血热也，宜凉血解毒汤加黄芩、黄连、大黄主之。若痘色灰白，泄泻不食，此脾气虚弱也，人参白术散主之。行浆时欲食而复畏食，此咽门肿痛，难以下咽也，宜加味甘桔汤主之。设喜食过多，恶食不食，乃内伤饮食，胃有宿滞也，宜加味平胃散主之。

**凉血解毒汤**方见结痂落痂证治。

**人参白术散**方见喘证。

**加味甘桔汤**方见呛水。

**加味平胃散**方见腹痛。

# 汗

热少汗微营卫畅，太过须防阴液亡，自汗不止保元剂，盗汗夜热六黄汤。

【注】卫气乃护卫皮肤，固守津液，使不走泄者也。痘证见此，是痘毒之火由里达表，干于卫气，腠理疏，故汗出矣。初见有微汗者，是荣卫通畅，毒从汗解，实良候也。但汗为血液，太过则阴液必亡，须紧防之。如起胀后大汗不止，未行浆，恐不能灌；即行浆，恐不能靥；既靥，尤恐气血虚脱，最为可畏。自汗为阳虚，急于敛汗，以保元汤主之；盗汗为阴虚，急于降火，以当归六黄汤主之。

**加味保元汤**

人参　黄芪蜜炙　浮小麦　甘草炙　广桂枝　白芍炒

水煎服。

【方歌】阳虚汗出用保元，人参黄芪浮麦甘，广桂枝同白芍药，敛汗实腠此为先。

**当归六黄汤**

黄芩　黄柏　黄连　生地　熟地　当归　黄芪生

水煎服。

【方歌】六黄汤敛阴虚汗，黄芩黄柏共黄连，生熟地黄当归配，黄芪倍用效通仙。

# 秘结

痘疮内外宜宣畅，秘结气血鲜流荡，大便不通四顺宜，小便秘涩八正当。

【注】凡出痘，二便最喜通畅。以痘属毒火，惟通畅然后经络疏利，气血流动，而无壅遏之患。一有不通，则毒火不能外达，必至内攻而生患。初出大便秘者，四顺清凉饮主之；小便秘者，八正散主之。若至成浆时，切勿轻用。

**四顺清凉饮**

白芍药　当归身　甘草生　生大黄

水煎服。

【方歌】四顺清凉治秘结，大便不通毒火烈，白芍当归大黄草，急急煎服效最捷。

### 八正散

车前子　瞿麦　萹蓄　栀子仁　大黄　甘草<sub>生</sub>　木通　滑石

引用灯心，水煎服。

【方歌】八正散治小便秘，车前瞿麦与萹蓄，栀子大黄木通草，更入滑石煎成剂。

## 泻泄

初热作泻柴苓先，脾虚冷泻木香煎，色黄酸臭胃苓治，灌浆虚滑豆蔻丸。

【注】痘证不喜秘结，更忌泻利。初出时泻，尚具开通之功，火热由利而解。若泻甚，则是邪气并于肠胃，迫而下降，使传化失常也，宜柴苓汤主之。起胀时泻，手足逆冷，痘不起，其色淡白，此冷泻也，以陈氏木香散主之。如中满恶食，泻黄酸臭，手足心热，面赤疮红，此胃热作泻，以胃苓汤主之。惟成浆时尤为紧要。盖痘疮至此，津液已衰，脾胃已弱，复加泄泻，则百变丛生，急以豆蔻丸主之。

### 柴苓汤

黄芩　半夏<sub>姜炙</sub>　白术<sub>土炒</sub>　甘草<sub>生</sub>　赤茯苓　猪苓　泽泻　柴胡

引用生姜、灯心，水煎服。

【方歌】痘形未见先泄泻，柴苓疏利功最捷，芩半术甘赤茯苓，猪苓柴胡共泽泻。

### 陈氏木香散<sub>方见厥逆。</sub>

### 胃苓汤

陈皮　厚朴<sub>姜炒</sub>　赤茯苓　苍术<sub>米泔水浸，炒</sub>　猪苓　泽泻　白术<sub>土炒</sub>

引用灯心，水煎服。

【方歌】里实作泻胃苓治，陈皮厚朴赤茯苓，苍术猪苓并泽泻，减桂倍术效无穷。

**豆蔻丸**

白龙骨煅　肉豆蔻面裹，煨，去油　木香煨　砂仁　诃黎勒肉面裹，煨。各五钱
赤石脂煅，七钱半　白枯矾三钱

共为细末，面糊为丸，如黍米大。每服三五十丸，米饮下。

# 痢疾

痘疮未愈痢随生，湿热伤中证非轻。白属伤气四君剂，红属伤血
四物灵。

【注】凡痘疮未愈而患痢疾者，乃湿热郁于肠胃，致伤气血而然也，
痘必滞黯无色。治当清热除湿，调理气血为主。白痢属气，加味四君子
汤主之；赤痢属血，加味四物汤主之；赤白相兼者，合而用之。

**加味四君子汤**

茯苓　白术土炒　人参　陈皮　木香煨　甘草炙　黄连姜炙　黄芩
水煎服。

【方歌】加味四君妙如神，茯苓白术共人参，陈皮木香炙甘草，姜炒
川连配黄芩。

**加味四物汤**

川芎　当归　生地　黄芩酒炒　川连酒炒　木香　白芍炒
水煎服。

【方歌】加味四物治赤痢，川芎当归共生地，酒炒黄芩合川连，木香
白芍调成剂。

# 痒

见点作痒葛根汤，灌浆痒塌大补良，触犯暴痒熏避秽，急煎内托
免毒藏。

【注】经曰：诸痒为虚。又曰：火微则痒。治者须分别治之。痘方出
而身痒者，此邪气欲出，腠理严密，其火游溢往来，故不时作痒，加味
升麻葛根汤主之。灌浆时，痘色淡白平塌，便溏懒食，浆清作痒者，此
脾胃弱气血虚也，十全大补汤主之。如秽气触犯而暴痒者，外用避秽香
熏之，内服内托散送毒外出，庶无内攻之患。至于将敛而作痒者，此脓

成毒化，荣卫和畅也，与疮疖将痊作痒者同论，不必服药。

**加味升麻葛根汤**

升麻　葛根　防风　淡豆豉　赤芍　桂枝　甘草<sub>生</sub>

水煎服。

【方歌】加味升麻葛根汤，痘出作痒最堪尝，升葛防风淡豆豉，赤芍桂枝甘草良。

**十全大补汤**<sub>方见结痂落痂证治。</sub>

**避秽香**

苍术　大黄　茵陈<sub>等分</sub>

上剉细，枣肉为饼。炉中烧之，能避邪秽。

**内托散**

黄芪<sub>蜜炙</sub>　人参　川芎　当归　白芷　木香<sub>煨</sub>　桔梗　厚朴<sub>姜炒</sub>　甘草<sub>炙</sub>　肉桂　防风

引用姜、枣，水煎服。

【方歌】内托散防毒内攻，黄芪人参与川芎，当归白芷木香桔，厚朴甘草桂防风。

## 痛

小儿出痘若疼痛，皆因毒火未发清，疏散清解是妙方，葛根四物汤极应。

【注】经曰：诸痛为实。又曰：热盛则痛。皆缘痘毒之火未能尽解，故不时作痛也。痘初出痛者，因毒未发透也，升麻葛根汤主之。痘出稠密而作痛者，毒盛血热也，加味四物汤主之。若收靥时痛甚闷乱者，不治。

**升麻葛根汤**<sub>方见发热证治。</sub>

**加味四物汤**

当归　赤芍　荆芥穗　防风　红花　丹皮　牛蒡子<sub>炒</sub>　连翘<sub>去心</sub>　川芎　生地黄

水煎服。

【方歌】毒盛加味四物汤，当归赤芍合荆防，红花丹皮牛蒡子，连翘川芎生地黄。

# 失音

痘之始终喜音清，毒热壅塞哑无声，喉中有痘不须治，若是毒攻甘桔宁。

【注】音者，心之声也。心气上达于肺而作音，肺清则音清，肺热则音哑。如痘当灌浆而音哑者，此喉中有痘碍于气道，待外痘收靥，而内痘自清，不必施治。若未长灌而音已先哑者，此热毒壅遏肺窍而然也，宜加味甘桔汤治之。

**加味甘桔汤**

射干　牛蒡子炒　元参　连翘去心　麦门冬去心　栀子炒　苦桔梗　甘草生

水煎服。

【方歌】加味甘桔治失音，射干牛蒡与元参，连翘麦冬炒栀子，桔梗甘草共和匀。

# 衄血便血

热盛衄血犀角汤，脾不统血参术良，热注肠胃四物治，脾虚便血归脾尝。

【注】血属阴，诸经赖以养育，痘疮资以成功。一为毒火熏灼，则血随火动，迫而妄行，上则为衄血，下则为便血。痘色紫滞，燥热口渴而衄者，此毒火刑金也，犀角地黄汤主之。靥后余毒乘脾而衄者，此脾虚不能统血归经也，人参白术散主之，外俱用发灰散吹入鼻中。若毒火炽甚，流注大肠，大便下血，加味四物汤主之。设痘色灰白陷下而便血者，此脾气虚弱不能摄血，宜归脾汤主之。至若大吐血、溺血及七窍出血，变在反掌，不必服药。

**犀角地黄汤**

犀角镑　丹皮　生地　白芍

水煎服。

【方歌】毒火上冲频衄血，犀角地黄汤效捷，犀角镑与牡丹皮，生地

白芍共煎列。

**人参白术散**方见喘证。

**发灰散**

用少壮无病人之乱发，以皂角煮水，洗净油气，焙干。用新瓦罐一个，填入内令满，净瓦片盖口，盐泥封之。炭火围罐之半，煅一炷香取出，候冷研细，吹鼻中。或用发灰二分，童便七分，酒三分调服，亦可止血。

**加味四物汤**

当归　白芍酒炒　生地　牡丹皮　荆芥炒黑　川芎　黄芩　黄连　地榆

水煎服。

【方歌】加味四物便血宜，归芍生地牡丹皮，荆芥炒黑川芎配，黄芩黄连共地榆。

**归脾汤**

人参　白术土炒　甘草炙　黄芪蜜炙　枣仁炒，研　远志去心　龙眼肉　茯神　当归　木香煨

引用姜、枣，水煎服。

【方歌】归脾汤治脾气虚，人参白术草黄芪，枣仁远志龙眼肉，茯神当归木香宜。

# 寒战咬牙

寒战咬牙要分明，初热在表羌活从，肺胃有热四物剂，气血两虚参归灵。

【注】寒战咬牙者，森森若寒，振振摇动，上下牙尖相磨而鸣也。初热时寒战咬牙者，因火毒留于经络之中，邪正相争，欲出不出所致也。治宜清热透表，以羌活汤主之。如见点后痘色紫赤，大便秘，小便涩，烦躁口渴者，此属实热，是胃热则咬牙，肺热则寒战也，宜加味四物汤主之。若灌浆时脓色清稀，大便溏，小便长，身凉不渴者，此属气血两虚，是气虚则寒战，血虚则咬牙，宜参归鹿茸汤主之。

### 羌活汤

龙胆草　薄荷　防风　当归　栀子　淡竹叶　羌活　甘草<sub>生</sub>　川芎

引用生姜，水煎服。

【方歌】羌活汤除风热攻，龙胆薄荷共防风，当归栀子淡竹叶，羌活甘草及川芎。

### 加味四物汤

生地　连翘<sub>去心</sub>　川芎　当归　赤芍　石膏<sub>煅</sub>　麦门冬<sub>去心</sub>　川黄连<sub>姜炒</sub>　木通

水煎服。

【方歌】加味四物治热盛，寒战咬牙二证并，生地连翘芎芍归，石膏麦连木通共。

**参归鹿茸汤**<sub>方见灌浆证治。</sub>

# 倦怠

倦怠多因气虚弱，或缘滞热困儿脾。虚而无热补中治，食滞伤脾保元医。

【注】痘中倦怠，固属中气不足，服补中益气汤最为妥协。然亦有神气本弱，或为食热所困，其现证虽与不足等，但不可专以虚治，当于补剂中佐以清热之品，如保元汤加味用之可也。

**补中益气汤**<sub>方见痘顶塌陷。</sub>

### 加味保元汤

人参　黄芪<sub>生</sub>　甘草<sub>炙</sub>　栀子<sub>炒</sub>　黄芩<sub>酒炒</sub>　麦门冬<sub>去心</sub>　山楂　神曲<sub>炒</sub>　陈皮　麦芽<sub>炒</sub>

引用生姜、大枣，水煎服。

【方歌】加味保元食热虚，参芪甘草补厥脾，栀芩麦冬清心热，楂曲陈麦消滞宜。

# 痘后浮肿

表虚风邪乘间入，遍身面目虚肿浮，五皮桂枝微汗后，面消身肿胃苓除。

【注】小儿痘后表气虚弱，见风太早，风邪乘虚而入，致使面目虚浮，遍身皆肿者，初宜五皮汤微汗之。服后面目不浮，惟遍身犹肿者，胃苓汤主之。

**五皮汤**

地骨皮　五加皮　桑皮蜜炙　桂枝　姜皮　大腹皮洗

引用灯心，水煎服。

【方歌】痘后浮肿五皮汤，地骨五加蜜炙桑，桂枝姜皮合大腹，引用灯心水煎尝。

**胃苓汤**方见泻证。

# 卷五十九

## 痘中杂证 下

### 痘后痈毒

余毒末尽痘毒生，轻则疮疖重为痈。内用解毒汤俱可，外敷红玉膏有功。

【注】凡痘后余毒，皆因灌浆之时，毒气太盛，未得尽化，留藏于经络，聚而不散。轻则发为疮疖，重即成痈。或在肌肉之虚处，或发于关节摇动之际。皆不论已溃未溃，均以解毒内托汤主之，外用红玉膏摊贴患处。

**解毒内托汤**

生黄芪　荆芥　防风　连翘去心　当归　赤芍药　金银花　甘草节　木通

水煎服。

【方歌】解毒内托汤最灵，黄芪荆芥共防风，连翘当归赤芍药，银花甘草与木通。

**红玉膏**

紫草一两　红花一两　当归二两　黄蜡三两

用香油半斤，先将药炸焦去渣，后下黄蜡令匀，以冷为度，摊贴患处。

### 目

目病之由风热成，痘毒火郁上攻睛，赤肿涩痛洗肝散，翳膜遮睛龙胆从。

【注】目病固多由风热而起也。夫痘蕴非常之热，自里达外，气血弱则不能逐毒外出，火郁上攻，目斯病矣。如赤肿疼痛，隐涩流泪，不能开者，以洗肝散主之。翳膜遮睛，隐涩羞明者，加味龙胆汤主之。

### 洗肝散

羌活　归尾　防风　山栀仁　谷精草　薄荷　生甘草　川芎

水煎，食后服。

【方歌】洗肝散治目痛疼，羌活归尾及防风，山栀仁同谷精草，薄荷甘草配川芎。

### 龙胆汤

防风　木贼草　密蒙花　蝉蜕　蔓荆子　龙胆草　菊花　黄连　白芷　蒺藜

水煎服。

【方歌】瞖遮龙胆汤堪夸，防风木贼密蒙花，蝉蜕蔓荆龙胆菊，黄连白芷蒺藜佳。

## 唇

脾经脉络绕唇口，出痘始终贵润红，紫裂焦黑急宜治，葛根解毒二方从。

【注】脾经之脉络绕于唇口，故经曰：六腑之华在唇。必津液充足，气血和畅，唇口方能红润，故出痘之始终以此为贵。不然，一为毒火所制，则毒乘于中，热炽于外，不惟不能红润，且或赤、或紫、或焦裂者，治皆不可缓也。初宜加味升麻葛根汤，起胀后，则以黄连解毒汤治之。

### 加味升麻葛根汤

赤芍　栀子　藿香　升麻　葛根　生甘草　防风　石膏

水煎服。

【方歌】加味升麻葛根汤，赤芍栀子与藿香，升麻葛根生甘草，防风石膏共煎尝。

**黄连解毒汤**方见结痂落痂证治。

## 痘后牙疳

痘后牙疳毒热攻，□臭龈肿多痛疼，内服清毒凉血饮，外敷中白散极灵。

【注】痘后生牙疳者，乃余毒未解，上攻牙齿而然也。初起口臭龈

肿，牙缝出血，尚觉疼痛；甚则色黑腐烂，牙齿脱落，穿腮破颊，蚀透鼻唇，多至不救。见之须急急调治，内服清毒凉血饮，外敷人中白散。

### 清毒凉血饮

知母　石膏　生地　黄连　当归　赤芍　大黄　山栀子　丹皮　荆芥穗　连翘去心

水煎服。

【方歌】清毒凉血治牙疳，知母石膏生地连，归芍大黄山栀子，丹皮荆穗连翘煎。

### 人中白散

人中白煅，二钱　雄黄八分　冰片四分　硼砂　青黛　儿茶各一钱

共为细末，搽敷患处。

## 舌

舌乃心苗五内通，毒火一犯先见形，赤紫黑肿并舒弄，总以清热犀角平。

【注】舌为心苗，内通五脏。毒热举发，舌先受之，或赤或紫或黑或肿，舒舌，弄舌，种种不一，要皆热留于心而使然也。治宜清热为主，以加味犀角汤治之。

### 加味犀角汤

荆芥　防风　牛蒡子炒　生甘草　桔梗　升麻　犀角　麦冬去心　栀子　黄连　石膏煅

水煎服。

【方歌】加味犀角能散热，荆防牛蒡同甘桔，升麻犀角麦门冬，栀子黄连石膏捷。

## 咽喉

咽喉之地司出入，毒火冲炽痛难堪，内用甘桔利咽剂，外吹牛黄散即安。

【注】咽者，饮食之道；喉者，呼吸之门，乃最紧要之处。若痘毒不能发越于外，火热壅塞膈间，上冲咽喉，则或肿痛，或哑呛，甚而不能

呼吸，饮食难入。速用加味甘桔汤治之。或用加减利咽解毒汤，外用牛黄散吹入肿处。

**加味甘桔汤**方见失音。

**利咽解毒汤**

防风　山豆根　麦冬去心　牛蒡子炒　黑参　苦桔梗　生甘草　绿豆

水煎服。

【方歌】利咽解毒用防风，山豆根与麦门冬，牛蒡黑参苦桔梗，甘草绿豆共煎浓。

**牛黄散**

川黄连生　黄柏生　薄荷各八分　雄黄　火硝　青黛各二分半　牛黄　冰片　硼砂　朱砂各一分

共为细末，每用少许，吹患处。

# 夹疹

痘中夹疹因时气，毒火触动发其机，临期休将痘疮治，速将升葛透疹宜。

【注】痘已见形，其中又有颗粒细密如麻子者，此夹疹也。因出痘时恰遇天行时疫，感受其气，一时并发。不须治痘，当先治疹，以升麻葛根汤加荆芥、防风、蝉蜕、牛蒡、犀角，疹散而痘自起矣！

**升麻葛根汤**方见发热证治。

# 夹癍

片片结就如云头，毒伤阴血浮火游，表散荆防败毒剂，清热黄连解毒投。

【注】癍乃血之余也。因毒火郁遏，伤于阴血，血热相搏，故浮游之火，散布皮肤之间，与痘相夹而出，片片如云头突起，谓之夹癍，以荆防败毒散主之。七日后见此，谓之发癍，乃血热不解故也，以黄连解毒汤主之。

**荆防败毒散**

羌活　独活　柴胡　前胡　荆芥　防风　生甘草　川芎　枳壳麸炒

桔梗　赤茯苓

引用生姜，水煎服。

【方歌】夹瘢宜用疏解剂，荆防败毒进莫迟，羌独柴前荆防草，川芎枳桔赤苓宜。

**黄连解毒汤**<sub></sub>方见结痂落痂证治。

## 夹痧

痧形发时粟一般，颗硬形圆顶又尖，粒中含水清浆样，败毒调治自然安。

【注】痧亦疹类，但形如粟米，尖圆白硬，内含清水为异。此亦热毒所发，往往夹痘而出，宜于疏散，以荆防败毒散主之。

**荆防败毒散**方见夹瘢。

## 水痘

水痘皆因湿热成，外证多与大痘同，形圆顶尖含清水，易胀易靥不浆脓。初起荆防败毒散，加味导赤继相从。

【注】水痘发于脾、肺二经，由湿热而成也。初起与大痘相似，面赤唇红，眼光如水，咳嗽喷嚏，唾涕稠黏，身热二三日而始出，其形尖圆而大，内含清水，易胀易靥，不作脓浆。初起荆防败毒散主之，继以加味异赤散治之。

**荆防败毒散**方见夹瘢。

**加味导赤散**

生地　木通　生甘草　连翘　黄连　滑石　赤苓　麦冬去心

引用灯心，水煎服。

【方歌】加味导赤除湿热，生地木通甘草协，翘连滑石苓麦冬，引加灯心称妙诀。

# 男妇年长出痘门

## 男子年长出痘

年长出痘总不宜，真阴亏损元气虚，一逢出痘毒冲炽，水不胜火岂能支，夹热参麦清补剂，攻浆参归鹿茸宜。

【注】男子自十六岁后，皆谓之年长。嗜欲情开，元精走泄，又遇痘毒之火冲炽，则真阴亏损，水虚不能制火。故每至行浆之际，口渴心烦，鼻衄咽痛，不能成脓，结痂者有之。治者不可妄用寒凉。五六日前，只宜参麦清补汤调治，至七八日如脓浆不行，急宜攻浆，以参归鹿茸汤内调鸡冠血酒治之。但得浆行，庶可无虞。

### 参麦清补汤

当归 川芎 花粉 白芍酒炒 生地 人参 生黄芪 前胡 桔梗 牛蒡子炒，研 生甘草 红花 南山楂 麦冬去心

引用生姜，水煎服。

【方歌】参麦清补用归芎，花粉白芍生地同，参芪前桔牛蒡草，红花山楂麦门冬。

### 参归鹿茸汤 方见灌浆证治。

### 鸡冠血酒 方见灰陷白陷。

## 妇女出痘行经

妇女发痘遇经行，当期毒解不须惊，非期凉血解毒治，过期四物解毒从，去血过多气血弱，十全大补服通灵。

【注】女子出痘，或遇经行，须问其是期非期。如期而出者，则毒热随血解去，不须施治，其证自愈。若非期而至者，此毒火内扰于胞中，致血妄行，以凉血解毒汤治之；若过期不止，乃毒热乘入血室，以四物解毒汤加元参、甘草主之。若行浆时去血过多，此气血虚弱不能统摄也，急用十全大补。治若稍缓，痘浆不行，则无救矣。

### 凉血解毒汤 方见结痂落痂证治。

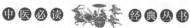

**四物解毒汤**

当归　白芍酒炒　生地　元参　栀子炒　川芎　生甘草　黄连酒炒
黄柏酒炒　黄芩酒炒

水煎服。

【方歌】四物解毒汤如神，归芍生地共元参，栀子川芎生甘草，黄连
黄柏共黄芩。

**十全大补汤**方见结痂落痂证治。

## 孕妇出痘

妊娠出痘势最难，母子相连掌握间。审其所因随证治，如圣安胎
效通仙。

【注】孕妇最忌出痘，盖热能动胎，胎落则气血因之而伤，又安望其
起胀、灌浆、结痂耶？故遇孕妇出痘，始终以安胎为上。用如圣散随证
加减治之，不可轻用犯胎之药，致有触动。

**如圣散**

当归身　陈皮　白术土炒　大腹皮　黄芩　缩砂仁连壳炒　甘草生　黑
豆酒洗　桑上羊儿藤

水煎服。

初发热，加升麻、葛根、连翘。出而稠密者，加酒炒黄连、牛蒡子、
连翘、南山楂。不起发者，加牛蒡子、赤芍药。渴，加麦门冬、知母、
花粉。血动者，四物汤加芩、连。脾虚食少，毒发不出者，千金内托汤
去肉桂，倍加参、芪。身热有外邪者，参苏饮加木香。

【方歌】安胎如圣散最宜，归陈白术大腹皮，黄芩砂仁共甘草，黑豆
羊藤服莫疑。

## 痘出遇产

痘出正盛逢临产，束手无策势最险。无恙十全大补治，恶露未尽
黑神散。

【注】孕妇当痘正出之际，忽然欲产，俟产育后无他恙者，只宜大补
气血，十全大补汤主之。若腹中微痛，此恶露未尽也，黑神散主之。

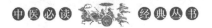
**十全大补汤**<sub></sub>方见结痂落痂证治。

**黑神散**

当归　川芎　熟地黄　青皮<sub>醋炙</sub>　香附<sub>醋炙</sub>　蒲黄　桂心　干姜

水煎，温服。

【**方歌**】恶露未净黑神良，当归川芎熟地黄，青皮香附俱醋炙，蒲黄桂心合干姜。

## 产后出痘

产后如逢出痘疮，惟凭补益莫惊慌，十全大补全功效，勿用寒凉致损伤。

【**注**】妇人产后气血已伤，又遇出痘，则气血之供用难给，不能领载其毒。惟宜大补气血，以十全大补汤治之，切不可妄用寒凉之剂，致伤生发之机也。

**十全大补汤**<sub></sub>方见结痂落痂证治。

# 疹门

## 疹原

麻为正疹亦胎毒，毒伏六腑感而出。初发之状有类痘，形尖渐密不浆殊。始终调护须留意，较痘虽轻变化速。

【**注**】疹非一类，有瘙疹、瘾疹、温疹。盖痘疹皆非正疹也，惟麻疹则为正疹。亦胎元之毒，伏于六腑，感天地邪阳火旺之气，自肺、脾而出，故多咳嗽喷嚏，鼻流清涕，眼泪汪汪，两胞浮肿。身热二三日或四五日，始见点于皮肤之上，形如麻粒，色若桃花，间有类于痘大者，此麻疹初发之状也。形尖疏稀，渐次稠密，有颗粒而无根晕，微起泛而不生浆，此麻疹见形之后，大异于痘也。须留神调治，始终不可一毫疏忽。较之于痘虽稍轻，而变化之速则在顷刻也。

## 麻疹轻重

麻疹出时非一端，其中轻重要详参。气血和平轻而易，表里交杂重则难。

【注】麻疹出时有轻重之分，临时须要详察。若气血和平，素无他病者，虽感时气，而正能制邪；故发热和缓，微微汗出，神气清爽，二便调匀，见点则透彻散没，不疾不徐，为轻而易治者也。若素有风寒食滞，表里交杂，一触邪阳火旺之气，内外合发，而正不能制邪，必大热无汗，烦躁口渴，神气不清，便闭尿涩，见点不能透彻收散，或太紧速，则为重而难治者也。

## 麻疹主治大法

疹宜发表透为先，最忌寒凉毒内含。已出清利无余热，没后伤阴养血痊。

【注】凡麻疹出，贵透彻，宜先用表发，使毒尽达于肌表。若过用寒凉，冰伏毒热，则必不能出透，多致毒气内攻，喘闷而毙。至若已出透者，又当用清利之品，使内无余热，以免疹后诸证。且麻疹属阳热，甚则阴分受伤，血为所耗，故没后须以养血为主，可保万全。此首尾治疹之大法，至于临时权变，惟神而明之而已。

## 麻疹未出证治

欲出麻疹身微热，表里无邪毒气松，若兼风寒食滞热，隐伏不出变丛生。宣毒发表为主剂，随证加味莫乱从。

【注】麻疹一证，非热不出，故欲出时，身先热也。表里无邪者，热必和缓，毒气松动，则易出而易透。若兼风寒食热诸证，其热必壮盛，毒气郁闭，则难出而难透。治以宣毒发表汤。其间或有交杂之证，亦照本方随证加减治之。

### 宣毒发表汤

升麻　葛根　前胡　桔梗　枳壳麸炒　荆芥　防风　薄荷叶　木通
连翘去心　牛蒡子炒,研　淡竹叶　生甘草

引加芜荽，水煎服。

感寒邪者，加麻黄，夏月勿用。食滞，加南山楂；内热，加黄芩。

【方歌】疹伏宣毒发表汤，升葛前桔枳荆防，薄通翘蒡淡竹草，引加芜荽水煎尝。

## 麻疹见形证治

麻疹已出贵透彻，细密红润始为良。若不透彻须分晰，风寒毒热气虚详。风寒升葛汤加味，毒热三黄石膏汤，气虚人参败毒散，托里透疹效非常。

【注】麻疹见形，贵乎透彻。出后细密红润，则为佳美。有不透彻者，须察所因：如风寒闭塞，必有身热无汗，头疼呕恶，疹色淡红而黯之证，宜用升麻葛根汤，如苏叶、川芎、牛蒡子；因毒热壅滞者，必面赤身热，谵语烦渴，疹色赤紫滞黯，宜用三黄石膏汤；又有正气虚弱，不能送毒外出者，必面色㿠白，身微热，精神倦怠，疹色白而不红，以人参败毒散主之。

**升麻葛根汤**方见痘门发热证治。

**三黄石膏汤**

麻黄　石膏　淡豆豉　黄柏　黄连　栀子　黄芩

水煎服。

【方歌】疹出不透因毒热，三黄石膏汤急寻，麻黄石膏淡豆豉，黄柏黄连栀子芩。

**人参败毒散**

人参　川芎　羌活　独活　前胡　枳壳麸炒　桔梗　柴胡　生甘草赤苓

引用生姜，水煎服。

【方歌】疹因气虚出难透，人参败毒有奇功，参芎羌独前枳桔，柴胡甘草赤茯苓。

## 麻疹收没证治

疹出三日当收没，不疾不徐始无虞。收没太速毒攻内，当散不散虚热医。毒盛荆防解毒治，外用胡荽酒法宜。虚热柴胡四物剂，应证而施病渐离。

【注】麻疹见形三日之后，当渐次没落，不疾不徐，始为无病。若一二日疹即收没，此为太速。因调摄不谨，或为风寒所袭，或为邪秽所触，以致毒反内攻。轻则烦渴谵狂，重则神昏闷乱，急宜内服荆防解毒汤，外用胡荽酒熏其衣被，使疹透出，方保无虞。当散不散者，内有虚热留滞于肌表也。其证潮热烦渴，口燥咽干，切不可纯用寒凉之剂，以柴胡四物汤治之。使血分和畅，余热悉除，疹即没矣！

**荆防解毒汤**

薄荷叶 连翘<sub>去心</sub> 荆芥穗 防风 黄芩 黄连 牛蒡子<sub>炒，研</sub> 大青叶 犀角 人中黄

引用灯心、芦根，水煎服。

【方歌】收没太速毒内攻，荆防解毒治最灵，薄翘荆防芩连蒡，大青犀角共人中。

**胡荽酒**<sub>方见痘门水泡证治。</sub>

**柴胡四物汤**

白芍<sub>炒</sub> 当归 川芎 生地 人参 柴胡 淡竹叶 地骨皮 知母<sub>炒</sub> 黄芩 麦冬<sub>去心</sub>

引加生姜、红枣，水煎服。

【方歌】当散不散因虚热，柴胡四物芍归芎，生地人参柴竹叶，地骨知母芩麦冬。

## 身热不退

麻疹已发身犹热，毒热壅遏使之然。出用化毒清表剂，没后柴胡清热煎。

【注】麻疹非热不出，若既出透，其热当减。倘仍大热者，此毒盛壅遏也，宜用化毒清表汤治之。疹已没落而身热者，此余热留于肌表也，宜柴胡清热饮治之。

**化毒清表汤**

葛根 薄荷叶 地骨皮 牛蒡子<sub>炒，研</sub> 连翘<sub>去心</sub> 防风 黄芩 黄

连　元参　生知母　木通　生甘草　桔梗

引用生姜、灯心，水煎服。

**【方歌】**疹已出透身壮热，化毒清表为妙诀，葛薄地骨蒡翘防，芩连元知通甘桔。

#### 柴胡清热饮

柴胡　黄芩　赤芍　生地　麦冬去心　地骨皮　生知母　生甘草

引用生姜、灯心，水煎服。

**【方歌】**疹已没落热不减，柴胡清热效通仙，柴胡黄芩芍生地，麦冬地骨知母甘。

## 烦渴

毒热内盛火上炎，心胃扰乱烦渴添，未出升葛汤加味，已出白虎汤为先，没落竹叶石膏用，因时医治莫迟延。

**【注】**凡出麻疹烦渴者，乃毒热壅盛也。盖心为热扰则烦，胃为热郁则渴。当未出时，宜升麻葛根汤加麦冬、天花粉；已出者，宜白虎汤；没后烦渴者，用竹叶石膏汤。

**升麻葛根汤**方见痘门发热证治。

#### 白虎汤

石膏煅　生知母　生甘草

引用粳米，水煎服。

**【方歌】**麻疹已发多烦渴，白虎清热自能安，石膏知母生甘草，引加粳米用水煎。

#### 竹叶石膏汤

人参　麦冬去心　石膏煅　生知母　竹叶　生甘草

水煎服。

**【方歌】**疹已没落当安静，若加烦渴热未清，竹叶石膏汤参麦，石膏知母竹甘从。

## 谵妄

疹发最怕毒火盛，热昏心神谵妄生，未出三黄石膏治，已出黄连解毒灵。

【注】谵妄一证，乃毒火太盛，热昏心神而然也。疹未出而谵妄者，三黄石膏汤主之；疹已出而谵妄者，黄连解毒汤主之。

**三黄石膏汤**方见麻疹见形证治。

**黄连解毒汤**方见痘门结痂落痂证治。

## 喘急

疹初无汗作喘急，宣发麻杏石甘宜。毒热内攻金受克，保肺清气化毒医。

【注】喘为恶候，麻疹尤忌之。如初出未透，无汗喘急者，此表实拂郁其毒也，宜用麻杏石甘汤发之；疹已出，胸满喘急，此毒气内攻，肺金受克，宜用清气化毒饮清之。若迟延失治，以致肺叶焦举，则难救矣。

**麻杏石甘汤**

石膏煅　麻黄蜜炒　杏仁去皮、尖，炒　生甘草

引用生姜，水煎服。

【方歌】喘用麻杏石甘汤，石膏火煅合麻黄，杏仁去尖须微炒，甘草相配引生姜。

**清气化毒饮**

前胡　桔梗　栝蒌仁　连翘去心　桑皮炙　杏仁炒，去皮、尖　黄芩　黄连　元参　生甘草　麦冬去心

引用芦根，水煎服。

【方歌】毒热内攻肺喘满，清气化毒饮最灵，前桔栝蒌翘桑杏，芩连元参草麦冬。

## 咳嗽

疹初咳嗽风邪郁，加味升麻葛根良。毒热熏蒸金受制，清金宁嗽自堪尝。

【注】麻疹发自脾、肺，故多咳嗽。若咳嗽太甚者，当分初、没治之。初起咳嗽，此为风邪所郁，以升麻葛根汤加前胡、桔梗、苏叶、杏仁治之；已出咳嗽，乃肺为火灼，以清金宁嗽汤主之。

**升麻葛根汤**方见痘门发热证治。

**清金宁嗽汤**

橘红　前胡　生甘草　杏仁去皮、尖,炒　桑皮蜜炙　川连　栝蒌仁　桔梗　浙贝母去心

引用生姜、红枣，水煎服。

【方歌】嗽用清金宁嗽汤，橘红前草杏仁桑，川连栝蒌桔贝母，引用红枣共生姜。

## 喉痛

疹毒热甚上攻喉，肿痛难堪实可忧。表邪元参升麻用，里热凉膈消毒求。

【注】疹毒热盛，上攻咽喉，轻则肿痛，甚则汤水难下，最为可虑。表邪郁遏，疹毒不能发舒于外，致咽喉作痛者，元参升麻汤主之；里热壅盛，或疹已发于外，而咽喉作痛，以凉膈消毒饮主之。

**元参升麻汤**

荆芥　防风　升麻　牛蒡子炒,研　元参　生甘草

水煎服。

【方歌】表郁疹毒喉肿痛，急服元参升麻汤，荆芥防风升麻蒡，元参甘草水煎尝。

**凉膈消毒饮**

荆芥穗　防风　连翘去心　薄荷叶　黄芩　生栀子　生甘草　牛蒡子炒,研　芒硝　大黄生

引用灯心，水煎服。

【方歌】里热喉痛苦难当，凉膈消毒饮最良，荆防翘薄芩栀草，牛蒡芒硝生大黄。

## 失音

疹毒声哑肺热壅，元参升麻大有功。已发加减凉膈散，没后儿茶音即清。

【注】失音者，乃热毒闭塞肺窍而然也。疹初失音者，元参升麻汤主

之；疹已发而失音者，加减凉膈散主之；疹没后声哑者，儿茶散主之。

**元参升麻汤**方见喉痛。

**加减凉膈散**

薄荷叶　生栀子　元参　连翘去心　生甘草　苦桔梗　麦冬去心　牛蒡子炒，研　黄芩

水煎服。

【方歌】加减凉膈治失音，薄荷栀子共元参，连翘甘草苦桔梗，麦冬牛蒡与黄芩。

**儿茶散**

硼砂二钱　孩儿茶五钱

共为细末，凉水一盏，调药一匙服之。

## 呕吐

疹发缘何呕吐逆，火邪扰胃使之然。竹茹石膏为主治，和中清热吐能安。

【注】麻疹呕吐者，由于火邪内迫，胃气冲逆也。须以竹茹石膏汤和中清热，其吐自止。

**竹茹石膏汤**

半夏姜制　赤苓　陈皮　竹茹　生甘草　石膏煅

引用生姜，水煎服。

【方歌】竹茹石膏汤治吐，半夏姜制配茯苓，陈皮竹茹生甘草，石膏火煅共合成。

## 泻泄

毒热移入大肠经，传化失常泻泄成，初起升葛汤加味，已发黄连解毒清。

【注】麻疹泻泄，乃毒热移入肠胃，使传化失常也。治者切不可用温热诸剂。疹初作泻者，以升麻葛根汤加赤茯、猪苓、泽泻主之；疹已出作泻者，以黄连解毒汤加赤苓、木通主之。

**升麻葛根汤**方见痘门发热证治。

**黄连解毒汤**方见痘门结痂落痂证治。

# 痢疾

夹疹之痢最难当，毒热凝结移大肠，腹痛下痢赤白色，悉用清热导滞良。

【注】麻疹作痢，谓之夹疹痢。因毒热未解，移于大肠所致也。有腹痛欲解，或赤或白，与赤白相兼者，悉用清热导滞汤主之，不可轻投涩剂。

**清热导滞汤**

山楂　厚朴姜炒　生甘草　枳壳麸炒　槟榔　当归　白芍酒炒　条芩酒炒　连翘去心　牛蒡子炒，研　青皮炙　黄连吴茱萸炒

引用生姜，水煎服。

【方歌】痢用清热导滞汤，山楂朴草壳槟榔，归芍条芩翘牛蒡，青皮黄连引生姜。

# 腹痛

小儿发疹腹中疼，毒郁肠胃食滞凝。曲腰啼叫眉频蹙，加味平胃散堪行。

【注】麻疹腹痛者，由食滞凝结，毒气不得宣发于外，故不时曲腰啼叫，两眉频蹙。须以加味平胃散治之，滞消毒解，而痛自除矣。

**加味平胃散**

防风　升麻　枳壳麸炒　葛根　苍术炒　陈皮　厚朴姜炒　南山楂　麦芽炒　生甘草

引用生姜、灯心，水煎服。

【方歌】加味平胃散如神，防风升麻枳葛根，苍陈厚朴楂芽草，生姜灯心水煎匀。

# 衄血

疹家衄血莫仓惶，毒从衄解妙非常。衄甚吹鼻发灰散，内服犀角地黄汤。

【注】肺开窍于鼻，毒热上冲，肺气载血妄行，则衄作矣。然衄中有发散之义，以毒从衄解，不须止之。但不可太过，过则血脱而阴亡也。如衄甚者，宜外用发灰散吹入鼻中，内服犀角地黄汤，其血可止。

**发灰散　犀角地黄汤**方俱见痘门衄血便血。

## 瘟疹

儿在母腹血热蒸，生后不免遇凉风，遍体发出如粟米，此名瘟疹何须评。

【注】瘟疹者，儿在胎中受母血热之气所蒸已久，及生后外遇凉风，以致遍身红点，如粟米之状。满月内见者，名为烂衣疮；百日内见者，又名百日疮；未出痘疮之先见者，即名为瘟疹。调摄谨慎，不治自愈。

## 盖痘疹

痘后出疹盖痘传，余毒未尽夹食寒，遍身作痒如云片，加味消毒服即安。

【注】盖痘疹者，谓痘方愈而疹随发也。因痘后余毒未尽，更兼恣意饮食，外感风寒，以致遍身出疹，色赤作痒，始如粟米，渐成云片。宜加味消毒饮疏风清热，疹即愈矣。

**加味消毒饮**

荆芥穗　防风　牛蒡子炒　升麻　生甘草　赤芍　南山楂　连翘去心
引用生姜，水煎服。

【方歌】盖痘疹因风热成，加味消毒饮最灵，荆防牛蒡升麻草，赤芍山楂连翘从。

## 瘾疹

心火灼肺风湿毒，隐隐疹点发皮肤，疏风散湿羌活散，继用消毒热尽除。

【注】瘾疹者，乃心火灼于肺金，又兼外受风湿而成也。发必多痒，色则红赤，隐隐于皮肤之中，故名曰瘾疹。先用加减羌活散疏风散湿，继以加味消毒饮清热解毒。表里清而疹愈矣。

**加味羌活散**

羌活　前胡　薄荷叶　防风　川芎　枳壳<sub>麸炒</sub>　桔梗　蝉蜕　连翘<sub>去心</sub>
生甘草　赤苓

引用生姜，水煎服。

【**方歌**】瘾疹羌活散相当，羌活前胡薄荷防，川芎枳桔净蝉蜕，连翘
甘草赤苓姜。

**加味消毒饮**<sub>方见盖痘疹。</sub>

编辑幼科

种痘心法要旨

# 卷六十

# 编辑幼科种痘心法要旨

夫痘，胎毒也。伏于有形之始，因感而发，为生人所不能免。然其发也，或染时气，或感风寒，或因饮食，或由惊恐，以病引病，为患多端，变更莫测。且其间顺吉者少，险逆者多，有千方百计而不能冀其愈于万一者，此其所以为难也。古有种痘一法，起自江右，达于京畿。究其所源，云自宋真宗时，峨眉山有神人出，为丞相王旦之子种痘而愈，遂传于世。其说虽似渺茫，然以理揆之，实有参赞化育之功，因时制宜之妙。盖正痘感于得病之后，而种痘则施于未病之先；正痘治于成病之时，而种痘则调于无病之日。自表传里，由里达表，既无诸证夹杂于其中，复有善方引导于其外，熏蒸渐染，胎毒尽出，又何虑乎为患多端，变更莫测，以致良工束手于无可如何之地耶？此诚去险履平，避危就安之良法也。然种痘一科，多口传心授，方书未载，恐后人视为虚诞之辞，相沿日久，无所考稽，使至理良法，竟置无用之地，神功湮没，岂不大可惜哉！今将种痘一法，细加研究，审度精详，纂辑成书，永垂千古，庶为种痘之津梁，咸登赤子于寿域也。

## 种痘要旨

尝考种痘之法，有谓取痘粒之浆而种之者；有谓服痘儿之衣而种之者；有谓以痘痂屑干吹入鼻中种之，谓之旱苗者；有谓以痘痂屑，湿纳入鼻孔种之，谓之水苗者。然即四者而较之，水苗为上，旱苗次之，痘衣多不应验，痘浆太涉残忍。故古法独用水苗，盖取其和平稳当也。近世始用旱苗，法虽捷径，微觉迅烈。若痘衣、痘浆之说，则断不可从。夫水苗之所以善者，以其势甚和平，不疾不徐，渐次而入；既种之后，小儿无受伤之处，胎毒有渐发之机，百发百中，捷于影响，尽善尽美，可法可传，为种痘之最优者。其次则旱苗虽烈，犹与水苗之法相近，儿体壮盛，犹或可施。至若痘痂之何以为顺；选苗之何以善藏；天时之何以得正；种期之何以为吉；调摄之何以合宜；禁忌之何以如法；形气之何以可种；与痘衣痘浆之弊，一一条分缕晰，细列于后。学者必细心体阅，则中有灼见，不致有他歧之惑，庶种法既善，而成功可必矣！

## 选苗

苗者，痘之痂也。种痘者，全资乎此，以为胎毒之引导，关系匪轻。选苗时，宜留神细察，不可轻忽，其中有可用者，有不可用者，惟在痘之顺与不顺别之。痘之不顺者，出不尖圆，色不红润，浆不充满，所落之痂，黑黯而薄。此天人合病，内外合邪所致，即幸而得愈，亦不过良工之善为调治，非天然之美。此等痘痂，断不可用。痘之顺者，始终无夹杂之证，出则尖圆，色则红润，浆则充满；所落之痂，苍蜡光泽，肥大厚实。此得天地阴阳之正气，极顺之苗也，收而用之，效如响应。但此痂甚少，所遇无多，或不能亲其事而假手他人，亦必令彼身亲目睹方可。否则宁置而不用，切勿滥用，种者审之。

## 蓄苗

种痘必资于苗，而苗之所可恃者，在气之相通耳。若遇热则气泄，日久则气薄，触污秽则气不清，藏不洁则气不正，此蓄苗之法，所以不可不慎也。如遇好苗，须贮新磁瓶内，上以物密覆之，置于洁净之所，清凉之处。其所贮之苗，在春天者，一月之痂可种。冬令严寒，四五十日之痂尚可种。盖寒则气收藏，热则气易泄，故时日有不同也。然于未收苗时，即当先与出痘之家明言其故，使彼乐从，无所疑忌。彼方肯用心收贮，不致稍有贻误也。

## 天时

种痘贵得天时，得其时则种，不得其时则不种。夫天时之正，莫过于春。春为万物发生之际，天气融和，不寒不热，种之则痘自随其气而发生，此正、二、三月之时，所以可种也。若交夏之后，六阳尽出地上，人之阳气亦皆外浮，暑热烁金，受病者众。斯时种痘，儿何以堪？此四、五、六月之时，所以必不可种也。至若秋令，天气清肃，收敛之时，虽遇可种之儿，而无引毒之具，此七、八、九月之时，势有不能种也。至于十月，名曰小春，虽亦可种，然斯时寒气固结，纯阴用事，不若俟冬至后一阳鼓动，借其生生之气，种之甚吉。此十月之所以可种，犹不若十一、十二月之尤可种也。然当可种之时，亦有不可种者。如春应温而反寒，夏应热而反凉，秋应凉而反热，冬应寒而反温，当其时而非其气，是天地不正之气也。常人感染则成时疫，小儿调理未遑，况敢言种痘乎？倘或遇此，只宜稍避，俟时气平定，再为议种，方保万全。亦有未种之时，天时甚正，既种之后，忽尔寒暄不时，此又人事所遇不齐，偶尔变气，出乎意外者也。则宜屋中适其寒温，顺会天时，常烧辟秽香，饮食起居，更加谨慎，可保无恙。种痘者宜详审而体察之。

## 择吉

下苗之日，必择成日、开日、栽种日及合天月二德日则吉。倘三者不能兼备，即成、开之日亦可。若值人神所在之日，忌不可种。

种痘吉日：

成日　　开日　　栽种日

天月二德日：正、五、九月在丙；二、六、十月在甲；三、七、十一月在壬；四、八、十二月在庚。

人神所在之日：十一日在鼻柱；十五日在遍身。

## 调摄

种痘之在调摄，最为紧要，自始至终，不可稍忽，如避寒热、慎饮食是也。天气严寒，盖覆宜温暖，勿使受寒，恐被寒气所触，则痘不得出。亦不可过于重棉叠褥，使热气壅滞，致痘不宣发。天气温暖，盖覆宜适中，恐客热与毒相并，致增烦热。亦不可轻易着单露体，使寒邪外侵，阻遏生发之气。此寒热所以贵得其平也。人之气血，必借饮食生化，痘之始终，全赖乎此。若饮食亏少，气血何所资助乎？但不可过甚。若过饮，则饮停不化津液；过食，则食滞必生痰热。所以吮乳之儿，不多乳、不阙乳；能食之儿，勿餐辛热炙煿，勿啖黏硬生冷，勿恣意茶水，勿使饮凉浆，食不过饱，亦不过饥，此饮食所以贵得其平也。至于寒热饮食之外，凡举止动作，既不可任意骄纵，亦不可过于拂逆，惟在调摄之人，耐其性情，兢兢业业，善为保护。不但慎于既种之后，且当慎于未种之先；不但慎之见苗之初，尤当慎之落痂之后。种痘者，宜谆谆告诫，务期详细，使彼知关系匪轻，心存谨慎，如法调摄，始保万全。倘稍有不谨，以致小儿或为寒热所侵，或为饮食所伤，咎将谁诿乎？此不知调摄者，所以断不可与种也。

## 禁忌

种痘之家，房中最要洁净，切忌冲犯。最喜明亮，不可幽暗。择老成耐事之人，经过小儿出痘者，令其调护，不离左右。一切禁忌，俱当谨遵。勿詈骂呼怒，勿言语惊慌，勿对梳头，勿对搔痒，勿嗜酒，勿歌乐。凡房中淫液气、妇人经候气、腋下狐臭气、行远劳汗气、误烧头发气、误烧鱼骨气、吹灭灯烛气、硫黄柴烟气、葱蒜醉酒气、沟渠污浊气，悉宜避之。更当预嘱其左右之人，倘值迅雷、烈风、暴雨之变，大宜安定，勿使儿惊。其帏帐宜谨，盖覆宜密，切勿暴动生风。常烧辟秽香，以避偶尔不正之气。再令人谨伺其门，不许生人往来，不许僧、道、师、巫、孝服之人入室。以上禁忌，一一遵守则吉，稍有疏忽，每至败事。种痘者切宜谆谆告诫之。

### 辟秽香

南苍术半斤　川大黄四两

上锉细片，炉中烧之，不可间断。

## 可种

小儿面部红润，精采明亮透达，印堂、山根、年寿、眼下、口角无青黯之色。两目黑白分明，视瞻平正，愈看愈有神气精光。囟不陷、不填。头不解颅。鼻孔不小。气清不浊。声音清亮。天柱骨正，颈不歪斜。骨肉相称，又宜紧束，肥不见肉，瘦不露骨。小便远而长，肾囊紧小，微带紫黑色，如荔枝壳。

身无瘕癖、疮疥；项无结核；腹无积聚；形气充实；精神强健；脏腑调顺；脉息和平。

以上皆可种。

## 不可种

小儿面色青白，或黧黑、痿黄，无喜色，无精采；两目黑多白少，白睛带青色，视瞻歪斜，暗昧无神；囟陷囟填；解颅；囟不合；五软；五硬；龟胸；龟背；鹤膝；鼻孔小；气浊；声音不亮、不长，肉不束；骨松如发面样；身体瘦无䐃肉；身有瘕癖、疮疥；腹有疳积；项有结核；病后元气未复；素有惊痫之证；失乳之后；气血不足；脾胃虚弱；精神倦怠；脉不和平。

以上皆不可种。

凡小儿父母，行事疏忽，不知调摄，不听禁忌，不信医药，过于溺爱骄纵者，亦断不可与种。

## 水苗种法

种痘之时，要细阅小儿气血冲和，脏腑均平，内无痰热食积所伤，外无六淫之气相侵，方可用上好痘痂种之。一岁者，用二十余粒。三四岁者，用三十余粒。置于净磁钟内，以柳木作杵，碾为细末，以净水滴三五点入钟内，春温用，冬热用。干则再加水几点，总以调匀为度，不燥不湿。用新棉些须摊极薄片，裹所调痘屑在内，捏成枣核样，以红线拴定，仍留寸许，长则剪去。将苗纳入鼻孔，分男左、女右，不可离人，时时看守。倘小儿用手拈弄，急禁止之。或被嚏出，急将苗塞鼻内，不可稍缓，恐泄苗气。下苗后必以六个时辰为度，然后取出。如遇天气严寒，多留数刻，若遇时令和暖，早取数刻亦可，要在临时斟酌。痘苗取出之后，其苗气渐次而入，传遍五脏。至七日始发热，发热三日而苗见，见苗三日而出齐，出齐三日而灌浆，浆足三日而回水结痂，大功成矣！

## 五脏传送之理

鼻者，肺之外窍也。水苗种法，以苗塞鼻中，其气先传于肺；肺主皮毛，肺传于心；心主血脉，心传于脾；脾主肌肉，脾传于肝；肝主筋，肝传于肾。肾主骨，痘毒藏骨髓之内，感苗气而发，其毒自骨髓尽达于筋，肾脏之毒解矣；自筋尽达于肌肉，肝脏之毒解矣；自肌肉尽达于血脉，脾脏之毒解矣；自血脉尽达于皮毛，心脏之毒解矣；自皮毛尽达于颗粒，肺脏之毒解矣。五脏之毒层递而解，然后毒化浆成，收靥落痂。此种痘传送之次序也，不可不知。

## 旱苗种法

旱苗种法，用银管约长五六寸，曲其颈，碾痘痂极细，纳于管端。按男左、女右，对准鼻孔吹入之，至七日而亦发热。今时多用此法，盖取其简便捷入，不致脱落而有透泄苗气之患也。第恐后人用之不善，轻吹之则不骤入，重吹之则迅烈难当。且恐流涕过多，苗随涕去，往往不验。今欲垂法后世，当取其法之和平稳当万全者，而则效之。此所以独取于水苗也。

## 痘衣种法

小儿出痘者，当长浆。浆足之时，则彼痘气充盛，取其贴身里衣，与未出痘之儿女服之，服二三日，夜间亦不脱下，至九日、十一日始发热，此乃衣传。然恐气薄不透，多有不热不出，其法不灵，故不可用。

## 痘浆种法

择小儿出痘之顺者，取其痘浆以棉拭之，分男左、女右，塞入鼻中，亦能发痘。但取痘浆之时，不令本家知觉，捏破痘浆，盗以作种，使彼真气宣泄，毒不能解，此忍心害理不仁之事也。同志者切宜深恶而痛绝之，又岂可尤而效之也哉！

## 信苗

种痘发热以前，小儿面部上忽出颗粒似痘，名曰信苗，此痘之将发毒气之标也。色红而软，听之自消。若红紫坚硬，有如鱼目者，急以银针挑破，上以二圣散则无虞。

### 二圣散

明雄黄　紫草各等分

共碾为细末，用油胭脂调上。

## 补种

下苗后，宜令亲切之人左右看守，恐他人用心之不慎也。若视为泛常，看守疏忽，恐小儿恶其苗塞鼻中，不时捏出，使苗气一泄，种多不验。所以种而不发者亦有之也。然或小儿五内壮实，不受苗气，艰于传进不发者亦有之。更有胎毒深邃，潜藏内蓄，虽苗气传至，不能引出不发者亦有之。俱当俟逾十一日为度。过此不发，然后察天时和顺，再为补种之亦可。

## 自出

种痘以七日为期。五脏传遍始发热者，常也。或有至九日、十一日而发者，此传送迟慢之故，亦无足虑。若发热于五日以前，此时苗气尚未传至，其毒何由而发？必因种后适逢天行时气，小儿感染而成。是乃自出之痘，非关苗气引出者。种痘者不可不知，要当于未种之时，预为申明其说焉。

## 治法

种痘乃引毒达表，乘儿安宁无病之时，事属顺吉，又何言治。然恐痘家过于溺爱，起居不谨，饮食不节，此病所由生也，故治法亦所不免。当悉照治正痘之法，治之可也。

编辑外科

心法要诀

# 卷六十一

# 编辑外科心法要诀

## 十二经循行部位歌

手之三阳手外头，手之三阴胸内手；足之三阳头外足，足之三阴足内走。

【注】手之三阳手外头者，谓手阳明大肠经，从手次指内侧之端，上行手臂外之上行，音杭。至头鼻孔两旁也；手少阳三焦经，从手四指外侧之端，上行手臂外之中行，至头耳前动脉也；手太阳小肠经，从手小指外侧之端，上行手臂外之下行，至头耳中珠子也。手之三阴胸内手者，谓手太阴肺经，从胸乳上循行臑内，下行肘臂内之上行，至手大指内侧之端也；手厥阴心包络经，从腋下乳外，循行臑内，下行肘臂内之中行，至手中指之端也；手少阴心经，从腋筋间循行臑外，下行肘臂内之下行，至手小指内侧之端也。足之三阳头外足者，谓足阳明胃经，从头目下循颊颈乳中，下行腹外股膝跗之前行，至足二指之端也；足少阳胆经，从头目外眦，循行绕耳颅颠，下行胁胯膝跗之中行，至足四指外侧之端也；足太阳膀胱经，从头目内眦，循行额颠项背，外行臀腘腨踝之后行，至足小趾外侧之端也。足之三阴足内走者，谓足厥阴肝经，从足大趾外侧之端，循行前行上内踝上腘腨，膝之中行，内行阴器腹胁之外行，上至乳下也；足太阴脾经，从足大趾内侧之端，循行内踝膝里股内之中行，上行腹中至季胁也；足少阴肾经，从足心循行内踝足跟内侧之后行，上腹内至胸也。诸阳行外，诸阴行里，四肢背腹皆如此也。

## 头前正面歌

头督唇任五中行，眦旁足太颧手阳，侧上足少绕耳手，鼻旁手明唇足方。

【注】头之正面分五行，音杭。其中行上嘴唇以上，属督脉；下嘴唇以下，属任脉，此为中行也。其第二行，目内眦旁上，属足太阳经，鼻旁下，属手阳明经，此为第二行也。其第四行，面颧骨外旁，属手太阳经；头侧上，属足少阳经；绕耳前后，属手少阳经，此为第四行也。其第三行唇旁，属足阳明经，为第三行也（图61-1）。

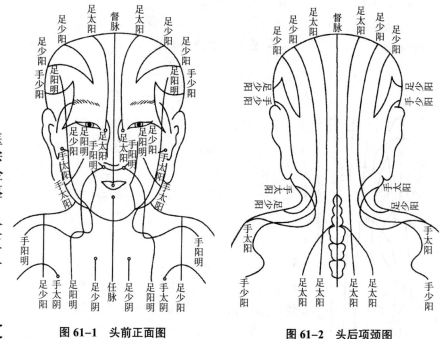

图 61-1　头前正面图　　　　　　图 61-2　头后项颈图

## 头后项颈歌

　　头后七行督中行，惟二足太足少阳，颈前任中二足明，三手四行手太阳，五足少阳六是手，七足太阳督中行。

　　【注】头后项颈分七行：其中行属督脉，惟两旁第二行属足太阳经，其余第三行、四行、五行皆属足少阳经。颈前中行属任脉，二行属足阳明经，三行属手阳明经，四行属手太阳经，五行属足少阳经，六行属手少阳经，七行属足太阳经。项后中行属督脉经也（图61-2）。

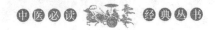

## 胸腹脊背歌

胸腹二行足少阴，三足阳明四太阴，五足厥阴六少阳，脊背二三足太阳（图61-3、图61-4）。

【注】胸腹之中行属任脉，两旁第二行属足少阴肾经，第三行属足阳明胃经，第四行属足太阴脾经，乳下胁上第五行属足厥阴肝经，胁后第六行属足少阳胆经，脊外两旁二行、三行俱属足太阳膀胱经，脊之中行属督脉经。

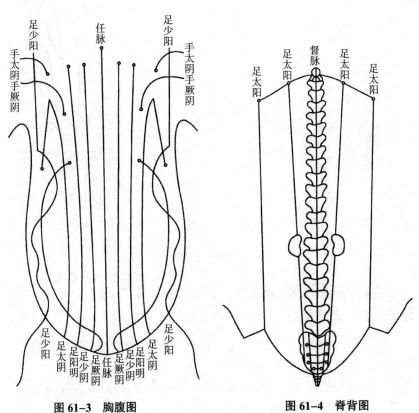

图61-3 胸腹图

图61-4 脊背图

## 手膊臂外内歌

手膊臂外上手明，中手少阳下太阳。手膊臂内上中下，手太厥少分三行（图61-5、图61-6）。

【注】手膊臂之外面，系手三阳经部位也。上行属手阳明经，中行属手少阳经，下行属手太阳经。手膊臂之内面，系手三阴经部位也。上行属手太阴经，中行属手厥阴经，下行属手少阴经。

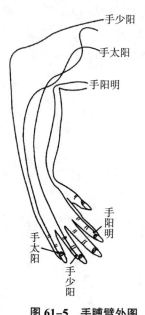

图 61-5 手膊臂外图

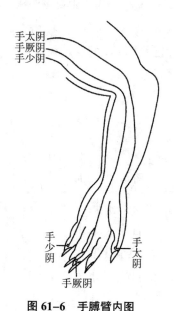

图 61-6 手膊臂内图

## 足膝外内歌

足膝外前足阳明，中行少阳后太阳。足膝之内前中后，足厥太少分三行（图61-7、图61-8）。

【注】足膝之外面，系足三阳经部位也。前行属足阳明经，中行属足少阳经，后行属足太阳经。足膝之内面，系足三阴经部位也。足大趾外侧之前行，股内之中行，属足厥阴经。内侧之中行，股内之前行，属足太阴经。足心绕踝之后行，属足少阴经。

## 肺经歌

太阴肺经起乳上，系横出腋臑中廉，达肘循臂入寸口，上鱼大指内侧边（图61-9）。

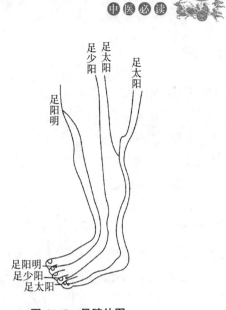

图 61-7　足膝外图

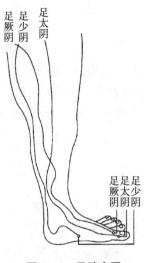

图 61-8　足膝内图

【注】手太阴肺经，起于乳上三肋端，去中行旁开六寸，腋前外弯而至臑间，由臑中廉达肘内，循臂里，过前廉，入寸口，上鱼际，终于手大指内侧，去爪甲角如韭叶。

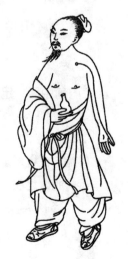

图 61-9　手太阴肺经图

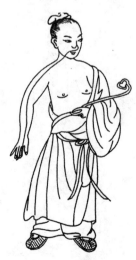

图 61-10　手阳明大肠经图

## 大肠经歌

阳明之脉手大肠，次指内侧起商阳，循手臂外过肘臑，达肩入缺上颈旁，贯颊下齿出人中，上夹鼻孔终迎香（图61-10）。

【注】手阳明大肠经，起于手大指之次指内侧，去爪甲角如韭叶许，循大指次指之歧骨，行臂外前廉，过肘外，自臑达肩，行缺盆直上头颈之侧，环出人中之左右，以夹鼻孔两旁迎香穴而终焉。

## 胃经歌

阳明胃起目下胞，从鼻入齿还承浆，颐后颊里上耳前，额颅下循两颈旁。从缺盆口下乳中，循腹腿班腿面行，外抵膝膑走足跗，至足中趾外侧当（图61-11）。

【注】足阳明胃经，起于目下鼻旁，下夹口吻绕腮，上行耳前，至额角；下行颈侧，夹结喉，至肩上横骨陷中；下行当乳之中，去中行旁开四寸；从乳顶下行至脐旁，去中行旁开三寸；从脐旁下行至腿之合缝，去中行旁开二寸；从合缝斜行向外，直下膝外前廉，至廉骨，倒上复转注而下行，至足中趾之端，去爪甲角如韭叶而止。

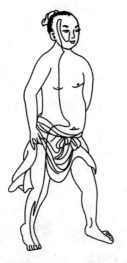

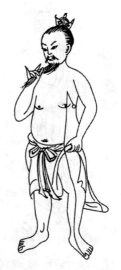

图61-11 足阳明胃经图　　　图61-12 足太阴脾经图

## 脾经歌

太阴脾起足大趾，上循内侧白肉际，核骨之后内踝前，上腨循行胫膝里，股内前廉入腹中，斜行九肋季胁止（图61-12）。

【注】足太阴脾经，起于足大趾端内侧，去爪甲角韭叶许，由内侧白肉际核骨之后，过内踝之前，自里中廉上膝；由大腿内廉入腹里，上至乳上旁开四寸五分，至胸中行旁开六寸许，是其部也；向外行至九肋间，季胁之端而终。

## 心经歌

少阴心经腋筋间，腨后肘臂内后廉，由内后廉至锐骨，小指内侧爪甲端（图61-13）。

【注】手少阴心经，起于臂内腋下筋间，循臂腨之外后廉，至肘内廉，循臂内后廉，下抵掌后锐骨之中，行于手小指内侧，去爪甲角如韭叶许而终。

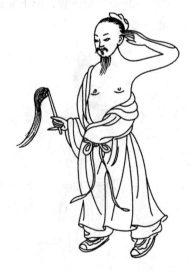

图61-13　手少阴心经图

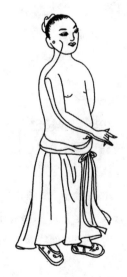

图61-14　手太阳小肠经图

## 小肠经歌

太阳小肠小指端，循手外廉踝骨前，从手踝骨出肘外，上循臑外出后廉，上过肩解绕肩胛，交肩贯颈曲颊边，面鸠骨下陷中取，耳中珠子经穴全（图61-14）。

【注】手太阳小肠经，起于手小指外侧之端，去爪甲角如韭叶许，由手外侧至手踝骨之前，行肘外后廉，上循臑外过肩后廉，而上行肩；自肩贯颈，过曲颊斜上颧骨，至耳前而终。

## 膀胱经歌

太阳膀胱起内眦，上额交颠耳后寻，下项循肩肩髆❶内，夹脊抵腰下贯臀。贯臀斜入委中穴，与支下合腘中存。贯腨内出外踝后，小指外侧终至阴（图61-15）。

【注】足太阳膀胱经，起于目内眦，上额交颠，从颠至耳上角后行，下项循肩髆内，有二道：一道侠脊旁开寸半，抵腰中，腰中有四空，从腰中下贯臀，入腘中；一道又从髆内左右分，下贯胂，侠脊内，旁开三寸，下过髀枢，循髀外后廉，下合腘中，以下贯腨内，出外踝之后，循京骨至小趾外侧端，去爪甲角如韭叶许，至阴穴而终。

## 肾经歌

少阴肾经起足心，上内踝骨足后跟，上腨出腘入股内，行至胸中部位分（图61-16）。

【注】足少阴肾经，起于足心陷中，循内踝入足后跟，中行内踝之上，上腨分中，出腘内廉后股内，上行至合缝；自合缝上行，去腹中行旁开一寸至脐；从脐旁上行，复上去中行旁开一寸五分；从腹上行至胸中，旁开二寸而终。

---

❶ 髆：原作膊，据文义改。

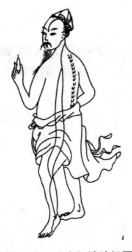

图 61-15　足太阳膀胱经图

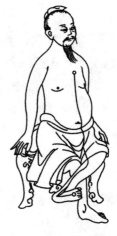

图 61-16　足少阴肾经图

## 心包络经歌

　　厥阴心包腋下起，腋下乳外臑内行，入肘下行两筋间，入掌中指之端止（图 61-17）。

　　【注】手厥阴心包络经，起于腋下三寸，乳外侧一寸许，从腋下向外上转，循臂内入肘内，下行两筋之间入掌中，循中指出其端而终。

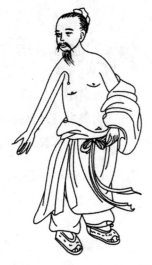

图 61-17　手厥阴心包络经图

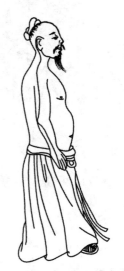

图 61-18　手少阳三焦经图

## 三焦经歌

少阳三焦四指端，手腕臂外两骨间，贯肘上肩项耳后，上绕耳前动脉间（图61-18）。

【注】手少阳三焦经，起于手小指次指之外侧，去爪甲角如韭叶许，由小指次指歧骨之间。上行手腕臂外两骨中间，贯肘上肩；由肩上项至耳后，上绕耳上角，下循耳前动脉而终。

## 胆经歌

少阳胆经起外眦，绕耳前后上额颅，颠后颈肩腋季肋，跨膝踝跗小指出（图61-19）。

【注】足少阳胆经，起于目外眦，斜贯耳前，循行耳后，上抵额颅，至颠后行颈侧，过肩下腋，走身侧之季肋，下腿胯，行膝之外，至外踝之前，内行足跗，至足小趾次趾之外侧，去爪甲角如韭叶许而终。

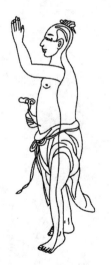

图61-19 足少阳胆经图

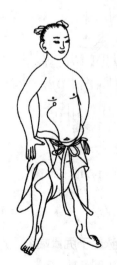

图61-20 足厥阴肝经图

## 肝经歌

厥阴肝经起聚毛，循行足跗内踝间，上腘环阴器季肋，上行乳下二肋端（图61-20）。

【注】足厥阴肝经，起于足大趾后，去爪甲韭叶聚毛处，循行足跗上面，走内踝，上行腘腨过膝，直上环阴器，向外弯行至季肋内，斜上行直乳下二肋端而终。

## 任脉歌

任脉起于两阴中，上行毛际腹中行，颈下结喉中央上，唇棱下陷承浆名（图61-21）。

【注】任脉起于前阴、后阴之中间，前行横骨，上行毛际，由毛际直上腹之中行，上行颈下结喉上之中央，由结喉上行至下唇棱下陷中而终。

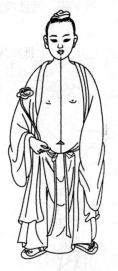

图 61-21 任脉图

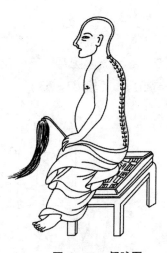

图 61-22 督脉图

## 督脉歌

督脉起于尻骨端，后行脊背腰脑颠，前行鼻柱皆中道，唇内齿上龈缝间（图61-22）。

【注】督脉起于尻骨之端，由尻骨后行脊背之中行，上行至颠顶之中，前行至鼻下人中，至唇内门牙之中缝而终。

# 脉诀

### 脉部位歌

脉为血脉百骸通，大会之地寸口宗。掌后高骨名关上，关之前后寸尺名。

【注】脉者血之府也。周身血脉，运行贯通，十二经中，皆有动脉。独取寸口者，盖以其经每至寅时，各经之气皆上朝而大会于肺，故曰寸口宗也。掌后有高骨隆起，界于尺脉、寸脉之间，名曰关部。关前之位，其名曰寸；关后之位，其名曰尺。尺、寸者，谓从关上至鱼际长一寸，从关下至尺泽长一尺，故名之也。

### 脉分主歌

上焦候寸下焦尺，中焦之候属两关。包络与心左寸应，胆与肝家在左关，膀胱小肠肾左尺；胸中及肺右寸间，胃与脾脉右关取，大肠并肾右尺班（图61-23）。

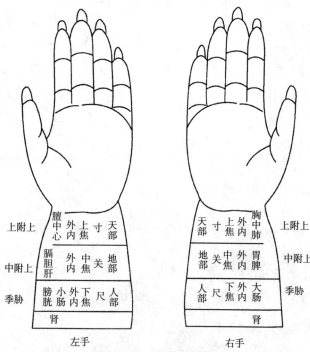

**图 61-23　分配脏腑脉图**

【注】两寸之脉，主候上焦胸中；两关之脉，主候中焦膈中；两尺之脉，主候下焦腹中。左寸之脉，浮候包络，沉以候心；左关之脉，浮以候胆，沉以候肝；左尺之脉，浮候膀胱、小肠，沉以候肾。右寸之脉，浮候胸中，沉以候肺；右关之脉，浮以候胃，沉以候脾；右尺之脉，浮候大肠，沉亦候肾。此遵《内经》分配三部诊脉法也。伪诀以大肠、小肠配寸，三焦、命门配尺，包络竟置不问，悉属不经。滑寿以左尺候小肠、膀胱，右尺候大肠。千古只眼也，当从之。

【按】《素问·脉要精微论》曰：尺内两旁则季胁也。尺外以候肾，尺内以候腹。中附上，左外以候肝；内以候膈，右外以候胃，内以候脾。上附上，右外以候肺，内以候胸中，左外以候心，内以候膻中。然外以候腑，内以候脏，《内经》、脉书确然可考，岂有独于脾胃则曰右外以候胃，内以候脾者耶？当以"右外以候胃，内以候脾"之句为正。其尺外之"外"字，当是"内"字；尺里之"里"字，当是"外"字。中附上，左右之"内""外"字；上附上，左右之"内""外"字，皆当改之。故不循旧图所列，以符内候脏、外候腑之义。

### 浮沉脉歌

浮沉从肉上下行，皮浮属肺血心经，筋沉属肝骨沉肾，肌肉为脾候在中。

【注】脉从肉上行者，谓之浮；脉从肉下行者，谓之沉。然心、肺俱浮，于皮毛取之而得者，肺之浮也；于血脉取之而得者，心之浮也。故曰皮浮属肺血心经也。肝肾俱沉，以筋平取之而得者，肝之沉也；至骨取之而得者，肾之沉也。故曰筋沉属肝骨沉肾也。肌肉在浮沉之间，属脾。其候在中，故曰候在中也。凡脉以部位而得名者，皆统于浮沉。故以浮沉为提纲，以统濡、弱、芤、伏、牢、革、虚、实、微、散诸脉也。

### 濡、弱、芤、伏、牢、革诸脉歌

浮沉无力曰濡弱，中取无力芤脉看，沉极筋骨为伏脉，浮沉极力革牢参。

【注】浮而无力谓之濡脉，沉而无力谓之弱脉。浮沉有力，中取无力，状如葱管，谓之芤脉。沉极推至筋骨，按之而始得者，谓之伏脉。浮而极有力者，谓之革脉。沉而极有力者，谓之牢脉。

### 虚、实、微、散诸脉歌

三部有力曰实脉，三部无力虚脉称；三部无力而且小，似有如无微脉名；三部无力而且大，涣漫不收散脉形。

【注】浮、中、沉三部俱有力，谓之实脉。浮、中、沉三部俱无力，谓之虚脉。浮、中、沉三部无力，按之且小，似有似无，谓之微脉。浮、中、沉三部无力，按之且大，涣漫不收，谓之散脉。

### 迟、数、缓、疾、结、促、代诸脉歌

三至为迟六至数，四至为缓七至疾，缓止为结数止促，动止难还代脉识。

【注】一呼一吸，谓之一息。一息三至，谓之迟脉。一息四至，谓之缓脉。一息六至，谓之数脉。一息七至，谓之疾脉。缓脉动时一止，谓之结脉。数脉动时一止，谓之促脉。结促之脉，动而中止，不能自还，谓之代脉。凡脉以至数而得名者，皆统于迟数。故以迟数为提纲以统缓、疾、结、促、代五脉也。

### 滑、涩、弦、紧、洪、细、大、长、短、动诸脉歌

滑脉如珠溜不定，涩脉滞涩往来艰，弦脉端直细且劲，紧比弦粗劲且弹。来盛去衰洪脉是，细则如丝大豁然，长脉迢迢短缩缩，如豆摇摇作动看。

【注】形状如珠，滑溜不定，谓之滑脉。往来滞涩，进退维艰，谓之涩脉。状如弓弦，细而端直，按之且劲，谓之弦脉。较弦则粗，按之劲，左右弹者，谓之紧脉。上来应指而盛，下去减力而衰，谓之洪脉。脉形软直如丝者，谓之细脉。脉形粗大豁然者，谓之大脉。来去迢迢而长，谓之长脉。来去缩缩而短，谓之短脉。其形如豆，约约动摇不移者，谓之动脉。凡脉以形状而得名者，皆统于滑涩。故以滑涩为提纲，以统弦、紧、洪、细、大、长、短、动八脉也。

### 痈见疽脉、疽见痈脉歌

痈脉脉宜洪大数，若逢牢短化脓难。疽脉最宜沉与弱，浮大且散命归泉。

【注】痈乃阳毒，应见阳脉。若洪大而数，则毒易溃。若见牢短之脉，则为阴凝气少，故曰化脓难也。疽乃阴毒，脉应见沉与弱，是为顺

脉。若见浮大而散，则为阳脱气败，故曰命归泉也。

### 痈疽伏脉歌

痈疽伏脉理当明，毒闭于经六脉停，审证无凶宜穿发，气通脉道
自然行。

【注】痈疽二证，有见伏脉者，皆由于毒气闭塞经络，营卫壅滞之
故，以致六脉停止，沉伏不见也。若审其证无凶象，非死脉也。治之惟
宜穿通经络，宣发营卫，使气得通，而脉道自然行矣。

### 肿疡、溃疡浮脉歌

肿疡浮脉恐多虚，或有风寒在表居。溃后脉浮气外泻，频加补剂
始相宜。

【注】肿疡脉浮者，非气血不足，即为风寒在表，须详证施治。溃疡
脉浮者，乃气从外泻，须补剂调养，始为合法。

### 肿疡、溃疡沉迟脉歌

肿疡沉脉多毒闭，溃后多毒在内存。无力须详毒内陷，迟寒数热
更当分。

【注】肿疡不当脉沉而脉沉者，乃毒闭使然也。溃后而沉者，是毒尚
存于内也。若沉而无力，恐内虚毒陷，当详审之：沉而迟则为兼寒，沉
而数则为兼热，更当分别。

### 肿疡、溃疡数脉歌

肿疡数脉宜热毒，数且兼洪欲作脓。溃后洪大为病进，脓出洪数
治无功。

【注】肿疡脉数，作脓兼洪，皆正应之脉也。若溃后洪大，脓出数洪
者，皆为邪盛正虚，病脉相反，其病日进，治亦无功。

### 肿疡、溃疡滑脉歌

肿疡滑脉尚为顺，初起有痰治痰宜。溃后痰多恐气乏，喘生毒陷
死之机。

【注】滑主流通。肿疡初起，脉滑无痰，尚为顺脉。若有痰，则当以
治痰为急，恐溃后痰多气乏，必致喘生毒陷而死也。

### 肿疡、溃疡涩脉歌

肿疡涩脉属毒滞，有力为实无力虚。溃后脉涩为伤血，急补气血

莫迟疑。

【注】涩主滞涩。肿疡初起脉涩者，乃气血为毒滞之征。若按之有力，毒滞为实；按之无力，正损为虚，不可不辨。若溃后脉涩，为伤血不足之象，急当大补气血，莫迟疑也。

**肿疡、溃疡虚实脉歌**

肿疡脉虚宜内托，溃后内虚大补宁。肿疡脉实宜消散，溃后如实毒未清。

【注】肿疡未溃脉虚者，不须攻毒，惟宜内托；已溃脉应虚者，急当以大补收功。如肿疡未溃，脉实者，当消毒散毒；已溃脉实者，乃毒气犹未清也。

**肿疡、溃疡长脉歌**

肿疡长脉为有余，消散之方任所施。溃后得之为气治，条然和畅不须医。

【注】肿疡见脉长者，乃气血有余，消散之方，任意施治。溃后脉长者，乃气之畅也，故曰气治，不待医药自能愈也。

**肿疡、溃疡短脉歌**

肿疡短脉元气虚，大加补剂始相宜。溃后脉短为虚甚，补之仍短决死期。

【注】肿疡脉短者，元气虚也，非大加补益之剂不可。溃后脉短者，虚之甚也，若补之而脉仍短者，则为败证，其死必矣。

**肿疡、溃疡洪脉歌**

肿疡洪脉阳热盛，宣热攻毒必有功。溃后洪脉毒留内，治之不退自然凶。

【注】肿疡未溃，脉洪者热盛也，宣热攻毒之法可施；若溃后脉洪者，邪盛也。服药而脉洪不退者，为正虚邪盛，其凶不免。

**肿疡、溃疡微脉歌**

肿疡微脉为虚候，内托受补始能痊。溃后见此虽为顺，微细无神作逆观。

【注】肿疡脉微者，乃虚候也，当以内托补剂为主，受补者方能痊可。若溃后脉微，虽为顺候，设按之微细无神，则根本已亏，亦当作逆

证观也。

### 肿疡、溃疡动紧脉歌

肿疡将发脉动紧，乃因毒气外搏经。溃后见之毒内搏，此为残贼证不轻。

【注】肿疡见动脉、紧脉者，乃毒气外搏于经之象也。若溃后见动、紧之脉，则为毒气内搏于脏腑之象。盖动、紧乃残贼之脉，溃后不宜见之，故曰证不轻也。

### 肿疡、溃疡缓脉歌

肿疡脉缓何须药，和缓从容最吉祥。溃后见之为胃好，便和饮食自然康。

【注】肿疡脉缓，乃气血和平，不待服药，自然安愈之吉兆也。溃后见之，则为胃和，饮食自甘，二便自调，其证自然康宁也。

### 肿疡、溃疡芤弦脉歌

肿疡芤脉血原虚，溃后见芤理所宜。肿疡弦脉邪作痛，溃后而弦邪病脾。

【注】肿疡未溃，脉芤者，其血必素虚也。溃后见芤，乃去血之后，亦理之所宜也。肿疡脉弦者，乃毒攻作痛之象，盖弦主痛也；若溃后脉弦者，则为肝邪侮脾，盖弦乃肝脉也。

### 肿疡、溃疡牢脉歌

肿疡牢脉为邪固，未作脓时脉见牢。已溃见牢邪难已，结核瘰疬不能消。

【注】肿疡脉牢，未作脓时见之，主毒邪牢固难消；溃后见之，邪亦难已。若一切结核瘰疬，见此牢脉，皆主牢固不能消之候也。

### 肿疡、溃疡濡弱脉歌

肿疡濡弱脉不足，扶虚托里始能痊。溃后虽为脉病应，但无虚候始得安。

【注】肿疡脉见濡弱不足者，必用扶元托里之剂，始能痊也。溃后脉见濡弱，虽为脉病相应，但无虚证，始得安全。若精神疲惫，饮食不思，亦危候也。

### 肿疡、溃疡散脉歌

肿疡散脉最可愁，毒盛气散不能收。溃后见斯亦为逆，急投补固或无忧。

【注】肿疡最忌散脉，盖散脉为毒盛气散，不能收功之诊。溃后见之，亦主逆也。急投补虚收固之剂，或有生者。

### 肿疡、溃疡大细脉歌

肿疡脉大为顺候，溃后脉大不相宜。肿疡溃后脉细小，总主痈疽气血虚。

【注】肿疡脉大为正实，毒必易出，为顺候也。溃后脉大为病进，其毒难化，为不宜也。肿疡、溃疡，脉见细小者，总属气血两虚，惟宜大补为主。

### 肿疡、溃疡促脉歌

指粗略的饭菜脉无分肿溃疡，总为阳结不宜常。渐退毒散犹可愈，常进不退必然亡。

【注】肿疡、溃疡脉见促者，皆为阳结，但宜暂而不宜常也。如促脉渐渐而退，则毒亦渐渐而散，犹或可愈。若常进不退，其亡必矣。

### 肿疡、溃疡结代脉歌

肿疡结脉为阴结，急宜温解始能康。溃后见结阴虚歇，如代之歇定然亡。

【注】肿疡脉结者，乃阴结也。急用温散解毒之剂，始可获效。若溃后见结脉，则为阴虚之歇止，尚不主死。若如代脉之歇，动而中止，不能自还，则为真脏之脉见，定主亡也。

# 十二经气血多少歌

多气多血惟阳明，少气太阳厥阴经，二少太阴常少血，血亏行气补其荣。气少破血宜补气，气血两充功易成。厥阴少阳多相火，若发痈疽最难平。

【注】人之十二经，有气血多少之分，多则易愈，少则难痊，疡医

明此，临证可豫❶知痈疽、疮疡之始终难易，而用药消补之法始当也。如手阳明大肠、足阳明胃，此二经常多气多血；手太阳小肠、足太阳膀胱、手厥阴包络、足厥阴肝，此四经常多血少气；手少阳三焦、足少阳胆、手少阴心、足少阴肾、手太阴肺、足太阴脾，此六经常多气少血。大法：血多者，则破其血；气多者，则行其气。气少者，难于起发，宜托补之；血少者难于收敛，宜滋养之；气血两充，则易于起发，易于收敛。惟手足厥阴、少阳四经，倍多相火，此四经若发痈疽，肌肉难长，疮口难合。倘过用驱毒峻利之药，以伐其气，以消其血，必难收功。故明其经之气血多少，则用药不致有妄汗妄下之弊矣。

## 痈疽总论歌

痈疽原是火毒生，经络阻隔气血凝。外因六淫八风感，内因六欲共七情；饮食起居不内外，负挑跌扑损身形；膏粱之变营卫过，藜藿❷之亏气血穷。疽由筋骨阴分发，肉脉阳分发曰痈。疡起皮里肉之外，疮发皮肤疖通名。阳盛焮肿赤痛易，阴盛色黯陷不疼，半阴半阳不高肿，微痛微焮不甚红。五善为顺七恶逆，见三见四死生明。临证色脉须详察，取法温凉补汗攻。善治伤寒杂证易，能疗痈疽肿毒精。

【注】经云：诸痛痒疮疡，皆属心火，故曰痈疽原是火毒生也。痈疽皆因荣卫不足，气血凝结，经络阻隔而生。故曰经络阻隔气血凝也。其因有三：外因、内因、不内外因也。外因者，由于春之风、夏之热暑、长夏之湿、秋之燥、冬之寒也。当其时而至，则为正气；非其时而至，或过盛，则为淫邪。凡此六淫为病，皆属外因。亦有因于八风相感，如冬至日，正北大刚风；立春日，东北凶风；春分日，正东婴儿风；立夏日，东南弱风；夏至日，正南大弱风；立秋日，西南谋风；秋分日，正西刚风；立冬日，西北折风。应时而至，主生养万物；不应时而至，主杀害万物。若人感受，内生重病，外生痈肿。凡此八风为病，亦属外因。故曰外因六淫八风感也。内因者，起于耳听淫声，眼观邪色，鼻闻过臭，

---

❶ 豫：通"预"。表示事先、预先。《淮南子·说山训》："巧者善度，知者善豫。"
❷ 藜藿：指粗劣的饭菜。

舌贪滋味，心思过度，意念妄生，皆损人神气，凡此六欲为病，皆属内因。又有喜过伤心，怒过伤肝，思过伤脾，悲过伤肺，恐过伤肾，忧久则气结，卒惊则气缩。凡此七情为病，亦属内因。故曰内因六欲共七情也。不内外因者，由于饮食不节，起居不慎。过饮醇酒，则生火，消灼阴液；过饮茶水，则生湿停饮；过食五辛，则损气血；伤饥失饱，则伤脾胃，凡此皆饮食之致病也。昼日过劳，挑轻负重，跌扑闪坠等类，损其身形；夜不静息，强力入房，劳伤精气，凡此皆起居之致病也。其起于膏粱厚味者，多令人荣卫不从，火毒内结；起于藜藿薄食者，多令人胃气不充，气血亏少，凡此亦属不内外因也。人之身体，计有五层：皮、脉、肉、筋、骨也。发于筋骨间者，名疽，属阴；发于肉脉之间者，名痈，属阳；发于皮里肉外者，名曰疡毒；只发于皮肤之上者，名曰疮疖。凡痈疽阳盛者，初起焮肿，色赤疼痛，则易溃易敛，顺而易治，以其为阳证也。阴盛者，初起色黯不红，塌陷不肿，木硬不疼，则难溃难敛，逆而难治，以其为阴证也。半阴半阳者，漫肿不高，微痛不甚，微焮不热，色不甚红，此证属险。若能随证施治，不失其宜，则转险为顺，否则逆矣。五善者，五善之证也，诸疮见之为顺，则易治。七恶者，七恶之证也，诸疮见之为逆，则难治。凡患痈疽者，五善为顺，七恶为逆。见三善者，则必生；见四恶者，则必死也。医者于临证之时，须详察色脉。宜温者温之，且凉者凉之，宜补者补之，宜汗者汗之，宜攻者攻之，庶有济也。然外证痈疽，犹如内证伤寒。善治伤寒，则杂病无不易治；能疗痈疽，则诸疮无不精妙。盖以能辨表里、阴阳、虚实、寒热也。

## 痈疽阳证歌

阳证初起焮赤痛，根束盘清肿如弓，七日或疼时或止，二七疮内渐生脓。痛随脓减精神爽，腐脱生新气血充，嫩肉如珠颜色美，更兼鲜润若榴红。自然七恶全无犯，应当五善喜俱逢，须知此属纯阳证，医药调和自有功。

【注】凡痈疽初起，焮热赤痛根束者，晕不散也；盘清者，不漫肿也；肿如弓者，高肿也。此皆属阳之证。故溃脓脱腐，生新收口，俱见易也。

## 痈疽阴证歌

阴证初起如粟大，不红不肿疙瘩僵，木硬不痛不焮热，疮根平大黯无光。七朝之后不溃腐，陷软无脓结空仓。疮上生衣如脱甲，孔中结子似含芳。紫黑脓稀多臭秽，若见七恶定知亡。须知此属纯阴证，虽有岐黄命不长。

【注】凡痈疽初起，如粟米大之疙瘩，不红不肿，不焮热，木硬不痛，疮根散漫，色黯无光者，此皆属阴之证，故不溃腐。空仓无脓，生衣如甲叶不脱，孔中结子，如花含子，紫黑脓清臭秽俱见，难愈也。

## 痈疽半阴半阳歌

阴阳相半属险证，阳吉阴凶生死昭。似阳微痛微焮肿，如阴半硬半肿高。肿而不溃因脾弱，溃而不敛为脓饶。五善之证虽兼有，七恶之证不全逃。若能饮食知味美，二便调和尚可疗。按法施治应手效，阳长阴消自可调。

【注】凡痈疽，似阳不甚焮热肿痛，似阴不甚木硬平陷，此属半阴半阳之险证。若渐生善证则生，渐生恶证则死也。

## 痈疽五善歌

心善精神爽，言清舌润鲜，不躁不烦渴，寤寐两安然。肝善身轻便，不怒不惊烦，指甲红润色，溲和便不难。脾善唇滋润，知味喜加餐，脓黄稠不秽，大便不稀干。肺善声音响，不喘无嗽痰，皮肤光润泽，呼吸气息安。肾善不午热，口和齿不干，小水清且白，夜卧静如山。

【注】寤寐者，醒与睡也。不怒不惊者，不自怒惊也。溲者，小水也。便者，大便也。不午热者，不午后发热也。

## 痈疽七恶歌

一恶神昏愦，心烦舌燥干，疮色多紫黑，言语自呢喃。二恶身筋强，目睛正视难，疮头流血水，惊悸是伤肝。三恶形消瘦，疮形陷又坚，脓清多臭秽，不食脾败难。四恶皮肤槁，痰多韵不圆，喘生鼻扇动，肺绝必归泉。五恶时引饮，咽喉若燎烟，肾亡容惨黑，囊缩死之原。六恶身浮肿，肠鸣呕呃繁，大肠多滑泄，脏腑败之端。七恶疮倒陷，如剥鳝一般，时时流污水，四肢厥逆寒。

【注】呢喃，言语不清也。惊悸，心惊跳也。消瘦，肌肉消瘦也。皮肤槁，干槁也。韵不圆，不响亮也。鼻扇动，鼻孔扇动也。咽喉若燎烟，干热呛痛也。容惨，不乐也。囊缩，外肾缩也。呕呃，呕而作格逆也。如剥鳝，疮面无皮，似剥皮鳝鱼之状也。

## 痈疽顺证歌

顺证初起小渐大，憎寒壮热渐焮疼，气盛顶尖高肿起，血盛根脚收束红。阳证二七脓熟溃，阴证廿一脓始成，已溃腌气无滃气，腐脱新生饮食增。疮形虽大终无害，老少壮弱俱成功。

【注】痈疽初起，从小而大，渐渐憎寒壮热，渐渐疼痛焮赤。气盛者，顶尖高肿而起；血盛者，则根脚收束而红，此顺证也。阳证则十四日，而脓即熟者，阳性速也；阴证必待廿一日，而脓始成者，阴性迟也。已溃脓有腌气，而无滃气者，则腐肉易脱，新肉易生。饮食自增，疮形虽大，终无害也。腌气，即俗呼“哈拉”气也。

## 痈疽逆证歌

逆证黍米不知疼，漫肿不热顶塌平，未老白头坚且硬，舌干烦躁不生脓。肉肿疮陷猪肝紫，遗尿直视并撮空，眼神透露精神短，身缩循衣唇吻青，面若涂脂皮枯槁，唇白腹胀定难生。已溃内坚皮破烂，腐后心烦脓水清，新肉不生多臭秽，头低项软憔悴容。阳病指甲青必绝，阴病颧红命必终。鼻生烟煤谵妄语，新肉板片泻直倾。面色土黄耳枯黑，人中抽缩沟坦平。口张气出无回返，鼻孔相扇随息行。汗出如珠不易散，血水如肺痰胶凝。肉绽烂斑神离乱，满面黑气惨天庭。绵溃内似葡萄嵌，眼眶迷漫黑气浓。以上无论肿与溃，但逢此证悉属凶。

【注】痈疽初起，形如黍米，不知疼痛，漫肿不热，顶见平塌，未

溃白头，按之坚硬，舌干烦躁，此等逆证，决不化脓。肉肿疮不肿而陷，其色如猪肝之紫者，是毒邪已深也。若更见遗尿直视，神露神短，撮空循衣，唇吻青，面若涂脂，皮肤枯槁，唇白腹胀，种种恶候，断无生理。已溃后，内坚皮烂，腐后心烦，脓水清稀，新肉不生，臭秽难近，头低项软，形容憔悴。阳病指甲青色，阴病两颧红赤。以至眼眶迷漫黑气浓等证，无论毒之肿溃，但逢此数者，皆为凶证难治也。

## 痈疽辨肿歌

虚漫实高火焮红，寒肿木硬紫黯青，湿深肉绵浅起疱，风肿宣浮微热疼，痰肿硬绵不红热，郁结更硬若岩棱，气肿皮紧而内软，喜消怒长无热红。瘀血跌扑暴肿热，产后闪挫久瘀经，木硬不热微红色，将溃色紫已成脓。

【注】人之气血，周流不息，稍有壅滞，即作肿矣。然肿有虚肿、实肿、寒肿、湿肿、风肿、痰肿，有郁结伤肝作肿，有气肿，有跌扑瘀血作肿，有产后与闪挫瘀血作肿，诸肿形势各异。如虚者，漫肿；实者，高肿；火肿者，色红皮光，焮热僵硬；寒肿者，其势木硬，色紫黯青；湿肿者，皮肉重坠，深则按之如烂棉，浅则起光亮水疱，破流黄水；风肿者，皮肤拘皱不红，其势宣浮微热微疼；痰肿者，软如绵，硬如馒，不红不热；郁结伤肝作肿者，不红不热，坚硬如石棱角，状如岩凸；气肿者，以手按之，皮紧而内软，遇喜则消，遇怒则长，无红无热，皮色如常；跌扑瘀血作肿者，暴肿大热，胖胀不红；产后与闪挫瘀血作肿者，瘀血久滞于经络，忽发则木硬不热微红，若脓已成而将溃者，其色必紫。诸肿形状如此，不可一概而论也。

## 痈疽辨痛歌

轻痛肌肉皮肤浅，重痛身在骨筋间，虚痛饥甚不胀闭，喜人揉按暂时安。实痛饱甚多胀闭，畏人挨按痛难言。寒痛喜暖色不变，热痛焮痛遇冷欢。脓痛鼓长按复起，瘀痛隐隐溃不然。风痛气痛皆走注，风刺气刺细心看。

【注】痛由不通，然亦种种不一，有轻痛、重痛、虚痛、实痛、寒

痛、热痛、脓痛、瘀血凝结作痛、风痛、气痛之别。轻痛者，肌肉皮肤作痛，属浅；重痛者，痛彻筋骨，属深。虚痛者，腹饥则甚，不胀不闭，喜人揉按，暂时可安；实痛者，食饱则甚，又胀又闭，畏人挨按，痛不可言。寒痛者，痛处定而不移，皮色不变，遇暖则喜；热痛者，皮色嫩赤，遇冷则欢。脓痛者，憎寒壮热，形势鼓长，按而复起。瘀血凝结作痛者，初起隐隐作痛，微热微胀；将溃则色紫微痛，既溃则不疼。风痛者，走注甚速。气痛者，流走无定，刺痛难忍。诸痛如此，不可不详辨也。

## 痈疽辨脓歌

痈疽未成宜消托，已成当辨有无脓。按之坚硬无脓象，不热无脓热有脓。大软应知脓已熟，半软半硬脓未成。按之即起脓已有，不起无脓气血穷。深按速起稀黄水，深按缓起坏污脓。实而痛甚内是血，内是气兮按不疼。轻按即痛知脓浅，重按方疼深有脓。薄皮剥起其脓浅，皮不高阜脓必浓。稠黄白脓宜先出，桃红红水次第行。肥人脓多瘦人少，反此当究有变凶。稠黄气实虚稀白，粉浆污水定难生。汗后脓秽犹可愈，脓出身热治无功。

【注】凡看痈疽疮疡，形势未成者，即用内消之法；若形势已成，即用内托之法，当辨脓之有无浅深。以手按之坚硬者，无脓之象。按之不热者无脓，热者有脓。按之大软者，内脓已熟；半软半硬者，脓未全成。按之指起即复者，有脓；不复者无脓，其气血必穷而虚甚也。深按之而速起者，内是稀黄水；深按之而缓起者，内是坏污脓。按之实而痛甚者，内必是血；按之虚而不疼者，内必是气。轻按即痛者，其脓浅；重按方痛者，其脓深。薄皮剥起者，其脓必浅；皮色不变，不高阜者，其脓必稠。大抵痈疽疮疡，先宜出黄白稠脓，次宜出桃花脓，再次宜流淡红水。胖人宜于脓多，瘦人宜于脓少。若胖人脓少，是肉不腐；瘦人脓多，是肉败坏，皆非吉也。又凡气实者多稠黄脓，气虚者多稀白脓，半虚半实者多稠白脓。又有脓出如粉浆，如污水者，谓之败浆，不治之证也，命必难生。惟汗后脓秽者可愈，若脓已出，而身犹大热不休者，治亦无功。盖痈疽之得脓，如伤寒之得汗，汗出而反大热者，坏伤寒也；脓出而身

犹大热者，坏痈疽也。

## 痈疽辨痒歌

初起作痒因风热，溃后脓沤或冒风。将敛作痒生新肉，痒若虫行气血充。

【注】痒属风，亦各有因。凡肿疡初起，皮肤作痒者，为风热相搏。溃后作痒者，轻由脓沤，甚由疮口冒风，故突起疙瘩，形如小米。抓破之后，津水者，是脾湿；津血者，是脾燥。若将敛作痒者，缘初肿时肌肉结滞，气血罕来，及至将敛，气血渐充，助养新肉，故痒也。然必痒若虫行，方称美疾。他如疥癣作痒，皆属风淫，勿视为一类也。

## 痈疽辨晕歌

真晕应知非肿痕，疮旁形状若红筋，脏腑蕴受锐毒发，三晕可愈五伤身。

【注】俗以肿痕为晕，非真晕也。真晕生于疮口之旁，状若红筋，皆由脏腑蕴受锐毒而成，二三晕可治，五晕难医。

# 痈疽总论治法歌

痈疽疮疡初如粟，麻痒焮痛即大毒。不论阴阳灸最宜，灸后汤洗膏固护，内用疏解与宣通，外宜敷药四围束。轻证神灯照三枝，平塌须急补不足，高肿不可过于攻，内热毒盛须消毒。二便秘结宜通利，脏腑宣通方为福。十日以后疮尚坚，铍针点破最宜先，半月之后脓若少，药筒拔提脓要黏。疮已溃烂腐不脱，当腐剪破开其窍，能令脓管得通流，自然疮头无闭塞。频将汤洗忌风吹，去腐须当上灵药，生肌散用将敛时，保养须勤毋怠惰。切忌脓出投寒凉，冬宜温室夏明窗。肌肉长平将疮敛，谨慎调理更加详。新肉如珠皮不敛，若失保养命多亡。

【注】痈疽疮疡初起如粟，苦麻痒焮痛者，即毒甚也。七日以前，形势未成，不论阴阳，俱先当灸之。轻者使毒气随火而散，重者拔引郁毒，

通彻内外，实良法也。灸完即用汤洗之法，洗完用太乙膏贴于疮顶上，豫防风袭；内服疏解宣通之剂，如神授卫生汤、内疏黄连汤、蟾酥丸之类；外围敷药，如冲和膏、玉龙膏之类，四围束之。轻证以神灯照照之，每用三枝。如形势已成，当因证施治。平塌者宜投补剂，以益其不足，使毒外出；高肿者不可过于攻伐，以伤元气，致难溃敛；内热盛者，须佐消毒之剂，以防毒炽；二便秘结者，急用通利之方，使脏腑宣通，方为佳兆。如十日之后，疮尚坚硬，必须用钑针，当头点破；半月之后，脓尚少者，急用药筒拔法拔之，脓血胶黏者为顺，紫血稀水者为逆；过二十一日，纵有稀脓，亦难治矣。若已溃之后，腐仍不脱，堵塞疮口者，用刀剪当头剪开寸余，使脓管通流，自然疮不闭塞。拔脓剪腐已完，用方盘一个，疮下放定，将猪蹄汤以软帛淋洗疮上，并入孔内，轻手擦净内脓，庶败腐宿脓，随汤而出，以净为度。再以软帛叠成七八重，勿令太干，带汤乘热，覆于疮上，两手轻按片时，帛温再换。如此洗按四五次，血气疏通，患者自然爽快。每日如是洗之，谨避风寒。腐肉处以黄灵药掺之，候腐肉脱尽，已见红肉时，洗后随用抿脚挑玉红膏，于手心上捺化，搽涂疮口内，外用太乙膏盖之。不数日新肉顿生，疮势将敛，以生肌散或珍珠散撒之。保养谨慎，不可怠缓。脓出后切忌投以寒凉之药，患者冬宜温室，防其寒也。夏宜明窗，避风暑也。肌肉长平，疮敛时尤加小心，谨慎调理。即使新肉如珠，皮口将敛，若调理疏忽，失于保养，恐致虚脱暴变，命必危亡矣。

## 内消治法歌

内消表散有奇功，脉证俱实用最灵，脉证俱虚宜兼补，发渴便秘贵疏通。清热解毒活气血，更看部位属何经，主治随加引经药，毒消肌肉自然平。

【注】经云：发表不远热。又云：汗之则疮已。故曰内消表散有奇功也。惟脉证俱实者，斯可用之。若脉证俱虚，便宜兼补，发渴便秘，须急疏行，不可概施表散之剂也。痈疽皆因气血凝结，火毒太盛所致。故以清热解毒，活气活血为主。更宜详看部位，属何经络，即用引经之药以治之，则肿痛自消，肌肉自平矣。

## 内托治法歌

已成不起更无脓，坚硬不赤或不疼，脓少清稀口不敛，大补气血调卫荣。佐以祛毒行滞品，寒加温热御寒风。肿消脓出腐肉脱，新生口敛内托功。

【注】凡疮肿已成，不能突起，亦难溃脓，或坚肿不赤而疼，或不疼，脓少清稀，疮口不合，皆气血虚也。宜以大补气血，调和荣卫为君，祛毒为佐，加以辛香，行其郁滞，加以温热，御其风寒，候脓出肿消，腐肉尽去，气血充足，新肉自然生矣。

## 虚实治法歌

痈疽未脓灸最良，药服托里自安康。发热恶寒身拘紧，无汗表散功最长。肿硬口干二便秘，下利毒热自然凉。焮痛热盛烦躁渴，便和清热自吉昌。内脓不出瘀肉塞，用刀开割法相当。软漫无脓不腐溃，宜服温补助生阳。溃后新肉如冻色，倍加温热自吉祥。大汗亡阳桂枝附，自汗肢厥四逆汤。脾虚溃后肌消瘦，脓水清稀面白黄。不眠发热疮口懈，食少作渴大便溏。宜服清补助脾剂，投方应证保无妨。

【注】凡治痈疽，不问阴阳表里，日数远近，但未见脓时，俱宜灸之。焮肿发热脉浮者，宜用托里之药。若脉紧，发热恶寒，遍身拘紧无汗者，宜用表散之药。肿硬口干，二便秘涩者，宜用下利之药，以泄其毒。热焮痛势深，烦躁饮冷，口燥舌干便和者，宜用清热之药。内脓不出，瘀肉堵塞疮口者，用刀开割之。软漫无脓，不腐溃者，阳虚也，助以温补之剂以生其阳。溃后新肉生迟，如冻色者，肉冷肌寒也，宜倍加温热之药。如大汗不止者，亡阳也，宜用桂枝附子等药。自汗肢厥者，宜用四逆汤。若溃后肌肉消瘦，脓水清稀，面色黄白者，脾虚也；不寐发热者，虚火上炎也；疮口懈大者，气陷不固也；食少作渴，大便溏者，脾虚热也，俱宜服清补助脾之药。

## 痈疽针法歌

取脓除息用铍针，轻重疾徐在一心。皮薄针深伤好肉，肉厚针浅毒犹存。肿高且软针四五，坚肿宜针六七分。肿平肉色全不变，此证当针寸许深。背腹肋胁生毒患，偏针斜入始全身。欲大开口针斜出，小开直出法须遵。气虚先补针宜后，脓出证退效如神。用在十日半月后，使毒外出不伤人。又有不宜用针处，瘰瘤冬月与骨筋。

【注】经云：痈气之息者，当以针开除去之。又云：铍针末如锋锐，以取大脓。故曰取脓除息用铍针也。其轻重疾徐，自有一定，在人心度量用之，不可乱施。盖皮薄针深，反伤好肉，肉厚针浅，毒又难出。大抵肿高而软者在肌肉，针四五分；肿下而坚者在筋脉，针六七分；肿平肉色不变者，附于骨也，宜针寸许；若毒生背腹胁胁等处，宜偏针斜入，以防透膜。针既透脓，视疮口必有脓意如珠，斯时欲大开口，则将针斜出；欲小开口，则将针直出。所谓逆而夺之，顺而取之也。随以棉纸捻蘸元珠膏度之，使脓会齐，二三时将捻取出，疮口贴太乙膏，四围敷乌龙膏。元气虚者，必先补而后针，脓一出则诸证悉退。再者，用针自有其时，不可太早，亦不可太迟，如十日之间，疮尚坚硬，用铍针当头点破。半月后不作脓腐者，用铍针品字样，三孔开之，不问深浅，以知痛为住，随用药筒拔法拔之。又有不宜针者，如瘰瘤、结核之类，肚脐骨节近筋之处，及冬月闭藏之时，皆在所禁也。

## 痈疽砭法歌

痈疽肿赤走不定，赤游丹毒红丝疔，时毒瘀血壅盛证，砭石治法最宜行。只须刺皮无伤肉，磁锋对患最宜轻，毒血遇刺皆出尽，肿消红散有奇功。

【注】凡痈疽红肿色赤，游走不定，及赤游丹毒，红丝疔走散，时毒瘀血壅盛等证，皆宜行砭石之法。然忌其太深，《内经》所谓刺皮无伤肉也。法用细磁器击碎，取有锋芒者一块，用箸一根，将头劈开，夹而缚之，用二指轻捻箸梢，以磁锋对患处，悬寸许，再用重箸一根，频击箸头，令毒血遇刺皆出，至次日肿未全消，再量行砭之，以肿消红散为度。

## 痈疽灸法歌

痈疽初起七日内，开结拔毒灸最宜。不痛灸至痛方止，疮疼灸至

不疼时。法以湿纸覆其上，干处先灸不宜迟。蒜灸黄蜡附子灸，豆豉
蛴螬各用之。

【注】凡痈疽初起，七日以前，开结拔毒，非灸不可。不痛者灸至知
痛，疮疼者灸至不疼。盖着毒则不痛，至好肉则痛，必灸至知痛者，令
火气至好肉方止也。着皮肉未坏处则痛，着毒则不痛，必灸至不疼者，
令火气着毒方止也。法以纸蘸水满覆患上，看纸先干处，即先灸之。但
灸法贵于早施，如证起二三日即灸，十证可全八九；四五日灸者，十证
可全六七；六七日灸者，十证可全四五，愈早愈妙。其法不一，有隔蒜
灸者，有当肉灸者，有用黄蜡灸者，有用附子灸、豆豉灸、蛴螬灸者。
一壮灸至百壮，以效为度。至艾壮之大小，则量疮势以定之。然灸有应
忌者，如肾俞发不宜灸，恐消肾液；手指不宜灸，因皮肉浇薄，恐皮裂
肉努。至于头乃诸阳之首，诸书俱云禁灸，若误灸逼毒入里，令人痰喘
上涌，反加大肿。然遇纯阴下陷之证，必当灸之，不灸则不能回阳。若
半阴半阳之证，则仍当禁而不灸。

### 隔蒜灸法

大蒜切成片，约三钱厚，安疮头上，用大艾壮灸之，三壮即换一
蒜片。若漫肿无头者，以湿纸覆其上，视其先干处，置蒜片灸之。两
三处先干，两三处齐灸之。有一点白粒如粟，四围红肿如钱者，即于
白粒上灸。若疮势大，日数多者，以蒜捣烂，铺于疮上，艾铺蒜
上灸之。蒜败再易，以知痛甚为效。凡痈疽流注、鹤膝风，每日灸
二三十壮。痈疽阴疮等证，艾数必多，宜先服护心散，以防火气入
内。灸小儿，先将蒜置大人臂上，燃艾候蒜温，即移于小儿毒上，其
法照前。经云：寒邪客于经络之中则血泣，血泣则不通，不通则卫气
从之，壅遏而不得行，故热；大热不止则肉腐为脓。盖毒原本于火，
然与外寒相搏，故以艾火、蒜灸之，使开结其毒，以移深居浅也。

### 黄蜡灸法

凡痈疽、发背、恶疮、顽疮，先以湿面随肿根作圈，高寸余，实
贴皮上，如井口形，勿令渗漏，圈外围布数重，防火气烘肤，圈内铺
蜡屑三四分厚，次以铜漏杓盛桑木炭火，悬蜡上烘之，令蜡化至滚，
再添蜡屑，随添以井满为度。皮不痛者毒浅，灸至知痛为度；皮痛者

毒深，灸至不知痛为度。去火杴，即喷冷水少许于蜡上，俟冷起蜡，蜡底之色青黑，此毒出之征也。如漫肿无头者，亦以湿纸试之，于先干处灸之，初起者一二次即消，已成者二三次即溃。疮久溃不敛，四围顽硬者，即于疮口上灸之，蜡从孔入，愈深愈妙，其顽腐瘀脓尽化，收敛甚速。

### 附子饼灸法

生川附子为末，黄酒合作饼如三钱厚，安疮上以艾壮灸之，每日灸数壮，但令微热，勿令疼痛。如饼干，再易饼灸之，务以疮口红活为度。治溃疡气血俱虚，不能收敛，或风寒袭之，以致血气不能运行者，实有奇验。

### 豆豉饼灸法

痈疽发背，已溃未溃，用江西淡豆豉为末，量疮大小，黄酒合作饼，厚三分，置患处灸之，饼干再易饼。如已有疮孔，勿覆孔上，四布豉饼，列艾其上灸之，使微热，勿令肉破，如热痛急易之。日灸三度，令疮孔出汗即瘥。

### 蛴螬灸法

疳瘘恶疮，诸药不验者，取蛴螬剪去两头，安疮口上，以艾灸之，七壮一易，不过七枚，无不效者。

### 麦冬粳米饮　此方治痈疽阴疮，法当艾灸，或灸太过者，或阳疮不应灸而误灸者，以致火毒入里，令患者头项浮肿，神昏痰涌，吁吁作喘，急服此药，以清解火毒甚效。

麦门冬去心　粳米各三钱

水二钟，煎一钟，徐徐热服。

【方歌】麦冬粳米各等分，能医灸后头项肿，神昏痰涌作喘声，水煎徐徐功最勇。

## 痈疽烙法歌

烙针二枚须一样，箸大头圆七寸长。捻时蘸油烧火上，斜入向软烙斯良。一烙不透宜再烙，脓水流出始安康。再用纸捻入烙口，外贴膏药古称强。此法今时不常用，惟恐患者畏惊惶。今时多用阳燧锭，代火针烙实奇方。

【注】痈疽流注，经久不消，内溃不痛，宜用火针烙之。二枚一样，形如箸粗，头圆，长七寸。捻时蘸香油炭火上烧红，于疮头近下斜入，向软处烙之。一烙不透再烙，必得脓水不假手按流出，方用绵纸撮捻如绳状，随深浅捻入烙口，余纸分开，外贴膏药，此古法也，今罕用之。盖恐患者惊惧，故以阳燧锭代之。

### 阳燧锭

蟾酥末　朱砂末　川乌末　草乌末。各五分　直僵蚕末，一条

以上共和匀，用硫黄一两五钱，置杓内，微火炖化；次入前蟾酥等末，搅匀；再入当门子麝香二分，冰片一分，搅匀；即倾入湿磁盘内，速荡转成片，俟冷取收磁罐内。用时取甜瓜子大一块，要上尖下平，先用红枣肉擦灸处，粘药于上，用灯草蘸油，捻火焠药锭上，灸五壮或七壮、九壮毕，即饮米醋半酒钟。候起小疱，用线针串破，出黄水些须，贴万应膏，其毒即消。如风气痛，用箸子于骨缝中按之，酸痛处以墨点记，灸之。

再诸疮初起，于肿处各灸三五壮，立瘥。

【方歌】阳燧锭灸寒肿疮，朱砂二乌僵硫黄，火炼加蟾共冰麝，乘热倾出成片良。

## 神灯照法歌

痈疽轻证七日时，神灯照法最相宜。未成自消已成溃，即发即腐实称奇。油浸灼火周围照，初用三根渐加之。照后敷药贴患上，有脓汤洗不宜迟。

【注】凡痈疽轻证，初起七日前后，神灯照法最宜。能使未成者自消，已成者自溃，不起发者即起发，不腐者即腐，实有奇验。将神灯照麻油浸透，用火点着，离疮半寸许，自外而内，周围徐徐照之，火头向上，药气入内，毒气随火解散，自不致内侵脏腑。初用三根，渐加至四五根，候疮势渐消时，仍照之。但照后即用敷药，围敷疮根，比疮晕大二三分为率。疮口用万应膏贴之。如干及有脓，用猪蹄汤润洗之。如已溃，大脓泻时，不必用此照法。

**神灯照法方**

朱砂　雄黄　血竭　没药各二钱　麝香四分

共为细末，每用三分。红绵纸裹药搓捻，长七寸，麻油浸透听用。

【方歌】神灯照法功速急，麝没雄朱血竭宜，为末纸裹麻油润，火点熏疮火毒离。

## 桑柴火烘法歌

痈疽初起肿且疼，重若负石不溃脓。桑柴烘法能解毒，止痛消肿有奇功。新桑树根劈条用，木枝长有九寸零，劈如指粗一头燃，吹灭用火患处烘。片时火尽宜再换，每用三四枝方灵。每日须烘二三次，肿溃腐脱新肉生。

【注】凡痈疽初起肿痛，重若负石，坚而不溃者，桑柴烘之，能解毒止痛，消肿散瘀，毒水一出，即能内消。若溃而不腐，新肉不生，疼痛不止者，用之助阳气，散瘀毒，生肌肉，移深居浅，实有奇验。法用新桑树根，劈成条，或桑木枝，长九寸，劈如指粗，一头燃着吹灭，用火向患处烘片时，火尽再换。每次烘三四枝，每日烘二三次，以知热、肿溃、肉腐为度，此古法也。但桑柴火力甚猛，宜用于未溃之先，可以生发阳气，速溃速腐。若已溃之后，或疮口寒，或天气寒，或肌肉生迟者，亦须烘之，使肌肉常暖。法以桑木烧作红炭，以漏杓盛之，悬患上，自四围烘至疮口，或高或低，总以疮知热为度。每日烘后，再换敷贴之药。盖肌肉遇暖则生，溃后烘法，亦疡科所不可缺也。

## 牛胶蒸法歌

痈疽发背痔漏疮，牛胶蒸法最相当。熬稠摊纸贴患上，醋煮软布热蒸良。温易疮痒脓出尽，洗法胶纸贯众汤。

【注】痈疽、发背、痔漏、恶疮、臁疮、久顽不敛等疮，用牛皮胶一块，水熬稀稠得所，摊厚纸上，每剪一块贴疮口。次用酽醋煮软布二块，乘热罨胶纸上蒸之，稍温再易，蒸至疮痒脓出至尽。预用贯众二两，煎汤热洗，去胶纸，外用膏药贴之。次日照前蒸洗，直至脓尽疮干为度。

# 药筒拔法歌

痈疽阴证半月间，不发不溃硬而坚，重如负石毒脓郁，致生烦躁拔为先。铍针放孔品字样，脓鲜为顺紫黑难。

【注】痈疽阴证，十五日前后，疮不起发，脓至深不能外溃，疮势坚硬，重如负石，毒脓内溃好肉，致生烦躁。宜用药筒拔法为先，令毒脓得门路而出。预将竹筒药水煮热；次用铍针置疮顶一寸之内，品字样放开三孔，深一寸或半寸，量疮之高下，取竹筒乘热合于疮孔上，拔出脓血，红黄鲜明者，为顺证，易治；若脓血紫黑者，为败证，难治。

### 煮竹筒方

羌活　独活　紫苏　蕲艾　菖蒲　白芷　甘草各五钱　连须葱二两

水十碗，熬数滚听用。次用鲜嫩竹一段，长七寸，径口一寸半，一头留节，刮去青皮，厚约分许，靠节钻一小孔，以杉木条塞之，放前药水内，煮数十滚，将药水锅置患人榻前，取筒倾去药水，乘热急合疮顶针孔上，按紧自然吸住。待片时药筒已温，拔去杉木塞子，其筒易落，外用膏药盖贴，勿令受风。脓血不尽，次日再煮，仍按旧孔再拔，治阴疮挤脓不受疼之良法也，勿忽之。如阳疮，则不必用此法，恐伤气血，慎之。

【方歌】药水煮筒有奇能，令疮脓出不受疼，菖苏羌独艾芷草，整葱竹筒水煮浓。

# 卷六十二

## 肿疡主治类方

**仙方活命饮** 此方治一切痈疽，不论阴阳疮毒，未成者即消，已成者即溃，化脓生肌，散瘀消肿，乃疮痈之圣药，诚外科之首方也，故名之曰"仙方活命饮"。

穿山甲炒，三大片 皂刺五分 归尾一钱五分 甘草节。一钱 金银花二钱 赤芍药五分 乳香五分 没药五分 花粉一钱 防风七分 贝母一钱 白芷一钱 陈皮一钱五分

上十三味，好酒煎服，恣饮尽醉。

【方歌】仙方活命饮平剂，疮毒痈疽俱可医。未成即消疼肿去，已成脓化立生肌。穿山皂刺当归尾，草节金银赤芍宜，乳没天花防贝芷，陈皮好酒共煎之。

**神授卫生汤** 此方治痈疽发背，疔疮对口，一切丹瘤恶毒诸证。服之宣热散风，行瘀活血，消肿解毒，疏通脏腑，乃表里两实之剂，功效甚速。

皂角刺一钱 防风六分 羌活八分 白芷六分 穿山甲炒，六分 连翘六分 归尾一钱 乳香五分 沉香六分 金银花一钱 石决明六分 天花粉一钱 甘草节。一钱 红花六分 大黄酒拌，炒，二钱

上十五味，水二碗，煎八分。病在上部，先饮酒一杯后服药；病在下部，先服药，后饮酒一杯，以行药力。

如气虚便利者，不用大黄。

【方歌】神授卫生表里剂，痈疽诸疮恶毒良，行瘀活血兼消肿，表里疏通实剂方。皂刺防风羌芷甲，连翘归尾乳沉香，金银石决天花粉，甘草红花共大黄。

**清热消风散** 此方治痈疽疮肿，已成未成之际，无表无里，故外不恶寒，内不便秘，惟红肿焮痛，高肿有头者，宜服此药以和解之也。

皂角刺一钱 防风五分 陈皮一钱 连翘去心，一钱 花粉五分 柴胡一钱

黄芩五分　川芎五分　白芍五分　甘草五分　当归五分　黄芪一钱　金银花五分
苍术炒，一钱　红花一钱

上十五味，水二钟，煎八分，食远服。

【方歌】清热消风无表里，痈疽诸毒和解方，皂刺防风陈翘粉，柴芩芎芍草芪当。银花苍术红花入，妇女还加香附良。

若妇人加香附子，用童便炒。

**乳香黄芪散**　此方治痈疽发背诸毒，疔疮疼痛不可忍者，乃气虚不胜毒之故也。服之未成即消，已成即溃，不用刀砭，恶肉自脱。并治打扑损伤，筋骨疼痛之证。

当归一钱　白芍炒，一钱　人参一钱　生黄芪一钱　川芎一钱　熟地一钱
乳香五分　没药五分　陈皮一钱　粟壳去筋膜，蜜炙，一钱　甘草节。一钱

上水二钟，煎八分，量病上下，食前后服之。

【方歌】乳香黄芪治气弱，痈疽诸毒痛难当，未成即消已成溃，归芍参芪芎地黄，乳没粟陈甘草节，更医打扑筋骨伤。

**内疏黄连汤**　此方治痈疽阳毒在里，火热发狂发热，二便秘涩，烦躁呕哕，舌干口渴饮冷等证，六脉沉数有力者，急宜服之，以除里热。

山栀一钱　连翘一钱　薄荷一钱　甘草五分　黄芩一钱　黄连一钱　桔梗
一钱　大黄二钱　当归一钱　白芍炒，一钱　木香一钱　槟榔一钱

上水二茶钟，煎八分，食前服。加蜜二匙亦可。

【方歌】内疏黄连泻里热，痈疮毒火阳盛狂，肿硬发热二便秘，烦躁干呕渴饮凉，栀翘薄草芩连桔，大黄归芍木槟榔。

**回阳三建汤**　此方治痈疽发背初起，不疼不肿，不红不热，坚如顽石，硬若牛皮，体倦身凉，脉息迟细，色似土朱，粟顶多孔，孔孔流血，根脚平散，软陷无脓，皮不作腐，头温足凉者，并急服之。

人参一钱　附子一钱　当归一钱　川芎一钱　甘草五分　茯苓一钱　生黄
芪一钱　枸杞一钱　红花五分　紫草五分　独活五分　陈皮一钱　苍术炒，五分
厚朴炒，五分　木香五分　山萸肉一钱

上十六味，加煨姜三片，皂角树根上白皮二钱，水二碗，煎八分，入酒一杯，随病上下，食前后服之。用棉帛覆盖疮上，常令温暖，不得大开疮孔，走泄元气为要。

**【方歌】**回阳三建治阴疽，体倦身凉脉细迟，不肿不疼不红热，坚如顽石硬如皮，根平软陷无脓腐，参附归芎草茯芪，枸杞红花与紫草，独陈苍朴木山萸。

**竹叶黄芪汤** 此方治痈疽发背，诸般疔毒，表里不实，热甚口中干大渴者，服之生津止渴。

人参八分　生黄芪八分　石膏煅，八分　半夏制，八分　麦冬八分　生地二钱　白芍八分　甘草八分　川芎八分　当归八分　竹叶十片　黄芩八分

上十二味，水二钟，姜三片，灯心二十根，煎八分，食远温服。

**【方歌】**竹叶黄芪口干渴，清热补正助生津，参芪膏夏麦冬地，芍草芎归竹叶芩。

**内消散** 此方治痈疽发背，对口疔疮，乳痈，无名肿毒，一切恶疮。能令痈肿内消，使毒内化，尿色赤污，从小便而出。势大者，虽不全消，亦可转重为轻，移深居浅。

知母一钱　贝母一钱　花粉一钱　乳香一钱　半夏制，一钱　白及一钱　穿山甲一钱　皂刺一钱　银花一钱

上九味，水、酒各一碗，煎八分，随病上下，食前后服之。留药渣捣烂，加秋芙蓉叶一两，研为细末；再加白蜜五匙，用渣调敷疮上。一宿即消，重者再用一服。

**【方歌】**内消散用化诸毒，毒化从尿色变行。知贝天花乳夏及，穿山角刺共金银。药渣捣和芙蓉叶，白蜜调敷毒即平。

已上诸方治痈疽，七日以前，疮势未成，形体壮实，而表里之证相和者宜服，病退即止。如过七日以后，形势已成，则宜托里消毒等汤，使毒现于外，以速其脓。若仍用前散下之药，恐伤元气，致生变证也。

**内固清心散** 此方治痈疽发背，对口疔疮，热甚焮痛，烦躁饮冷。其人内弱服之，预防毒气内攻于心也。

绿豆粉二两　人参二钱　冰片一钱　雄黄二钱　辰砂二钱　白豆蔻二钱　元明粉二钱　茯苓二钱　甘草二钱　乳香二钱

上十味为细末，每服一钱五分。蜜汤调下，不拘时服。

**【方歌】**内固清心防毒攻，内弱毒气入心中，焮痛热甚兼饮冷，豆粉人参冰片雄，辰砂白蔻元明粉，茯苓甘草乳香同。

**琥珀蜡矾丸** 此方治痈疽发背，疮形已成，而脓未成之际，其人即不虚弱，恐毒气不能外出，内攻于里。预服此丸，护膜护心，亦且活血解毒。

黄蜡一两　白矾一两二钱　雄黄一钱二分　琥珀另研，极细，一钱　朱砂研细，一钱　白蜜二钱

上上四味，先研细末，另将蜡、蜜入铜杓内熔化，离火片时，候蜡四边稍凝，方将药味入内，搅匀共成一块，将药火上微烘，急作小丸，如绿豆大，朱砂为衣，磁罐收贮。每服二三十丸，食后白汤送下。毒甚者，早晚服，其功最速。

【方歌】琥珀蜡矾治痈毒，未出脓时平剂佳，预服护膜能解毒，蜡矾雄珀蜜朱砂。

**护心散** 此方治疮毒内攻，口干烦躁，恶心呕吐者，服此药护心解毒也。

绿豆粉一两　乳香净末，三钱　朱砂一钱　甘草一钱

上四味研细末，每服二钱，白滚汤调服，早晚二次。

【方歌】护心散治毒内攻，烦躁口干呕逆冲，豆粉乳香朱共草，二钱调下有神功。

**透脓散** 此方治痈疽诸毒，内脓已成，不穿破者，服之即溃破毒出。

生黄芪四钱　穿山甲一钱　川芎三钱　当归二钱　皂角刺一钱五分

上五味，水三钟，煎一钟。疮在上，先饮酒一杯，后服药；疮在下，先服药，后饮酒一杯。

【方歌】透脓散治脓已成，不能溃破剂之平，用此可代针泻毒，角刺归芪山甲芎。

**托里消毒散** 此方治痈疽已成，内溃迟滞者，因血气不足，不能助其腐化也。宜服此药托之，令其速溃，则腐肉易脱，而新肉自生矣。

皂角刺五分　银花一钱　甘草五分　桔梗五分　白芷五分　川芎一钱　生黄芪一钱　当归一钱　白芍一钱　白术一钱　人参一钱　茯苓一钱

上十二味，水二钟，煎八分，食远服。

【方歌】托里消毒助气血，补正脱腐肌易生，皂角银花甘桔芷，芎归芍术参苓。

**神功内托散** 此方治痈疽、脑顶诸发等疮，日久不肿不高，不能腐溃，脉细身凉。宜服此温补托里之剂，以助气血也。

人参一钱五分 附子制，一钱 川芎一钱 归身二钱 黄芪一钱 白术土炒，一钱五分 白芍炒，一钱 木香研，五分 穿山甲炒，八分 甘草炙，五分 陈皮一钱 白茯苓一钱

上十二味，煨姜三片，大枣二枚，水二茶钟，煎八分，食远服。

【方歌】神功内托阴毒证，不肿不高不溃疼，参附芎归芪术芍，木香山甲草陈苓。

**复元通气散** 此方治乳痈，腹痛，便毒，耳痛，耳聋等证。皆由毒气滞塞不通故耳，服之则气通毒散。

青皮四两 陈皮四两 栝蒌仁二两 穿山甲二两 金银花一两 连翘一两 甘草半生半炙，二两

上七味研末，每服二钱，黄酒调下。

【方歌】复元通气乳腹痛，便毒兼治耳痛聋，青陈蒌甲银翘草，一服能教毒气通。

**双解贵金丸** 此方治背疽诸毒初起，木闷坚硬，便秘，脉沉实者，悉效。随证加药，服法列后。

生大黄一斤 白芷十两

上二味为末，水丸。每服三五钱，五更时用连须葱大者三根，黄酒一碗，煮葱烂，取酒送药。服毕盖卧出汗，过三二时，俟大便行一二次立效。

【按】此宣通攻利之剂也。济之以葱酒，力能发汗，故云双解。弱者随用中剂，行后以四君子汤补之。老人虚人，每服一钱，用人参加生姜煎汤送下，过一时，再一服。得睡，上半身得汗则已。

【方歌】双解贵金治诸毒，肿疡初起木硬坚，大黄白芷为丸服，葱酒煎送汗下痊。

**黍米寸金丹** 此方乃异人所传，常有暴中急证，忽然卒倒者，撬开牙关，研灌三丸，其人即活。又能治发背痈疽，遍身壅肿，附骨痈疽等证也。凡初起憎寒壮热，四肢倦怠，沉重者，不分表里、老幼、轻重，

并宜服之。

乳香　没药各一钱　狗胆干者，一个　鲤鱼胆阴干，三个　硇砂二钱　蟾酥二钱　狗宝一钱　麝香五分　白丁香四十九个　蜈蚣酥炙，全者七条　黄蜡三钱　乌金石一钱　头胎男乳一合　轻粉一钱　雄黄一钱　水银炼粉，霜白色者，三钱

上十六味为细末，除黄蜡、乳汁二味，熬成膏子，同药和丸，如绿豆大。小儿用一丸，大人三丸，重者五丸。冷病用葱汤，热病用新汲水送下。衣被密盖，勿令透风，汗出为度，诸病如失。

【方歌】黍米寸金奇效方，痈疽发背服之良。乳香没药狗鲤胆，蟾硇宝麝白丁香，蜈蚣黄蜡乌金石，男乳轻雄共粉霜。

**麦灵丹**　此丹能治痈疽恶毒，无名诸疡及疔疮回里，令人烦闷神昏。或妇人初发乳证，小儿痘疹余毒，或腰腿暴痛等证。

鲜蟾酥二钱　活蜘蛛黑色大者佳，二十一个　定心草即两头尖，鼠粪。一钱　飞罗面六两

上四味共研一处，用菊花熬成稀膏，和好捻为麦子形，如麦子大。每服七丸，重、大者九丸，小儿轻证五丸。在上俱用滚白水服，在下用淡黄酒送服。每一料加麦子一合，收磁罐内。

【方歌】麦灵丹治疗毒疽，鲜蟾酥与活蜘蛛，定心草共飞罗面，黄菊熬膏相合宜。

**保安万灵丹**　此方治痈疽疔毒、对口发颐、风寒湿痹、湿痰流注、附骨阴疽、鹤膝风及左瘫右痪、口眼㖞斜、半身不遂、血气凝滞、遍身走痛、步履艰辛、偏坠、疝气、偏正头痛、破伤风牙关紧闭、截解风寒，无不应效。

茅山苍术八两　麻黄　羌活　荆芥　防风　细辛　川乌汤泡，去皮　草乌汤泡，去皮　川芎　石斛　全蝎　当归　甘草　天麻　何首乌各一两　雄黄六钱

上十六味为细末，炼蜜为丸，重三钱，朱砂为衣，磁罐收贮。视年岁老壮，病势缓急，斟酌用之。如恶疮初起二三日间，或痈疽已成至十日前后，未出脓者，状若伤寒，头痛烦渴，拘急恶寒，肢体疼痛，恶心呕吐，四肢沉重，恍惚闷乱，皮肤壮热，及伤寒四时感冒，传变疫证，恶寒身热，俱宜服之。用葱白九枝，煎汤调服一丸，盖被出汗为效。如

汗迟以葱汤催之，其汗必出，如淋如洗，令其自收，不可露风，患者自快，疮未成者即消，已成者即高肿溃脓。如病无表里相兼，不必发散，只用热酒化服。

〔又按〕此方原载诸风瘫痪门中，今移录于此者，盖疮疡皆起于营卫不调，气血凝滞，始生痈肿。此药专能发散，又能顺气搜风，通行经络，所谓结者开之也。经云：汗之则疮已，正与此相合也。服后当避风，忌冷物，戒房事，如妇人有孕者勿服。

【方歌】万灵丹治诸痹病，此药犹能治肿疡，发表毒邪从汗解，通行经络效非常。麻黄羌活荆防细，川草乌芎石斛苍，全蝎当归甘草等，天麻何首共雄黄。

## 肿疡敷贴类方

凡肿疡初起时，肿高赤痛者，宜敷凉药，以寒胜热也。然亦不可太过，过则毒为寒凝，变为阴证。如漫肿不红，似有头而不痛者，宜敷温药，乃引毒外发也。经云：发表不远热，敷热药亦发表之意。凡调敷药，须多搅，则药稠黏。敷后贴纸，必须撕断，则不崩裂，不时用原汁润之。盖借湿以通窍，干则药气不入，更添拘急之苦矣。凡去敷药必看毛孔有汗，意者为血脉通，热气散也，反此者逆。

**如意金黄散** 此散治痈疽发背，诸般疔肿，跌扑损伤，湿痰流毒，大头时肿，漆疮火丹，风热天泡，肌肤赤肿，干湿脚气，妇女乳痈，小儿丹毒，凡一切诸般顽恶热疮，无不应效，诚疮科之要药也。

南星 陈皮 苍术各二斤 黄柏五斤 姜黄五斤 甘草二斤 白芷五斤
上白天花粉十斤 厚朴二斤 大黄五斤

上十味共为咀片，晒干磨三次，用细绢罗筛，贮磁罐，勿泄气。凡遇红赤肿痛，发热未成脓者，及夏月时，俱用茶清同蜜调敷。如欲作脓者，用葱汤同蜜调敷。如漫肿无头，皮色不变，湿痰流毒，附骨痈疽，鹤膝风等证，俱用葱酒煎调敷。如风热所生，皮肤亢热，色亮游走不定，俱用蜜水调敷。如天泡火丹，赤游丹，黄水漆疮，恶血攻注等证，俱用大蓝根叶捣汁调敷，加蜜亦可。汤泼火烧，皮肤破烂，麻油调敷。已上诸引调法，乃别寒热温凉之治法也。

【方歌】如意金黄敷阳毒，止痛消肿实良方，南陈苍柏姜黄草，白芷天花朴大黄。

**五龙膏** 此膏治痈疽阴阳等毒，肿痛未溃者，敷之即拔出脓毒。

五龙草即乌蔹莓。详《本草纲目》蔓草部。俗名五爪龙，江浙多产之　金银花　豨莶草　车前草连根叶　陈小粉各等分

上四味俱用鲜草叶，一处捣烂，再加三年陈小粉，并飞盐末二三分，共捣为稠糊，遍敷疮上，中留一顶，用膏贴盖，避风为主。若冬月草无鲜者，预采蓄下，阴干为末，用陈米醋调敷，一如前法并效。如此方内五龙草，或缺少不便，倍加豨莶草亦效。

【方歌】五龙膏用拔脓毒，平剂五龙草银花，莶草车前俱捣烂，小粉飞盐搅糊搽。

**四虎散** 此散治痈疽肿硬，厚如牛领之皮，不作脓腐者，宜用此方。

草乌　狼毒　半夏　南星各等分

上四味为细末，用猪脑同捣，遍敷疮上，留顶出气。

【方歌】四虎散敷阴疽痈，顽肿不痛治之平，厚似牛皮难溃腐，草乌狼毒夏南星。

**真君妙贴散** 此散治痈疽诸毒，顽硬恶疮，散漫不作脓者，用此药敷之，不痛者即痛，痛者即止。如皮破血流，湿烂疼苦，天泡火丹，肺风酒刺等证，并用之皆效。

荞面五斤　明净硫黄为末，十斤　白面五斤

上三味，共一处，用清水微拌，干湿得宜，赶成薄片微晒，单纸包裹，风中阴干，收用。临时研细末，新汲水调敷。如皮破血流湿烂者，用麻油调敷。天泡、火丹、酒刺者，用靛汁调搽并效。

【方歌】真君妙贴硫二面，水调顽硬不痛脓，油调湿烂流血痛，靛汁泡丹酒刺风。

**二青散** 此散治一切阳毒红肿，疼痛臖❶热等证，未成者即消。

青黛　黄柏　白蔹　白薇各一两　青露即芙蓉叶，三两　白及　白芷　水

❶ 臖（xìng姓）：肿痛。

龙骨即多年舱船旧油灰　白鲜皮各一两　天花粉三两　大黄四两　朴硝一两

上十二味为末，用醋、蜜调敷。已成者留顶，未成者遍敷。

【方歌】二青散用敷阳毒，肿痛红热用之消，黛柏蔹薇青露及，芷龙鲜粉大黄消。

**坎宫锭子**　此锭子治热毒肿痛，燅赤诸疮，并搽痔疮最效。

京墨一两　胡黄连二钱　熊胆三钱　麝香五分　儿茶二钱　冰片七分　牛黄三分

上七味为末，用猪胆汁为君，加生姜汁、大黄水浸，取汁，酽醋各少许，相和药成锭。用凉水磨浓，以笔蘸涂之。

【方歌】坎宫锭子最清凉，热肿诸疮并痔疮，京墨胡连熊胆麝，儿茶冰片共牛黄。

**离宫锭子**　此锭子治疔毒肿毒，一切皮肉不变，漫肿无头，搽之立效。

血竭三钱　朱砂二钱　胆矾三钱　京墨一两　蟾酥三钱　麝香一钱五分

上六味为末，凉水调成锭，凉水磨浓涂之。

【方歌】离宫锭治诸疔毒，漫肿无头凉水涂，血竭朱砂为细末，胆矾京墨麝蟾酥。

**白锭子**　此锭专敷初起诸毒、痈疽疔肿、流注痰包恶毒及耳痔、耳挺等证。

白降丹即白灵药。四钱　银黝二钱　寒水石二钱　人中白二钱

上四味，共为细末，以白及面打糊为锭，大小由人，不可入口。每用以陈醋研敷患处，如干再上，自能消毒。

【方歌】白锭专敷初起毒，痈疽疔肿与痰包，降丹银黝人中白，寒水白及醋研消。

**蝌蚪拔毒散**　此散治无名大毒，一切火毒、瘟毒，敷之神效。

寒水石研极细末　净皮硝研极细末　川大黄研细末。各等分　蛤蟆子初夏时，河内有蝌蚪成群，大头长尾者捞来，收坛内泥封口，埋至秋天化成水

上用蝌蚪水一大碗，入前药末，各二两，阴干再研匀，收磁罐内。每用时，以水调涂患处。

【方歌】拔毒散治无名毒，火毒瘟毒俱可施，寒水硝黄蝌蚪水，浸干

药末水调之。

**二味拔毒散** 此散治风湿诸疮，红肿痛痒，疥痱等疾，甚效。

明雄黄　白矾各等分

上二味为末，用茶清调化，鹅翎蘸扫患处。痒痛自止，红肿即消。

【方歌】二味拔毒消红肿，风湿诸疮痛痒宁，一切肌肤疥痱疾，雄矾为末用茶清。

**回阳玉龙膏** 此膏治痈疽阴疮，不发热，不臖痛，不肿高，不作脓，及寒热流注，冷痛痹风，脚气手足顽麻，筋骨疼痛，及一切皮色不变，漫肿无头，鹤膝风等证。但无肌热者，一概敷之，俱有功效。

军姜炒，三两　肉桂五钱　赤芍炒，三两　南星一两　草乌炒，三两　白芷一两

上六味制毕，共为细末，热酒调敷。

【方歌】回阳玉龙阴毒证，不热不疼不肿高，军姜桂芍星乌芷，研末须将热酒调。

**冲和膏** 此膏治痈疽发背，阴阳不和，冷热相凝者，宜用此膏敷之。能行气疏风，活血定痛，散瘀消肿，祛冷软坚，诚良药也。

紫荆皮炒，五两　独活炒，三两　白芷三两　赤芍炒，二两　石菖蒲一两五钱

上五味共为细末，葱汤、热酒俱可调敷。

【方歌】冲和发背痈疽毒，冷热相凝此药敷，行气疏风能活血，紫荆独芷芍菖蒲。

**铁桶膏** 此膏治发背将溃已溃时，根脚走散，疮不收束者，宜用此药围敷。

胆矾三钱　铜绿五钱　麝香三分　白及五钱　轻粉二钱　郁金二钱　五倍子微炒，一两　明矾四钱

上八味共为极细末，用陈米醋一碗，杓内慢火熬至一小杯，候起金色黄泡为度，待温，用药末一钱，搅入醋内，炖温，用新笔涂于疮根周围，以棉纸覆盖药上，疮根自生绉纹，渐收渐紧，其毒不致散大矣。

【方歌】铁桶膏收毒散大，周围敷上束疮根，胆矾铜绿及轻粉，五倍明矾麝郁金。

**乌龙膏** 此膏治一切诸毒，红肿赤晕不消者，用此药敷上，极有

神效。

木鳖子去壳，二两　草乌半两　小粉四两　半夏二两

上四味于铁铫内，慢火炒焦，黑色为度，研细，以新汲水调敷。一日一换，自外向里涂之，须留疮顶，令出毒气。

【方歌】乌龙膏用治诸毒，赤晕能收治肿疡，木鳖草乌小粉夏，凉水调敷功效良。

**神效千捶膏**　此膏专贴疮疡、疔毒初起，贴之即消。治瘰疬连根拔出，大人臁疮，小儿蟮拱头等证，并效。

土木鳖去壳，五个　白嫩松香拣净，四两　铜绿研细，一钱　乳香二钱　没药二钱　蓖麻子去壳，七钱　巴豆肉五粒　杏仁去皮，一钱

上八味合一处，石臼内捣三千余下，即成膏；取起，浸凉水中。用时随疮大小，用手捻成薄片，贴疮上用绢盖之。

【方歌】千捶膏贴诸疔毒，瘰疬臁疮蟮拱头❶，木鳖松香铜乳没，蓖麻巴豆杏仁投。

**马齿苋膏**　马齿苋性味清凉，能解诸毒。今用此一味，或服或敷，甚有功效，所治诸证列后：

——治杨梅遍身如癞，喉硬如管者，取苋碗粗一握，酒水煎服出汗。

——治发背诸毒。用苋一握，酒煎或水煮，冷服出汗，再服退热去腐，三服即愈。并杵苋敷之。

——治多年顽疮、臁疮，疼痛不收口者，杵苋敷之，取虫。一日一换，三日后腐肉已尽，红肉如珠时，换生肌药收口。

——治面肿唇紧，捣汁涂之。

——治妇女脐下生疮，痛痒连及二阴者，用苋四两，青黛一两，研匀敷之。

——治湿癣白秃，取石灰末炒红，用苋汁熬膏，调匀涂之。

——治丹毒，加蓝靛根，和捣敷之。

【方歌】马齿苋膏只一味，杨梅发背服敷之，顽疮面肿捣汁用，妇女阴疮共黛施，湿癣白秃加灰末，丹毒蓝根相和宜。

---

❶ 蟮（shàn 善）拱头：即蝼蛄疖。

# 溃疡主治类方

**四君子汤**

人参　茯苓　白术<sub>土炒。</sub>各二钱　甘草<sub>一钱</sub>

上四味姜三片，枣二枚，水煎服。

**四物汤**

川芎<sub>一钱五分</sub>　当归<sub>酒洗，三钱</sub>　白芍<sub>炒，二钱</sub>　地黄<sub>三钱</sub>

上四味，水煎服。

**八珍汤**

人参<sub>一钱</sub>　茯苓<sub>一钱</sub>　白术<sub>一钱五分</sub>　甘草<sub>炙，五分</sub>　川芎<sub>一钱</sub>　当归<sub>一钱</sub>

白芍<sub>炒，一钱</sub>　地黄<sub>一钱</sub>

上八味，水煎服。

**十全大补汤**

于八珍汤内加黄芪、肉桂，水煎服。

**人参养荣汤**

于十全大补汤内去川芎，加陈皮、远志、五味子，水煎服。

**内补黄芪汤**

于十全大补汤内去白术，加远志、麦门冬，水煎服。

【按】四君子汤，补气不足者也。四物汤，补血不足者也。八珍汤，双补血气不足者也。十全大补汤，大补气血诸不足者也。人参养荣汤，去川芎者，因面黄血少，加陈皮以行气之滞，五味子以收敛气血，远志以生心血也。内补黄芪汤，治溃疡口干。去白术者，避其燥能亡津也。加远志麦冬者，以生血生津也。如痛者，加乳香、没药以定痛。硬者，加穿山甲、皂角刺以消硬也。已上诸方，凡痈疽溃后诸虚者，悉准于此，当随证酌用之。

【方歌】四君参苓白术草，四物芎归芍地黄，二方双补八珍是，更加芪桂十补汤。荣去芎加陈远味，内去术加远冬良，痛甚乳没硬穿皂，溃后诸虚斟酌方。

### 异功散

人参二钱　白术土炒，二钱　茯苓一钱　甘草炙，五分　陈皮五分

上五味，姜三片，枣二枚，水煎服。

### 理中汤

人参二钱　白术土炒，三钱　干姜一钱　甘草炙，五分

上四味，水煎服。

### 六君子汤

人参二钱　白术土炒，二钱　茯苓一钱　甘草炙，一钱　陈皮一钱　半夏制，一钱五分

上六味，姜三片，枣二枚，水煎服。

### 香砂六君子汤

人参一钱　白术土炒，二钱　茯苓一钱　甘草炙，五分　藿香或木香。一钱　陈皮一钱　半夏制，一钱五分　砂仁五分

上八味，姜三片，水煎服。

【按】四君子汤加陈皮，名异功散，溃后脾虚气滞者宜之。四君子汤减茯苓，加干姜，名曰理中汤，溃后脾虚寒滞者宜之。盖气虚则阳虚，阳虚生寒，故于补气药中，加温热之味也。四君子汤加陈皮、半夏，名六君子汤，溃后气虚，有痰者宜之。六君子汤加藿香、或木香。砂仁，名香砂六君子汤，溃后，胃虚痰饮呕吐者宜之。无痰饮气虚，呕逆甚者，加丁香、沉香。溃后，气虚有寒，加肉桂、附子。溃后泻者，加诃子、肉豆蔻。肠滑不固，加罂粟壳。食少咳嗽者，加桔梗、麦冬、五味子。渴者加干葛。伤食脾胃虚弱，加山楂、神曲、谷芽。或麦芽。此皆溃后气不足者，以四君子汤为主，随证加减也。

【方歌】四君加陈异功散，理中减苓加干姜，有痰陈半六君子，呕吐砂仁木藿香，逆加丁沉寒桂附，泻加诃蔻粟滑肠，咳桔冬味渴加葛，伤食楂曲谷麦良。

### 托里定痛汤

于四物汤内加肉桂、乳香、没药、粟壳，水煎服。

### 圣愈汤

于四物汤内加柴胡、人参、黄芪，水煎服。

### 柴胡四物汤

于四物汤内加柴胡、人参、黄芩、半夏、甘草，水煎服。

### 地骨皮饮

于四物汤内加丹皮、地骨皮。

### 知柏四物汤

于四物汤内加知母、黄柏。

### 三黄四物汤

于四物汤内加黄连、黄芩、黄柏。

【按】托里定痛汤，溃后血虚疼痛者宜之。圣愈汤，溃后血虚内热，心烦气少者宜之。柴胡四物汤，溃后血虚有寒热者宜之。地骨皮饮，溃后不寒者宜之。知柏四物汤，溃后五脏阴火骨蒸者宜之。三黄四物汤，溃后六腑阳火烦热者宜之。盖血虚则阴虚，阴虚生热，故补血药中，多加寒凉之味也。此皆溃后血不足者，以四物汤为主，随证加减也。

【方歌】四物加桂乳没粟，托里定痛功效奇，圣愈四物参芪入，血虚血热最相宜。血虚寒热小柴合，惟热加丹地骨皮，阳火烦热三黄合，阴火骨蒸加柏知。

**补中益气汤** 补中益气汤，治疮疡元气不足，四肢倦怠，口干时热，饮食无味，脉洪大无力，心烦气怯者，俱宜服之。

人参一钱　当归一钱　生黄芪二钱　白术土炒，一钱　升麻三分　柴胡三分　甘草炙，一钱　麦冬去心，一钱　五味子研，五分　陈皮五分

上十味，水二钟，姜三片，枣二枚，煎一钟，空心热服。

**人参黄芪汤** 治溃疡虚热，不睡少食，或寒湿相凝作痛者效。即前方去柴胡，加神曲五分炒，苍术五分炒，黄柏五分炒。

【方歌】补中益气加麦味，溃后见证同内伤，参芪归术升柴草，麦味陈皮引枣姜，人参黄芪寒湿热，加曲苍柏减柴方。

**独参汤** 此汤治溃疡脓水出多，元气虚馁，外无邪气，自汗脉虚者宜服之。

人参二两

上一味，水二钟，枣十枚，或莲肉、圆眼肉。煎好徐徐服之。若煎至稠厚，即成膏矣。作三次，用醇酒热化服之亦可。

【方歌】脓水过多元气馁，不生他悉独参宜，徐徐代饮无穷妙，枣莲元肉共煎之。

**温胃饮** 此汤治痈疽脾胃虚弱，或内伤生冷，外感寒邪，致生呃逆、中脘疼痛、呕吐清水等证，宜急服之。

人参一钱 白术土炒，二钱 干姜炮，一钱 甘草一钱 丁香五分 沉香一钱 柿蒂十四个 吴萸酒洗，七分 附子制，一钱

上九味，水三钟，姜三片，枣二枚，煎八分，不拘时服。

【方歌】温胃饮治寒呃逆，内伤外感胃寒生，理中加丁沉柿蒂，寒盛吴萸附子宁。

**橘皮竹茹汤** 此汤治溃疡，胃火上逆气冲，以致时时呃逆、身热烦渴、口干唇焦，此热呃也，服之有效。

橘红二钱 竹茹三钱 生姜一钱 柿蒂七个 人参一钱 黄连一钱

上六味，水二钟，煎八分，空心温服。

【方歌】橘皮竹茹热呃逆，胃火气逆上冲行，橘红竹茹姜柿蒂，虚加参补热连清。

**胃爱丸** 此丸治溃疡脾胃虚弱，诸味不喜者，宜服此丸，助脾气开胃口，而饮食自进矣。

人参一两 山药肥大上白者，切片，男乳拌，令透，晒后微焙。一两 建莲肉去皮、心，五钱 白豆蔻三钱 小紫苏蜜拌晒干，微蒸片时，连梗叶切片。五钱 陈皮用陈老米先炒黄色，方入同炒，微燥，勿焦。六钱 云片白术鲜白者，米泔浸去涩水，切片晒干，同麦芽拌炒。一两 甘草炙，三钱 上白茯苓切一分厚咀片，用砂仁二钱同茯苓合碗内，饭上蒸熟。一两

上九味，共为细末，用老米二合，微焙碾粉，泡荷叶熬汤打糊丸，梧桐子大。每服八十丸，清米汤送下，不拘时服。

【方歌】不思饮食宜胃爱，开胃扶脾效若仙，异功山药苏梗叶，建莲白蔻米糊丸。

**清震汤** 治溃疡脾肾虚弱，或误伤生冷，或气恼劳役，或病后入房太早，以致寒邪乘入中脘，乃生呃逆，急服之。

人参 益智仁 半夏制。各一钱 泽泻三分 香附 陈皮 白茯苓各一钱 附子制，一钱 炙甘草一钱 柿蒂二十四个

【方歌】清震汤治肾家寒，人参益智半夏攒，泽泻香附陈茯苓，附子甘草柿蒂煎。

**二神丸**　此丸治痈疽，脾肾虚弱，饮食不消，黎明溏泻者，服之有效。

肉果面裹，煨，肥大者，捣去油，二两　补骨脂微炒香，四两

上二味共为细末，用大枣四十九枚，老生姜四两切片，水浸姜、枣，煮至水干为度，取枣肉为丸，桐子大。每夜半，用清米汤，送下七十丸，治肾泻脾泻甚效。

【方歌】二神丸治脾肾弱，饮食不化泻黎明，肉果补脾骨脂肾，生姜煮枣肉丸成。

**加味地黄丸**　此丸治痈疽已溃，虚火上炎，口干作渴者，宜服之。

熟地酒蒸，捣膏，八两　山药炒，四两　山萸肉去核，五两　白茯苓四两　牡丹皮酒洗，四两　泽泻蒸，三两　肉桂六钱　五味子炒，三两

上八味共为末，炼蜜丸如梧桐子大。每服二钱，空心盐汤送下。

【方歌】加味地黄劳伤肾，水衰津少渴良方，山萸山药丹苓泽，肉桂五味熟地黄。

**参术膏**　此膏治痈疽发背等证，大溃脓血之后，血气大虚，急宜用此补之。

人参切片，用水五大碗，沙锅慢火熬至三碗，将渣再煎汁一碗，共用密绢滤净，复熬稠厚，磁碗内收贮，听用。半斤　云片白术六两　怀庆熟地俱熬，同上法。六两

以上三膏，各熬完毕，各用磁罐盛之，入水中待冷取起，密盖勿令泄气。如患者精神短少，懒于言动，短气自汗者，以人参膏三匙，白术膏二匙，地黄膏一匙，俱用无灰好酒一杯，炖热化服。如脾虚弱，饮食减少，或食不知味，或已食不化者，用白术膏三匙，人参膏二匙，地黄膏一匙，热酒化服。如腰膝酸软，腿脚无力，皮肤枯槁者，用地黄膏三匙，参术膏各二匙化服。如气血脾胃相等，无偏胜者，三膏每各二匙，热酒化服。此膏用于清晨及临睡时，各进一次，自然强健精神，顿生气血，新肉易长，疮口易合，一切疮形危险，势大脓多者，服之自无变证也。夏天炎热，恐膏易变，令作二次熬用亦好。愈后常服，能须发变黑，返老还童。已上诸方，功难及此。

【方歌】参术膏治大脓后，血气双补此方宗，人参白术同熟地，熬成膏服有奇功。

**八仙糕** 此糕治痈疽脾胃虚弱，食少呕泄，精神短少，饮食无味，食不作饥，及平常无病久病者服之，能健脾胃。

山药六两　人参六两　粳米七升　糯米七升　白蜜一斤　白糖霜二两半　莲肉六两　芡实六两　白茯苓六两

上将山药、人参、莲肉、芡实、茯苓五味，各为细末，再将粳、糯米为粉，与上药末和匀；将白糖入蜜汤中炖化，随将粉药乘热和匀，摊铺笼内，切成条蒸熟，火上烘干，磁器收贮。每日清早用白汤泡数条，或干用亦可，饥时随用，服至百日，启脾壮胃，功难笔述。

【方歌】八仙糕用健脾胃，食少呕泄服之灵，山药人参粳糯米，蜜糖莲芡白云苓。

# 洗涤类方

洗有荡涤之功。涤洗则气血自然舒畅，其毒易于溃腐，而无壅滞也。凡肿在四肢者，溻渍之；在腰腹脊背者，淋之；在下部者，浴之，俱以布帛或棉蘸洗，稍温即易，轻者日洗一次，重者日夜洗二次，每日洗之，不可间断。凡洗时，冬月要猛火以逼寒气，夏月要明窗以避风凉。若不慎此，轻则有妨收口，重则恐变纯阴。夫洗药不一，如初肿与将溃者，俱用葱归溻肿汤烫洗。如阴证不起者，俱用艾茸汤敷法。如溃后，俱用猪蹄汤烫洗。用猪蹄汤者，以助肉之气而逐腐也。此涤洗之法，乃疡科之要药也。

**葱归溻肿汤** 此汤治痈疽疮疡，初肿将溃之时，用此汤洗之，以疮内热痒为度。

独活三钱　白芷三钱　葱头七个　当归三钱　甘草三钱

上五味，以水三大碗，煎至汤醇，滤去渣。以绢帛蘸汤热洗，如温再易之。

【方歌】葱归溻肿洗诸毒，初起将溃用之宜，洗至热痒斯为度，独芷葱归甘草俱。

**艾茸敷法** 此膏治阴疮黑陷而不痛者，用之为良。以知痛则生，不知痛出紫血者死，然必内服大补回阳之剂以助之。

硫黄五钱　雄黄五钱　艾茸一斤

上以硫、雄二味为末，同艾入水煎半日，水将干，取艾出，捣烂，温敷患处。再煎再易，十余次为度。

【方歌】艾茸敷法治阴疮，黑陷不痛用之良，石硫雄黄同艾煮，捣成膏敷定能康。

**猪蹄汤** 此汤治痈疽、诸毒流脓者，熬好洗之，以助肉气，消肿散风，脱腐止痛，去恶肉，活死肌，润疮口。如腐尽者，不必用之，当以米泔水热洗之，令疮洁净。不可过洗，过洗则伤水，皮肤破烂，难生肌肉敛口矣。

黄芩　甘草　当归　赤芍　白芷　蜂房　羌活各等分

上七味，共为粗末，看证之大小，定药之多少。先将豮猪❶前蹄一只，用水六碗，煮蹄软为度，将汁滤清，吹去汁上油花，即用粗药末一两，投于汁中；再用微火煎十数沸，滤去渣，候汤微温，即用方盘一个，靠身于疮下放定，随用软绢蘸汤淋洗疮上，并入孔内，轻手捺尽内脓，庶败腐宿脓，随汤而出，以净为度；再以软帛叠七八重，蘸汤勿令大干，覆于疮上，两手轻按片时，帛温再换，如此再按四五次，可以流通血气，解毒止痛去瘀也。洗讫用绢帛挹干，即随证以应用之药贴之。

【方歌】猪蹄汤治痈疽毒，已溃流脓用此方，消肿散风能止痛，芩甘归芍芷蜂羌。

# 膏药类方

**万应膏** 此膏治一切痈疽发背，对口诸疮，痰核流注等毒，贴之甚效。

川乌　草乌　生地　白蔹　白及　象皮　官桂　白芷　当归　赤芍　羌活　苦参　土木鳖　穿山甲　乌药　甘草　独活　元参　定粉　大黄各五钱

---

❶ 豮（fén 坟）猪：未发情或阉割过的猪。

上十九味，定粉在外，用净香油五斤，将药浸入油内。春五夏三，秋七冬十，候日数已足，入洁净大锅内，慢火熬至药枯，浮起为度。住火片时，用布袋滤去渣，将油称准，每油一斤，对定粉半斤，用桃、柳枝不时搅之，以黑如漆，亮如镜为度，滴入水内成珠，薄纸摊贴。

【方歌】万应膏用贴诸毒，发背痈疽对口疮，川草乌同地菽及，象皮桂芷芍归羌，苦参木鳖穿乌药，甘独元参定粉黄。

**绀珠膏** 此膏治一切痈疽肿毒，流注顽臁，风寒湿痹，瘰疬乳痈，痰核，血风等疮，及头痛，牙疼，腰腿痛等证悉验。

制麻油四两　制松香一斤

上将麻油煎滚，入松香文火溶化，柳枝搅候化尽，离火下细药末二两三钱，搅匀，即倾于水内，拔扯数十次，易水浸之听用。

——瘀血、肿毒、瘰疬等证，但未破者，再加魏香散，随膏之大小，患之轻重，每加半分至三二分为率。

——毒深脓不尽，及顽疮对口等证，虽溃必用此膏获效。

——未破者贴之勿揭，揭则作痒。痛亦勿揭，能速于成脓。患在平处者，用纸摊贴；患在弯曲转动处者，用绢帛摊贴。

——臁疮及臀、腿寒湿等疮，先用茶清入白矾少许，洗净贴之见效。

——头痛贴太阳穴，牙痛塞牙缝内。

——内痈等证，作丸用蛤粉为衣，服下。

——便毒痰核，多加魏香散；如脓疮，再加铜青。如蟮拱头，癣毒，贴之亦效。

制油法：每麻油一斤，用当归、木鳖子肉、知母、细辛、白芷、巴豆肉、文蛤打碎、山茨菇打碎、红芽大戟、续断各一两，槐、柳枝，各二十八寸，入油锅内浸二十一日，煎枯去渣，取油听用。查朝鲜琥珀膏，多续随子，此方宜加之。

制松香法：择片子净嫩松香为末，十斤，取槐、柳、桃、桑、芙蓉等五样枝，各五斤，剉碎，用大锅水煎浓汁，滤净，再煮一次各收之，各分五分。每用初次汁一分煎滚，入松香末二斤，以柳、槐枝搅之，煎至松香沉下水底为度，即倾入二次汁内，乘热拔扯数十次，以不断为佳，候温作饼收之。余香如法。

**膏内细药方**

乳香　没药各五钱　明雄黄四钱　血竭五钱　麝香一钱　轻粉二钱

上为细末，加入膏内用。

**魏香散**

乳香　没药　血竭各等分　阿魏　麝香各减半

为末，罐收听用。

【方歌】绀珠膏贴痈疽毒，流注顽臁湿痹名，瘰疬乳痈痰核块，血风头痛及牙疼。松香化入麻油内，乳没雄黄竭麝轻，随证更加魏香散，麝香魏竭乳没并。

**陀僧膏**　此膏专贴诸般恶疮，流注瘰疬，跌扑损破，金刃误伤等证，用之有效。

南陀僧研末，二十两　赤芍二两　全当归二两　乳香去油，研，五钱　没药去油，研，五钱　赤石脂研，二两　苦参四两　百草霜筛，研二两　银黝一两　桐油二斤　香油一斤　血竭研，五钱　孩儿茶研，五钱　川大黄半斤

上药先将赤芍、当归、苦参、大黄入油内煤枯，熬至滴水不散，再下陀僧末，用槐、柳枝搅至滴水将欲成珠，将百草霜细细筛入搅匀，再将群药及银黝筛入，搅极匀，倾入水盆内，众手扯千余下，再收入磁盆内，常以水浸之。

【方歌】陀僧膏贴诸恶疮，流注瘰疬跌扑伤，陀僧赤芍归乳没，赤脂苦参百草霜，银黝桐油香油共，血竭儿茶川大黄。

**巴膏方**　此膏贴一切痈疽发背，恶疮，化腐生肌，甚效。

象皮六钱　穿山甲六钱　山栀子八十个　儿茶另研极细末，二钱　人头发一两二钱　血竭另研极细末，一钱　硇砂另研极细末，三钱　黄丹飞　香油　桑、槐、桃、柳、杏枝各五十寸

上将桑、槐、桃、柳、杏五枝，用香油四斤，将五枝炸枯，捞出；次入象皮、穿山甲、人头发，炸化；再入山栀子炸枯，用绢将药渣滤去，将油复入锅内煎滚，离火少顷。每油一斤，入黄丹六两，搅匀，用慢火熬至滴水中成珠，将锅取起；再入血竭、儿茶、硇砂等末搅融，用凉水一盆，将膏药倾入水内，用手扯药千余遍，换水数次，拔去火气，磁罐收贮。用时不宜见火，须以银杓盛之，重汤炖化，薄纸摊贴。

【方歌】痈疽发背用巴膏，象甲栀茶发竭硇，枝用桑槐桃柳杏，黄丹搅和共油熬。

**亚圣膏**　此膏治一切破烂诸疮，并杨梅结毒，贴之甚效。

象皮一两　驴甲即悬蹄。一块　鸡子清三个　木鳖子七个　蛇蜕二钱　蝉蜕四钱　血余三钱　穿山甲六钱　槐枝　榆枝　艾枝　柳枝　桑枝各二十一寸　黄丹　黄蜡　麻油三斤

上将药浸七日，煎如常法，滤去渣。每净油一斤，入黄丹七两，煎成膏，入黄蜡五钱化匀；再加血竭五钱、儿茶三钱、乳香三钱、没药三钱、煅牡蛎五钱、五灵脂五钱，上五味研极细末，入膏内成膏，出火摊贴。

【方歌】亚圣膏治破烂疮，杨梅结毒贴之良，象驴鸡鳖蛇蝉蜕，血甲槐榆艾柳桑，丹蜡麻油匀化后，竭茶乳没蛎灵囊。

**绛珠膏**　此膏治溃疡诸毒，用之去腐、定痛、生肌，甚效。

天麻子肉八十一粒　鸡子黄十个　麻油十两　血余五钱　黄丹水飞。二两　白蜡三两　血竭三钱　朱砂二钱　轻粉三钱　乳香三钱　没药三钱　儿茶三钱　冰片一钱　麝香五分　珍珠三钱

上将麻油炸血余至焦枯；加麻子肉、鸡子黄、再炸枯去渣；入蜡候化，离火少时，入黄丹搅匀，再加细药和匀，收用摊贴。

【方歌】绛珠化腐主生肌，麻肉鸡黄油血余，丹蜡竭砂轻乳没，儿茶冰麝共珍珠。研细和匀随证用，乳岩须要入银朱。乳岩加银朱一两。

**绛红膏**　此膏治一切肿毒已成，疼痛不消者，贴之悉效。

银朱五钱

上一味为细末，以生桐油调摊如膏。先用神灯照，后贴此膏。

【方歌】绛红膏治毒已成，肿痛难消用最灵，一味银朱为细末，桐油调和贴之平。

**加味太乙膏**　此膏治发背痈疽，及一切恶疮，湿痰流注，风湿遍身，筋骨走注作痛，汤烫火烧，刀伤棒毒，五损内痈，七伤外证，俱贴患处。又男子遗精，女人白带，俱贴脐下。脏毒肠痈，亦可丸服。诸般疮疖，血风癞痒，诸药不止痛痒者，并效。

白芷　当归　赤芍　元参各二两　柳枝　槐枝各一百寸　肉桂二两　没

药三钱　大黄二两　木鳖二两　轻粉研不见星，四钱　生地二两　阿魏三钱　黄丹水飞。四十两　乳香五钱　血余一两

上将白芷、当归、赤芍、元参、肉桂、大黄、木鳖、生地八味，并槐、柳枝，用真麻油足称五斤，将药浸入油内，春五夏三，秋七冬十，入大锅内，慢火熬至药枯，浮起为度；住火片时，用布袋滤净药渣，将油称准，用细旧绢将油又滤入锅内，要清净为佳，将血余投上，慢火熬至血余浮起，以柳枝挑看，似膏溶化之象，方算熬熟。净油一斤，将飞过黄丹六两五钱，徐徐投入，火加大些。夏秋亢热。每油一斤，加丹五钱，不住手搅，候锅内先发青烟，后至白烟叠叠旋起，气味香馥者，其膏已成，即便住火。将膏滴入水中，试软硬得中，如老加热油，如稀加炒丹，每各少许，渐渐加火，务要冬夏老嫩得所为佳。候烟尽掇下锅来，方下阿魏，切成薄片，散于膏上化尽；次下乳、没、轻粉搅匀，倾入水中，以柳棍搂成一块，再换冷水浸片时，乘温每膏半斤，扯拔百转成块，又换冷水浸。随用时每取一块，铜杓内复化，随便摊贴，至妙。

【方歌】太乙膏治诸般毒，一切疮伤俱贴之。白芷当归赤芍药，元参桂没柳槐枝，大黄木鳖轻生地，阿魏黄丹乳血余。

**白膏药**　此膏专贴诸疮肿毒，溃破流脓，甚效。

净巴豆肉十二两　蓖麻子去壳，十二两　香油三斤　蛤蟆各衔人发一团，五个　活鲫鱼十尾

先将巴豆肉、蓖麻子入油内浸三日，再将蛤蟆浸一宿。临熬时入活鲫鱼，共炸焦，去渣净，慢火熬油滴水成珠，离火倾于净锅内；再加官粉二斤半，乳香末五钱，不时搅之，冷定为度。用时重汤炖化，薄纸摊贴。

【方歌】白膏专贴诸疮毒，巴豆蓖麻浸入油，活鲫蛤蟆同炸后，再将官粉乳香投。

**化腐紫霞膏**　此膏善能穿透诸毒。凡发背已成，瘀肉不腐及不作脓者，用此膏以腐烂瘀肉，穿溃脓毒，其功甚效。

金顶砒五分　潮脑一钱　螺蛳肉用肉，晒干为末，二两　轻粉三钱　血竭二钱巴豆仁研，用白仁，五钱

上各为末，共碾一处，磁罐收贮。临用时用麻油调搽顽硬肉上，以

棉纸盖上，或膏贴俱可。

【方歌】化腐紫霞膏穿毒，透脓化腐效如神，金砒潮脑螺蛳肉，粉竭麻仁巴豆仁。

**贝叶膏** 此膏贴痈疽发背，一切溃烂诸疮。

麻油一斤 血余鸡子大，一个 白蜡二两

上将血余，以文火炸化去渣，下火入白蜡溶化，候温用棉纸剪块三张，张张于油蜡内蘸之，贴于磁器帮上。用时揭单张贴患处，日换八九次，力能定痛去腐生肌，其功甚速，切勿忽之。

【方歌】贝叶膏治溃烂疮，去腐生肌功效强，血余麻油煎渣去，下火入蜡化贴良。

**碧螺膏** 此膏治下部湿疮疥癣，并结毒、痰串、疬疮。

松香取嫩白者佳。为末筛过，用铜盆以猪油遍搽之，入水至滚，入香不住手搅之，以香沉底为度。即倾冷水中，拔扯百十次，以不断为度

上将麻油煎滴水成珠，入松香一斤，文火溶化，看老嫩，取起离火住滚，徐徐入糠青、胆矾各净末五钱，以柳枝左搅匀为度。如老加熟猪油二三钱，用绿纸薄摊贴之。

【方歌】碧螺膏治疥湿疮，猪脂麻油嫩松香，再入糠青胆矾末，绿纸摊贴效非常。

# 麻药类方

**琼酥散** 此散治一切肿毒等疮，服之开针不痛。

蟾酥一钱 半夏六分 闹羊花六分 胡椒一钱八分 川椒一钱八分 荜茇一钱 川乌一钱八分

上七味，共为细末，每服半分，黄酒调服。如欲大开，加白酒药一丸。

【方歌】琼酥散是麻人药，开针不痛用蟾酥，荜茇闹羊生半夏，胡椒川椒与川乌。

**整骨麻药** 此药开取箭头，服之不痛。

麻黄 胡茄子 姜黄 川乌 草乌各等分 闹羊花倍用

上六味共为末，每服五分，茶、酒任下。欲解，用甘草煎汤，服之即苏。

**【方歌】**整骨麻药取箭头，不伤筋骨可无忧，麻黄姜黄胡茄子，川草乌与闹羊投。

**外敷麻药**　此药敷于毒上，麻木任割不痛。

川乌尖五钱　草乌尖五钱　蟾酥四钱　胡椒一两　生南星五钱　生半夏五钱

上为末，用烧酒调敷。一方加荜茇五钱，一方加细辛一两。

**【方歌】**外敷麻药调烧酒，刀割不痛效最神，川草乌蟾椒星夏，一加荜茇一加辛。

# 去腐类方

腐者，坏肉也。诸书云：腐不去则新肉不生。盖以腐能浸淫好肉也，当速去之。如遇气实之人，则用刀割之取效；若遇气虚之人，则惟恃药力以化之。盖去腐之药，乃疡科之要药也。

**白降丹**　此丹治痈疽发背，一切疔毒，用少许。疮大者用五六厘，疮小者用一二厘，水调敷疮头上。初起者立刻起疱消散，成脓者即溃，腐者即脱消肿，诚夺命之灵丹也。

朱砂　雄黄各二钱　水银一两　硼砂五钱　火硝　食盐　白矾　皂矾各一两五钱

先将朱、雄、硼三味研细，入盐、矾、硝、皂、水银共研匀，以水银不见星为度。用阳城罐一个，放微炭火上，徐徐起药入罐化尽，微火逼令干取起。如火大太干则汞走，如不干则药倒下无用，其难处在此。再用一阳城罐合上，用棉纸截半寸宽，将罐子泥、草鞋灰、光粉三样研细，以盐滴卤汁调极湿，一层泥一层纸，糊合口四五重，及糊有药罐上二三重。地下挖一小潭，用饭碗盛水放潭底。将无药罐放于碗内，以瓦挨潭口四边齐地，恐炭灰落碗内也。有药罐上以生炭火盖之，不可有空处。约三炷香，去火冷定开看，约有一两外药矣。炼时罐上如有绿烟起，急用笔蘸罐子盐泥固之。

**红升丹** 此丹治一切疮疡溃后，拔毒去腐，生肌长肉，疮口坚硬，肉黯紫黑，用丹少许，鸡翎扫上立刻红活。疡医若无红、白二丹，决难立刻取效。

朱砂五钱　雄黄五钱　水银一两　火硝四两　白矾一两　皂矾六钱

先将二矾、火硝研碎，入大铜杓内，加火硝一小杯炖化，一干即起研细。另将汞、朱、雄研细，至不见星为度，再入硝、矾末研匀。先将阳城罐用纸筋泥搪一指厚，阴干，常轻轻扑之，不使生裂纹，搪泥罐子泥亦可用。如有裂纹，以罐子泥补之，极干再晒。无裂纹方入前药在内，罐口以铁油盏盖定，加铁梁盏，上下用铁镰铁丝扎紧，用棉纸捻条蘸蜜，周围塞罐口缝间，外用熟石膏细末，醋调封固。盏上加炭火二块，使盏热罐口封固易干也。用大钉三根钉地下，将罐子放钉上，罐底下置坚大炭火一块，外砌百眼炉，升三炷香。第一炷香用底火，如火大则汞先飞上；二炷香用大半罐火，以笔蘸水擦盏；第三炷香火平罐口，用扇搧之，频频擦盏，勿令干，干则汞先飞上。三香完，去火冷定开看，方气足，盏上有六七钱，刮下研极细，磁罐盛用。再预以盐卤汁调罐子稀泥，用笔蘸泥水扫罐口周围，勿令泄气。盖恐有绿烟起汞走也，绿烟一起即无用矣。

【方歌】白降丹为夺命丹，拔脓化腐立时安，朱雄汞与硼砂入，还有硝盐白皂矾。若去硼盐红升是，长肉生肌自不难。

**元珠膏** 此膏治肿疡将溃，涂之脓从毛孔吸出。已开针者，用捻蘸送孔内，呼脓腐不净，涂之立化。

木鳖子肉十四个　斑蝥八十一个　柳枝四十九寸　驴甲片三钱　草乌一钱
麻油二两

上药浸七日，文火炸枯，去渣，入巴豆仁三个，煎至黑，倾于钵内，研如泥，加麝香一分，搅匀入罐内收用。

【方歌】呼脓化腐用元珠，木鳖斑蝥共柳枝，驴甲草乌油内浸，炸枯巴豆麝香施。

# 生肌类方

凡大毒溃烂，内毒未尽，若骤用生肌，则外实内溃。重者逼毒内攻，轻者反增溃烂。虽即收口，其于旁处，复生大疽，是知毒未尽，不可骤用生肌药也。只以贝叶膏贴之，频换，俟生肉珠时，方用生肌药。如元气弱者，须当大补，以培元气。

**生肌定痛散** 此散治溃烂红热，肿痛有腐者；用此化腐、定痛、生肌。

生石膏<small>为末，用甘草汤飞五七次</small>，<small>一两</small>　辰砂<small>三钱</small>　冰片<small>二分</small>　硼砂<small>五钱</small>

上四味，共为末，撒患处。

【方歌】生肌定痛治溃烂，肿疼红热实相宜，石膏飞过辰砂用，共入冰硼细撒之。

**轻乳生肌散** 此散治溃烂红热，肿痛腐脱者，用此定痛生肌。

石膏<small>煅，一两</small>　血竭<small>五钱</small>　乳香<small>五钱</small>　轻粉<small>五钱</small>　冰片<small>一钱</small>

上为末撒之。

有水加龙骨、白芷<small>各一钱</small>　不收口加鸡内金<small>炙，一钱</small>❶

【方歌】轻乳生肌治腐脱，石膏血竭乳轻冰，若然有水加龙芷，收口须添鸡内金。

**姜矾散** 此散治一切诸疮发痒者，用此撒之甚效。

枯矾　干姜

上等分为末，先用细茶、食盐煎汤洗之，后用此散撒之。冷疮不收口者，用干姜一味为末，撒患处，觉热如烘，生肌甚效。

【方歌】姜矾最治诸疮痒，先用盐茶煎洗之，若是冷疮不收口，干姜一味撒生肌。

**腐尽生肌散** 此散治一切痈疽等毒。诸疮破烂不敛者，撒上即愈。

儿茶　乳香　没药<small>各三钱</small>　冰片<small>一钱</small>　麝香<small>二分</small>　血竭<small>三钱</small>　旱三七<small>三钱</small>

上为末撒之。

有水加龙骨<small>煅，一钱</small>　欲速收口加珍珠<small>一两</small>　蟹黄<small>法取团脐蟹，蒸熟取黄，晒</small>

---

❶ 有水加……炙，一钱：此二句原在"上为末撒之"文前，据文例改。

干取用，二钱

　　或用猪脂油去渣半斤，加黄蜡一两，溶化倾碗内。稍温加前七味调成膏，摊贴痈疽破烂等证。若杖伤则旱三七倍之。

　　一用鲜鹿腿骨，纸包灰内煨之，以黄脆为度。如黑焦色则无用矣。为细末撒之，生肌甚速。

　　【方歌】腐尽生肌疮不敛，儿茶乳没冰麝香，血竭三七水加骨，收口珍珠共蟹黄。或用猪油溶黄蜡，调前七味贴之良，一用火煨鹿腿骨，为散生肌效甚长。

　　**月白珍珠散**　此散治诸疮新肉已满，不能生皮，及汤火伤痛，并下疳腐痛等证。

　　青缸花五分　轻粉一两　珍珠一钱

　　上为末撒之。

　　下疳腐烂，用猪脊髓调搽。

　　一用鸡子清倾瓦上，晒干取清，为末撒之。

　　【方歌】月白珍珠皮不长，并医汤火下疳疮。青缸轻粉珍珠共，猪髓调搽真妙方，一用鸡清倾瓦上，晒干为末撒之良。

　　**五色灵药**　此五色灵药，治痈疽诸疮已溃，余腐不尽，新肉不生，撒之最效。

　　食盐五钱　黑铅六钱　枯白矾　枯皂矾　水银　火硝各二两

　　先将盐、铅熔化，入水银结成砂子，再入二矾、火硝同炒干，研细入铅、汞再研，以不见星为度。入罐内泥固济，封口打三炷香，不可太过不及。一宿取出视之，其白如雪，约有二两，为火候得中之灵药。

　　如要色紫者，加硫黄五钱。要黄色者，加明雄黄五钱。要色红者，用黑铅九钱，水银一两，枯白矾二两，火硝三两，辰砂四钱，明雄黄三钱。升炼火候，俱如前法。

　　凡升打灵药，硝要炒燥，矾要煅枯。

　　一方用烧酒煮干，炒燥，方研入罐。一法凡打出灵药，倍加石膏和匀，复入新罐内打一枝香，用之不痛。

　　【方歌】五色灵药白用盐，黑铅硝汞皂桔矾，欲成紫色硫黄入，黄者雄黄加五钱，红去皂盐铅重用，朱砂飞尽必须添。

**生肌玉红膏** 此膏治痈疽发背，诸般溃烂，棒毒等疮，用在已溃流脓时。先用甘草汤，甚者用猪蹄汤淋洗患上，软绢挹净，用抿把挑膏于掌中，捺化，遍搽新肉上，外以太乙膏盖之，大疮洗换二次。内兼服大补气血之药，新肉即生，疮口自敛，此外科收敛药中之神药也。

当归二两　白芷五钱　白蜡二两　轻粉四钱　甘草一两二钱　紫草二钱　瓜儿血竭四钱　麻油一斤

上将当归、白芷、紫草、甘草四味，入油内浸三日，大杓内慢火熬微枯色，细绢滤清；将油复入杓内煎滚，入血竭化尽；次下白蜡，微火亦化。用茶钟四个，预放水中，将膏分作四处，倾入钟内，候片时方下研极细轻粉各投一钱，搅匀，候至一日、夜用之极效。

【方歌】生肌玉红膏最善，溃烂诸疮搽即收，归芷蜡轻甘紫草，瓜儿血竭共麻油。

**莹珠膏** 此膏治溃疡，去腐、定痛、生肌，并杨梅疮、杖、臁疮、下疳等证。

白蜡三两　猪脂油十两　轻粉末，一两五钱　樟冰末，一两五钱

先将白蜡脂油溶化，离火候温，入轻粉樟冰搅匀候稍凝；再入冰片末一钱，搅匀成膏，罐收听用。凡用先将甘草、苦参各三钱，水煎，洗净患处，贴膏。

杖疮用荆川纸摊极薄贴之，热则易之，其疗瘀即散，疼痛立止。杨梅疮加红粉二钱。顽疮、乳岩，加银朱一两。臁疮，加水龙骨三钱，或龙骨四钱。

【方歌】莹珠膏用治溃疮，定痛生肌功效强，白蜡猪脂樟冰粉，杨顽乳杖并臁疮。

**吕祖一枝梅** 此药治男、妇、大人、小儿新久诸病。生死难定之间，用芡实大一饼，贴印堂之中，点官香一枝，香尽去药。已后一时许，视贴药处有红斑晕色，肿起飞散，谓之红霞捧日，病虽危笃，其人不死；如贴药处，一时后，不肿不红，皮肉照旧不变，谓之白云漫野，病虽轻浅，终归冥路。小儿急、慢惊风，一切老幼痢疾，俱可贴之。凡病用之，皆可预知生死也。

雄黄五钱　　巴豆仁不去油，五钱　　朱砂三分　　五灵脂三钱　　银朱一钱五分
蓖麻仁五分　　麝香三分

上各研细，于端午日净室中，午时共研，加油胭脂为膏，磁盒收藏，勿经妇人之手。临用豆大一圆捏饼贴印堂中，其功立见，用过饼送入河中。

【方歌】吕祖一枝梅验病，定人生死印堂中，红斑肿起斯为吉，无肿无红命必终。药用五灵蓖麻子，砂银巴豆麝香雄。

# 卷六十三

## 头部

### 百会疽

百会疽在颠顶结，经属督脉百会穴。初如粟米渐如钱，甚似葡萄坚似铁。高肿热实清毒火，平塌阳虚温补怯，肿连耳项动痰声，七日不溃命必绝。

【注】此百会疽又名玉顶发，生在颠顶正中，属督脉经百会穴。由膏粱太过，火毒凝结而成。初起形如粟米，渐肿根大如钱，甚则形似葡萄，坚硬如铁，高尖红肿，焮热疼痛，疮根收束，憎寒壮热，大渴随饮随干，口苦唇焦，便秘烦躁，脉见洪数者，此属气实。宜服黄连消毒饮，以清毒火，外敷冲和膏。若漫肿平塌，紫黯坚硬，臖痛根散，恶寒便泻，脉见细数者，此属阳虚，宜服十全大补汤，以温补之，外敷回阳玉龙膏。若面赤过烦，口干不渴，唇润者，此属阳虚浮泛，宜服桂附地黄丸，引火归原，更用生附子饼，置两足心涌泉穴，各灸五壮，以泄其毒。初起贴琥珀膏，已溃糁黄灵药、太乙膏盖贴；腐尽，再易生肌之药治之。若肿连耳项，痰如拽锯，七日无脓不溃，神昏者命必绝矣（图63-1）！

#### 黄连消毒饮

苏木二分　甘草三分　陈皮二分　桔梗五分　黄芩五分　黄柏五分　人参三分　藁本五分　防己五分　防风四分　知母四分　羌活一分　独活四分　连翘四分　黄连一钱　生地黄四分　黄芪二钱　泽泻二分　当归尾四分

水煎，食远温服。

【方歌】黄连消毒清毒火，诸般火证服最良。苏木甘草陈皮桔，芩柏人参藁二防，知母羌活独活等，连翘黄连生地黄，黄芪泽泻当归尾，服后最忌饮寒凉。

**冲和膏　回阳玉龙膏**俱见肿疡门。

**生肌散　十全大补汤　黄灵药　太乙膏**俱见溃疡门。

**桂附地黄丸　附子饼**见前灸法。

**琥珀膏**见后发际疮。

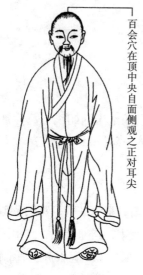

图 63-1　百会疽图

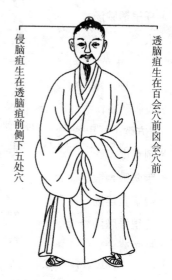

图 63-2　透脑、侵脑疽图

## 透脑疽

透脑疽生百会前，形如鸡子痛而坚，软漫脓稀虚塌陷，红硬脓稠实肿尖（图 63-2）。

【注】此证生于百会穴之前，囟门之际，亦由督脉经火毒而成。初如粟米，渐如鸡子，坚硬疼痛。疮顶塌陷，根脚漫肿，色暗者属虚；若色红肿硬、顶尖脓稠者属实。速溃者顺，迟溃透脑髓者逆。其肿溃内外治法，俱按百会疽。

## 侵脑疽

侵脑疽生透脑旁，湿火攻发属太阳。穴名五处知其位，红顺紫逆更审详（图 63-2）。

【注】此疽生于透脑疽侧下，由太阳膀胱经湿火而成，穴名五处。红肿高起，焮热疼痛，脓色如苍蜡者，属气血俱实，顺而易治；若紫陷无脓，根脚散大者，属气血两虚，逆而难治。初起宜服荆防败毒散汗之，

次服内疏黄连汤下之，将溃服托里透脓汤，已溃服托里排脓汤，外贴琥珀膏，围敷冲和膏。其余内外治法，俱按痈疽溃疡门。

**托里透脓汤**

人参 白术土炒 穿山甲炒，研 白芷各一钱 升麻 甘草节。各五分 当归二钱 生黄芪三钱 皂角刺一钱五分 青皮炒，五分

水三钟，煎一钟。病在上部，先饮煮酒一钟，后热服此药；病在下部，先服药后饮酒；疮在中部，药内兑酒半钟，热服。

**【方歌】**托里透脓治痈疽，已成未溃服之宜，参术甲芷升麻草，当归黄芪刺青皮。

**荆防败毒散**见项部脑疽。

**内疏黄连汤 冲和膏**俱见肿疡门。

**托里排脓汤**见项部鱼尾毒。

**琥珀膏**见发际疮内。

## 佛顶疽

佛顶疽属督上星，阴阳不调毒热成，不论虚实皆险证，溃烂黑陷必然凶（图63-3）。

**【注】**此证一名顶门疽。生于头顶囟门之前，属督脉经上星穴。由脏腑阴阳不调，热毒上壅而成。色紫，坚硬肿痛，脉洪大而数者为实；脉微细而数者为虚，皆属险证。若溃烂黑陷，六脉散大，神昏谵语，二便闭结者为逆。首尾内外治法，俱按百会疽。

## 额疽

额疽生额火毒成，左右膀胱正督经。顶陷焦紫无脓重，高耸根收红肿轻（图63-4）。

**【注】**此证生前额正中者，属督脉经。或生左右额角者，属膀胱经。总由火毒而成。初起疮顶塌陷，干焦色紫，不生大脓者，其势重而属险也；若红肿高耸，疮根收束者，其势轻而属顺也。初服荆防败毒散汗之，次服仙方活命饮消之。将溃气虚者，宜服托里透脓汤；气实者，宜服透脓散，外敷冲和膏。已溃宜服托里排脓汤，外贴琥珀膏。其余内外治法，

俱按痈疽溃疡门。

**荆防败毒散**<sub></sub>见项部脑疽。

**仙方活命饮**见肿疡门。

**托里透脓汤**见前侵脑疽。

**透脓散　冲和膏**俱见肿疡门。

**托里排脓汤**见项部鱼尾毒。

**琥珀膏**见发际疮内。

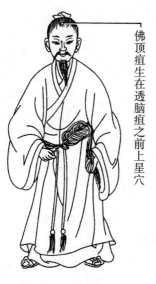

佛顶疽生在透脑疽之前上星穴

**图 63-3　佛顶疽图**

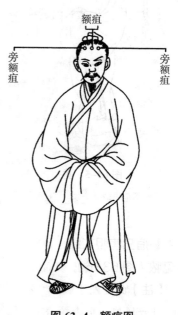

额疽

旁额疽　　旁额疽

**图 63-4　额疽图**

## 勇疽

　　勇疽眦后太阳穴，胆经怒火伏鼠形，七日不溃毒攻眼，黄脓为吉黑血凶（图 63-5）。

　　【注】此证一名勇疽，又名脑发疽。属足少阳胆经怒火而成，生于目小眦之后五分。生在太阳穴者，无论左右皆可以生。初起如粟，渐肿疼痛，形如伏鼠，面目浮肿，七日信脓不溃，火毒攻睛，腐烂损目。若十一日针出黄脓，毒从脓解为顺易治；若出紫黑血者，系气虚不能化毒为逆难治。初服仙方活命饮清解之，毒甚宜服内疏黄连汤，外敷二味拔

毒散。其将溃已溃，内外治法，俱按痈疽肿疡、溃疡门。溃后避风忌水。

**仙方活命饮　内疏黄连汤　二味拔毒散**俱见肿疡门。

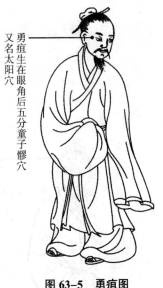

又名太阳穴

勇疽生在眼角后五分童子髎穴

**图 63-5　勇疽图**

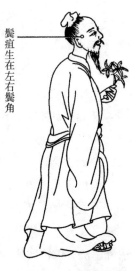

鬓疽生在左右鬓角

**图 63-6　鬓疽图**

〔三二一〕

## 鬓疽

鬓疽三焦胆二经，证由欲怒火凝成。此经气多而血少，溃腐惟宜少见脓（图 63-6）。

【注】此证发于鬓角，属手少阳三焦、足少阳胆二经，由于相火妄动，外受风热，更因性情急怒，欲念火生，凝结而成。此二经俱属气多血少，最难腐溃。更兼鬓角肌肉，浇薄不宜针灸，候其自溃。溃后不宜多见脓，脓多者过耗血液难敛。初起宜服柴胡清肝汤解之，脓成者宜托里消毒散托之，外敷二味拔毒散。已溃内外治法，俱按痈疽溃疡门。

**柴胡清肝汤**

柴胡　生地各一钱五分　当归二钱　赤芍一钱五分　川芎一钱　连翘去心，二钱
牛蒡子炒，研，一钱五分　黄芩一钱　生栀子研　天花粉　甘草节　防风各一钱
水二钟，煎八分，食远服。

【方歌】柴胡清肝治怒证，宣血疏通解毒良，四物生用柴翘蒡，黄芩栀粉草节防。

**托里消毒散　二味拔毒散**俱见肿疡门。

## 夭疽　锐毒

夭疽居左锐毒右，经属胆腑生耳后，谋虑太过郁火成，此处肉薄当急救（图63-7）。

【注】此二证左为夭疽，右为锐毒，俱生耳后一寸三分高骨之后。夭者，不尽天年谓之夭；锐者，如锋刃之锐利，言毒甚也。得此二证，愈者甚少。初起俱如黍粒，渐肿如瓜，坚硬平塌，紫黯不泽，较诸疮疼痛倍增。名虽各异，而左右耳后，俱属足少阳胆经，由谋虑不决，郁火凝结而成。此处皮肉浇薄，气多血少，终属险证，急当治之。迟则热气下入渊腋，前伤任脉，内熏肝肺，恶证悉添，必致不救。若红肿速溃者顺，坚硬黑陷者逆。如果投方应证，亦只十全四五也。初宜服柴胡清肝汤消解之，脓将成宜服托里消毒散，虚者十全大补汤托补之，外俱敷乌龙膏，其余内外治法，俱按痈疽肿溃疡门。渊腋，胆经穴名。

**柴胡清肝汤**见前鬓疽。

**托里消毒散　乌龙膏**俱见肿疡门。

**十全大补汤**见溃疡门。

## 耳后疽

耳后疽生耳折间，三焦风毒胆火炎。红肿有头焮为顺，黑陷靐痛冷溃难（图63-8）。

【注】此证生于耳折之间，无论左右，属三焦经风毒，兼胆经怒火上炎而成。初起如粟，渐增肿痛，小者如杏，大者如桃。若红肿有头，焮热易溃，稠脓者为顺；若黑陷坚硬，靐痛引脑，其则顶、颊、肩、肘俱痛，不热迟溃，紫血者为逆。初治法同夭疽，已溃内外治法，俱按痈疽溃疡门。

又有初起失于托里，或误食寒凉，则毒不能外发，遂攻耳窍，脓从耳窍出者，名为内溃，属虚，多服十全大补汤。大抵少年得此证者，其愈最缓；老年得此证者，易于成漏。

**十全大补汤**见溃疡门。

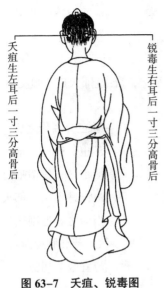

图 63-7　夭疽、锐毒图

天疽生左耳后一寸三分高骨后

锐毒生右耳后一寸三分高骨后

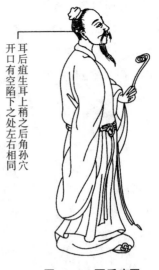

图 63-8　耳后疽图

耳后疽生耳上稍之后角孙穴
开口有空陷下之处左右相同

## 耳发

耳发三焦风热成，初椒渐若蜂房形，赤肿疼痛生轮后，黄脓属吉紫血凶（图 63-9）。

【注】此证生于耳后，属三焦经风热相搏而成。初如椒粒，渐肿若蜂房，将腐亦多眼孔，焮赤疼痛，肿连耳轮。盖发者，乃痈证之毒甚者也。不可听其自溃，恐溃迟脓通耳窍。当在十一日后，剪破疮顶，出黄白脓者属吉为顺；出紫鲜血者属凶为逆。初起俱宜服仙方活命饮消之，外敷二味拔毒散。其余内外治法，俱按痈疽溃疡门。

**仙方活命饮**见肿疡门。

**二味拔毒散**见肿疡门。

## 耳根毒

耳根毒初痰核形，肿如伏鼠焮赤疼，三焦风火胆怒气，暴肿溃速非疽痈（图 63-10）。

【注】此证生于耳后，初起形如痰核，渐增肿势，状如伏鼠，焮赤疼痛。由三焦风火，胆经怒气上冲，凝结而成。但此证暴肿溃速，根浅易

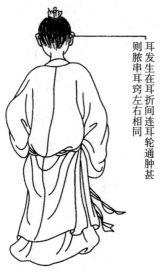

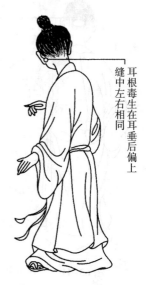

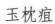

愈，非若痈疽之势大毒甚也。初起寒热往来，宜服荆防败毒散汗之；发热痛甚者，仙方活命饮消之；脓成者服透脓散，虚者服托里透脓汤；溃后外撒红灵药，贴太乙膏；脓尽换搽生肌玉红膏，生肌敛口。若遇虚者，脓水清稀，或疮口敛迟，即服香贝养荣汤补之，自敛。

图 63-9　耳发图

图 63-10　耳根毒图

**仙方活命饮**见肿疡门。

**荆防败毒散**见项部脑疽。

**透脓散**见肿疡门。

**托里透脓汤**见前侵脑疽。

**红灵药　生肌玉红膏　太乙膏**俱见溃疡门。

**香贝养荣汤**见项部石疽。

# 玉枕疽

玉枕疽属督脉经，证由积热风邪乘，枕骨微上脑户穴，高肿为顺紫陷凶（图63-11）。

【注】此证由督脉经积热，外受风邪凝结而成。生在玉枕骨尖微上脑户穴。初起如粟，麻痒相兼，寒热往来，口渴便秘，渐增坚硬，大者如茄，小如鹅卵，红活高肿。溃出稠脓者，属吉而顺也；若紫黯塌陷，溃

出血水者，属凶险也。初则俱服神授卫生汤消解之，虚者宜服托里消毒散，外敷冲和膏。其余内外治法，俱按痈疽肿溃疡门。

**神授卫生汤 托里消毒散 冲和膏**俱见肿疡门。

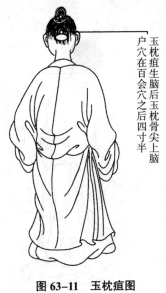

玉枕疽生脑后玉枕骨尖上脑户穴在百会穴之后四寸半

图 63-11 玉枕疽图

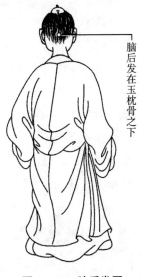

脑后发在玉枕骨之下

图 63-12 脑后发图

## 脑后发

脑后发生在督经，热结风府粟肿疼，红活易溃稠脓顺，紫黯难溃血水凶（图 63-12）。

【注】此证属督脉经，枕骨之下风府穴，由积热外受风邪凝结而成。初如粟米，焮肿作疼痛，引头顶肩项，气粗鼻塞，渐大如盘如碗。红活速溃出稠脓者顺；紫黯难溃时津血水者逆。初起内外治法，按玉枕疽。其余内外治法，俱按痈疽肿溃疡门。

## 脑铄

脑铄项后如横木，精涸毒火上乘生，黑如灶烟牛唇硬，木痛末腐水流清。急施桑艾法至痛，火燎刺痛属阳经，速服仙方活命饮，若见七恶定然凶（图 63-13）。

【注】此证生于督脉经风府穴，由阴精枯涸，毒火乘之而生。初起形

如椒粒，坚硬紫黯，渐肿如横木，甚则上至颠顶，下至大椎，色如灶烟，硬若牛唇。未脓皮先腐烂，时流清水，肌肉冰冷，轻者木痛，重者毒气将陷，全不知疼。宜急施桑柴烘法或艾壮灸法，以痛为度；速服仙方活命饮，以舒解其毒。七日之后，不发长不生大脓者，宜服十全大补汤救之，投补药不应者难治。若初起热如火燎刺痛，属阳证，速服黄连消毒饮，外敷回阳玉龙膏。此证若首尾纯见五善之证者，属顺；见七恶之证者，属逆也。其余内外治法，俱按痈疽肿溃疡门。

**桑柴烘法　艾壮灸法** 俱见首卷。

**仙方活命饮** 见肿疡门。

**十全大补汤** 见溃疡门。

**黄连消毒饮** 见前百会疽。

**回阳玉龙膏** 见肿疡门。

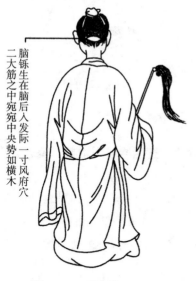

图 63-13　脑铄图

脑铄生在脑后人发际一寸风府六二大筋之中宛宛中央势如横木

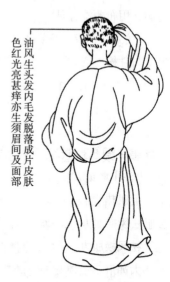

图 63-14　油风图

油风生头发内毛发脱落成片皮肤色红光亮甚痒亦生须眉间及面部

## 油风

油风毛发干焦脱，皮红光亮痒难堪，毛孔风袭致伤血，养真海艾砭血痊（图63-14）。

【注】此证毛发干焦，成片脱落，皮红光亮，痒如虫行，俗名鬼剃

头。由毛孔开张，邪风乘虚袭入，以致风盛燥血，不能荣养毛发。宜服神应养真丹，以治其本；外以海艾汤洗之，以治其标。若耽延年久，宜针砭其光亮之处，出紫血，毛发庶可复生。

**神应养真丹**

羌活　木瓜　天麻　白芍　当归　菟丝子　熟地酒蒸, 捣膏　川芎

等分为末，入地黄膏，加蜜丸桐子大。每服百丸，温煮酒或盐汤任下。

【方歌】神应养真治油风，养血消风发复生，羌归木瓜天麻芍，菟丝熟地与川芎。

**海艾汤**

海艾　菊花　藁本　蔓荆子　防风　薄荷　荆穗　藿香　甘松各二钱

水五六碗，同药煎数滚，连汤共入敞口钵内。先将热气熏面，候汤少温，用布蘸洗，日洗二三次，洗后避风，忌鱼腥、发物。

【方歌】海艾汤治油风痒，先熏后洗善消风，菊藁蔓荆风薄穗，藿香海艾与甘松。

# 白屑风

白屑风生头与面，燥痒日久白屑见，肌热风侵成燥化，换肌润肌医此患（图63-15）。

【注】此证初生发内，延及面目，耳项燥痒，日久飞起白屑，脱去又生。由肌热当风，风邪侵入毛孔，郁久燥血肌肤失养，化成燥证也。宜多服祛风换肌丸。若肌肤燥裂者，用润肌膏擦之甚效。

**祛风换肌丸**

大胡麻　苍术炒　牛膝酒洗　石菖蒲　苦参　何首乌生　花粉　葳灵仙各二两　当归身　川芎　甘草生。各一两

上为细末，陈煮酒跌丸绿豆大。每服二钱，白滚水送下，忌鱼腥、发物、火酒。

【方歌】换肌丸治白屑风，燥痒日增若虫行，风燥血分失润养，叠起白屑落复生。归芎胡麻苍术膝，菖蒲花粉草葳灵，苦参何首乌为末，煮酒跌丸绿豆形。

### 润肌膏

香油四两　奶酥油二两　当归五钱　紫草一钱

将当归、紫草入二油内，浸二日，文火炸焦去渣；加黄蜡五钱溶化尽，用布滤倾碗内，不时用柳枝搅冷成膏。每用少许，日擦二次。

【方歌】润肌膏擦白屑风，肌肤燥痒用更灵，酥香二油归紫草，炸焦加蜡滤搅凝。

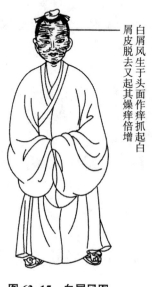

白屑风生于头面作痒抓起白屑皮脱去又起其燥痒倍增

图 63-15　白屑风图

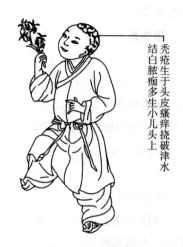

秃疮生于头皮瘙痒挠破津水结白脓痂多生小儿头上

图 63-16　秃疮图

## 秃疮

秃疮风热化生虫，瘙痒难堪却不疼，白痂如钱生发内，宜服通圣擦膏灵（图63-16）。

【注】此证头生白痂，小者如豆，大者如钱，俗名钱癣，又名肥疮，多生小儿头上，瘙痒难堪，却不疼痛。日久延漫成片，发焦脱落，即成秃疮，又名癞头疮，由胃经积热生风而成。宜用防风通圣散料，醇酒浸焙为细末，每服一钱或二钱，量其壮弱用之。食后白滚汤调下，服至头上多汗为验。初起肥疮，宜擦肥油膏，用久则效。已成秃疮者，先宜艾叶、鸽粪煎汤洗净疮痂；再用猪肉汤洗之，随擦踯躅花油，以杀虫散风，

虫死则痒止，风散则发生，血潮则肌肤润，久擦甚效。

### 防风通圣散

防风　当归　白芍酒炒　芒硝　大黄　连翘　桔梗　川芎　石膏煅
黄芩　薄荷　麻黄　滑石各一两　荆芥　白术土炒　山栀子各二钱五分　甘
草生，二两

共为末。

【方歌】防风通圣治秃疮，胃经积热致风伤。连翘栀子麻黄桔，白术
归芎滑石防，黄芩甘草石膏芍，薄荷荆芥并消黄。共末酒拌晒干碾，白
汤调服发汗良。

### 肥油膏

番木鳖六钱　当归　藜芦各五钱　黄柏　苦参　杏仁　狼毒　白附子各三钱
鲤鱼胆二个

用香油十两，将前药入油内，熬至黑黄色，去渣，加黄蜡一两二钱
溶化尽，用布滤过罐收。每用少许，用蓝布裹于手指，蘸油擦疮。

【方歌】肥油膏能治肥疮，散风杀虫长发强，黄柏苦参白附子，番鳖
狼毒杏仁良，藜芦当归鲤鱼胆，炸焦入蜡实奇方。

### 踯躅花油方

踯躅花根四两捣烂，用菜油一碗，炸枯去渣，加黄蜡少许，布滤
候冷。青布蘸擦，日用三次。毡帽戴之，勿令见风。

【方歌】踯躅花油疗秃疮，驱虫止痒擦之良，踯躅花根研极烂，菜油
炸枯入蜡强。

## 蝼蛄疖

蝼蛄疖即蟮拱头，势小势大各有由，胎毒坚小多衣膜，暑热形大
功易收（图63-17）。

【注】此证多生小儿头上，俗名貉貛，未破如曲蟮拱头，破后形似蝼
蛄串穴。有因胎中受毒者，其疮肿势虽小，而根则坚硬，溃破虽出脓水，
而坚硬不退，疮口收敛，越时复发，本毒未罢，他处又生，甚属缠绵难
敛。宜用三品一条枪插于孔内，化尽坚硬衣膜，换撒生肌散，贴玉红膏
以收敛之，不致再发也。

亦有暑热成毒者，大如梅李，相联三五枚，溃破脓出，其口不敛，日久头皮串空，亦如蝼蛄串穴之状。宜贴绀珠膏，拔尽脓毒，将所串之空皮剪通，使无藏脓之处，用米泔水日洗一次，干撒生肌散，贴万应膏甚效。有因疮口开张，日久风邪袭入，以致疮口周围作痒，抓破津水，相延成片，形类黄水疮者，宜用败铜散搽之，忌鱼腥发物。

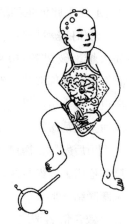

图 63-17 蝼蛄疖图

### 三品一条枪

白砒一两五钱　明矾三两

砒、矾二味，共研细末，入小罐内，加炭火煅红，青烟已尽，叠起白烟片时，约上、下红彻住火，取罐安地上，一宿取出，约有砒、矾净末一两，加雄黄二钱四分，乳香一钱二分，共研极细，厚糊搓成线条，阴干。疮有孔者，插入孔内；无孔者，先用针通孔窍，早晚插药二条。插至三日后，孔大者，每插十余条。插至七日，孔内药条满足方住。患处四边，自然裂开大缝，共至十四日前后，其坚硬衣膜及疔核、瘰疬、痔漏诸管，自然落下，随用汤洗，搽玉红膏。虚者兼服健脾补剂，自然收敛。

【方歌】神奇三品一条枪，能医坚硬衣膜疮，雄乳白砒矾生用，研末煅炼搓条良。

### 败铜散

化铜旧罐子一个，研为细末，用香油调敷。自能渗湿祛痒，疮口易敛。

【方歌】败铜散治溃风伤，瘙痒破津脂水疮，化铜旧罐研细末，香油调敷渗湿良。

**绀珠膏　万应膏　生肌散　玉红膏**俱见溃疡门。

## 发际疮

发际疮生发际边，形如黍豆痒疼坚，顶白肉赤初易治，胖人肌厚最缠绵（图 63-18）。

【注】此证生项后发际，形如黍豆，顶白肉赤坚硬，痛如锥刺，痒如火燎，破津脓水，亦有浸淫发内者，此由内郁湿热，外兼受风相搏而成也。初宜绀珠丹汗之，次用酒制防风通圣散清解之，外搽黄连膏效。惟胖人项后发际，肉厚而多折纹，其发反刺疮内，因循日久，不瘥，又兼受风寒凝结，形如卧瓜，破烂津水，时破时敛，俗名谓之肉龟。经年不愈，亦无伤害，常用琥珀膏贴之，可稍轻也。

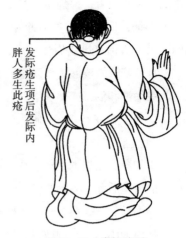

发际疮生项后发际内

胖人多生此疮

图 63-18　发际疮图

### 琥珀膏

定粉一两　血余八钱　轻粉四钱　银朱七钱　花椒十四粒　黄蜡四两　琥珀末，五分　麻油十二两

将血余、花椒、麻油炸焦，捞去渣，下黄蜡溶化尽，用夏布滤净，倾入磁碗内，预将定粉、银朱、轻粉、琥珀四味，各研极细，共合一处，徐徐下入油内，用柳枝不时搅之，以冷为度。绵胭脂摊贴，红绵纸摊贴亦可。

【方歌】琥珀膏能治诸疮，活瘀解毒化腐良，定血轻朱椒蜡珀，麻油熬膏亦疗疡。

**绀珠丹** 即万灵丹。见肿疡门。

**防风通圣散** 见前秃疮。

**黄连膏** 见鼻部鼻疮。

## 头风伤目

头风引目眉棱痛，风火寒痰有四因，或由杨梅毒攻顶，或因产后被风侵。

【注】此证畏寒、恶风，其痛走注不定，得暖少减者，风痛也；寒热口苦，大渴，二便秘，不眠者，火痛也；手足厥冷，面青唇白，气逆

不渴，小水白者，寒痛也；身重肢酸，胸烦作呕，口吐痰沫者，痰痛也。以上四证，旧有古方羌活冲和汤倍川芎加菊花，随经形证，加引治之。倘若因循失治，风攻眉棱酸痛，眼皮跳动，渐攻睛珠，起蓝云遮睛，多致损目。若只眉棱酸痛，以碧云散常吸之甚效。

### 羌活冲和汤

防风　白芷各一钱　细辛　甘草生。各五分　生地　苍术　黄芩各一钱　羌活一钱五分　川芎二钱

引加葱头三根、生姜一片、红枣肉二枚，水煎，食远服。

痛由顶后起，属膀胱经，倍羌活加藁本。

痛由耳后起，属胆经，加柴胡。

痛由太阳牵引头额两目，属胃经，倍白芷加葛根、煅石膏。

头痛兼有腹痛身重，属脾经，倍苍术。

头痛兼有足冷，气逆，属肾经，倍细辛；甚者加麻黄、生附子，减黄芩。

头痛兼有呕涎沫，手足厥冷者，属肝经，加吴茱萸。

头痛有火热渴，倍酒洗黄芩，加生石膏。

便秘者加生大黄。

头痛吐痰涎，四肢不冷者，加半夏。

【方歌】冲和头风风伤目，风火寒痰四因生，日久眉棱酸痛跳，遮睛损目此能清。防风白芷细辛草，生地苍芩羌活芎，详在随加引经药，葱姜红枣水煎成。

### 碧云散

川芎　鹅不食草各一两　细辛　辛夷各二钱　青黛一钱

共为细末，患者口嗜凉水，令人以芦筒吹入左右鼻孔内，取嚏为效。每用少许，鼻常吸之，其效缓。

【方歌】碧云散去头风证，眉棱酸痛更堪医，鹅不食草辛夷黛，芎细同研不时吸。

### 贴两太阳穴法　治头痛如破

雀脑　川芎　白附子各等分

研末，葱汁调稠，纸摊贴左右太阳穴效。

产后风寒侵脑，头痛不可发汗，宜用四物汤倍川芎加荆芥穗服之，其效缓。

杨梅毒入脑髓，以致头痛者，治在本门。

**四物汤**见溃疡门。

# 面部

## 颧疡　颧疽

颧疡颧疽渐榴形，风热积热小肠经。疡起焮红浮肿痛，疽紫漫硬木麻疼（图63-19）。

【注】此二证发于颧骨尖处，属小肠经，不论左右，初小渐大如榴。发阳分者，由风热而生，初起焮红，浮肿，疼痛，七日即溃，名为颧疡，毒轻根浅易愈；发阴分者，由积热而生，色紫，漫肿，坚硬，麻木，疼痛，三七方溃，名为颧疽，毒甚根深难愈。疡证初宜仙方活命饮，疽证初宜内疏黄连汤或麦灵丹。其余内外治法，俱按痈疽肿疡溃疡门。

**仙方活命饮　内疏黄连汤　麦灵丹**

俱见肿疡门。

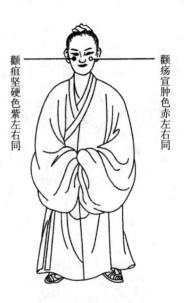

颧疽坚硬色紫左右同

颧疡宣肿色赤左右同

**图63-19　颧疡、颧疽图**

## 颧疔

颧疔初起粟米形，证由阳明火毒生。坚硬顶凹根深固，寒热交作麻痒疼（图63-20）。

【注】此证生在颧骨之间，属阳明胃经，不论左右，初如粟米黄色小疱，次如赤豆，顶凹坚硬，按似疔头，麻痒疼痛。多因过食炙煿、药酒，

以致胃经积火成毒而生。初宜蟾酥丸，或麦灵丹汗之，次服黄连消毒饮清之。外治法同疗门，凡疗皆属迅速之证，初觉即当急治，迟则毒火攻心，令人昏愦谵语，恶证悉添，多致不救。

**蟾酥丸**见疔疮门。

**麦灵丹**见肿疡门。

**黄连消毒饮**见头部百会疽。

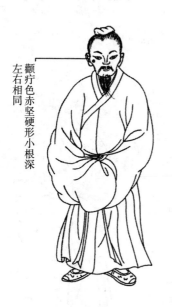

左右相同

颧疔色赤坚硬形小根深

**图 63-20 颧疔图**

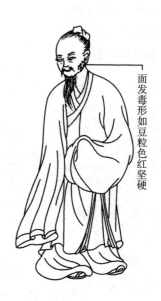

面发毒形如豆粒色红坚硬

**图 63-21 面发毒图**

## 面发毒

面发毒在颊车生，初少渐多赤豆形，肿硬焮疼津黄水，证属风热客阳明（图 63-21）。

【注】此证生面上颊车骨间。初生一个，渐发数枚，形如赤豆，色红焮痛，坚硬似疗，时津黄水。由风热客于阳明，上攻而成。初宜服荆防败毒散汗之。若胃火盛，则唇焦口渴，便燥者即服凉膈散下之，外以清凉消毒散敷之即愈。

**凉膈散**

黄芩　薄荷　栀子生研　连翘去心　石膏生　甘草生　芒硝　大黄各等分

水二钟，苦竹叶二十片，煎八分；加蜂蜜三匙和服。

【方歌】凉膈散医肺胃热，口渴唇焦便燥结，芩薄栀翘石膏草，芒硝大黄苦竹叶。

### 清凉消毒散

白及 乳香 雄黄 天花粉 麝香 乌药 山慈菇 黄柏

各等分，共研细末，鸡子清和蜜水调敷。

【方歌】清凉消毒去风热，及乳雄黄花粉麝，乌药慈菇黄柏研，鸡清蜜调毒即灭。

**荆防败毒散**见项部脑疽。

## 面游风

面游风燥热湿成，面目浮肿痒虫行，肤起白屑而痒极，破津黄水津血疼（图63-22）。

【注】此证生于面上，初发面目浮肿，痒若虫行，肌肤干燥，时起白屑。次后极痒，抓破，热湿盛者津黄水，风燥盛者津血，痛楚难堪。由平素血燥，过食辛辣厚味，以致阳明胃经湿热受风而成。痒甚者，宜服消风散；痛甚者，宜服黄连消毒饮，外抹摩风膏缓缓取效。

### 摩风膏

麻黄五钱 羌活一两 白檀香一钱 升麻二钱 白及一钱 防风二钱 当归身一钱

用香油五两，将药浸五日，文火炸黄，即捞去渣，加黄蜡五钱，溶化尽，用绢滤过，搅冷涂抹疮上。

【方歌】摩风膏抹游风证，麻黄羌活白檀升，及防归身香油泡，炸黄去渣加蜡凝。

**消风散**见项部钮扣风。

**黄连消毒饮**见头部百会疽。

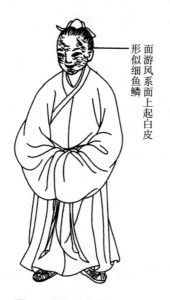

面游风系面上起白皮
形似细鱼鳞

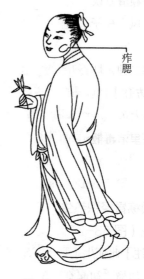

痄腮

图63-22 面游风图　　　　图63-23 痄腮图

## 痄腮

痄腮胃热是其端，初起焮痛热复寒，高肿焮红风与热，平肿色淡热湿原（图63-23）。

【注】此证一名髭发，一名含腮疮。生于两腮肌肉不着骨之处，无论左右，总发端于阳明胃热也。初起焮痛，寒热往来。若高肿、色红、焮热者，系胃经风热所发；若平肿、色淡不鲜者，由胃经湿热所生。始则俱以柴胡葛根汤表之。若口渴便秘，宜四顺清凉饮解之。表里证俱解，肿痛仍作者，势必成脓，宜托里消毒散托之。脓熟者针之，体虚者宜平补之。其余治法，按痈疽溃疡门。此证初起，若过服凉药，令毒攻喉者险。

**柴胡葛根汤**

柴胡　葛根　石膏煅　花粉　黄芩各一钱　甘草生，五分　牛蒡子炒，研　连翘去心　桔梗各一钱　升麻三分

水二钟，煎八分，不拘时服。

【方歌】柴胡葛根发表证，痄腮肿痛或平形，石膏花粉黄芩草，牛蒡连翘桔梗升。

**四顺清凉饮**

防风　栀子生，研　连翘去心　甘草生　当归　赤芍　羌活各一钱　大黄二钱

水二钟，灯心五十寸，煎八分，食远服。

【方歌】四顺清凉攻里强，口干便秘疖腮疮，防风栀子连翘草，归芍灯心羌大黄。

**托里消毒散**见肿疡门。

# 颊疡

颊疡胃经积热生，初如红粟渐榴形，脓出肿消易敛愈，脓稀难敛漏因成（图63-24）。

【注】此证生于耳下颊车骨间，由阳明胃经积热而生。始发如粟，色红渐大如榴，初起宜犀角升麻汤清解之。若失治，或过敷寒药，以致肌冷凝结，坚硬难消难溃者，宜升阳散火汤宣发之。将溃，宜托里消毒散。脓熟针之，脓出肿退，疮口易敛者则愈。或牙关紧急不开，或旁肿不消，脓水清稀，因而成漏，复被寒侵疮孔，致生多骨，经年缠绵难愈者，服桂附地黄丸，外用豆豉饼垫灸艾壮，初用九壮，以知热痒为止，每日灸之，以朽骨脱出，脓渐少而肌渐平为度。兼用红升丹，捻入疮口内，万应膏盖贴，每日一易。患者当慎起居，戒腥、发等物，渐渐收功。

**犀角升麻汤**

犀角二钱五分　升麻一钱七分　黄芩八分　白附子面裹，煨熟，八分　生甘草五分
白芷八分　川芎八分　羌活一钱二分　防风八分

水三钟，煎一钟，食远热服。

【方歌】犀角升麻医颊疡，色红初起服之良，黄芩白附生甘草，白芷川芎羌活防。

**升阳散火汤**

抚芎六分　蔓荆子　白芍酒炒　防风　羌活　独活　甘草半生，半炙
人参各一钱　柴胡　香附各一钱五分　葛根一钱　升麻一钱　僵蚕炒，一钱五分

生姜一片，红枣肉一枚，水三钟，煎一钟，食远温服。

【方歌】升阳散火过敷寒，牙叉拘急木痛坚，抚蔓芍防羌独草，参柴

香附葛升蚕。

**托里消毒散** 见肿疡门。

**豆豉饼** 见灸法内。

**红升丹 万应膏** 俱见溃疡门。

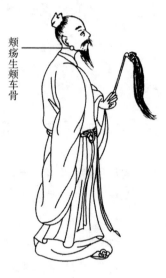

颊疡生颊车骨

图 63-24 颊疡图

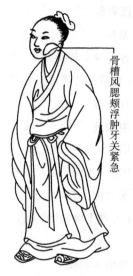

骨槽风腮颊浮肿牙关紧急

图 63-25 骨槽风图

## 骨槽风

骨槽风火三焦胃，耳前腮颊隐隐疼，腐溃筋骨仍硬痛，牙关拘急夹邪风（图 63-25）。

【注】此证一名牙叉发，一名穿腮发。乃手少阳三焦、足阳明胃二经风火也。起于耳前，连及腮颊，筋骨隐痛，日久腐溃，腮之里外筋骨，仍然漫肿硬痛，牙关拘急，皆由邪风深袭筋骨故也。此证属在筋骨阴分，故初起肿硬难消，溃后疮口难合，多致不救。初起热不盛者，内宜服清阳散火汤，外以清胃散擦牙，真君妙贴散敷腮。如初起发表之后，人壮火盛者，用皂刺、大黄、甘草节、白芷、僵蚕下之，后减大黄，加生石膏以清之。然亦不可过用寒凉之药，恐其凝结也。有硬肿日久失治，不能尽消者，脓势将成，宜用中和汤托之。已溃按痈疽溃疡门治法。亦有过服寒凉，以致肌肉坚凝腐臭，非理中汤佐以附子不能回阳，非僵蚕不

能搜风。如法治之，诸证俱减，惟牙关拘急不开，宜用生姜片垫灸颊车穴二七壮，<sub>其穴在耳垂下五分陷中处。</sub>每日灸之，兼用针刺口内牙尽处出血，其牙关即开。若寒热不退，形焦体削，痰盛不食，或口内腐烂，甚则穿腮落齿者，俱为逆证。当腐烂之初，治法即同牙疳，亦不过稍尽人事耳。

### 清胃散

姜黄　白芷　细辛　川芎

各等分，共研细末。先以盐汤漱口，擦牙痛处。

【方歌】清胃散擦牙肿疼，姜黄白芷细辛芎，同研先以盐汤漱，后擦此药有奇功。

### 中和汤

白芷　桔梗　人参　黄芪各一钱　藿香五分　肉桂五分　甘草　白术土炒　川芎　当归　白芍酒炒，各一钱　麦门冬去心，五分

水二钟，姜三片，枣二枚，煎八分，加酒一杯，食远服。

【方歌】中和汤治骨槽风，日久不消欲溃脓，芷桔参芪藿桂草，术芎归芍麦门冬。

**理中汤**见溃疡门。

**真君妙贴散**见肿疡门。

**升阳散火汤**方见颊疡。

## 发颐

发颐肿痛结核般，经属阳明身热寒，伤寒疹毒汗失表，肿至咽喉调治难（图63-26）。

【注】此证又名汗毒，发于颐颌之间，属足阳明胃经。初起身发寒热，肿如结核，微热微痛，渐肿如桃如李，疼痛倍增，由伤寒发汗未尽，或疹形未透，壅积而成。初起宜荆防败毒散汗之，外以二味拔毒散敷之即消。如消之不应者，肿痛日增，势必溃脓，宜服托里透脓汤，溃后按痈疽溃疡门治法。若此证失于调治，或误投寒凉克伐之药，毒必内陷，肿至咽喉，痰涌气堵，汤水难咽者逆。

**荆防败毒散**见项部脑疽。

**二味拔毒散**见肿疡门。

**托里透脓汤**见头部侵脑疽。

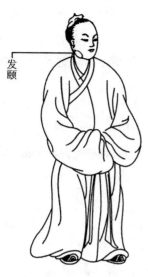

发颐

图 63-26 发颐图

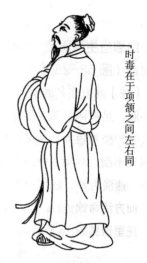

时毒在于项颌之间左右同

图 63-27 时毒图

## 时毒

时毒初发类伤寒，漫肿无头在项间，因感四时不正气，治分壮弱疏解痊（图 63-27）。

【注】此证初起，状类伤寒，憎寒发热，令人恍惚不宁，肢体酸疼，或兼咽痛，一二日间，发于项腮、颌颐，作肿无头，渐渐焮赤疼痛，或似结核有根，漫肿色赤，俱由感冒四时不正邪气，客于经络，酿结而成，非发于病后之颐毒也。惟在医者，精察疮色，辨别虚实。治法须宜疏解，不可骤用寒凉，致毒不外发，而内攻咽喉者险矣。初服荆防败毒散汗之，其肿不消者，宜服连翘消毒饮；肿仍不消，脓势将成，壮者宜服透脓散，弱者宜服托里透脓汤，外敷二味拔毒散，脓熟针之。溃按痈疽溃疡门治法。

**荆防败毒散**见项部脑疽。

**连翘消毒饮**见背部酒毒发。

**透脓散**见肿疡门。

**托里透脓汤**见头部侵脑疽。

**二味拔毒散**见肿疡门。

## 凤眉疽

凤眉疽生两眉棱，形长如瓜漫肿红，膀胱小肠肝胆热，烦闷呕逆不食凶（图63-28）。

【注】此疽亦名眉发，生于眉棱，无论左右，俱属足太阳膀胱、手太阳小肠、足厥阴肝、足少阳胆四经积热所致。形长如瓜，疼痛引脑，二目合肿，坚硬色赤，按之有根。六日内刺之得脓则吉，无脓则险。甚则十四日不溃，烦闷、呕逆、不食者凶。初宜服仙方活命饮，次服托里透脓汤。速溃为妙，迟则恐攻眼损睛矣。其余内外治法，按痈疽溃疡门。

**仙方活命饮**见肿疡门。

**托里透脓汤**见头部侵脑疽。

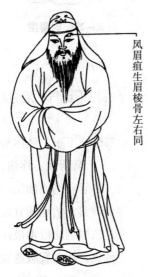

凤眉疽生眉棱骨左右同

图 63-28　凤眉疽图

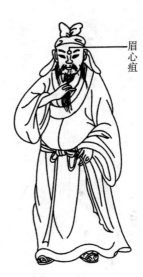

眉心疽

图 63-29　眉心疽图

## 眉心疽

眉心疽生在印堂，硬肿为疽浮肿疡，督经风热气凝滞，根坚木痛当疗防（图63-29）。

【注】此证生于两眉中间，疽名曰印堂疽。毒初起色黯根平，肿硬疼

痛，至二十一日，腐溃出稠脓者顺，无脓黑陷者逆。疮名曰面风毒。疮毒初起，色赤浮肿，焮痛易治，七日溃脓。若色黑木痛，麻痒太过，根硬如铁钉之状，寒热并作，即眉心疔也，俱由督脉经风热壅结气滞所成。疽疮二证，俱按百会疽，眉心疔治法同疗。

## 龙泉疽

龙泉疽起在人中，麻痒坚疼赤豆形，上焦风热攻督脉，憎寒壮热治同疗（图63-30）。

【注】此证生于水沟穴，即人中是也，属督脉经。形如赤豆，势小根深，坚硬木痛，色紫顶焦，寒热交作，不时麻痒，由上焦风热，攻于督脉而成。宜按疔门急速治之。迟则毒气内攻，令人烦闷，恶心干呕，神乱昏愦，腮项俱肿，多致不救。

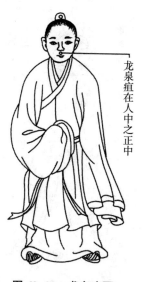

龙泉疽在人中之正中

图63-30 龙泉疽图

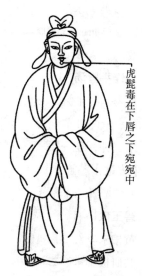

虎髭毒在下唇之下宛宛中

图63-31 虎髭毒图

## 虎髭毒

虎髭毒在颏下生，胃肾积热入任经，痛焮肿痛速溃易，疽坚硬痛麻痒疔（图63-31）。

【注】此毒一名颏痛，肿痛焮赤，速溃易治；一名承浆疽，坚硬痛

肿，迟溃难治。若根深，形小似豆，麻痒痛甚，恶寒发热，心烦作呕者疔也，当从疔治。皆由过食炙煿，以致胃肾二经积热上攻任脉而成。痛疽二证初起，宜服仙方活命饮，加升麻、桔梗消之。若便秘、唇焦、大渴者，宜内疏黄连汤清之。其余内外治法，俱按痛疽、肿疡溃疡门。初起麻痒如疔，治法按疔门。

**仙方活命饮　内疏黄连汤**俱见肿疡门。

# 燕窝疮

燕窝疮在下颏生，如攒粟豆痒热疼，形类黄水疮破烂，此证原来湿热成（图63-32）。

【注】此证生于下颏，俗名羊胡子疮。初生小者如粟，大者如豆，色红热痒微痛，破津黄水，形类黄水疮，浸淫成片，但疙瘩如攒，由脾胃湿热而成。宜服芩连平胃汤，外搽碧玉散即效。

**芩连平胃汤**

黄芩一钱五分　黄连一钱　厚朴姜炒，一钱

苍术炒，二钱　甘草生，五分　陈皮一钱

水二钟，姜一片，煎八分，食后服。

【方歌】芩连平胃燕窝疮，除湿清热服更良，姜炒厚朴苍术草，陈皮同煎引生姜。

**碧玉散**

黄柏末　红枣肉烧炭存性。各五钱

共研极细末，香油调搽患处。

【方歌】碧玉散搽燕窝疮，色红疙瘩津水黄，枣炭柏末香油拌，消疼止痒渗湿方。

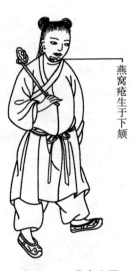

燕窝疮生于下颏

图63-32　燕窝疮图

# 雀斑

雀斑淡黄碎点形，火郁孙络血风成，犀角升麻丸常服，正容散洗渐无踪（图63-33）。

【注】此证生于面上，其色淡黄，碎点无数，由火郁于孙络之血分，风邪外搏，发为雀斑。宜常服犀角升麻丸，并治一切粉刺、酒刺、黯黵❶ 靥子等证。外用时珍正容散，早晚洗之，以泽其肌，久久自愈。亦有水亏火滞而生雀斑者，宜服六味地黄丸。

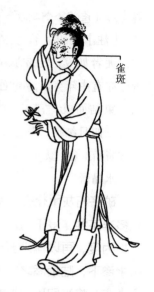

雀斑

图 63-33 雀斑图

### 犀角升麻丸

犀角一两五钱　升麻一两　羌活一两　防风一两　白附子五钱　白芷五钱　生地黄一两　川芎五钱　红花五钱　黄芩五钱　甘草生，二钱五分

各为细末，合均，蒸饼为小丸，每服二钱，食远临卧用茶清送下。

【方歌】犀角升麻治雀斑，黯黵靥子亦能痊，犀升羌防白附芷，生地芎红芩草丸。

### 时珍正容散

猪牙皂角　紫背浮萍　白梅肉　甜樱桃枝各一两

焙干，兑鹰粪白三钱，共研为末。每早晚用少许，在手心内，水调浓搓面上，良久以温水洗面。用至七八日后，其斑皆没，神效。

【方歌】正容散洗雀斑容，猪牙皂角紫浮萍，白梅樱桃枝鹰粪，研末早晚水洗灵。

### 六味地黄丸

怀熟地八两　山萸肉　怀山药炒。各四两　白茯苓　丹皮　泽泻各三两

共为细末，炼蜜为丸，如梧桐子大。每服二钱，空心淡盐汤送下。

【方歌】六味地黄善补阴，能滋肾水并生津，萸苓山药丹皮泻，研末蜜丸服最神。

## 黑痣

黑痣生面霉点斑，小如黍粒豆形圆，孙络之血阳束结，挑破水晶

---

❶ 黯黵（gǎn zèng 赶赠）：面黑气。黯，同皯。

膏点瘁（图63-34）。

【注】此证生于面部，形如霉点，小者如黍，大者如豆，比皮肤高起一线。有自幼生者，亦有中年生者，由孙络之血，滞于卫分，阳气束结而成。宜用线针挑破，以水晶膏点之，三四日结痂，其痣自落，用贝叶膏贴之，兼戒酱醋，愈后无痕。

### 水晶膏

矿子石灰水化开，取末五钱，又用浓碱水多半茶钟，浸于石灰末内，以碱水高石灰二指为度。再以糯米五十粒，撒于灰上，如碱水渗下，陆续添之，泡一日一夜，冬天两日一夜，将米取出，捣烂成膏。挑少许点于痣上，不可太过，恐伤好肉。

【方歌】水晶膏能点黑痣，碱水浸灰入糯米，一日一夜米泡红，取出捣膏效无比。

**贝叶膏**见溃疡门。

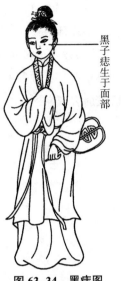

黑子痣生于面部

图63-34 黑痣图

## 鼊黑奸黯

奸黯如尘久始黯，原于忧思抑郁成。大如莲子小赤豆，玉容久洗自然平。

【注】此证一名鼊黑斑。初起色如尘垢，日久黑似煤形，枯黯不泽，大小不一，小者如粟粒赤豆，大者似莲子、芡实，或长，或斜，或圆，与皮肤相平。由忧思抑郁，血弱不华，火燥结滞而生于面上，妇女多有之。宜以玉容散早晚洗之，常用美玉磨之，久久渐退而愈。戒忧思、劳伤，忌动火之物。

### 玉容散

白牵牛　团粉　白蔹　白细辛　甘松　白鸽粪　白及　白莲蕊　白芷　白术　白僵蚕　白茯苓各一两　荆芥　独活　羌活各五钱　白附子　鹰条白　白扁豆各一两　防风五钱　白丁香一两

共研末。每用少许，放手心内，以水调浓搽搓面上，良久再以水洗面，早晚日用二次。

【**方歌**】玉容散退鼾黯黯，牵牛团粉菱细辛，甘松鸽粪及莲蕊，芷术僵蚕白茯苓，荆芥独羌白附子，鹰条白扁豆防风，白丁香共研为末，早晚洗面去斑容。

# 卷六十四

# 项部

## 脑疽 偏脑疽

脑疽项正属督脉，左右偏脑太阳经。阳正阴偏分难易，治与痈疽大法同（图64-1、图64-2）。

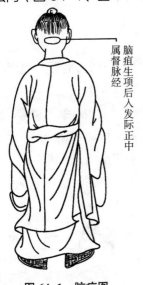

脑疽生项后入发际正中属督脉经

图 64-1 脑疽图

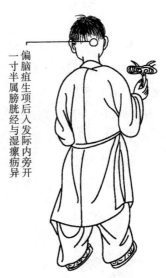

偏脑疽生项后入发际内旁开一寸半属膀胱经与湿瘰疬异

图 64-2 偏脑疽图

【注】此疽有正有偏，正属督脉经，入发际名为脑疽，俗名对口；偏属太阳膀胱经，名为偏脑疽，俗名偏对口。正脑疽系阳亢热极而生，其证多焮赤肿痛，色鲜红活，根束顶尖，时痛时止。督脉纯阳，起于尾闾，上贯颠顶，挟毒上升，故易脓、易腐、易敛，多属顺证，若偏脑疽，系寒热错杂所生，其证漫肿，色黯，平塌，坚硬。然足太阳经外阳内阴，从头走足，阳降阴凝，难脓、难腐、难敛，多属逆证。更有兼风湿者，其疮根又易于散大旁流。故顺逆二证，治法当辨别是痈是疽。脑痈者，皮薄易破；脑疽者，皮厚难破。初起有表证，令人寒热往来，宜服荆防

败毒散；有里证，令人口唇焦紫，大渴，大便结燥，宜服内疏黄连汤。若疮势已成，按痈疽肿疡、溃疡门大法治之。

**荆防败毒散**

荆芥　防风　羌活　独活　前胡　柴胡　桔梗　川芎　枳壳麸炒　茯苓各一钱　人参　甘草各五分

姜三片，水二钟，煎八分，食远服，寒甚加葱三枝。

【方歌】荆防败毒治初疮，憎寒壮热汗出良，羌独前柴荆防桔，芎枳参苓甘草强。

**内疏黄连汤**见肿疡门。

## 天柱疽

天柱疽生天柱骨，上焦郁热蓄督经，灸之有疱方为顺，色黑形陷逆而凶（图64-3）。

【注】此疽生于项后高骨，名天柱骨，即大椎骨也。疽之初起，形如卧蚕，由上焦郁热，蓄于督脉，以致肩背拘急，极痒入骨。宜于疽上以艾灸之，若灸之有疱者顺，无疱者逆。甚至色黑形陷，血出不止，溃烂神昏，呕哕恶心等证，是为大凶。其内、外治法同脑疽。

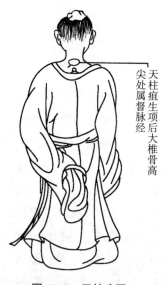

**图64-3　天柱疽图**

天柱疽生项后大椎骨高尖处属督脉经

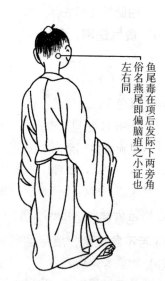

**图64-4　鱼尾毒图**

鱼尾毒在项后发际下两旁角俗名燕尾即偏脑疽之小证也左右同

# 鱼尾毒

鱼尾毒生后发角，在左在右浅而轻。膀胱湿热七日溃，脓出肿消痛自宁（图64-4）。

【注】此毒生于项后发际两旁角处，由足太阳膀胱经湿热凝结而发。其毒或在左，或在右，皆属轻浅。初起，宜荆防败毒散；脓将成，宜服托里排脓汤。其外治之法，同痈疽肿疡、溃疡诸证。

**托里排脓汤**

当归　白芍酒炒　人参　白术土炒　茯苓　连翘去心　金银花　浙贝母去心。各一钱　生黄芪二钱　陈皮八分　肉桂六分　桔梗胸之上加一钱　牛膝下部加八分　白芷顶之上加五分　甘草四分

姜一片，水三钟，煎一钟，食远温服。

【方歌】托里排脓治溃疮，排脓消肿实称强，归芍四君翘桂芷，银芪贝桔膝陈良。

**荆防败毒散**见脑疽。

# 百脉疽

百脉疽生肿色形，引耳绕颈色紫红，痛热不食气逆嗽，刺出脓吉血出凶（图64-5）。

【注】此疽初发，漫肿大小数块，环绕颈项，其色紫红，痛热不食，气逆咳嗽，其发引耳。十五日可刺，迟则毒攻咽喉。刺见脓者顺，见血者逆。余治法按痈疽肿疡、溃疡门。

# 结喉痈

结喉痈发项前中，肝肺积热塞喉凶。脓成若不急速刺，溃穿咽喉何以生（图64-6）。

【注】此痈发于项前结喉之上，又名猛

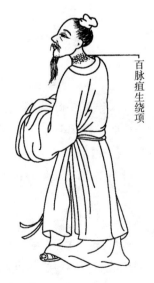

图64-5　百脉疽图

百脉疽生绕项

疽，以其毒势猛烈也。盖项前之中，经属任脉兼肝、肺二经积热忧愤所致。肿甚则堵塞咽喉，汤水不下，其凶可畏。若脓成不针，向内溃穿咽喉者则难生矣。初宜服黄连消毒饮，外敷二味拔毒散。将溃调治之法，按痈疽肿疡、溃疡门。

**黄连消毒饮**见头部百会疽。

**二味拔毒散**见肿疡门。

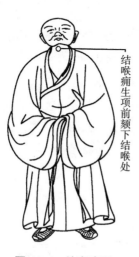

结喉痈生项前颏下结喉处

图 64-6 结喉痈图

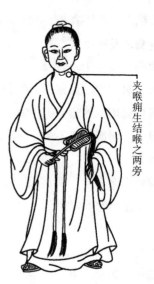

夹喉痈生结喉之两旁

图 64-7 夹喉痈图

## 夹喉痈

夹喉痈生喉两旁，肝胃毒热发其疮。疮与结喉痈同治，尤嫌痰壅不时呛（图64-7）。

【注】此痈一名夹疽，生于结喉之两旁，属足厥阴肝经、足阳明胃经火毒上攻而致。其治法与结喉痈同。

## 瘰疬

小瘰大疬三阳经，项前颈后侧旁生。痰湿气筋名虽异，总由恚忿郁热成。更审缠绵诸证治，成劳日久不收功。

【注】此证小者为瘰，大者为疬。当分经络：如生于项前，属阳明

经，名为痰瘰；项后属太阳经，名为湿瘰；项之左右两侧，属少阳经，形软，遇怒即肿，名为气疬；坚硬筋缩者，名为筋疬；若连绵如贯珠者，即为瘰疬；或形长如蛤蜊，色赤而坚，痛如火烙，肿势甚猛，名为马刀。瘰疬又有子母疬，大小不一。有重台疬，疬上堆累三五枚，盘叠成攒，有绕项而生者，名蛇盘疬。如黄豆结篓者，又名锁项疬。生左耳根，名蜂窝疬。生右耳根，名惠袋疬。形小多痒者，名风疬。颌红肿痛者，名为燕窝疬。延及胸腋者，名瓜藤疬。生乳旁两胯软肉等处者，名馌疬疬。生于遍身，漫肿而软，囊内含硬核者，名流注疬。独生一个，在囟门者，名单窠疬。一包生十数个者，名莲子疬。坚硬如砖者，名门闩疬。形如荔枝者，名石疬。如鼠形者，名鼠疬，又名鼠疮。以上诸疬，推之移动为无根，属阳，外治宜因证用针灸、敷贴、蚀腐等法；推之不移动者为有根且深，属阴，皆不治之证也。切忌针砭及追蚀等药，如妄用之，则难收敛。

瘰疬形名各异，受病虽不外痰、湿、风、热，气毒结聚而成，然未有不兼恚怒、忿郁、幽滞、谋虑不遂而成者也。有外受风邪，内停痰湿，搏于经络，其患身体先寒后热，疮势宣肿微热，皮色如常，易消、易溃、易敛，此为风毒也，如防风羌活汤、海菜丸，拣择用之。有天时亢热，暑湿偶中三阳经，兼过食膏粱厚味，酿结而成，其患色红微热，结核坚硬缓肿，难消、溃迟、敛迟，此为热毒也，如升阳调经汤、柴胡连翘汤、鸡鸣散，随证轻重，拣择用之。有感冒四时杀厉之气而成，其患耳项胸腋，骤成肿块，宣发暴肿，色红皮热，令人寒热，头眩项强作痛，此为气毒也，如李杲连翘散坚汤、散肿溃坚汤，俱可因证治之。有肝伤恚忿，血虚不能荣筋，其患核坚筋缩，推之不移者，此筋瘰也，初服舒肝溃坚汤，次服香贝养荣汤治之。有误食汗液、虫蚁鼠残、陈水宿茶不净之物，其患初小后大，累累如贯珠，连接三五枚，不作寒热，初不觉疼，久方知痛，此为误食毒物也，如杨氏家藏治瘰疬方法，制灵鸡蛋，随证虚实，拣择用之自愈。

其项后两旁湿瘰疬，经属膀胱寒水，外感风邪与湿凝结，漫肿疼痛，皮色如常，有日久将溃，皮色透红，微热痛甚，其内外治法，用药总不宜寒凉，初肿宜用附子败毒汤，外敷神功散；将溃已溃，俱按痈疽溃疡内外治法。用药首尾得温暖即效，误犯寒凉，令人项背拘强，疮势塌陷，毒气攻里，便泻者逆。但凡生瘰疬者，男子不宜太阳青筋暴露，潮热咳嗽，自汗盗汗；女人不宜眼内红丝，经闭骨蒸，五心烦热。男妇有此，后必变疮劳，俱为逆证，难收功也（图64-8～图64-12）。

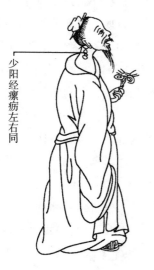

少阳经瘰疬左右同

图64-8 少阳经瘰疬图

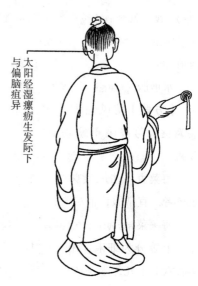

太阳经湿瘰疬生发际下与偏脑疽异

图64-9 太阳经湿瘰疬图

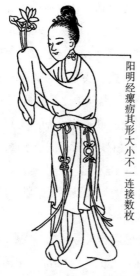

阳明经瘰疬其形大小不一连接数枚

图64-10 阳明经瘰疬图

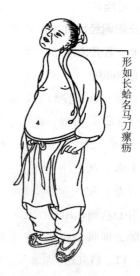

形如长蛤名马刀瘰疬

图64-11 马刀瘰疬图

**防风羌活汤** 治风毒瘰疬，初发寒热者。

防风 羌活各一钱 连翘去心，二钱 升麻七分 夏枯草二钱 牛蒡子炒，研，一钱 川芎一钱 黄芩酒浸，一钱 甘草五分 昆布酒洗，一钱 海藻酒洗，一钱 僵蚕酒炒，二钱 薄荷一钱

水煎服。

【方歌】防风羌活驱瘰方，风毒发热最为良，芎芩昆布翘蒡草，夏枯海藻薄升僵。

**海菜丸** 治风痰瘰疬，绕项而生，无寒热者，宜常服，消尽为止。

海藻菜荞麦同炒过，去麦不用 白僵蚕微炒去丝

上等分为细末，用白梅肉泡汤为丸，如梧桐子大。饭后或临卧时，每服六七十丸，米汤送下，兼忌鱼腥厚味。

【方歌】海菜丸治风痰疬，海藻菜与白僵蚕，梅汤为丸如桐子，米汤送下病可痊。

**升阳调经汤丸** 治热毒瘰疬绕于项下，或至颊车，此证由阳明胃经中来也。若其疮深远，隐曲肉低，俱作块子，坚硬大小不等，并皆治之。或作丸服亦可。

升麻八钱 连翘去心 龙胆草酒炒 桔梗 黄连去须，酒炒 京三棱酒炒 葛根 甘草炙。各五钱 知母酒洗 莪茂酒炒。各一两 条黄芩酒洗，六钱 黄柏去粗皮，酒炒，七钱

上撮一剂，称一半为细末，炼蜜为丸，如梧桐子大。每服一百丸，或一百五十丸。一半研粗末，每用五钱。若胃强能食，大便干燥者，可旋加至七八钱，用水二钟，先将粗末浸半日，煎至一钟，去渣热服。服时仰卧，伸脚置高处，去枕头，噙药一口，作十次咽之。一钟将吃完，可留一口，将丸药送下。服药毕，卧如常，此治法也。

【方歌】升阳调经医毒热，项颊瘰疬坚如铁，升葛甘芩知柏棱，黄连

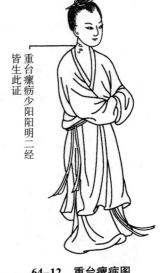

重台瘰疬少阳阳明二经 皆生此证

**64-12 重台瘰疬图**

胆草翘术桔。

**柴胡连翘汤** 治男妇热毒，马刀瘰疬，兼气寒血滞，经闭等证。

柴胡　连翘去心　知母酒炒　黄芩炒。各五钱　黄柏酒炒　生地　甘草炙。各三钱　瞿麦穗六钱　牛蒡子炒，研，二钱　当归尾一钱五分　肉桂三分

上共研粗末，每服三钱或五钱。水二大钟，煎至一钟，去渣，食后热温服。

【方歌】柴胡连翘医瘰疬，马刀血滞与经闭，黄芩牛蒡归柏知，瞿麦肉桂甘生地。

**鸡鸣散** 治瘰疬疼痛，及热毒结核，或多烦闷，热而不寒者。

黑牵牛一两　胡粉即定粉，一钱　生大黄二钱　朴硝炼成粉者，三钱

上共为细末，每服三钱。鸡鸣时井花水调服，以二便利为度，如未利再服。

【方歌】鸡鸣散治瘰疬疼，结核烦闷热相乘，粉牵硝黄为细末，井水调服便利通。

**李杲连翘散坚汤** 治气毒瘰疬，耳下或至缺盆，或至肩上，生疮坚硬如石，推之无根者，名马刀疮。从手、足少阳经中来也。或生两胁，或已流脓，或未破，并皆治之。

当归酒洗　连翘去心　莪茂酒炒　京三棱酒炒。各五钱　土瓜根酒洗　龙胆草酒洗。各一两　柴胡一两二钱　黄芩一半生用，一半酒炒，一两二钱　炙甘草六钱　黄连酒炒　苍术炒。各三钱　赤芍药一钱

上以一半为细末，炼蜜为丸，如梧桐子大。每服一百丸，或一百五十丸。一半研粗末，每用五钱，水一钟八分，先浸半日，煎一钟，去渣热服。临卧头低脚高，去枕而卧，每口作十次咽之，留一口送下丸子，服毕如常安卧。

【方歌】李杲连翘散坚汤，气毒瘰疬马刀疮，归芍柴芩棱莪草，土瓜龙胆黄连苍。

**舒肝溃坚汤**

夏枯草　僵蚕炒。各二钱　香附子酒炒　石决明煅。各一钱五分　当归　白芍醋炒　陈皮　柴胡　抚芎　穿山甲炒。各一钱　红花　片子姜黄　甘草生。各五分　引灯心五十寸，水三钟，煎一钟，食远热服。便燥者，加乳香一钱。

便溏者，加煅牡蛎一钱。

【方歌】舒肝溃坚汤开郁，筋疬石疽柴决当，夏枯陈蚕香附抚，红花芍草甲姜黄。

**散肿溃坚汤**　治气毒瘰疬，一切马刀，结硬如石，推之有根者。如证从耳下串至缺盆，或至肩上，或至胁下者，皆属手、足少阳二经所发也。若瘰疬遍生下颏，或至颊车，坚而不溃者，属足阳明经所发也。或二证已破，及流脓水者，并皆治之。服药多少，临证斟酌，量病人饮食多少，大便软硬，以意消息之。

柴胡梢四钱　龙胆草酒炒　黄柏去粗皮，酒炒　知母炒　花粉　昆布去土，酒洗　桔梗各五钱　甘草根炙　京三棱酒炒　广茂酒炒　连翘去心　当归各三钱　白芍酒炒　葛根　黄连各二钱　升麻六钱　黄芩梢一半酒炒，一半生用。八钱　海藻五钱

上共研末，每用六钱，或七钱。水二钟，先浸半日，煎至一钟，去渣热服。服时于卧处伸脚在高处，头微低，每噙一口，作十次咽之，至服毕依常安卧，取药在胸中多停留之意也。另攒半料作细末，炼蜜为丸，如梧桐子大，每服一百丸。此汤药豫留一口，以送丸药。

【方歌】散肿溃坚气毒滞，马刀瘰疬耳肩交，遍颏或至颊车骨，结硬如石用之消。知藻三棱归芍草，升芩花粉柴胡梢，葛根黄连广茂桔，昆布龙胆柏连翘。

**杨氏家藏治瘰疬方**　治误食毒物，致成瘰疬，其攻甚速。

荆芥　白僵蚕炒，去丝　黑牵牛各二钱　斑蝥去头、翅、足，大米炒，二十八个

上为末，卧时先将滑石末一钱，用米饮调服，半夜时再一服。五更初即用温酒调药一钱或二三钱，量人之强弱用之。服后如小水并无恶物行下，次日早再用一服；仍不行，第三日五更初，先吃白糯米粥，再服前药一服，更以灯心汤，调琥珀末一钱服之，以小水内利去恶物为愈。如尿孔痛，用青黛一钱以甘草汤调下，其痛即止。

【方歌】杨氏家藏治瘰方，误食毒物成疬疮，牵牛斑蝥僵荆芥，为末酒服量弱强。

**法制灵鸡蛋**　治误食毒物，致腋下生马刀瘰疬者，其功稍缓。

斑蝥去头、足、翅，七个

上将鸡子一个，顶上敲开小孔，入斑蝥在内，纸封固了，于饭上蒸熟，取出去壳，切开去斑蝥，五更空心和米饭嚼服。候小水通如米泔水或如脂，即其验也。如大便、小水不通，即服琥珀散三二贴催之，然后常服妙灵散，内消连翘丸尤佳。

【方歌】制灵鸡蛋治马刀，鸡子一个入斑蝥，纸封蒸熟去壳药，同饭嚼服疬可消。

### 琥珀散

琥珀　黄芩　白茯苓　乌药　车前子　瞿麦　茵陈蒿　石韦　紫草茅根　连翘去心。各等分

上为极细末，每服三钱。用灯心汤调下，不拘时服。

【方歌】琥珀散能利二便，泻毒清热最称奇，芩苓乌药车瞿麦，茵韦紫草茅翘宜。

### 妙灵散　服灵鸡蛋后，却将此药与内消连翘丸相兼常服，疮愈方止。

海藻二两　川牛膝　何首乌生　当归酒洗　海螵蛸　桑寄生各一两　海带　青葙子酒洗　昆布酒洗　甘草节。各五钱　木香三钱　沉香二钱

上为细末，每服二钱。食后温酒调下。

### 内消连翘丸

连翘去心，二两　核桃仁　白及　射干　夏枯草　土瓜根　泽兰叶沙参　漏芦各一两五钱

上为细末，入核桃仁研匀，酒糊为丸，如梧桐子大。每服三五十丸，空心食前或酒下，或盐汤送下。

【方歌】内消连翘解瘰疬，妙灵与此两兼服，核桃及射夏枯草，土瓜泽兰沙漏芦。

### 附子败毒汤　治湿毒瘰疬。

羌活一钱　川附子制，一钱　白僵蚕炒，三钱　前胡一钱　连翘去心，一钱五分　生黄芪一钱五分　蔓荆子一钱五分　陈皮一钱　防风一钱　白茯苓一钱五分　金银花二钱　甘草节。五分

引用生姜一片，水三钟，煎一钟，食远温服。

【方歌】附子败毒太阳经，湿毒瘰疬漫肿疼，陈苓前草芪羌活，银花僵蔓翘防风。

**消核散**　治颈项痰凝瘰疬，不论男妇小儿，用之无不神效。

海藻<sub>三两</sub>　牡蛎　元参各四两　糯米八两　甘草<sub>生，一两</sub>　红娘子<sub>同糯米炒</sub>湖黄色，去红娘子，用米。二十八个

共研细，酒调服一钱或钱半，量人壮弱。

【方歌】消核散治诸瘰疬，男妇小儿用之愈，红娘糯米炒胡黄，甘草元参藻牡蛎。

**犀角丸**　治诸般瘰疬，心火上攻，两目赤涩，服之有效。

犀角　青皮　黑牵牛<sub>半生、半炒</sub>　陈皮各一两　连翘<sub>去心，五钱</sub>　薄荷二斤皂角二枚

前五味，共研细末，用皂角去子、皮、弦，泡捶，以布绞取汁一碗，又用新薄荷捣取汁，同熬成膏，和入药末内为丸，如梧桐子大。每服三十丸，食后滚汤送下。

【方歌】犀角丸能除心火，诸般瘰疬兼目红，牵牛半生半炒用，陈薄皂角连翘青。

**夏枯草膏**　治男妇小儿忧思气郁，瘰疬坚硬，肝旺血燥，骤用迅烈之剂，恐伤脾气，以此膏常服消之。

京夏枯草<sub>一斤半</sub>　当归　白芍<sub>酒炒</sub>　黑参　乌药　浙贝母<sub>去心</sub>　僵蚕<sub>炒。各五钱</sub>　昆布　桔梗　陈皮　抚芎　甘草<sub>各三钱</sub>　香附<sub>酒炒，一两</sub>　红花二钱

上药共入砂锅内，水煎浓汤，布滤去渣。将汤复入砂锅内，漫火熬浓，加红蜜八两，再熬成膏，磁罐收贮。每用一二匙，滚水冲服。兼戒气怒、鱼腥。亦可用薄纸摊贴，瘰疬自消。

【方歌】夏枯草膏医诸病，化硬消坚理肝虚，血燥忧思肝木旺，烈药伤脾服此宜。归芍贝僵香附桔，昆红参草抚陈皮，乌药同熬加红蜜，滚水冲服戒怒急。

## 瘰疬未溃敷贴方

**金倍散**　治瘰疬坚硬难消、难溃，敷之神效。

整文蛤攒孔，一枚　金头蜈蚣研粗末，一条

将蜈蚣末装入文蛤内，纸糊封口，外再用西纸糊七层，晒干，面麸拌炒，以纸黑焦为度，去纸研极细末，加麝香一分，再研匀，陈醋调稠。

温敷坚硬核处，外用薄纸盖之，每日一换。

【方歌】金倍散敷坚瘰疬，蜈蚣末入文蛤中，纸糊晒干同麸炒，加麝研之醋调灵。

**神功散** 治湿毒瘰疬，敷之神效。

制川乌头　嫩黄柏各等分

共研细末，米醋调稠。温敷肿处，每日一换。

【方歌】神功散敷湿瘰疬，嫩黄柏与川乌头，等分为末加米醋，调涂肿处即能瘳。

**李杲龙泉散** 治诸般瘰疬，未成者消，已成者溃。

瓦粉即定粉　龙泉粉即磨刀石上粉也　莪术酒浸，炒干　京三棱酒浸，炒干
昆布去土，酒洗。各五钱

上共研极细，滚水调涂患处，用此消坚尤速。

【方歌】李杲龙泉敷诸疬，瓦粉龙泉莪术棱，昆布共研为细末，滚水调涂速又灵。

**朱震亨贴瘰疬饼** 治项间瘰疬，不辨肉色，不问大小及日月深远，或有赤硬肿痛，并皆贴之效。

生山药　蓖麻子肉

上等分，捣匀摊贴之。

【方歌】震亨贴瘰疬可移，蓖麻山药共研泥，不问日久并肿硬，作饼贴之效更奇。

**神效瘰疬方** 治瘰疬初起，消肿止痛。

白胶香　海螵蛸　降真香心无土气者

上等分，研末，温水调稠，薄纸摊贴。

【方歌】神效瘰疬实良方，疏滞消肿止痛强，未破已前用之效，白胶海螵降真香。

**龙珠膏**

龙牙草即马鞭草。五两　棘枣根五钱　海藻二钱五分　苏木五钱

上细切，水二十碗，煎至十二三碗，去渣，又用桑柴灰、苍耳草灰、石灰各二碗半，纸两层，先铺箩底，次置三种灰于箩内，用滚水热淋取灰汁十碗，澄清，同前汤入锅内熬成膏；用巴豆霜、白丁香、石膏、麝

香、轻粉各少许，研细入膏内搅匀，磁罐收贮。取敷核上，再敷时，去旧药，其核即溃。根小者，但涂于根上，其核自溃。

【方歌】龙珠膏敷疬毒疮，溃迟未溃敷之良，海藻苏木龙牙草，再加枣根共煎汤，桑石苍耳灰淋水，同煎成膏添麝香，石膏白丁轻巴豆，研入膏内涂瘰强。

## 瘰疬溃后方

### 蟾酥捻子

蟾酥黄豆大一块　白丁香十五粒　寒水石黄豆大一块　巴豆去壳，十粒　寒食面黄豆大一块

上各研细，共合一处再研匀，炼蜜搓成捻子。每用一根，用针将瘰疬当顶针一孔，插捻子入孔内，用绿云膏盖贴。连插三日后，单换膏药，俟数日后，顽根自脱，以脓净硬退为效。如硬未尽再用，以尽为度。

【方歌】蟾酥捻子化坚方，瘰疬将溃纳入疮，寒水石共巴豆肉，寒食面与白丁香。

### 五云膏　专贴鼠疮、马刀、瘰疬已溃。

银黝子捶碎，四两　黄丹飞过，八两　香油二十两

用砂锅一口盛香油，火温候油热，将黝子投入油内，用桃、柳、桑、槐、枣五样树枝搅之，候起珍珠花时，捞去渣，用布滤净；复将油下入锅内，慢慢将黄丹筛入油内，用五枝不住手搅之，以滴水成珠为度，取出收贮。用时勿令见火，以重汤炖化，红缎摊贴。

【方歌】五云膏贴鼠疮证，瘰疬溃后共马刀，银黝油熬渣滤净，黄丹五枝搅成膏。

### 绿云膏

黄连　大黄　黄芩　元参　黄柏　木鳖子去壳。各一钱

上药共切片，用香油一两，炸焦色，去渣；入净松香五两，再熬成膏，倾入水中，扯拔令金黄色，入铫内再熬数滚，候温；将猪胆汁三枚，铜绿三钱，预用醋一两，浸一宿，绢滤去渣；同入膏内，用柳枝搅之，候冷为度。用时以重汤炖化，薄纸摊贴甚效。

【方歌】绿云疬破贴最神，军柏连鳖元参芩，油炸滤渣加松脂，胆汁

铜绿入搅匀。

### 蛇蜕膏

蜜蜂二十一个　蛇蜕七分半　蜈蚣端午前收者佳, 二条

上用香油四两，将前三药入油，用文武火炸枯，捞去渣；入定粉二两，用如箸粗桑枝七条，急搅候冷，出火气七日夜。方用纸摊贴患处。

【方歌】蛇蜕膏贴溃后疬，专消余毒功效极，蜈蚣蜜蜂炸去渣，定粉油熬出火气。

凡治瘰疬马刀溃破之后，应用方药，气血两虚，宜八珍汤；坚硬未消者，宜香贝养荣汤；食少便泻者，宜香砂六君子汤；血虚肝热，或疮口出血，或红脓者，宜逍遥散加丹皮、炒栀子；疮口敛迟，宜用十全大补汤加白蔹；虚烦不寐者，宜归脾汤调理。但药剂大小，量人岁数、虚实，斟酌用之。

**八珍汤**见溃疡门。

**香贝养荣汤**见石疽门。

**香砂六君子汤**见溃疡门。

**逍遥散**见背部上搭手。

**十全大补汤**见溃疡门。

**归脾汤**见乳部乳中结核内。

**益元散**即六一散加朱砂少许。见胸部黯疿。

## 上石疽

石疽生于颈项旁，坚硬如石色照常。肝郁凝结于经络，溃后法依瘰疬疮（图64-13）。

【注】此疽生于颈项两旁，形如桃李，皮色如常，坚硬如石，臖痛不热。由肝经郁结，以致气血凝滞经络而成。此证初小渐大，难消难溃，既溃难敛，疲顽之证也。初起气实者，宜服舒肝溃坚汤；气虚者，宜服香贝养荣汤，外用葱白、蜂蜜，捣泥敷贴。日久不消者，以阳燧锭每日灸之，以或消、或软、或将溃为度。既溃法同瘰疬。

### 香贝养荣汤

白术土炒, 二钱　人参　茯苓　陈皮　熟地黄　川芎　当归　贝母去心

香附<sub>酒炒</sub> 白芍<sub>酒炒。各一钱</sub> 桔梗 甘草各五分

姜三片，枣二枚，水二钟，煎八分，食远服。

胸膈痞闷，加枳壳、木香。饮食不甘，加厚朴、苍术。寒热往来，加柴胡、地骨皮。脓溃作渴，倍人参、当归、白术，加黄芪。脓多或清，倍当归、川芎。胁下痛或痞，加青皮、木香。肌肉生迟，加白蔹、肉桂。痰多，加半夏、橘红。口干，加麦冬、五味子。发热，加柴胡、黄芩。渴不止，加知母、赤小豆。溃后反痛，加熟附子、沉香。脓不止，倍人参、当归，加黄芪。虚烦不眠，倍人参、熟地，加远志、枣仁。

【方歌】香贝养荣用四君，四物贝桔香附陈，气血两虚宜多服，筋瘰石疽效如神。

**阳燧锭**见首卷烙法。

**舒肝溃坚汤**见瘰疬门。

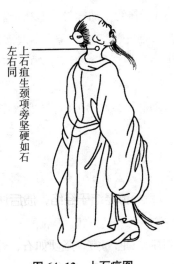

左右同
上石疽生颈项旁坚硬如石

图 64-13 上石疽图

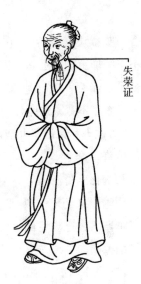

失荣证

图 64-14 失荣证图

## 失荣证

失荣耳旁及项肩，起如痰核不动坚，皮色如常日渐大，忧思怒郁火凝然。日久气衰形消瘦，愈溃愈硬现紫斑，腐烂浸淫流血水，疮口翻花治总难（图64-14）。

【注】失荣证，生于耳之前后及肩项。其证初起，状如痰核，推之不动，坚硬如石，皮色如常，日渐长大。由忧思、恚怒、气郁、血逆与火凝结而成。日久难愈，形气渐衰，肌肉削瘦，愈溃愈硬，色现紫斑，腐烂浸淫，渗流血水，疮口开大，胬肉高突，形似翻花瘤证。古今虽有治法，终属败证，但不可弃而不治。初宜服和荣散坚丸，外贴阿魏化坚膏，然亦不过苟延岁月而已。

**和荣散坚丸** 治失荣，调和荣血，散坚开郁。

川芎 白芍酒炒 当归 茯苓 熟地 陈皮 桔梗 香附 白术土炒。各一钱 人参 甘草炙 海粉 昆布 贝母去心。各五钱 升麻 红花各三钱 夏枯草熬汤，再加红蜜四两，再熬成膏。一斤

共研细末，夏枯草膏合丸，如梧桐子大。每服三钱，食远白滚水送下。

身热，加黄芩、柴胡。自汗、盗汗，去升麻，倍人参，加黄芪。饮食无味，加藿香、砂仁。饮食不化，加山楂、麦芽。胸膈痞闷，加泽泻、木香。咳嗽痰气不清，加杏仁、麦冬。口干作渴，加知母、五味子。睡眠不宁，加黄柏、远志、枣仁。惊悸健忘，加茯神、石菖蒲。有汗恶寒，加薄荷、半夏。无汗恶寒，加苍术、藿香。妇人经事不调，加延胡索、丹皮。腹胀不宽，加厚朴、大腹皮。

【方歌】和荣散坚丸消郁，开结益虚理肝脾，八珍贝桔陈香附，昆海升红枯草宜。

**阿魏化坚膏**

用蟾酥丸药末一料，金头蜈蚣五条，炙黄去头足，共研匀；将太乙膏二十四两，重汤炖化，离火入前药末，搅冷为度。每用时以重汤炖化，用红绢摊贴，半月一换。轻者渐消，重者亦可少解，常贴可保不致翻花。

【方歌】阿魏化坚消结聚，蟾酥丸料研末细，蜈蚣炙黄太乙膏，炖化搅匀功速极。

**太乙膏**见溃疡门。

**蟾酥丸**见疔疮门。

# 钮扣风

钮扣风生胸颈间，风湿结聚瘙痒难，延及成片浸汁水，因地而名

当癣看（图 64-15）。

【注】此证生于颈下天突穴之间。因汗出之后，邪风袭于皮里，起如粟米，瘙痒无度，抓破津水，误用水洗，浸淫成片。轻者外敷独胜散、冰硫散，甚者宜服消风散即愈。

### 独胜散

芥菜花一味研细，醋调患上。

【方歌】独胜散治钮扣风，已破未破用俱灵，内只芥菜花一味，止痒消肿有奇功。

### 冰硫散

硫黄一两　潮脑　川椒　生白矾各二钱

共为细末，先用白萝卜一个，掏空将药填满，用萝卜皮盖之，纸包三四层，灰火内煨半时许，待冷将药取出，同熟猪脂油调稠，搽患上自愈。

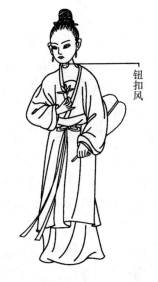

钮扣风

**图 64-15　钮扣风图**

【方歌】冰硫散内首硫黄，潮脑椒矾用最良，萝卜掏空药填满，油调专搽钮扣疮。

**消风散**　治钮扣风，瘙痒无度，抓破津水，亦有津血者。

荆芥　防风　当归　生地　苦参　苍术炒　蝉蜕　胡麻仁　牛蒡子炒，研　知母生　石膏煅。各一钱　甘草生　木通各五分

水二钟，煎八分，食远服。

【方歌】消风止痒散风湿，木通苍术苦参知，荆防归蒡蝉膏草，胡麻生地水煎之。

# 背部

## 上中下发背

三发火毒发督经，中发属肝对心生，上发属肺天柱下，下发属肾脐后凝（图 64-16）。

【注】上、中、下三发背，俱属督脉经，皆由火毒而成。上发背火毒伤肺，生天柱骨下，一名脾肚发，其形横广如肚。中发背火毒伤肝，生于背心，一名对心发，其形中阔，两头有尖如瓜。下发背火毒伤肾，生于腰中，一名对脐发，其形平漫如龟。其初起皆形如粟米，焮痛麻痒，周身拘急，寒热往来，因循数日，突然大肿，气实者多焮痛，气虚者多麻痒。

初起治法，不论虚实，即宜隔蒜艾灸，灸之不应，则就患顶当肉灸之，至知痛为效，以大化小，移深居浅。灸后用针当疮顶点破一孔，随用拔法，务使毒气内外疏通，庶不致内攻。如有表证，发热恶寒无汗者，宜荆防败毒散汗之；如有里证，发热、恶热、大便燥者，宜内疏黄连汤下之；表里证兼有者，宜神授卫生汤双解之，以减疮势。脓将成，必行托里。如溃破腐肉不去，外贴巴膏以化之。其余治法，俱按痈疽肿疡、溃疡门。盖此三证，无论老少，总以高肿红活、焮痛者为顺；若漫肿塌陷、焦枯紫黑者为逆。

**荆防败毒散**见项部脑疽门。

**内疏黄连汤　神授卫生汤**俱见肿疡门。

**巴膏**见溃疡门膏药类方。

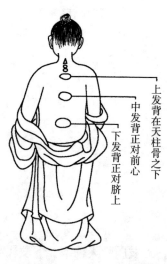

图64-16　上中下发背图

上发背在天柱骨之下
中发背正对前心
下发背正对脐上

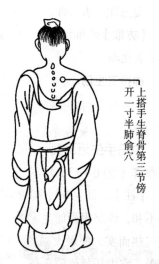

图64-17　上搭手图

上搭手生脊骨第三节傍开一寸半肺俞穴

# 上搭手

上搭手生肺俞穴，左右名同经有别，右属肺兮左属肝，总由气郁痰热结（图64-17）。

【注】此证生于足太阳膀胱经肺俞穴，在两肩骨之动处。无论左搭手、右搭手，其名虽同，而偏在左者属肝，偏在右者属肺，故曰：经有别也。总由气郁痰热凝结而成，初宜神授卫生汤双解之，次以逍遥散清之，兼以六郁汤调之。其余内外治法，俱按痈疽肿疡、溃疡门。

**逍遥散**

当归酒洗　白芍酒洗　白茯苓　白术土炒　香附酒炒。各一钱　柴胡八分　黄芩五分　陈皮一钱　薄荷五分　甘草生，六分

水二钟，煎八分，食远服。

【方歌】逍遥散能和气血，开郁行滞又消结，归芍苓术香柴苓，陈薄甘草清毒热。

**六郁汤**

香附酒炒　茯苓　陈皮　半夏制　川芎　山栀各一钱　苍术炒　缩砂仁　甘草生。各五分

姜三片，水二钟，煎八分服。

【方歌】六郁汤能开六郁，取其消痰又行气，芎缩二陈苍山栀，香附生姜兼化滞。

**神授卫生汤**见肿疡门。

# 中搭手

中搭手生近膏肓，经属膀胱脊骨旁，七情不和愤怒火，虚实寒热细参详（图64-18）。

【注】此证生在脊骨两旁，属足太阳膀胱经膏肓穴，一名龙疽。由七情不和，愤怒火凝而生。遇气寒而实，便燥不渴者，宜一粒金丹温下之；若气热而实，便燥大渴者，宜内疏黄连汤寒下之；若气血虚，疮不能发长者，宜内托黄芪散托补之。其余内外治法，俱按痈疽肿疡、溃疡门。

### 一粒金丹

木香　乳香各五分　巴豆霜一钱五分　沉香五分

各为细末和匀，用肥胶枣个半，去皮核捣烂，和药末为丸，如芡实大。每服一丸，细嚼用白滚水，一口将药送下。少顷，再饮白滚水一口，即泻一次；若饮滚水二口，即泻二次。遇胃气壮实，兼毒滞盛者，服药后连饮滚水三四口，即泻三四次，不可太过。毒滞泻尽，即以米饮补之。

【方歌】一粒金丹疗恶疮，寒实不渴便燥良，木乳沉香巴豆肉，枣肉为丸服即康。

### 内托黄芪散

当归　白芍炒　川芎　白术土炒　陈皮　穿山甲炒，研　皂刺　黄芪各一钱　槟榔三分　紫肉桂五分

水二钟，煎八分，食前服。

【方歌】内托黄芪治疡虚，托里诸疮用最宜，归芍芎术陈皮桂，山甲槟榔皂刺芪。

### 内疏黄连汤 见肿疡门。

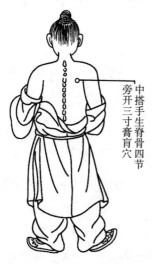

图 64-18　中搭手图

中搭手生脊骨四节旁开三寸膏肓穴

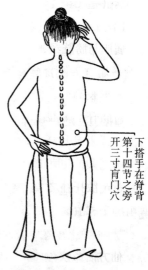

图 64-19　下搭手图

下搭手在脊背第十四节之旁开三寸肓门穴

# 下搭手

下搭手生经膀胱，穴在肓门腰窝旁，房劳过度生毒火，紫陷腐烂透膜肠（图64-19）。

【注】此证发于腰窝旁开三寸，属足太阳膀胱经肓门穴。由房劳过度，有伤肾水，水竭不能制火，火旺以致荣卫不和，逆于肉里而生也。初发红活焮肿，令人寒热往来，口渴烦躁，百节疼痛，宜服仙方活命饮，宣解毒火；次服内托黄芪散，托毒发长。将溃内外治法，俱按痈疽肿疡、溃疡门。若初肿腰痛如折，不能俯仰者险；若色紫塌陷，腐烂孔深，透膜透肠者逆。

**仙方活命饮** 见肿疡门。

**内托黄芪散** 见前中搭手。

# 莲子发

莲子发名取象形，胆与膀胱毒化成，形斜平塌侵督重，形长高肿半背轻（图64-20）。

【注】此证一名太阴疽。生于脊背及两胁，属胆与膀胱经，火毒合化凝结而成。若形斜平塌，头侵督脉，尾站肋骨者，属毒重；若形长高肿，偏于半背，中不过督脉，旁不过肋骨，属毒轻。遇气实之人，初宜蟾酥丸，或麦灵丹汗之，次宜一粒金丹下之；遇气虚之人，初宜仙方活命饮宣解之，次宜内托黄芪散托补之。其余内外治法，俱宜按痈疽肿疡、溃疡门。

**蟾酥丸** 见疔疮门。

**仙方活命饮** 见肿疡门。

**一粒金丹　内托黄芪散** 俱见前中搭手。

**麦灵丹** 见肿疡门。

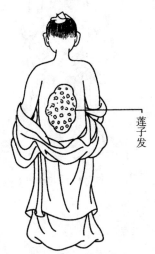

莲子发

**图64-20　莲子发图**

# 蜂窝发

蜂窝发似蜂房形，每在肩后脊旁生。此证最忌头向上，急清心火免内攻（图64-21）。

【注】此证多生肩后及脊旁，形似蜂房。由脾经积热，更兼心火凝结成毒。初起高肿如龟形，胖胀半背者轻；疮势横斜漫大者重。宜服内疏黄连汤。若头尖向上，属心火热极，防毒火内攻脏腑。亦有疮形长若尺许，根横满背，名为竟体疽，属毒甚险。初觉宜急服黄连消毒饮，清心解毒，庶免内攻。其余内外治法，俱按痈疽肿疡、溃疡门。

**内疏黄连汤**见肿疡门。

**黄连消毒饮**见头部百面会疽。

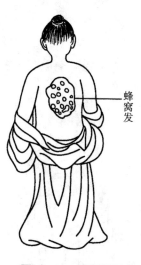

图64-21 蜂窝发图

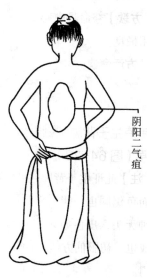

图64-22 阴阳二气疽图

# 阴阳二气疽

阴阳二气疽脊旁，肿消软硬变不常。七情内乖逆荣卫，如期脓溃自无妨（图64-22）。

【注】此证生于脊背之旁，乍肿乍消，时软时硬。由七情内乖，荣卫不和而生也。初发令人寒热往来，若大渴神清，高肿脉洪，二七脓成，

溃破者顺；若不渴神昏，漫肿脉细，应期无脓，饮食不思者逆。初服夺命丹以退寒热，次服仙方活命饮。其余内外治法，俱按痈疽肿疡、溃疡门。

### 夺命丹

轻粉　麝香　白砒面裹，火煨。各五分　白矾煅　辰砂为衣　血竭各一钱　雄黄二钱　蟾酥干者，酒化入药，二钱　乳香　没药　寒水石煅　铜绿各二钱　蜗牛连壳，二十一个

上为细末，先将蜗牛研烂如泥，匀合前药。丸如不成，加好黄酒少许，打三五百下为丸，如绿豆大。每服二三丸，先用葱白一寸，令病者嚼烂，自吐于手心内，男用左手，女用右手，将药丸裹入葱泥内，用无灰酒一大钟，温热送下，被盖汗出为度。重者不过三服，不可多用。

**【方歌】** 夺命丹中粉麝香，砒矾砂竭共雄黄，蟾酥乳没兼寒水，铜绿蜗牛用最良。

**仙方活命饮** 见肿疡门。

## 串疽

串疽生于背胁间，连发相串色依然，漫肿渐红多臀痛，积愤郁火是其原（图64-23）。

**【注】** 此证生于背胁之间，初发一处，其后挨次发出二三处，形虽不同，而色仍同也。溃后多相串通，故又名老鼠钻，又名游走血脾痈。初发漫肿无头，皮色如常，渐肿渐透红色，多疼牵引旁处臀痛，因积愤郁火而成也。初服仙方活命饮，宣解郁毒。其次内外治法，俱按痈疽肿疡、溃疡门。

**仙方活命饮** 见肿疡门。

## 酒毒发

酒毒发生满背间，皮色不变如弹拳，坚硬麻木痛彻内，药酒厚味使之然（图64-24）。

**【注】** 此证生于脊背，皮色不变，累累如弹如拳，坚硬如石，时麻时木，痛彻五内，二便涩滞，周身拘急，数日后头面手足虚肿，泄泻似痢，

总由过饮药酒，更兼厚味积毒所致。初起宜服连翘消毒饮，次服内疏黄连汤。其证或消或溃，须宜速治为顺；若迁延日久，不消不溃，必腐烂筋骨，即成逆证。其余内外治法，俱按痈疽肿疡、溃疡门。

**连翘消毒饮**

连翘去心 栀子 桔梗 赤芍 当归 元参 射干 黄芩 红花 葛根 陈皮各一钱 甘草生，五分 大黄初起便燥者加一钱 花粉一钱

水二钟，煎八分，食远服。有痰者，加竹茹一钱。

【方歌】连翘消毒疗诸疮，能解酒毒葛大黄，红花栀桔元参草，芍芩花粉射陈当。

**内疏黄连汤**见肿疡门。

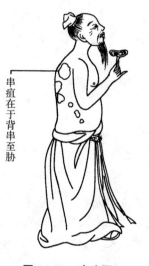

串疽在于背串至胁

图 64-23 串疽图

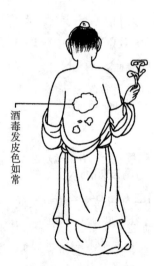

酒毒发皮色如常

图 64-24 酒毒发图

## 连珠发

连珠毒发贯珠形，在背微疼色淡红，发时尿闭少腹满，阴囊作肿百节疼（图 64-25）。

【注】此证生于背，不论左右，连肿三五块，形若贯珠。由荣血火毒，或酒色过度而成。其疮微痛，皮色淡红，发时少腹胀满，小水闭涩，阴囊作肿，百节疼痛。初起宜服神授卫生汤加木通、车前。其余内外治

法，俱按痈疽肿疡、溃疡门。

**神授卫生汤** 见肿疡门。

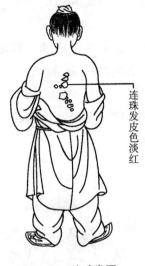

图 64-25 连珠发图

连珠发皮色淡红

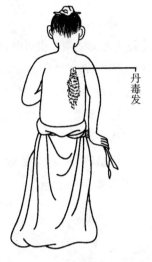

图 64-26 丹毒发图

丹毒发

## 丹毒发

丹毒发如汤火伤，细瘰赤晕渴非常，丹石刚剂致此证，红活者生紫黯亡（图 64-26）。

【注】此证生于背，形如汤火所伤，细瘰无数，赤晕延开，发时其渴非常，由素服丹石刚剂所致。初服黄连消毒饮，兼国老膏服之，外用牛肉薄片贴之。其色红活鲜润，神清者生；若紫黯神昏，更兼脉躁、膨胀、呕哕者亡。

### 国老膏

甘草大者，二斤

捶碎，河水浸一宿，揉令浆汁浓，去尽筋渣，再用绢滤过；银器内慢火熬成膏，用磁罐收贮。每服三钱，无灰温酒调下，或白滚水亦可。

【方歌】国老膏解丹石毒，诸疮用此肿即消，甘草二斤河水泡，取汁熬膏温酒调。

**黄连消毒饮** 见头部百会疽。

# 禽疽

禽疽毒由时气成，数块似疹色紫红，背生形如拳打状，拘急麻木不作疼（图64-27）。

【注】此疽之毒，由时气风热而成。始发，数块如疹，其色紫红，在背而生，形如拳打之状，脊背麻木拘急，并不作痛。神清脉和，服药得汗者顺；若神昏脉躁，或微或代，发寒齿噤者逆。初宜急服仙方活命饮加羌活、独活汗之，外敷二味拔毒散，或蝌蚪拔毒散消之。若漫肿不溃，即服托里透脓汤。其余内外治法，俱按痈疽肿疡、溃疡门。

**仙方活命饮　二味拔毒散　蝌蚪拔毒散**俱见肿疡门。

**托里透脓汤**见头部侵脑疽。

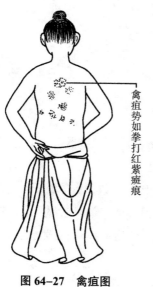

图64-27　禽疽图

禽疽势如拳打红紫癍痕

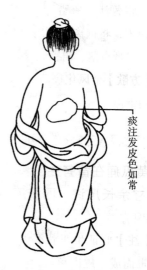

图64-28　痰注发图

痰注发皮色如常

# 痰注发

痰注发如布袋形，按之木硬觉微疼，其发不红亦不热，湿痰七情郁滞成（图64-28）。

【注】此证发于脊背，长形如布袋，短形如冬瓜，按之木硬，微觉疼痛，不热不红，皮色如常。由湿痰、七情郁滞，凝结于肌肉之分，日积

深久而成。初起宜服疮科流气饮，外贴金凤化痰膏消之。如此证久远疲顽，治之不消者，届期要溃。治法俱按痈疽溃疡门。

### 疮科流气饮

人参　厚朴姜制　桔梗　防风　紫苏　黄芪盐水炒　枳壳麸炒　当归
白芍酒炒　肉桂　乌药　甘草各七分　川芎　南木香　白芷　槟榔各五分

引加生姜一片，水二钟，煎八分温服。

【方歌】流气饮舒痰涎壅，人参朴桔芷防风，苏芪壳桂木香草，乌药槟榔归芍芎。

### 金凤化痰膏

凤仙花去青蒂，研末。一捧　大葱自然汁，一茶钟　好米醋一茶钟　广胶切如米粒大，入葱汁内泡之，三钱　人中白火微煅存性，研末，八钱

先将葱汁、米醋、广胶投入锅内熬化，次下凤仙花末熬成膏，再入人中白末，将锅离火不时搅匀。用时以重汤炖化，量痰包之大小，薄纸摊贴，候膏自落，再换新膏。

【方歌】金凤化痰消硬坚，湿痰串注贴更痊，凤仙中白广胶醋，葱汁同熬用纸摊。

## 黄瓜痈

黄瓜痈在背旁生，脾火色红黄瓜形，肿高寸余长尺许，四肢麻木引心疼（图64-29）。

【注】此证生于背旁，一名肉龟，由脾火积毒而成。皮肉色红，状若黄瓜，肿高寸余，长可尺许，四肢麻木，疼痛引心。红活速溃者顺；紫陷脉微，自汗谵语，坚硬溃迟者逆。初起宜服仙方活命饮，加羌活、柴胡或夺命丹治之。其余内外治法，俱按痈疽肿疡、溃疡门。

**仙方活命饮**见肿疡门。

**夺命丹**见阴阳二气疽。

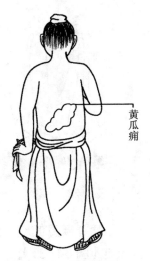

黄瓜痈

**图64-29 黄瓜痈图**

# 腰部

## 肾俞发

肾俞发生肾俞穴，单者酒色兼湿热，房劳怒火则双生，红活黑陷顺逆别（图64-30）。

【注】此证生肾俞穴，在腰骨两旁陷肉处，有单有双。单者由酒色湿热而成，双者由房劳怒火而发。若疮形红活高肿，十四日生脓属顺；若疮形紫黑，干枯坚硬，应期无脓属逆。或脓稀伤膜者，系真阳血气大亏，初宜服人参养荣汤，或加减八味丸以救其源。其顺逆内外治法，俱按痈疽肿疡、溃疡门。

**人参养荣汤　加减八味丸**俱见溃疡门。

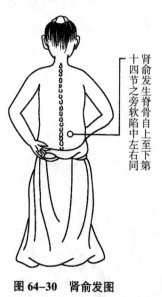

肾俞发生脊骨自上至下第十四节之旁软陷中左右同

图64-30　肾俞发图

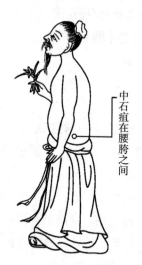

中石疽在腰胯之间

图64-31　中石疽图

## 中石疽

石疽寒凝瘀血聚，生于腰胯最缠绵。坚硬如石皮不变，时觉木痛消溃难（图64-31）。

**【注】** 此证由寒气瘀血凝结，生于腰胯之间，缠绵难以收功。其疽时觉木痛，难消难溃，坚硬如石，皮色不变。初宜内服没药丸，外用鲜商陆捣烂，贴于患处治之，随用艾壮当顶灸之，以软为度。溃后按痈疽溃疡治法。

### 没药丸

桃仁炒, 一两 乳香 没药 川芎 川椒去目及合口者 当归 赤芍各五钱 自然铜火烧，醋淬七次，二钱五分

共研细末，用黄蜡二两，火化开入药末，不住手搅匀，丸如弹子大。每用一丸，以好酒一钟，将药化开，煎至五分，乘热服下。

**【方歌】** 没药丸治中石疽，乳没桃芎归芍宜，川椒自然铜黄蜡，用酒服之行血瘀。

## 缠腰火丹

缠腰火丹蛇串名，干湿红黄似珠形。肝心脾肺风热湿，缠腰已遍不能生（图64-32）。

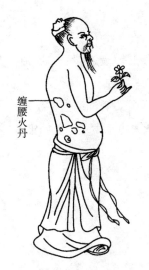

缠腰火丹

**图64-32 缠腰火丹图**

**【注】** 此证俗名蛇串疮，有干湿不同，红黄之异，皆如累累珠形。干者色红赤，形如云片，上起风粟，作痒发热。此属肝心二经风火，治宜

龙胆泻肝汤；湿者色黄白，水疱大小不等，作烂流水，较干者多疼，此属脾肺二经湿热，治宜除湿胃苓汤。若腰肋生之，系肝火妄动，宜用柴胡清肝汤治之，其间小疱，用线针穿破，外用柏叶散敷之；若不速治，缠腰已遍，毒气入脐，令人膨胀、闷呕者逆。

### 龙胆泻肝汤

龙胆草　连翘去心　生地　泽泻各一钱　车前子　木通　黄芩　黄连当归　栀子生，研　甘草生。各五分　生军便秘加之。二钱

水二钟，煎八分，食前服。

【方歌】龙胆泻肝火丹生，形如云片粟多红，芩连栀胆车归尾，生地军翘泻木通。

### 除湿胃苓汤

苍术炒　厚朴姜炒　陈皮　猪苓　泽泻　赤茯苓　白术土炒　滑石防风　山栀子生，研　木通各一钱　肉桂　甘草生。各三分

水二钟，灯心五十寸，煎八分，食前服。

【方歌】除湿胃苓火丹疱，脾肺湿热疱白黄，胃苓汤用通栀子，滑石防风共作汤。

### 柏叶散

侧柏叶炒黄为末　蚯蚓粪韭菜地内者佳　黄柏　大黄各五钱　雄黄　赤小豆　轻粉各三钱

上为细末，新汲水调搽，香油调搽更效。

【方歌】柏叶散搽火丹方，大黄赤豆柏雄黄，柏叶轻粉蚯蚓粪，研末香油调更良。

### 柴胡清肝汤见头部鬓疽。

# 卷六十五

## 眼部

### 眼胞菌毒

菌毒生于眼睫边，如菌黄亮水疱圆，头大蒂小渐垂出，脾湿郁热结凝坚（图65-1）。

【注】此证生于上下眼胞睫边，初如菌形，头大蒂小，黄亮水疱，或有头小蒂大者，渐长垂出，坚凝不痛；有缠绵经年不愈者，以致目病。盖眼胞属脾，其经素有湿热，思郁气结而生也。初起宜用清凉圆洗即消。有经年皮厚，消之不应者，法当用软绵纸蘸水润眼皮菌毒处，少顷，用左手大指甲垫于患根，右手持铍针尖头齐根切下，血出不妨，即用翠云锭磨浓涂之，其血即止，内服凉膈清脾饮。忌海腥、煎炒。

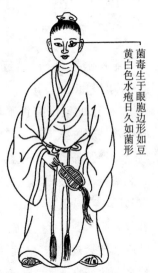

菌毒生于眼胞边形如豆 黄白色水疱日久如菌形

**图 65-1 眼胞菌毒图**

#### 清凉圆

当归尾 石菖蒲 赤芍药各二钱 川黄连生 地肤子 杏仁生。各一钱 羌活五分 胆矾二分

共研粗末，以大红细包之，如樱桃大，甜滚水浸泡，乘热蘸洗，勿见尘土。

【方歌】清凉圆内用川连，归尾菖蒲芍胆矾，羌活杏仁地肤子，菌毒初起洗之痊。

#### 翠云锭子

杭粉五两 铜绿 黄连各一两 轻粉一钱

共为细末，用糯米百粒，水一碗，煎半碗去米；再煎至三分，和药作锭，阴干。用时水磨令浓，以鸡翎蘸涂患处。

【方歌】翠云锭子能止血，铜绿轻杭黄连强，共为细末和成锭，菌毒切后涂之良。

### 凉膈清脾饮

生地黄　连翘<sub>去心</sub>　栀子<sub>生，研</sub>　薄荷　荆芥　防风　石膏<sub>煅</sub>　黄芩　赤芍<sub>各一钱</sub>　甘草<sub>生，五分</sub>

水二钟，灯心二十根，煎八分，食远服。

【方歌】凉膈清脾生地黄，连翘栀子薄荆防，石膏芩芍兼甘草，医治菌毒服即康。

## 眼丹

眼丹眼胞上下生，红热肿痛软偏风，焮热紫硬偏于热，荆防败毒服有功（图65-2）。

【注】此证由脾胃湿热，受风而成，红肿疼痛。若肿软下垂，不能视物者，偏于风盛也，浮肿易消；若焮红色，紫坚硬者，偏于热盛也，肿硬难消。初起俱宜荆防败毒散散其风。口渴便燥者，宜内疏黄连汤泻其热；有日久消之不应者，宜服透脓散，脓熟针之。肿用如意金黄散洗之，溃用琥珀膏或白膏药贴之。此证宜速溃，迟则溃深穿透眼胞，成漏难敛。

**荆防败毒散**<sub>见项部脑疽。</sub>

**内疏黄连汤　如意金黄散　透脓散**<sub>俱见肿疡门。</sub>

**琥珀膏**<sub>见头部发际疮。</sub>

**白膏药**<sub>见溃疡门。</sub>

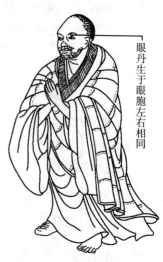

眼丹生于眼胞左右相同

图65-2　眼丹图

## 针眼

针眼眼睫豆粒形，轻者洗消脓不成，甚则赤痛脓针愈，破后风侵浮肿生（图65-3）。

【注】此证生于眼皮毛睫间，由脾经风热而成，形如豆粒有尖。初起轻者，宜用如意金黄散，盐汤冲洗，脓不成即消矣。风热甚者，色赤多痛，洗之不消，脓已成也，候熟针之，贴黄连膏。亦有破后邪风侵入疮口，令人头面浮肿、目赤涩痛者，外仍洗之，内服芎皮散即愈。

**芎皮散**

川芎二两　青皮一两

共为末，每服二钱，菊花汤调服。

外以枯矾末，鸡子清调敷肿处。

又用南星末，同生地黄捣膏，贴太阳穴自消。

【方歌】芎皮散内用川芎，青皮减半用最灵，为末菊花汤调服，医治针眼自成功。

**如意金黄散**见肿疡门。

**黄连膏**见鼻部鼻疮内。

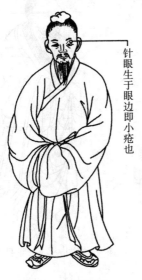

针眼生于眼边即小疮也

图 65-3　针眼图

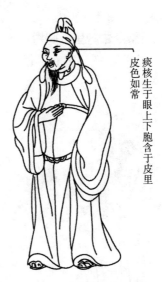

痰核生于眼上下胞含于皮里

皮色如常

图 65-4　眼胞痰核图

## 眼胞痰核

眼胞痰核湿气郁，核结如枣如豆形，皮里肉外推之动，皮色如常硬不疼（图 65-4）。

【注】此证结于上下眼胞，皮里肉外，其形大者如枣，小者如豆，推之移动，皮色如常，硬肿不疼，由湿痰气郁而成。宜服化坚二陈丸，外用生南星蘸醋磨浓，频涂眼皮，日数浅者即消。日数深者虽不能即消，常涂令皮薄，微微拨损，以手指甲挤出如白粉汁即消，贴贝叶膏收口。从眼皮里溃破者难敛。

### 化坚二陈丸

陈皮　半夏制。各一两　白茯苓一两五钱　甘草生，三钱　白僵蚕炒，二两川黄连三钱

共研细末，荷叶熬汤合丸，如梧桐子大。每服二钱，白滚水送下。

【方歌】化坚二陈丸消痰，周身结核服更痊，陈皮半夏茯苓草，僵蚕荷叶川黄连。

贝叶膏见溃疡门。

## 椒疮　粟疮

椒疮粟疮生胞里，脾胃血热是根苗。粟疮黄软湿易散，椒疮赤硬热难消（图65-5、图65-6）。

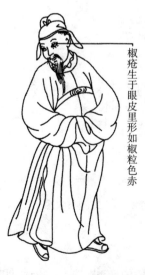

椒疮生于眼皮里形如椒粒色赤

图65-5　椒疮图

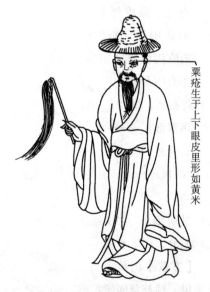

粟疮生于上下眼皮里形如黄米

图65-6　粟疮图

【注】此二证生于眼胞之里，虽皆由脾胃血热所致。然粟疮偏于湿盛，故色黄形软，其证易愈；椒疮偏于热盛，故色赤形硬，其疮难消。俱宜服清脾凉血汤，外以清凉圆洗之。若眼皮里有红丝堆累者，乃血热有瘀也，法以灯草刮疮处，令血出即愈。

### 清脾凉血汤

荆芥　防风　赤芍　黑参　陈皮　蝉蜕　苍术炒　白鲜皮各一钱　连翘去心　生大黄酒洗。各一钱五分　厚朴姜炒　甘草生。各五分

竹叶三十片，水煎，食远服。

【方歌】清脾凉血椒粟疮，厚朴陈皮翘芍苍，蝉蜕黑参荆防草，白鲜皮与生大黄。

### 清凉圆见菌毒。

# 皮翻证

皮翻证系眼胞翻，状如舌舐唇一般。翻因胞肿睫紧故，血壅气滞胃经原（图65-7）。

【注】此证由胃经血壅气滞而成，小儿多有之。眼皮外翻，如以舌舐唇之状。又如痘风眼烂，胞肿弦紧者，则眼皮亦翻。治宜泻脾胃之积热，以泻黄散服之即愈。亦有内翻者，即目科拳毛倒睫。弦弛不内外翻者，即目科胞垂难视之证也。

### 泻黄散

石膏煅，五钱　栀子仁生，一两　甘草生，三两　防风酒拌，微炒香，二两　豨莶草酒蒸，晒干，四两

共研细末。壮人二钱，弱人一钱，小儿六七分，白滚水调下。

【方歌】泻黄散治皮翻证，石膏栀子草防风，豨莶草同研细末，滚水调下有奇功。

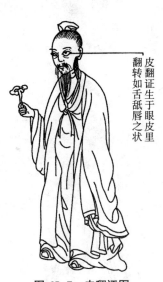

皮翻证生于眼皮里
翻转如舌舐唇之状

**图 65-7　皮翻证图**

# 漏睛疮

漏睛疮在大眦生，肝热风湿病睛明。红肿痛溃脓稠易，青黑脓稀难长平（图65-8）。

**【注】** 此证生于目大眦，由肝热风湿病，发于太阳膀胱经睛明穴。其穴之处，系藏泪之所，初起如豆如枣，红肿疼痛，疮势虽小，根源甚深。溃破出黏白脓者顺；出青黑脓或如膏者险。初宜服疏风清肝汤，溃后用黄灵药，捻入疮口，兼贴万应膏，其口渐渐收敛。有脓从大眦内出者，成漏难敛。亦有疮口过出泪液，以致目内干涩者，收敛更迟；若溃断眼边弦者不治。

**疏风清肝汤**

当归尾　赤芍　荆芥穗　防风　川芎　菊花　生栀　薄荷各一钱　柴胡　连翘去心。各一钱五分　金银花二钱　甘草生，五分

灯心五十寸，水煎，食远服。

**【方歌】** 疏风清肝漏睛疮，又除肝热散风强，归芍银花芎菊草，柴翘栀子薄荆防。

**黄灵药　万应膏**俱见溃疡门。

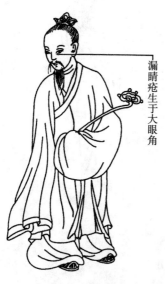

漏睛疮生于大眼角

**图 65-8　漏睛疮图**

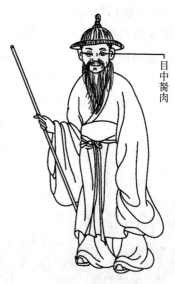

目中胬肉

**图 65-9　目中胬肉图**

# 目中胬肉

目中胬肉心火成，实火大眦色深红，小眦红丝淡虚火，胬肉时觉或胀疼（图65-9）。

【注】此证生于目两眦，瘀肉胬出，时觉疼痛，总属心火所成。然火有虚实，如大眦红肉色深红者，心经实火也，宜黑参汤服之；小眦红丝色淡红者，心经虚火也，宜决明散主之。外俱用清凉圆泡洗，久久自愈。

**黑参汤**

黑参　苦参　栀子研　菊花　黄连　枳壳麸炒　草决明　车前子　防风　大黄炒　升麻各二钱

水煎，食后服。

【方歌】黑参汤治大眦疼，内生胬肉实火成，苦参栀菊黄连壳，草决车防大黄升。

**决明散**

玉竹　黄连　枳壳麸炒　川芎　甘草生　羚羊角镑。各一两　车前子　青葙子　草决明各五钱

共研细末，每服三钱。食后服，卧时再用一服。

【方歌】决明胬肉虚火攻，玉竹黄连枳壳芎，车前青葙羚羊草，研末水调最有功。

**清凉圆**见菌毒。

# 鼻部

## 鼻疽

鼻疽生于鼻柱间，肺经郁火发督原。坚硬色紫常木痛，千金仙方托里痊（图65-10）。

【注】此证生于鼻柱，属督脉经。鼻为肺窍，故又属肺，由肺经郁火凝结而成。坚硬色紫，时觉木痛。初宜服千金漏芦汤，宣解郁毒；次用仙方活命饮加栀子、木通、薄荷、桔梗消之。若肿痛不减，势欲作脓，

则宜托里透脓汤主之。外治法按痈疽溃疡门。

**千金漏芦汤**

漏芦一两　枳壳麸炒，一两　朴硝一两　大黄一两五钱　甘草生，一两　麻黄一两　黄芩一两　白蔹一两　连翘去心，一两　升麻一两

共研末，每用二钱，水一钟，姜三片，薄荷叶一钱，煎五分温服，以取便利为度。

【方歌】千金漏芦鼻疽发，色紫坚疼效更嘉，漏芦枳壳硝黄草，麻芩白蔹翘升麻。

**仙方活命饮**见肿疡门。

**托里透脓汤**见头部侵脑疽。

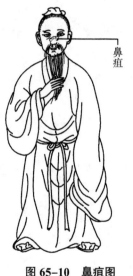

图 65-10　鼻疽图

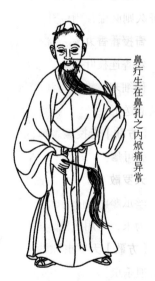

鼻疔生在鼻孔之内燉痛异常

图 65-11　鼻疔图

## 鼻疔

鼻疔生在鼻孔中，鼻窍肿引脑门疼，甚则唇腮俱浮肿，肺经火毒蟾离宫（图 65-11）。

【注】此证生于鼻孔内，鼻窍肿塞，胀痛引脑门，甚则唇腮俱作浮肿，由肺经火毒，凝结而成。宜蟾酥丸汗之，再用蟾酥丸研细末，吹入鼻窍。若肿硬外发，用离宫锭涂之。此证初起之时，须当速治，迟则毒

气内攻，以致神昏、呕哕、鼻肿如瓶者逆。

**蟾酥丸**见疔疮门。

**离宫锭**见肿疡门。

# 鼻渊

鼻渊浊涕流鼻中，久淋血水秽而腥。胆热移脑风寒火，控脑砂因蚀脑虫。

【注】此证内因胆经之热，移于脑髓，外因风寒凝郁，火邪而成。鼻窍中时流黄色浊涕，宜奇授藿香丸服之。若久而不愈，鼻中淋沥腥秽血水，头眩虚晕而痛者，必系虫蚀脑也，即名控脑砂，宜天罗散服之。但此证久则必虚，当以补中益气汤兼服之即效。

## 奇授藿香丸

藿香连枝叶八两

研细末，雄猪胆汁和丸，如梧桐子大。每服五钱，食后苍耳子汤下，或黄酒送下。

【方歌】奇授藿香鼻渊流，浊涕淋漓久不休，猪胆汁合藿香末，苍耳汤下患可瘳。

## 天罗散

丝瓜藤近根处者，烧存性

为末，每用三钱，食后黄酒送下。

【方歌】天罗虫蚀脑髓中，头痛鼻流血水腥，丝瓜根烧研细末，黄酒调服惯杀虫。

**补中益气汤**见溃疡门。

# 鼻𧏾疮

鼻𧏾疮多小儿生，鼻下两旁斑烂形。总由风热客于肺，脓汁浸淫痒不疼（图65-12）。

【注】此证多生小儿鼻下两旁，色紫斑烂，由风热客于肺经。脓汁浸淫，痒而不痛，宜服泽泻散，外搽青蛤散即愈。

### 泽泻散

泽泻　郁金　山栀生　甘草生。各一钱

共研末，每服一钱，甘草煎汤调下。

【方歌】泽泻散治鼻䘌患，脓汁浸淫肺火毒，泽泻郁金栀草末，甘草煎汤调送服。

### 青蛤散

蛤粉煅，一两　青黛三钱　石膏煅，一两　轻粉　黄柏生末。各五钱

共研细末，先用香油调成块，次加凉水调稀，薄涂疮处。

【方歌】青蛤散涂鼻䘌消，蛤粉青黛煅石膏，轻粉黄柏研极细，香油拌块凉水调。

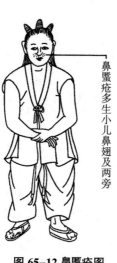

图 65-12　鼻䘌疮图

鼻䘌疮多生小儿鼻翅及两旁

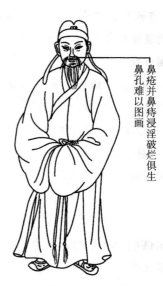

图 65-13　鼻疮鼻痔图

鼻疮并鼻痔浸淫破烂俱生

鼻孔难以图画

## 鼻疮

鼻疮肺热生鼻中，燥干如火微肿疼。内服黄芩外定痛，燥干黄连膏润灵（图 65-13）。

【注】此证生于鼻窍内，初觉干燥疼痛，状如粟粒，甚则鼻外色红微肿，痛似火炙。由肺经壅热，上攻鼻窍，聚而不散，致成此疮。内宜黄芩汤清之，外用油纸捻粘辰砂定痛散，送入鼻孔内。若干燥者，黄连膏

抹之立效。

### 黄芩汤

黄芩<sub>酒炒，二钱</sub> 甘草<sub>生，五分</sub> 麦冬<sub>去心，一钱</sub> 桑白皮<sub>生，一钱</sub> 栀子<sub>连皮酒炒，一钱五分</sub> 连翘<sub>去心</sub> 赤芍 桔梗 薄荷 荆芥穗<sub>各一钱</sub>

水煎，食后服。

【方歌】黄芩汤医肺火盛，鼻内生疮赤肿疼，芩草麦冬桑栀翘，赤芍桔梗薄荷荆。

### 辰砂定痛散

辰砂<sub>末，五分</sub> 冰片<sub>二分</sub> 胡黄连<sub>末，二两</sub> 石膏<sub>煅一两</sub>

共研细末。

【方歌】辰砂定痛鼻疮干，冰片胡连膏煅研，油纸捻药入鼻孔，消疼散热效通仙。

### 黄连膏

黄连<sub>三钱</sub> 当归尾<sub>五钱</sub> 生地<sub>一两</sub> 黄柏<sub>三钱</sub> 姜黄<sub>三钱</sub>

香油十二两，将药炸枯，捞去渣；下黄蜡四两溶化尽，用夏布将油滤净，倾入磁碗内，以柳枝不时搅之，候凝为度。

【方歌】黄连膏润诸燥疮，归尾生地柏姜黄，油炸去渣加黄蜡，布滤搅凝涂抹强。

## 鼻痔

鼻痔初起榴子形，久垂紫硬碍气通。肺经风湿热郁滞，内服辛夷外点平（图65-13）。

【注】此证生于鼻内，形如石榴子，渐大下垂，色紫微硬，撑塞鼻孔，碍人气息难通。由肺经风湿热郁，凝滞而成。内服辛夷清肺饮，以清肺热；外以硇砂散，逐日点之，渐化为水而愈。宜戒厚味、暴怒，庶不再发。

### 辛夷清肺饮

辛夷<sub>六分</sub> 甘草<sub>生，五分</sub> 石膏<sub>煅</sub> 知母 栀子<sub>生，研</sub> 黄芩<sub>各一钱</sub> 枇杷叶<sub>去毛，蜜炙，三片</sub> 升麻<sub>三分</sub> 百合 麦冬<sub>去心。各一钱</sub>

水二钟，煎八分，食远服。或加羌活、防风、连翘、薄荷。

【方歌】鼻痔辛夷清肺饮，辛草膏知栀子芩，枇杷升麻百合麦，或加羌活翘薄斟。

**硇砂散**见耳部耳痔内。

# 肺风粉刺

肺风粉刺肺经热，面鼻疙瘩赤肿疼，破出粉汁或结屑，枇杷颠倒自收功（图65-14）。

【注】此证由肺经血热而成。每发于面鼻，起碎疙瘩，形如黍屑，色赤肿痛，破出白粉汁，日久皆成白屑，形如黍米白屑。宜内服枇杷清肺饮，外敷颠倒散，缓缓自收功也。

### 枇杷清肺饮

人参三分　枇杷叶刷去毛，蜜炙，二钱　甘草生，三分　黄连一钱　桑白皮鲜者佳，二钱　黄柏一钱

水一钟半，煎七分，食远服。

【方歌】枇杷清肺枇杷叶，参草黄连桑白皮，黄柏同煎食远服，肺风粉刺尽皆宜。

### 颠倒散

大黄　硫黄各等分

研细末，共合一处，再研匀，以凉水调敷。

【方歌】颠倒散敷功效极，大黄硫黄各研细，等分再匀凉水调，专医酒齇肺风刺。

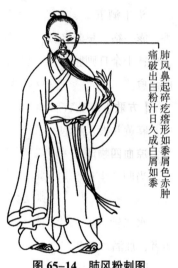

肺风鼻起碎疙瘩形如黍屑色赤肿痛破出白粉汁日久成白屑如黍

**图 65-14　肺风粉刺图**

# 酒齇鼻

酒齇鼻生准及边，胃火熏肺外受寒，血凝初红久紫黑，宣郁活瘀缓缓痊（图65-15）。

【注】此证生于鼻准头，及鼻两边。由胃火熏肺，更因风寒外束，血

瘀凝结。故先红后紫，久变为黑，最为缠绵。治宜宣肺中郁气，化滞血，如麻黄宣肺酒、凉血四物汤俱可选用，使荣卫流通，以滋新血。再以颠倒散敷于患处。若日久不愈，以栀子仁丸服之，缓缓取愈。

### 麻黄宣肺酒

麻黄　麻黄根各二两

头生酒五壶，将药入酒内，重汤煮三炷香，露一宿，早晚各饮三五杯，至三五日出脓成疮；十余日则脓尽，脓尽则红色退，先黄后白而愈。

【方歌】麻黄宣肺酒齄鼻，血热上注外寒瘀，麻黄并根入酒泡，重汤煮饮效不虚。

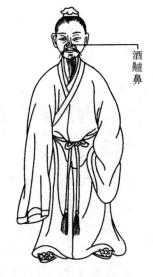

图 65-15　酒齄鼻图

### 凉血四物汤

当归　生地　川芎　赤芍　黄芩酒炒　赤茯苓　陈皮　红花酒洗　甘草生。各一钱

水二钟，姜三片，煎八分，加酒一杯，调五灵脂末二钱，热服。气弱者，加酒炒黄芪二钱，立效。

【方歌】凉血四物齄鼻红，散瘀化滞又调荣，芩苓四物陈红草，姜煎加酒入五灵。

### 栀子仁丸

栀子仁研末，黄蜡溶化和丸，如弹子大。每服一丸，茶清嚼下，忌辛辣之物。

【方歌】栀子仁丸齄鼻赤，紫黑缠绵皆可施，栀子为末黄蜡化，丸似弹子茶清食。

**颠倒散**见肺风粉刺。

# 耳部

## 黑疗

黑疗暗藏耳窍生，色黑根深椒目形，痛如锥刺引腮脑，破流血水火毒攻（图65-16）。

【注】此证生于耳窍暗藏之处，由肾经火毒所发，亦有因服丹石热药，积毒而成者。色黑根深，形如椒目，疼如锥刺，痛引腮脑，破流血水，急服蟾酥丸汗之。再用蟾酥丸水调浓，滴于耳窍内，立效。毒甚者，以黄连消毒饮疏解之，黄连解毒汤清之即瘥。

**黄连解毒汤**

黄连　黄芩　黄柏　生栀子研。各一钱五分

水煎热服。

【方歌】黄连解毒焮痛疮，诸般疗毒烦躁狂，黄连芩柏生栀子，四味煎服保安康。

**蟾酥丸**见疗疮门。

**黄连消毒饮**见头部百会疽。

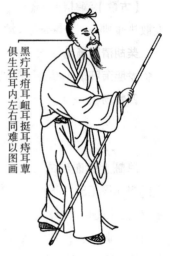

黑疗耳疮耳衄耳挺耳痔耳蕈俱生在耳内左右同难以图画

图65-16　耳部六证图

## 耳疳

耳疳时出黑臭脓，青震白缠黄色聤。胃湿相兼肝经火，红风偏肝血热成（图65-16）。

【注】此证耳内闷肿出脓，因脓色不一，而名亦各殊。如出黑色臭脓者，名耳疳；出青脓者，名震耳；出白脓者，名缠耳；出黄脓者，名聤耳，俱由胃湿与肝火相兼而成。宜柴胡清肝汤主之。气实火盛者，以

龙胆泻肝汤服之。惟风耳则出红脓，偏于肝经血热，宜用四物汤加丹皮、石菖蒲服之。外俱用酱茄内自然油滴之，俟脓净换滴耳油，时时滴入，肿消生肌自愈。

**滴耳油**

核桃仁研烂，拧油去渣，得油一钱，兑冰片二分。每用少许，滴于耳内。

【方歌】滴耳油治耳疳证，脓净滴之效更深，核桃拧油消肿痛，冰片发散热通神。

**柴胡清肝汤**见头部鬓疽。

**龙胆泻肝汤**见腰部缠腰火丹。

**四物汤**见溃疡门。

## 耳衄

耳衄上焦血热成，鲜血时流耳窍中，肝火柴胡清肝治，胃热生地麦门冬（图65-16）。

【注】此证由上焦血热所致，耳窍中时流鲜血。若肝脉弦数者，以柴胡清肝汤服之；肾脉虚数者，以生地麦冬饮主之。总以凉血为急，乃抽薪止沸之法也。外以神塞丸塞之即瘥。

**生地麦冬饮**

生地黄 麦冬去心。各五钱

水二钟，煎八分，食后服。

【方歌】生地麦冬耳衄鲜，上焦血热是其原，各用五钱煎食后，清肺降火保平安。

**神塞丸**

麝香一分 生白矾一钱 沉香三分 糯米五十粒

共研细末，面糊为丸，如梧桐子大。每丸薄绵裹之，如左耳出血塞右鼻，右耳出血塞左鼻；左鼻出血塞右耳，右鼻出血塞左耳；两耳俱出血塞两鼻，两鼻俱出血塞两耳。

【方歌】神塞麝香生白矾，沉糯同研面糊丸，大如梧子薄绵裹，塞入耳鼻衄血痊。

**柴胡清肝汤** 见头部鬓疽。

## 耳痔　耳蕈　耳挺

耳痔蕈挺耳窍生，肝肾胃火凝结成。微肿闷疼皮损破，塞久令人必重听（图65-16）。

【注】此三证皆生耳内，耳痔形如樱桃，亦有形如羊奶者；耳蕈形类初生蘑菇，头大蒂小；耳挺形若枣核，细条而长，努出耳外。俱由肝经怒火、肾经相火、胃经积火凝结而成。微肿闷疼，色红皮破，不当触犯偶犯之，痛引脑颠。皆宜服栀子清肝汤，外用硇砂散点之，渐渐消化。

### 栀子清肝汤

栀子生，研　川芎　当归　柴胡　白芍酒炒　丹皮各一钱　甘草生，五分　石膏煅　牛蒡子炒，研。各一钱　黄芩　黄连各五分

水二钟，煎八分，食后服。

【方歌】栀子清肝蕈痔挺，肾肝胃火忿怒成，芎归柴芍丹皮草，膏蒡芩连用有功。

### 硇砂散

硇砂一钱　轻粉　雄黄各三分　冰片五厘

共研细末，水调浓，用谷草细梗咬毛，蘸点痔上。

【方歌】硇砂散实有奇功，痔蕈挺在耳内生，轻片雄黄研为末，水调点痔消缩形。

## 旋耳疮

旋耳疮生耳后缝，疮延上下连耳疼，状如刀裂因湿热，穿粉散搽即成功（图65-17）。

【注】此证生于耳后缝间，延及耳折，上下如刀裂之状，色红，时津黄水，由胆、脾湿热所致。然此疮月盈则疮盛，月亏则疮衰，随月盈亏，是以又名月蚀疮也。宜穿粉散搽之，即可成功。

### 穿粉散

轻粉研，隔纸微炒　穿山甲炙　铅粉　黄丹水飞

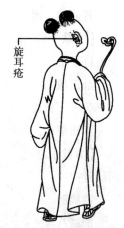

旋耳疮

图65-17　旋耳疮图

过。各三钱

共研极细，香油调敷。

【方歌】穿粉散敷旋耳疮，清热渗湿油调良，轻粉研细隔纸炒，穿山甲共铅粉黄。

# 口 部

## 大人口破

大人口破分虚实，艳红为实淡红虚。实则满口烂斑肿，虚白不肿点微稀。

【注】此证名曰口疮，有虚火实火之分。虚火者，色淡红，满口白斑微点，甚者陷露龟纹，脉虚不渴，此因思虑太过，多醒少睡，以致心肾不交，虚火上炎，宜服四物汤加黄柏、知母、丹皮，少佐肉桂以为引导，从治之法也，外以柳花散搽之。实火者，色艳红，满口烂斑，甚者腮舌俱肿，脉实口干，此因过食膏粱厚味，醇酒炙煿，以致心、脾实火妄动，宜服凉膈散，外搽赴筵散，吐涎则效。如口疮舌干黄硬作渴者，宜服加减八味丸，以滋化源，俱禁水漱。

### 柳花散

黄柏末，一两　青黛三钱　肉桂一钱　龙脑香即冰片，二分

各研细，再合一处研匀，每用少许，搽于患处。

【方歌】柳花散治白口疮，黄柏青黛龙脑香，肉桂共研搽患处，虚火上炎自平康。

### 赴筵散

黄芩　黄连　栀子生　干姜　黄柏末　细辛各等分

共研细末，每用少许，搽于患处。

【方歌】赴筵散医实火攻，口疮斑烂色多红，芩连栀子干姜柏，细辛同研有神功。

**凉膈散**见面部面发毒。

**加减八味丸**见溃疡门。

# 鹅口疮

鹅口满口白斑点，小儿心脾热所生，初生多是胎中热，甚则咽喉叠肿疼。

【注】此证小儿多有之，属心、脾二经之热所生，初生小儿则属胎热上攻所致，满口皆生白色斑点作痛，甚则咽喉叠叠肿起，难于乳哺，多生啼叫。法用青纱一条，裹箸头上，蘸新汲水揩去白胎，以净为度，重手血出无妨，随用冰硼散搽之，内服凉膈散即愈。

### 冰硼散

冰片五分　硼砂　元明粉各五钱　朱砂六分

共研极细末，用少许搽于疮处。如咽喉肿痛，以芦筒吹之立效。

【方歌】冰硼散治咽肿痛，口疮白点满口生，冰硼朱砂元明粉，研末搽之立见功。

### 凉膈散见面部面发毒。

# 口糜

口糜阴虚阳火成，膀胱湿水溢脾经。湿与热瘀熏胃口，满口糜烂色红疼。

【注】此证由阳旺阴虚，膀胱湿水泛溢脾经，湿与热瘀，郁久则化为热，热气熏蒸胃口，以致满口糜烂，甚于口疮，色红作痛，甚则连及咽喉，不能饮食。初起宜服导赤汤。口臭、泻泄脾虚湿者，宜服连理汤；糜烂延及咽喉，日轻夜重者，服少阴甘桔汤；便秘者服凉膈散。外俱以姜柏散搽之有效。

### 导赤汤

木通　生地各二钱　甘草生，一钱

竹叶二十片，水一钟，煎半钟，温服。

【方歌】导赤汤医口糜证，脾湿化热熏胃成，木通生地生甘草，竹叶煎服热自平。

### 加味连理汤

白术土炒，二钱　人参　白茯苓　黄连　干姜各一钱　甘草炙，五分水煎，热服。

【方歌】连理胃热脾虚湿，口糜臭气泻泄俱，参苓白术炙甘草，干姜黄连脾胃宜。

### 少阴甘桔汤

桔梗二钱　甘草生，一钱　川芎　黄芩　陈皮　元参　柴胡各六分　羌活　升麻各四分

葱白一根，水二钟，煎八分，食远服。

【方歌】少阴甘桔治口糜，芎芩羌活桔陈皮，元参柴草升麻共，葱白水煎神效奇。

### 姜柏散

干姜　黄柏末，各等分

各研末，共合一处研匀，干搽口内，温水漱口。

【方歌】姜柏散搽口糜烂，黄柏干姜各细研，等分兑匀搽患处，温水漱口效如仙。

**凉膈散**见面部面发毒。

# 唇部

## 反唇疔　锁口疔

反唇疔发唇里棱，锁口疔在嘴角生，粟米坚肿麻痒痛，脾胃心经火毒成（图65-18、图65-19）。

【注】此二证俱由火毒而成。反唇疔生于唇棱偏里，上唇属脾，下唇属胃；锁口疔生于嘴角，系心、脾二经所属。二证初起形如粟米，色紫坚硬如铁，肿甚麻痒木痛，寒热交作，烦闷作呕。反唇甚则令唇外翻，锁口甚则口不能开，俱属迅速之证，须当速治，迟则毒气攻里，令人昏愦、恶心，即名走黄。治法俱按疔门，禁用灸法。

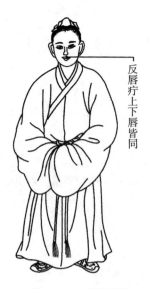

反唇疔上下唇皆同

**图 65-18 反唇疔图**

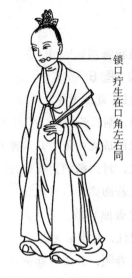

锁口疔生在口角左右同

**图 65-19 锁口疔图**

## 唇疽

唇疽生于上下唇，寒热交争毒气深，紫硬时觉木痛甚。脾胃积热乃其因（图65-20）。

【注】此证生于唇，无论上下、左右，由脾、胃积热所致。色紫有头，大者如李，小者如枣，肿硬如铁，时觉木痛，甚则寒热交作。初宜服神授卫生汤，里实者服双解贵金丸，外用离宫锭涂之即消。若过数日犹不消者，必欲溃破，治法即按痈疽肿疡、溃疡门。

**神授卫生汤 双解贵金丸 离宫锭**俱见肿疡门。

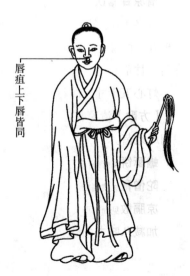

唇疽上下唇皆同

**图 65-20 唇疽图**

# 茧唇

茧唇脾胃积火成，初如豆粒渐茧形，痛硬溃若翻花逆，久变三消定主凶（图65-21）。

【注】此证由脾、胃积火结聚而成。初起如豆粒，渐长若蚕茧，坚硬疼痛，妨碍饮食。初起及已成无内证者，用蟾酥饼贴之，陀僧膏盖之，日久渐消。或口渴者，宜服清凉甘露饮。若面赤、口唇燥裂、便秘者，此属气实，宜服凉膈散；若日轻夜重，五心烦热，两颧现红，脉虚数无力者，宜服加减八味丸，以滋水养阴；若溃后如翻花，时津血水者属逆。失于调治，久则变为上消、中消、下消之证，属凶。

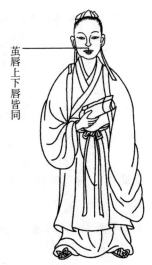

茧唇上下唇皆同

**图 65-21　茧唇图**

## 清凉甘露饮

麦冬去心　知母　黄芩　石斛　枳壳麸炒　枇杷叶去毛，蜜炙　银柴胡　犀角镑　生地　茵陈蒿　甘草生。各一钱

灯心五十寸，淡竹叶一钱，水二钟，煎八分，食远服。

【方歌】清凉甘露医茧唇，润燥止渴又生津，麦冬知草芩斛壳，枇杷银胡犀地茵。

**蟾酥饼**见疔疮门。

**陀僧膏**见溃疡门。

**凉膈散**见面部面发毒。

**加减八味丸**见溃疡门。

# 唇风

唇风多在下唇生，阳明胃经风火攻。初起发痒色红肿，久裂流水火燎疼（图65-22）。

【注】此证多生下唇，由阳明胃经风火凝结而成。初起发痒，色红

作肿，日久破裂流水，疼如火燎，又似无皮，如风盛则唇不时瞤动。俱内以双解通圣散服之，外以黄连膏抹之自愈。

**双解通圣散**

防风 荆芥 当归 白芍<sub>酒炒</sub> 连翘<sub>去心</sub> 白术<sub>土炒</sub> 川芎 薄荷 麻黄 栀子<sub>各五钱</sub> 黄芩 石膏<sub>煅</sub> 桔梗<sub>各一两</sub> 甘草<sub>生，二两</sub> 滑石<sub>三两</sub>

共研粗末，每用五钱，水一钟半，煎八分，澄渣，温服。

**【方歌】**双解通圣胃火风，疏表清里膏防荆，归芍连翘芩术桔，麻黄栀草薄滑芎。

**黄连膏**见鼻部鼻疮。

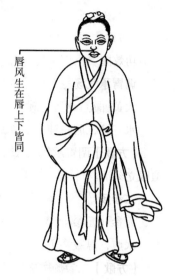

唇风生在唇上下皆同

图 65-22 唇风图

# 齿部

## 牙衄

牙衄牙缝内出血，胃肾二经虚实热，实多口臭牙坚牢，虚者反此当分别。

**【注】**此证由热而成。当分虚实，无论大人小儿，若胃经实热者，则血出如涌，口必臭而牙不动，宜服清胃汤，甚则服调胃承气汤，或用酒制大黄末三钱，以枳壳五钱煎汤，少加童便调服，下黑粪即愈。若胃经虚火者，牙龈腐烂，淡血渗流不已，宜服二参汤及补中益气汤加黄连、丹皮。若肾经虚者，血则点滴而出，牙亦微痛，口不臭而牙动，或落者，治宜滋肾，有火者六味地黄丸；无火者七味地黄丸，俱加猴姜，随手应效。若疳积气盛，兼服芦荟丸。外俱用小蓟散擦牙，随用青竹茹醋浸一宿，含漱甚效。

**清胃汤**

石膏<sub>煅，四钱</sub> 黄芩 生地<sub>各一钱</sub> 丹皮<sub>一钱五分</sub> 黄连 升麻<sub>各一钱</sub>

水二钟，煎八分，食后服。

【方歌】清胃阳明实火结，口臭相兼齿衄血，芩连生地升麻膏，丹皮同煎功效捷。

## 调胃承气汤

大黄酒浸，四钱　芒硝三钱　甘草炙，二钱

水三钟，煎一钟，去渣，少少温服。

【方歌】调胃承气实火攻，齿衄口臭用之灵，酒浸大黄芒硝草，胃热煎服立刻清。

## 二参汤

人参　元参各等分

水煎，温服。

【方歌】二参汤医虚火泛，龈腐渗流血水淡，人参元参各等分，水煎服下有神验。

## 芦荟丸

芦荟　子青皮　白雷丸　白芜荑　川黄连　胡黄连　鹤虱草各一两　木香三钱　麝香一钱

共研末，蒸饼糊丸如麻子大。每服一钱，空心清米汤送下。

【方歌】芦荟丸医积气盛，木麝青皮胡黄连，芜荑雷丸鹤虱草，川连同末蒸饼丸。

## 小蓟散

小蓟　百草霜　蒲黄微炒　香附子醋浸晒干。各五钱

上研细末，用搽牙上，半刻时，温茶漱之。

【方歌】小蓟散搽牙衄方，蒲黄微炒百草霜，香附同研为细末，揩牙止血功效强。

**补中益气汤**见溃疡门。

**六味地黄丸**见面部雀斑。

**七味地黄丸**即桂附地黄丸减去附子。见面部颊疡。

# 牙宣

牙宣初起肿牙龈，日渐腐颓久露根，恶热恶凉当细别，胃经客热

风寒侵。

【注】此证牙龈宣肿；龈肉日渐腐颓，久则削缩，以致齿牙宣露。总由胃经客热积久，外受邪风，寒凉相搏而成。有喜凉饮而恶热者，系客热遇寒凉，凝滞于龈肉之间；有喜热饮而恶凉者，系客热受邪风，稽留于龈肉之内。客热遇寒者，牙龈出血，恶热口臭，宜服清胃汤；客热受风者，牙龈恶凉，遇风痛甚，宜服独活散。外有牙龈腐臭，齿根动摇者，属胃中虚火，而兼肾虚，齿乃肾之余，宜服三因安肾丸。又有牙龈腐臭，时津白脓者，属胃中湿热，宜服犀角升麻汤，外俱用胡桐泪散擦之，以食盐冲汤漱口。惟牙龈动摇，或兼疼痛者，日以李杲牢牙散擦之，夜用固齿白玉膏贴之，缓缓取效。若龈肉腐烂，露牙床骨者逆。

**独活散**

独活　羌活　防风　川芎各一钱六分　薄荷　生地　荆芥各一钱　细辛七分

上为粗末，每用二钱，水煎澄渣，食后服，日用三服。

【方歌】独活风毒注牙根，龈肿嫌凉痛莫禁，羌活防风共生地，薄荷荆芥合芎辛。

**三因安肾丸**

补骨脂炒　胡芦巴炒　茴香炒　川楝子炒　续断炒。各三两　山药　杏仁炒　白茯苓　桃仁炒。各二两

共研细末，炼蜜为丸，如梧桐子大。每服二钱，空心淡盐汤送下。

【方歌】三因安肾虚火烁，牙龈腐臭齿根摇，山药杏茴苓骨脂，胡芦巴续川楝桃。

**胡桐泪散**

胡桐泪　细辛　川芎　白芷各一钱五分　寒水石煅，二钱　生地一钱　青盐二分

共研细末，干搽牙龈患处，待顿饭时，以温水漱去，少时再上。

【方歌】胡桐泪散牙龈肿，津血宣露或出脓，细辛寒水石生地，青盐白芷共川芎。

**李杲牢牙散**

龙胆草酒浸，一两五钱　羌活　地骨皮各一两　升麻四分

共研末，先以温水漱口，用少许搽之。

【方歌】李杲牢牙擦齿病，牙龈摇动或兼疼，胆草升麻羌地骨，研末漱口搽有功。

### 固齿白玉膏

官粉研，一两　珍珠末，三钱　阳起石用僵蚕四十九条，防风、当归、川芎、牙皂、青盐，升麻、白芷、地骨皮各五钱，细辛、藁本各三钱，共研粗末。长流水五碗，同药入砂锅内，以桑柴火熬药至三碗，去渣；再入砂锅内，煎至一碗。将龙骨、阳起石火煅通红，入药汁内淬之。如此七次，去药汁，将龙骨、阳起石焙干，研末。一两　麝香末，二钱　龙骨二两　象牙末，五钱

用黄蜡三两，溶化滤净，再化，离火，候温，方入前药和匀，乘热摊纸上。如膏冷，将熨斗烧热仰放，纸铺熨斗底上摊之。用时先以温水漱口，将膏剪一小条，贴于患处，闭口勿语。

【方歌】固齿白玉贴牙效，一切牙疼及动摇，官粉珍珠阳起麝，龙骨象牙黄蜡熬。

**清胃汤**见牙衄。

**犀角升麻汤**见面部颊疡。

# 钻牙疳

钻牙疳在牙根生，突出硬骨锐而锋，痛如针刺殊难忍，证由肝胃积热成。

【注】此证由肝、胃二经积热所致。乃牙根肉内、钻出骨尖如刺，疼痛异常，小儿多有之。法用铍针就患处刺开好肉，连牙齐根取出。若血出不止者，以湿纸换贴二次即止。内服芦荟消疳饮，外以冰硼散搽之。戒厚味，其牙复生如旧。

### 芦荟消疳饮

芦荟生　胡黄连　石膏煅　羚羊角镑　栀子生，研　牛蒡子炒，研　银柴胡　桔梗　大黄生　元参各五分　薄荷叶四分　甘草三分

水二钟，淡竹叶一钱，煎六分，食远服。

【方歌】芦荟消疳清胃肝，羚膏栀子蒡胡连，银胡桔梗大黄薄，甘草元参竹叶煎。

**冰硼散**见口部鹅口疮。

# 牙疔

牙疔牙缝胃火成，大肠湿热亦可生，肿如粟米连腮痛，若兼麻痒即黑疔。

【注】此证由胃经火毒，或大肠经湿热，皆可致之。每生于两旁牙缝，肿起一粒，形如粟米，痛连腮项。若兼麻痒，破流血水，疼痛异常者，即黑疔也，属肾火毒。俱用银簪尖挑破，以见血为度，搽拔疔散，再以蟾酥丸噙化，徐徐咽之。若烦躁口渴者，宜服黄连解毒汤即愈。若失治毒反攻心，令人烦躁、昏愦者逆。

**拔疔散**

硇砂　白矾　朱砂　食盐用铁锈刀烧红，将白矾食盐放于刀上煅之

各等分，择丁日午时，研为细末，收之。

【方歌】拔疔散治诸疔毒，硇砂白矾食盐朱，等分研末搽患处，化硬搜根功效殊。

**蟾酥丸**见疔疮门。

**黄连解毒汤**见耳部黑疔。

# 牙痈

牙痈胃热肿牙床，寒热坚硬痛难当，破流脓水未收口，误犯寒凉多骨妨。

【注】此证由阳明胃经热毒所致。生于牙床，坚肿疼痛，身发寒热，腮颊浮肿。初宜服荆防败毒散，若大渴、烦呕者，蟾酥丸汗之；便秘者，双解贵金丸下之；肿处宣软刺破，搽冰硼散。若初时坚肿，破流血水，久不收口，过食寒凉者，必生多骨。俟骨尖刺出，摇则内动，始可取出，其口方能收敛而愈。

**荆防败毒散**见项部脑疽。

**蟾酥丸**见疔疮门。

**双解贵金丸**见肿疡门。

**冰硼散**见口部鹅口疮。

# 走马牙疳

走马牙疳证不轻，癖积疹痘毒火攻。牙根腐臭随变黑，顽肉难脱不食凶。

【注】此证多由癖疾积火、疹痘余毒上攻，最为迅速，总因积火热毒而成。牙根作烂，随变黑腐，臭秽难闻。若癖积毒火攻牙者，初宜服芦荟消疳饮；脾胃虚者，兼服人参茯苓粥。若疹痘余毒所中者，宜服清疳解毒汤。外势轻者，俱用溺白散擦之。若坚硬青紫，渐腐穿腮、齿摇者，宜芦荟散擦之；如牙缝黑腐不尽，及腐烂深坑，药不能到，宜用勒马听徽丝塞之，再用手法，去其黑腐，内见红肉流鲜血者吉。若取时顽肉难脱，坚硬腐烂渐开，以致穿腮破唇，宜贴青莲膏，身热不食者逆。但此证惟癖积攻牙成疳者，好后易犯，由积火时时上攻也。惟在调理饮食得宜，如山药、栗子、鹅、蟹、甜、辣等物，俱当禁忌。若稍有疏忽，必致复发。慎之！慎之！

### 人参茯苓粥

人参一钱　白茯苓六钱

共研末，同粳米一茶钟，熬成粥。先以盐汤将口漱净，后再食粥。

【方歌】人参茯苓善扶脾，饮食短少服之宜，二味研末加粳米，熬粥食之理胃虚。

### 清疳解毒汤

人中黄　川黄连生　柴胡各五分　知母生　连翘去心　牛蒡子炒，研　犀角镑　黑参　荆芥　防风各一钱　石膏煅，一钱五分

淡竹叶一钱，灯心五十寸，水二钟，煎八分，食远服。呕加芦苇根五钱。

【方歌】清疳解毒牙疳证，疹痘余毒化热成，中黄知连柴翘蒡，犀角参膏荆芥风。

### 溺白散

溺垢即妇人尿桶中白碱。火煅，五钱　白霜梅烧存性　枯白矾各二钱

上研细末，先用韭根、松萝茶，煎成浓汁，乘热以鸡翎蘸洗患处，去净腐肉，见津鲜血，再敷此药，日敷三次。若烂至咽喉，以芦筒吹之。

【方歌】溺白散搽走马疳，溺垢白霜梅白矾，韭根茶叶煎汤涤，蘸洗腐肉敷药痊。

### 芦荟散

芦荟一钱　黄柏末，五钱　人言用红枣五枚，去核，每枣纳人言一分，火烧存性。五分

共研细末，先用米泔水漱净疳毒，后敷此药于坚硬及腐处。

【方歌】芦荟散搽牙疳烂，色紫牙摇腮硬穿，枣裹人言烧存性，再加黄柏末同研。

### 勒马听徽丝

白砒末，一分　麝香末，三分　青绵撕碎　青黛飞，末。各一两

用香油拌匀。用时先以清米泔水漱口，次用镊尖将丝挑少许，塞于牙根缝内，日三易之。

【方歌】勒马听徽疳渐蚀，牙缝腐黑急速施，油调砒麝青绵黛，泔水漱口后塞之。

### 青莲膏

青黛二钱　乳香　轻粉各一钱　麝香五分　白砒即人言。一分

上为细末，用香油调稠，薄摊纸上，用锤槌实，阴干收之。每于卧时，以泔水漱净口，拭干，随疳证大小，剪膏药贴之，至晓揭去，再以泔水将口漱净吐之，至晚再贴。

【方歌】青莲膏贴腐疳宜，化腐消坚效更奇，乳麝白砒轻粉黛，研末油调纸摊之。

### 芦荟消疳饮见钻牙疳。

## 齿䘌

齿䘌齿内生小虫，胃经瘀湿风火凝。口臭只缘胃火盛，齿根腐烂出血脓。

【注】此证系齿内生虫，由胃经瘀湿风火凝聚而成。齿根胀痛腐烂，时出脓血，若口臭甚者，胃火盛极上攻所致也，宜服玉池散，外用雀麦连梃一把，苦瓠三十片洗净，将麦剪长二寸，以瓠叶裹作五包，广一寸，厚五分，三年陈醋渍之，至日中时，以两包火中炮炙令热，纳口中熨齿

外，冷更易之。取包置水中，解视之即有虫长三分，老者黄色，新者白色，其效如神。

**玉池散**

当归　白芷　升麻　防风　甘草　地骨皮　川芎　细辛　藁本　槐花各一钱

生姜三片，黑豆三十粒，水煎去渣，候温含漱，冷则吐之。若用此方煎服，更效。

【方歌】玉池疏风疗虫牙，津脓根烂漱服佳，归芷升防甘地骨，芎辛姜藁豆槐花。

## 齿䘌

齿䘌风热客阳明，牙龈肿痛出臭脓，遇风痛甚久宣露，白马悬蹄塞入灵。

【注】此证由风热客于手、足阳明二经而成。初起牙龈宣肿觉痛，遇风痛甚，常作歪口吸气之状，牙龈腐孔，时出臭脓，久则龈齿宣露。初宜服清胃汤加羌活，外用白马悬蹄少许，以绵裹之，塞入脓孔甚效。

**清胃汤**见牙龃。

# 卷六十六

## 舌部

### 紫舌胀

紫舌胀属心经火，热盛血壅肿硬疼，舌肿满口宜针刺，血色紫重色红轻。

【注】此证由心经火盛血壅，以致舌肿满口，坚硬疼痛。宜用衣针扎箸头上，露锋分许，当舌刺数十刺，令血出，红色者轻，紫色者重。随以温水漱口，搽冰硼散，内用凉膈散去朴硝、大黄，加牛蒡子、荆芥，倍用栀子，服之甚效。

**冰硼散**见口部鹅口疮。

**凉膈散**见面部面发毒。

### 痰包

痰包每在舌下生，结肿绵软似匏❶形，痛胀舌下妨食语，火稽痰涎流注成。

【注】此证生于舌下，结肿如匏，光软如绵，塞胀舌下，有妨饮食言语，色黄木痛，由火稽痰涎流注而成。宜用立剪当包上剪破，出痰涎如鸡子清，稠黏不断，拭净，搽冰硼散，服加味二陈汤。忌煎炒、火酒等物。

**加味二陈汤**

陈皮　半夏制　白茯苓　黄芩各八分　黄连　薄荷　甘草生。各五分

水二钟，姜三片，煎八分，食前服。

【方歌】加味二陈疗痰包，结肿舌下形如匏，二陈汤加芩连薄，姜煎服下自然消。

❶ 匏（páo 咆）：一年生草本植物，果实比葫芦大，对半剖开可做水瓢。

**冰硼散**见口部鹅口疮。

# 舌衄

舌衄心火血分炎，舌上生孔似铁尖，或如箸头其色紫，甚黑腐烂血出泉。

【注】此证系舌上忽生孔，小者如针尖，大者如箸头。其孔色紫属热甚，色黑防腐烂，血出如泉涌。由心火上炎，以致血热妄行而成。宜服升麻汤，兼搽必胜散甚效。

**升麻汤**

升麻　小蓟根　茜根各一两五钱　艾叶七钱五分　寒水石三两

共研，每三钱，水一钟，煎七分澄去渣，入生地黄汁一羹匙，再煎二滚，温服。或加炒侧柏叶五钱亦可。

【方歌】升麻舌衄心火炎，小蓟茜根各两半，艾叶七钱五分加，寒水三两同研烂。

**必胜散**

螺青另研　蒲黄炒。各一钱

共合一处研细，搽于患处，后用温盐汤漱口。

【方歌】必胜心热血妄行，舌生小孔涌血红，螺青研末蒲黄炒，同匀搽之自归经。

# 重舌　痰核　重腭　舌疔

舌证发于心脾经，其证皆由积热成。重舌舌下血脉胀，痰核舌上一核生。重腭生于口上腭，时觉心烦梅子形，舌疔舌上生紫疱，其形如豆寒热增。

【注】此证无论大人、小儿，俱可以生。重舌者，由心、脾蕴热，循经上冲舌本，遂令舌下血脉胀起，如小舌状，故名重舌，宜用冰硼散搽之。痰核者，心、脾痰涎郁热，舌上生核，强硬作痛，宜用衣针点破，搽冰硼散，内服加味二陈汤。重腭者，心、脾有热，以致上腭生疮，形如梅子，外无寒热，内时作烦，此属热极，禁用针刺，宜服黄连解毒汤加桔梗，不时用紫雪散噙化。舌疔者，心脾火毒，舌生紫疱，其形如豆，坚

硬寒热，疼痛应心，初起宜用蟾酥丸含于舌下，随化随咽，或再服三粒，以解内毒；甚者刺之，服黄连解毒汤，兼搽紫雪散，及徐徐咽之即愈。

### 紫雪散

犀角镑　羚羊角镑　石膏　寒水石　升麻各一两　元参二两　甘草生，八钱　沉香剉　木香剉。各五钱

水五碗，煎药剩汤一碗，将渣用绢滤去，将汤再前滚，投提净朴硝三两六钱，文火慢煎，水气将尽，欲凝结之时，倾入碗内，下朱砂冰片各三钱，金箔一百张，各预研细和匀，将药碗安入凉水盆中，候冷凝如雪为度。大人每用一钱，小儿二分，十岁者五分，徐徐咽之即效。或用淡竹叶、灯心煎汤，化服亦可。咽喉肿痛等证，吹之亦效。

【方歌】紫雪散医积热效，沉木犀羚元参草，寒水升膏朴硝加，朱箔冰研入内搅。

**冰硼散**见口部鹅口疮。

**加味二陈汤**见痰包。

**黄连解毒汤**见耳部黑疔。

**蟾酥丸**见疔疮门。

## 舌疳附：瘰疬风

舌疳心脾毒火成，如豆如菌痛烂红，渐若泛莲难饮食，绵溃久变瘰疬风。

【注】此证由心、脾毒火所致。其证最恶，初如豆，次如菌，头大蒂小，又名舌菌。疼痛红烂无皮，朝轻暮重，急用北庭丹点之，自然消缩而愈。若失于调治，以致掀肿，突如泛莲，或有状如鸡冠，舌本短缩，不能伸舒，妨碍饮食言语，时津臭涎，再因怒气上冲，忽然崩裂，血出不止，久久延及项颔，肿如结核，坚硬髯痛，皮色如常，顶软一点，色黯木红，破后时津臭水；腐如烂棉，其证虽破，坚硬肿痛，仍前不退，此为绵溃，甚至透舌穿腮，汤水漏出，是以又名瘰疬风也。盖舌本属心，舌边属脾，因心绪烦扰则生火，思虑伤脾则气郁，郁甚而成斯疾。其证外势，颇类喉风，但喉风咽喉常肿，汤水不能下咽；此证咽喉不肿，可以下咽汤水，胃中亦思饮食，因舌不能转动，迭送硬食，故每食不能充

足，致令胃中空虚，而怯证悉添，日渐衰败。初起宜服导赤汤加黄连，虚者服归脾汤，热甚者服清凉甘露饮合归脾汤，便溏者服归芍异功汤。额下肿核，初起宜用锦地罗蘸醋磨浓敷之，溃后宜水澄膏贴之。自古治法虽多，然此证百无一生，纵施药饵，不过苟延岁月而已。

### 清溪秘传北庭丹

番硇砂　人中白各五分　瓦上青苔　瓦松　溏鸡矢各一钱

用倾银罐子二个，将药装在罐内，将口对严，外用盐泥封固，以炭火煅红，待三炷香为度；候冷开罐，将药取出，入麝香、冰片各一分，共研细末。用磁针刺破舌菌，用丹少许点上，再以蒲黄盖之。

【方歌】北庭丹点舌菌生，瓦松溏鸡矢人中，瓦上青苔番硇末，罐封火煅入麝冰。

### 归芍异功汤

人参　白术土炒　广陈皮　白芍酒炒　当归身。各一钱　白茯苓二钱　甘草炙，五分

灯心五十寸，水煎空心服。

【方歌】归芍异功扶脾气，健胃又能止泻利，四君归芍广陈皮，引加灯心是良剂。

### 水澄膏

朱砂水飞，二钱　白及　白蔹　五倍子　郁金各一两　雄黄　乳香各五钱

上为细末，米醋调浓，以厚纸摊贴之。

【方歌】水澄膏贴溃核验，水飞朱砂末二钱，及蔹郁金雄黄乳，五倍同研用醋摊。

### 导赤汤见口部口糜。

### 归脾汤见乳部乳中结核。

### 清凉甘露饮见唇部茧唇。

# 喉部

## 紧喉风附：缠喉风

紧喉膏粱风火成，咽喉肿痛难出声，声如拽锯痰壅塞，穴刺少商

吐下功。

【注】此证由膏粱厚味太过，致肺胃积热，复受邪风，风热相搏，上壅咽喉肿痛，声音难出，汤水不下，痰涎壅塞之声，颇似拽锯。初发暴速，急刺手大指内侧少商穴，出紫黑血，以泻其热。痰盛者，以桐油饯导吐之，吐痰后随用甘草汤漱之，以解桐油之气；内服雄黄解毒丸吐下之。喉中吹白降雪散，俟关开之后，内宜服清咽利膈汤。按法调治，随手应效者顺；若面青唇黑，鼻流冷涕者逆。若兼项外绕肿，即名缠喉风，其治法虽与此证相同，然终属险恶难治。

### 桐油饯

温水半碗，加桐油四匙，搅匀，用硬鸡翎蘸油，探入喉内捻之，连探四五次，其痰壅出，再探再吐，以人醒声高为度。

【方歌】桐油饯法导痰壅，一切喉风用最灵，半碗温水桐油入，鸡翎蘸探吐喉通。

### 雄黄解毒丸

雄黄一两　郁金一钱　巴豆去皮、油，十四粒

共研末，醋糊为丸，如黍粒大。每服五分，津液送下。

【方歌】雄黄解毒紧喉风，开关通闭火能平，巴豆去油郁金末，醋糊为丸黍粒形。

### 白降雪散

石膏煅，一钱五分　硼砂一钱　焰硝　胆矾各五分　元明粉三分　冰片二分

共研极细末，以笔管吹入喉内。

【方歌】白降雪散喉风证，肿痛声难风火凝，煅石膏与胆矾末，焰硝硼片共元明。

### 清咽利膈汤

牛蒡子炒，研　连翘去心　荆芥　防风　栀子生，研　桔梗　元参　黄连　金银花　黄芩　薄荷　甘草生。各一钱　大黄　朴硝各一钱

水二钟，淡竹叶二钱，煎八分，食远服。

【方歌】清咽利膈喉痛消，疏风清热蒡连翘，荆防栀桔参连草，银花芩薄大黄硝。

# 慢喉风

慢喉发缓体虚生，微肿咽干色淡红，或由暴怒五辛火，或因忧思过度成。

【注】此证有因平素体虚，更兼暴怒，或过食五辛而生者；亦有忧思太过而成者，俱属体虚病实。其发缓，其色淡，其肿微，其咽干，舌见滑白胎，大便自利，六脉微细，唇如矾色。若午前痛者，服补中益气汤，加以清凉，如麦冬、黑参、桔梗、牛蒡子服之；若午后作痛、作渴，身热足冷者，阴阳两虚也，忌用苦寒，宜少阴甘桔汤，以宣达之；若面赤咽干不渴者，其脉必虚大，以甘露饮服之必效。俱兼用冰硼散一钱，加灯草煅灰存性三分，吹之立验。

**甘露饮**

天冬去心 麦冬去心 黄芩 生地 熟地 枇杷叶蜜炙 石斛 枳壳麸炒 茵陈蒿 甘草各等分

水二钟，煎八分，食后服。

【方歌】甘露饮清内热侵，面赤咽干生液津，天麦冬芩生熟地，枇杷斛草枳茵陈。

**补中益气汤**见溃疡门。

**少阴甘桔汤**见口部口糜。

**冰硼散**见口部鹅口疮。

## 喉闭 附：酒毒喉闭

喉闭肝肺火盛由，风寒相搏肿咽喉，甚则肿痛连项外，又有酒毒当细求。

【注】此证由肝、肺火盛，复受风寒，相搏而成。咽喉肿痛，面赤腮肿，甚则项外漫肿，喉中有块如拳，汤水难咽，语言不出，暴起身发寒热。急刺少商穴或针合谷穴，以开咽喉。初宜疏散，服荆防败毒散，寒热已退，即用清咽利膈汤，兼吹紫雪散，随以姜汁漱口，以宣其热；或用醋漱，以消积血。痰壅塞者，桐油钱探吐痰涎。若肿发于项外，脓胀痛者，防透咽喉不可轻针，急用皂角末吹鼻取嚏，其肿即破；或兼用皂

角末醋调，厚敷项肿，须臾即破。初肿时用生羊肉片贴之。喉闭声嗄者，肺气将绝，急宜独参汤救之。若卒然如哑，吞吐不利，系寒气客于会厌也，宜蜜炙附子片含之，勿咽。初、终忌用苦寒之药，恐难消难溃。又有酒毒喉闭，由酒毒蒸于心、脾二经，热壅咽喉，喉肿色黄，其人面赤，目睛上视，以桐油饯导吐痰涎，宜服鼠粘子解毒汤，亦用紫雪散吹之。

**鼠粘子解毒汤**

鼠粘子炒,研 桔梗 青皮 升麻 黄芩 花粉 甘草生 元参 栀子生,研 黄连 连翘去心 葛根 白术土炒 防风 生地各等分

水煎，食后服。

**【方歌】**鼠粘解毒酒毒闭，桔梗青皮能降气，升芩花粉草元参，栀连翘葛术防地。

**荆防败毒散**见项部脑疽。

**清咽利膈汤 桐油饯**俱见紧喉风。

**紫雪散**见舌部重舌。

**独参汤**见溃疡门。

## 哑瘴喉风

哑瘴喉风肿痛咽，牙关紧急不能言，风痰涌塞咽膈上，火盛生痰风搏源。

**【注】**此证颇类紧喉，由肺胃蕴热，积久生痰，外复受风邪，与痰热相搏，涌塞咽膈之上，而成斯疾。初起咽喉肿塞疼痛，汤水难咽，语言不出，牙关紧急，此属险候。急用雄黄解毒丸，水化，用细竹管将药水吹入鼻孔，直达咽喉，药入作呕，即令患者吐之，其牙关顿松，咽喉即稍开通。先与米饮饮之，次服清咽利膈汤，兼吹冰硼散。用药不应者险。若唇黑、鼻流冷涕者逆。

**雄黄解毒丸 清咽利膈汤**俱见紧喉风。

**冰硼散**见口部鹅口疮。

## 弄舌喉风

弄舌喉风心脾经，实火外寒凝滞成。舌出搅动因胀闷，咽喉作肿

更兼疼。

【注】此证由心、脾实火，与外寒郁遏凝滞而成。咽喉肿痛，痰涎堵塞，音哑言涩，舌出不缩，时时搅动，觉舌胀闷，常欲以手扪之，故名弄舌。急刺少商穴，穴在两手大指里侧，去指甲角旁韭叶宽即是，用三棱针刺之，有血者生，无血者死。嚼蟾酥丸，徐咽药汁。若痰涎上涌，不能咽药者，急用桐油饯探吐痰涎，随服清咽利膈汤，吹金锁匙；若喉内如松子及鱼鳞状，不堵塞者，此属虚阳上浮，急用蜜炙附子片嚼、咽其汁即效。

**金锁匙**

冰片二分五厘　白僵蚕一钱　雄黄二钱　焰硝一两五钱　硼砂五钱

各研末，共和匀，以细笔管吹入喉内肿痛处。

【方歌】金锁匙吹弄舌风，心脾火郁外寒乘，消痰逐热除疼痛，冰片僵蚕雄焰硼。

**蟾酥丸**见疔疮门。

**桐油饯　清咽利膈汤**俱见紧喉风。

# 喉疳

喉疳初觉阴虚成，嗌干刺痛色淡红。肾火炎上金受克，破烂失音臭腐疼。

【注】此证一名阴虚喉疳。初觉咽嗌干燥，如毛草常刺喉中，又如硬物隘于咽下，呕吐酸水，哕出甜涎，淡红，微肿微痛，日久其色紫黯不鲜，颇似冻榴子色。由肾液久亏，相火炎上，消烁肺金，熏燎咽喉，肿痛日增，破烂腐衣，叠若虾皮，声音嘶哑，喘急多痰，臭腐蚀延，其疼倍增，妨碍饮食，胃气由此渐衰。而虚火益盛，烦躁者，宜服知柏地黄汤；若吐酸哕涎者，宜服甘露饮加川黄连；便燥者，兼服万氏润燥膏；面唇俱白，不寐懒食者，宜归脾汤加酒炒川黄连；肿吹紫雪散，腐吹八宝珍珠散。其证投方应病，或者十全一二，否则难救。

**万氏润燥膏**

猪脂一斤，切碎炼油去渣；加炼过白蜂蜜一斤，搅匀候凝，挑服二匙，日服三五次。

【方歌】万氏润燥膏神验，降火清金滋便干，猪脂炼油加白蜜，挑服失音也能痊。

### 八宝珍珠散

儿茶　川连末　川贝母去心，研　青黛各一钱五分　红褐烧灰存性　官粉　黄柏末　鱼脑石微煅　琥珀末，各一钱　人中白煅，二钱　硼砂八分　冰片六分　京牛黄　珍珠豆腐内煮半炷香时取出，研末。各五分　麝香三分

各研极细末，共兑一处，再研匀，以细笔管吹入喉内烂肉处。

【方歌】八宝珍珠喉痄腐，冰麝儿茶连贝母，红褐官粉黛牛黄，脑石中白柏硼琥。

**知柏地黄汤**即六味地黄丸加知母、黄柏。见面部雀斑。

**甘露饮**见慢喉风。

**归脾汤**见乳部乳中结核。

## 喉癣

喉癣咽干生苔藓，初痒时增燥裂疼，过饮药酒五辛火，霉烂延开蚁蛀形。

【注】此证一名天白蚁。咽嗌干燥，初觉时痒，次生苔藓，色黯木红，燥裂疼痛，时吐臭涎，妨碍饮食。由过食炙煿、药酒、五辛等物，以致热积于胃，胃火熏肺而成斯疾。宜服广笔鼠粘汤，未溃吹矾精散，已溃吹清凉散。患者清心寡欲，戒厚味发物，或者十全一二，若失治兼调理不谨，致生霉烂，延漫开大，叠起腐衣，旁生小孔，若蚁蛀蚀之状，多致不救。

### 广笔鼠粘汤

生地黄　浙贝母去心，研。各三钱　元参　甘草生。各二钱五分　鼠粘子酒炒，研　花粉　射干　连翘去心。各二钱　白僵蚕烧，研，一钱

苦竹叶二十片，水二钟，煎八分，饥时服。

【方歌】广笔鼠粘喉癣干，初痒生苔裂痛添，生地元参花粉贝，连翘射草白僵蚕。

### 清溪秘传矾精散

白矾不拘多少研末，用方砖一块，以火烧红，洒水于砖上，将矾末布于砖上，以磁盘覆

盖，四面灰拥一日夜，矾飞盘上，扫下用。二钱　白霜梅去核，二个　真明雄黄　穿山甲炙。各一钱

共研细末，以细笔管吹入喉内。

【方歌】矾精散用火烧砖，水湿布矾上覆盘，扫霜再兑雄梅甲，研末吹喉癣自痊。

### 清凉散

硼砂三钱　人中白煅，二钱　黄连末，一钱　南薄荷六分　冰片五分　青黛四分

共研极细末，吹入喉癣腐处。

【方歌】清凉散吹天白蚁，胃火熏金成此疾，薄黛冰硼中白连，腐裂疼痛皆可去。

# 上腭痈

上腭痈若葡萄形，少阴三焦积热成。舌难伸缩鼻红涕，口难开合寒热增。

【注】此证又名悬痈，生于口中上腭，由心、肾经与三焦经积热而成。形若紫葡萄，舌难伸缩，口难开合，鼻中时出红涕，令人寒热大作，宜黄连消毒饮加桔梗、元参服之，兼吹冰硼散。或日久肿硬下垂不溃者，以烧盐散日点三五次，兼服射干丸。过时失治，饮食不入，烦躁神昏者逆。

### 烧盐散

食盐火烧　枯白矾各等分

二味研细，以箸头蘸点患上。

【方歌】烧盐散治上腭痈，悬似葡萄色紫形，枯矾烧盐等分末，箸头蘸点消热壅。

### 射干丸

射干　川升麻　杏仁去皮、尖，麸炒　甘草炙。各五钱　木鳖子　川大黄炒。各二钱

上研细末，炼蜜和丸，如小弹子大。每用一丸，口中含化徐咽。

【方歌】射干丸疗悬痈患，热聚成形口开难，大黄升草木鳖杏，蜜丸

弹状口中含。

**黄连消毒饮** 见头部百会疽。

**冰硼散** 见口部鹅口疮。

# 锁喉毒

锁喉毒生因积热，外感风寒耳前结，外似瘰疬渐攻喉，心与小肠听会穴。

**【注】** 此证由心与小肠积热，外感风寒，凝结而成。初生于耳前听会穴，形如瘰疬，渐攻咽喉，肿塞疼痛，妨碍饮食。证须速治，宜服牛黄清心丸开关解热，兼服清咽利膈汤，吹冰硼散。投方应效，方能成功。

**牛黄清心丸**

九转胆星一两　雄黄　黄连末各二钱　茯神　元参　天竺黄　五倍子末　荆芥　防风　桔梗　犀角末　当归各一钱　冰片　麝香　珍珠豆腐煮。各五分　京牛黄　轻粉各三分

各研极细，共和一处，再研匀，甘草熬膏和丸，如龙眼大，朱砂为衣，日中晒干，收入磁瓶内，将瓶口堵严，勿令出气。临服时一丸，薄荷汤磨服。

**【方歌】** 牛黄清心锁喉毒，茯轻冰麝参雄竺，珍倍荆防桔胆星，犀角归连热退速。

**清咽利膈汤** 见紧喉风。

**冰硼散** 见口部鹅口疮。

# 乳蛾

乳蛾肺经风火成，双轻单重喉旁生，状若蚕蛾红肿痛，关前易治关后凶。

**【注】** 此证由肺经积热，受风凝结而成。生咽喉之旁，状如蚕蛾，亦有形若枣栗者；红肿疼痛，有单有双，双者轻，单者重。生于关前者，形色易见，吹药易到，手法易施，故易治；生于关后者，难见形色，药吹不到，手法难施，故难治。俱宜服清咽利膈汤，吹冰硼散。易见者脓熟针之，难见者用鸡翎探吐脓血。若兼痰壅气急声小，探吐不出者险，

急用三棱针刺少商穴，出紫黑血，仍吹、服前药，缓缓取效。

**清咽利膈汤**见紧喉风。

**冰硼散**见口部鹅口疮。

## 喉瘤

喉瘤郁热属肺经，多语损气相兼成，形如圆眼红丝裹，或单或双喉旁生。

【注】此证由肺经郁热，更兼多语损气而成。形如圆眼，红丝相裹，或单或双，生于喉旁。亦有顶大蒂小者，不犯不痛，或醇酒炙煿，或因怒气喊叫，犯之则痛。忌用针、刀，宜服益气清金汤以消瘤，碧玉散点之即效。

**益气清金汤**

苦桔梗三钱　黄芩二钱　浙贝母去心，研　麦冬去心　牛蒡子炒，研。各一钱五分　人参　白茯苓　陈皮　生栀子研　薄荷　甘草生。各一钱　紫苏五分　竹叶三十片，水三钟，煎一钟，食远服。渣再煎服。

【方歌】益气清金肺热攻，注喉成瘤圆眼形，陈蒡芩苏苦桔贝，麦冬栀薄草参苓。

**消瘤碧玉散**

硼砂三钱　冰片　胆矾各三分

共研细末，用时以箸头蘸药，点患处。

【方歌】消瘤碧玉点喉瘤，开结通喉热可搜，君以硼砂冰片兑，胆矾末入患皆瘳。

# 胸乳部

## 甘疽

甘疽忧思气结成，膺生谷粒紫葖形，寒热硬痛宜速溃，溃迟须防毒陷攻。

【注】此证由忧思气结而成。生于膺上，即胸膛两旁肉高处，属肺经

中府穴之下，无论左、右皆能为患。初如谷粒色青，渐若栝蒌色紫，坚硬疼痛，憎寒壮热，速溃稠脓者顺；若过十日寒热不退，信脓不生，脉见浮数，防毒内陷攻里，致生恶证属逆。初宜服荆防败毒散，以疏解寒热，次服内托黄芪散。应期不溃者，急服十全大补汤托之。其余内外治法，按痈疽肿疡、溃疡门（图66-1）。

**荆防败毒散**见项部脑疽。

**内托黄芪散**见背部中搭手。

**十全大补汤**见溃疡门。

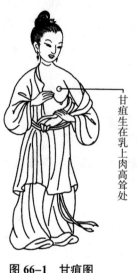

甘疽生在乳上肉高耸处

图66-1 甘疽图

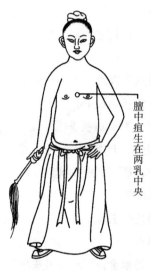

膻中疽生在两乳中央

图66-2 膻中疽图

## 膻中疽

膻中疽起粟粒形，色紫坚硬渐焮疼，七情火毒发任脉，急随证治缓成凶（图66-2）。

【注】此证生于心窝之上，两乳中央，属任脉经膻中穴。由脏腑不和，七情不平，火毒凝结而成。初起如粟，色紫坚硬，渐生焮热肿痛，憎寒壮热，宜急服仙方活命饮加苏叶、薄荷叶汗之。或烦躁作呕，唇焦大渴，宜夺命丹清之，俟表证已退，急服托里透脓汤；若疮势不起属虚，宜十全大补汤托之。但膻中为气海气之所居焉，施治贵早，若迟则毒陷

攻里，伤膜透气者逆。其余内外治法，俱按痈疽肿疡、溃疡门。

**仙方活命饮**<sub></sub>见肿疡门。

**夺命丹**见背部阴阳二气疽。

**托里透脓汤**见头部侵脑疽。

**十全大补汤**见溃疡门。

# 脾发疽

脾发疽生心下旁，炙煿毒酒火为殃。初如粟粒时寒热，渐增肿痛溃脓昌（图66-3）。

【注】此证生于心窝下两旁，属脾经食窦穴，无论左右俱生之，皆由过食炙煿、厚味、药酒，以致脾经积火成毒而发。初起形如粟粒，寒热往来，渐增肿痛。若顶尖、根束，红活鲜润，应期即溃稠脓者顺；若顶平、根散，色紫坚硬，届期不溃，既溃脓如蟹沫者逆。初服荆防败毒散汗之。唇焦大渴、烦躁者，宜服太乙紫金锭，次服内疏黄连汤清之。其余内外治法，俱按痈疽肿疡、溃疡门。

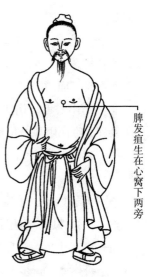

脾发疽生在心窝下两旁

**图66-3 脾发疽图**

**太乙紫金锭**一名紫金丹 一名玉枢丹

**雄黄**鲜红大块者，研末，三钱 **朱砂**有神气者，研末，三钱 **麝香**拣净皮毛，研末，三钱 **川五倍子**一名文蛤。捶破，研末，二两 **红芽大戟**杭州紫大戟为上，江南土大戟次之。北方绵大戟色白者，性烈峻利，弱人服之反致吐血，慎之勿用。取上品者去芦根，洗净，焙干为末。一两五钱 **山慈菇**洗去毛皮，焙干，研末，二两 **千金子**一名续随子。仁白者，去油，一两

以上之药，各择精品，于净室中制毕，候端午、七夕、重阳，或天月德天医黄道上吉之辰，凡入室合药之人，三日前俱宜斋沐，更换新洁衣帽，临日方入室中，净手熏香，预设药王牌位，主人率众焚香拜祷事毕，各将前药七味，称准入于大乳钵内，再研数百转；方入细石臼中，

渐加糯米浓汁，调和软硬得中，方用杵捣千余下，极至光润为度，每锭一钱。每服一锭，病势重者连服二锭，以取通利，后用温粥补之。修合时，除合药洁净之人，余皆忌见。此药惟在精诚洁净方效。

**【方歌】**太乙紫金诸疮毒，疔肿痈疽皆可除，雄朱倍麝千金子，红芽大戟山慈菇。

—— 一切饮食药毒、蛊毒，瘴气恶菌，河豚中毒，自死牛、马、猪、羊六畜等类之肉，人误食之，必昏乱卒倒，或生异形之证。并用水磨灌服，或吐或泻，其人必苏。

——南方山岚瘴气，烟雾疬疫，最能伤人，感之才觉意思不快，恶寒恶热，欲呕不呕，即磨一锭服之，得吐利便愈。

——痈疽发背，对口疔疮，天蛇无名肿毒，蛀节红丝等疔，及杨梅疮，诸风瘾疹，新久痔疮，并用无灰淡酒磨服，外用水磨涂搽疮上，日夜数次，觉痒而消。

——阴阳二毒，伤寒心闷，狂言乱语，胸膈塞滞，邪毒未出，瘟疫烦乱发狂，喉闭喉风，俱用薄荷汤，待冷磨服。

——赤白痢疾，肚腹泄泻急痛，霍乱绞肠痧及诸痰喘，并用姜汤磨服。

——男子妇人急中癫邪，喝叫奔走，鬼交鬼胎，鬼气鬼魇，失心狂乱，羊儿猪癫等风，俱用石菖蒲煎汤磨服。

——中风中气，口眼㖞邪，牙关紧急，言语謇涩，筋脉挛缩，骨节风肿，遍身疼痛，行步艰辛，诸风诸痫，并用酒磨，炖热服之。

——自缢、溺死、惊死、压死、鬼魅迷死、但心头微温未冷者，俱用生姜、续断酒煎，磨服。

—— 一切恶蛇、风犬、毒蝎，溪涧诸恶等蛊伤人，随即发肿，攻注遍身，甚者毒气入里，昏闷响叫，命在须臾，俱用酒磨灌下，再吃葱汤一碗，被盖出汗立苏。

——新久疟疾临发时，东流水煎桃、柳枝汤，磨服。

——小儿急慢惊风，五疳五痢，脾病黄肿，瘾疹疮瘤，牙关紧急，并用薄荷浸水磨浓，加蜜服之，仍搽肿上；年岁幼者，每锭分作数服。

——牙痛，酒磨涂痛上，仍含少许，良久咽下。

——小儿父母遗毒，生下百日内皮塌烂斑，谷道眼眶损烂者，俱用清水磨涂。

——打扑伤损，用松节无灰酒研服。

——年深月远，头胀头痛，太阳痛极，偏头风，及时疮愈后，毒气攻注，脑门作胀者，俱用葱、酒研服一锭，仍磨涂太阳穴上。

——妇人经水不通，红花汤下。

——凡遇天行疫证，延街阁巷，相传遍染者，用桃根汤磨脓，滴入鼻孔，次服少许，任入病家，再不传染。

——又治传尸劳瘵，诸药不能取效。一方士指教服此，每早磨服一锭，至三次后，逐下恶物尸虫，异形怪类，后得脱利。以此相传，活人不计其数。

—— 一女子久患劳瘵，为尸虫所噬，磨服一锭，片时吐下小虫十余条；后服苏合香丸，其病顿失，调理月余而愈。真济世卫生之宝药也。

**荆防败毒散** 见项部脑疽。

**内疏黄连汤** 见肿疡门。

## 井疽

井疽心火发中庭，初如豆粒渐肿疼，心躁肌热唇焦渴，红活易治黑陷凶（图66-4）。

【注】此证生于心窝，属任脉中庭穴，由心经火毒而成。初如豆粒，肿痛渐增，心躁如焚，肌热如火，自汗唇焦，大渴饮冷，急服内疏黄连汤或麦灵丹。若烦闷作呕，发热无汗者，夺命丹汗之；如红活高肿者顺，黑陷平塌者逆。其余内外治法，俱按痈疽肿疡、溃疡门。若溃后经年不愈者，必成穿心冷瘘，难治。

**内疏黄连汤 麦灵丹** 俱见肿疡门。

**夺命丹** 见背部阴阳二气疽。

## 蜂窝疽

蜂窝疽形似蜂窝，胸侧乳上疮孔多，漫肿紫痛心火毒，黑陷者逆顺红活（图66-5）。

【注】此证生于胸侧乳上，亦有遍身而发者，由心火毒盛而成。色紫漫肿疼痛，身发寒热，初起六七孔，渐渐延开有三五寸，亦有六七寸者，形似蜂房，即有数十窍，每窍出黄白脓，宣肿疮面全腐。腐脱有新肉，色红鲜润者顺；若出黑水，气秽平塌者逆。始终内、外治法，俱按痈疽肿疡，溃疡门。遇气寒之人，至八九日不溃，以神灯照每日照之，应期即溃。

**神灯照法** 见首卷。

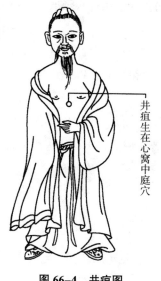

井疽生在心窝中庭穴

图 66-4 井疽图

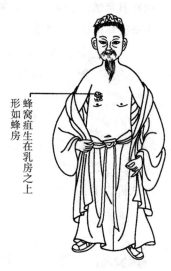

蜂窝疽生在乳房之上
形如蜂房

图 66-5 蜂窝疽图

## 蠹疽

蠹疽生于缺盆中，初豆渐李坚紫疼，寒热尿涩宜蒜灸，证由胆胃积热生（图 66-6）。

【注】此证一名缺盆疽，又名锁骨疽，生在胸上项下，锁子骨内软陷中缺盆穴，属胆、胃二经积热而成。初发寒热往来，筋骨拘急，饮食不思，胸腹膨胀，小水短涩；初发如豆，渐大如李，色紫，坚硬疼痛。初宜艾壮隔独头蒜片灸之，内服夺命丹汗之，次服六一散，通利小水。脓势将成，宜服内托黄芪散。气血虚甚者，宜服十全大补汤托补之。其余内外治法，俱按痈疽肿疡、溃疡门。此证宜急托治，若失治腐烂内陷，疮口难敛，必成败证。

## 六一散

滑石六两　甘草生，一两

共为末，每服三钱，灯心煎汤调服。

【方歌】六一散医小水癃，能除燥湿热有功，滑石甘草研成末，灯心汤调服立通。

**夺命丹**见背部阴阳二气疽。

**内托黄芪散**见背部中搭手。

**十全大补汤**见溃疡门。

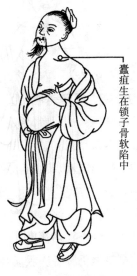

图 66-6　蠹疽图

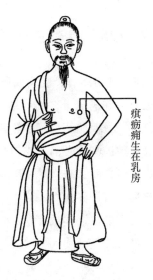

图 66-7　痼疬痈图

## 痼疬痈

痼疬痈在乳旁生，结核红肿硬焮疼，包络痰凝脾气郁，治宜温舒化坚凝（图 66-7）。

【注】此证生于乳旁，初肿坚硬，形类结核，发长缓慢，渐增焮肿，色红疼痛。由包络寒痰，脾气郁结而成，系寒证非热证也。治宜温和舒郁化坚，以内补十宣散服之，外敷回阳玉龙膏消之，如不消，脓势将成也。内外治法，即按痈疽肿疡、溃疡门。

**内补十宣散**

人参 黄芪 当归各二两 桔梗 厚朴姜制 川芎 白芷 肉桂 防风 甘草炙。各一两

共研末，每服三钱，热黄酒调服。不饮酒者，木香煎汤调下。

【方歌】内补十宣诸肿毒，已成令溃未成消，参芪桔朴芎归草，芷桂防风热酒调。

**回阳玉龙膏**见肿疡门。

# 内外吹乳

吹乳乳毒乳肿疼，内吹胎热痛焮红，外吹子鼻凉气袭，寒热烦渴结肿疼。

【注】乳房属胃，乳头属肝，而有内吹、外吹之分。内吹者，怀胎六、七月，胸满气上，乳房结肿疼痛，若色红者，因多热也；不红者，既因气郁，且兼胎旺也。多热者，宜服柴胡清肝汤；气郁者，宜服逍遥散，外俱敷冲和膏必消。或初肿失于调治，或本人复伤气怒，以致大肿大痛，其势必欲成脓，宜用逍遥散加黄芪、白芷、连翘以养血排脓治之。脓溃之后，宜调养血气，待生产后，按溃疡治法，方得收口。妊娠用药禁忌，另有歌诀，详载首卷。外吹者，由乳母肝、胃气浊，更兼子吮乳睡熟，鼻孔凉气，袭入乳房，与热乳凝结肿痛，令人寒热往来，烦躁口渴。初宜服荆防牛蒡汤，外用隔蒜灸法；俟寒热退仍肿者，服橘叶栝蒌散，外敷冲和膏消之。其肿消之不应者，将欲作脓，即用透脓散。其余内服、外敷之法，俱按痈疽肿疡、溃疡门。又有至如内未怀胎，外未行乳而生毒者，系皮肉为患，未伤乳房，此肝、胃湿热凝结而成乳毒也，法当按疮疖治之，无有不效者。

**荆防牛蒡汤**

荆芥 防风 牛蒡子炒，研 金银花 陈皮 花粉 黄芩 蒲公英 连翘去心 皂刺各一钱 柴胡 香附子 甘草生。各五分

水二钟，煎八分，食远服。

【方歌】荆防牛蒡乳外吹，寒热肿疼俱可推，银花陈草柴香附，花粉芩蒲翘刺随。

## 橘叶栝蒌散

橘叶二十个　栝蒌量证用半个或一个　川芎　黄芩　栀子生，研　连翘去心

石膏煅　柴胡　陈皮　青皮各一钱　甘草生，五分

水二钟，煎八分，食远服，渣再煎服。紫肿焮痛用石膏，红肿者
去之。

【方歌】橘叶栝蒌吹乳证，凉袭热乳凝结成，芎芩栀草连翘等，石膏
柴与陈皮青。

**柴胡清肝汤**见头部鬓疽。

**逍遥散**见背部上搭手。

**冲和膏　透脓散**俱见肿疡门。

**隔蒜灸法**见首卷灸法内。

# 乳疽　乳痈

乳疽乳痈乳房生，肝气郁结胃火成。痈形红肿焮热痛，疽形木硬
觉微疼。痈发脓成十四日，疽发月余脓始成。未溃托里排脓治，已溃
大补养荣灵（图66-8、图66-9）。

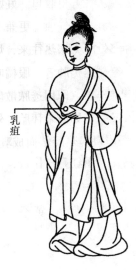

图66-8　乳疽图

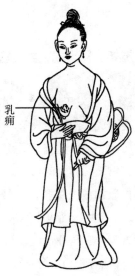

图66-9　乳痈图

【注】此证总由肝气郁结，胃热壅滞而成。男子生者稀少，女子生者颇多，俱生于乳房。红肿热痛者为痈，十四日脓成；若坚硬木痛者为疽，月余成脓。初起寒热往来，宜服栝蒌牛蒡汤；寒热悉退，肿硬不消，宜用复元通气散消之。若不应，复时时跳动者，势将溃脓，宜用托里透脓汤；脓胀痛者针之，宜服托里排脓汤；虚者补之，如人参养荣、十全大补等汤，俱可选用。外敷贴之药，俱按痈疽肿疡、溃疡门。

### 栝蒌牛蒡汤

栝蒌仁　牛蒡子炒, 研　花粉　黄芩　生栀子研　连翘去心　皂刺　金银花　甘草生　陈皮各一钱　青皮　柴胡各五分

水二钟，煎八分，入煮酒一杯和匀，食远服。

【方歌】栝蒌牛蒡胃火郁，憎寒壮热乳痈疽，青柴花粉芩翘刺，银花栀子草陈皮。

**复元通气散**见肿疡门。

**托里透脓汤**见头部侵脑疽。

**托里排脓汤**见项部鱼尾毒。

**人参养荣汤　十全大补汤**俱见溃疡门。

## 乳发　乳漏

乳发如痈胃火成，男女皆生赤肿疼，溃久不敛方成漏，只为脓清肌不生。

【注】此证发于乳房，焮赤肿痛，其势更大如痈，皮肉尽腐，由胃腑湿火相凝而成。治法急按乳痈：未成形者消之，已成形者托之，腐脱迟者黄灵药撒之，以免遍溃乳房，致伤囊膈，难以收敛。若久不收口，外寒侵袭，失于调养，时流清水者，即成乳漏。外用红升丹作捻，以去腐生肌；再兼用豆豉饼灸法，缓缓灸之以怯寒；内当大补气血。节劳烦，慎起居，忌发物，渐可生肌敛口而愈。

**黄灵药　红升丹**俱见溃疡门。

**豆豉饼**见首卷灸法内。

# 乳中结核

乳中结核梅李形，按之不移色不红，时时隐痛劳岩渐，证由肝脾郁结成。

【注】此证乳房结核坚硬，小者如梅，大者如李，按之不移，推之不动，时时隐痛，皮色如常。由肝、脾二经气郁结滞而成。形势虽小，不可轻忽。若耽延日久不消，轻成乳劳，重成乳岩，慎之慎之！初起气实者，宜服清肝解郁汤；气虚宜服香贝养荣汤。若郁结伤脾，食少不寐者，服归脾汤。外俱用木香饼熨法消之甚效。

### 清肝解郁汤

当归　生地　白芍酒炒　川芎　陈皮　半夏制。各八分　贝母去心，研　茯神　青皮　远志去心　桔梗　苏叶各六分　栀子生，研　木通　甘草生。各四分　香附醋炒，一钱

水二钟，姜一片，煎八分，食远服。

【方歌】清肝解郁贝茯神，四物青皮远夏陈，栀桔通苏香附草，能消乳核气郁伸。

### 归脾汤

人参　白术土炒　枣仁炒，研　龙眼肉　茯神各二钱　黄芪一钱五分　当归酒洗，一钱　远志去心　木香末　甘草炙。各五分

生姜三片，红枣肉二枚，水煎服。

【方歌】归脾汤治脾胃怯，食少怔忡夜不安，枣远龙眼参归草，茯神芪术木香煎。

### 木香饼

生地黄捣烂，一两　木香研末，五钱

共和匀，量结核大小，作饼贴肿上，以热熨斗间日熨之；坚硬木痛者，每日熨之。

【方歌】木香饼消乳核方，舒通结滞功倍强，生地研烂木香末，和饼贴患熨之良。

### 香贝养荣汤 见项部上石疽。

# 乳劳

乳劳初核渐肿坚，根形散漫大如盘，未溃先腐霉斑点，败脓津久劳证添。

【注】此证即由乳中结核而成。或消之不应，或失于调治，耽延数月，渐大如盘如碗，坚硬疼痛，根形散漫，串延胸肋腋下，其色或紫、或黑，未溃先腐，外皮霉点，烂斑数处，渐渐通破，轻津白汁，重流臭水，即败浆脓也。日久溃深伤膜，内病渐添，午后烦热、干嗽、颧红、形瘦、食少、阴虚等证俱见，变成疮劳。初结肿时，气实者宜服蒌贝散，及神效栝蒌散；气虚者逍遥散，及归脾汤合而用之。阴虚之证已见，宜服六味地黄汤，以培其本。外治法按痈疽溃疡门。然此疮成劳至易，获效甚难。

**蒌贝散**

栝蒌　贝母去心，研　南星　甘草生　连翘去心。各一钱

水二钟，煎八分，澄渣，加酒二分，食远服。一加青皮、升麻。

【方歌】蒌贝散治乳结核，渐大失调变乳劳，初肿气实须服此，南星甘草共连翘。

**神效栝蒌散**

大栝蒌去皮，焙为末。一个　当归　甘草生。各五钱　没药　乳香各二钱

共研粗末，每用五钱，醇酒三钟，慢火熬至一钟，去渣，食后服之。

【方歌】神效栝蒌没乳香，甘草当归研末良，乳劳初肿酒煎服，消坚和血是神方。

**逍遥散**见背部上搭手。

**归脾汤**见乳中结核。

**六味地黄汤**即六味地黄丸改作煎剂。见面部雀斑。

# 乳岩

乳岩初结核隐疼，肝脾两损气郁凝。核无红热身寒热，速灸养血免患攻。耽延续发如堆栗，坚硬岩形引腋胸。顶透紫光先腐烂，时流污水日增疼。溃后翻花怒出血，即成败证药不灵（图66-10）。

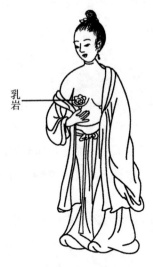

乳岩

**图 66-10　乳岩图**

【注】此证由肝、脾两伤，气郁凝结而成。自乳中结核起，初如枣栗，渐如棋子，无红无热，有时隐痛。速宜外用灸法，内服养血之剂，以免内攻。若年深日久，即潮热恶寒，始觉大痛，牵引胸腋，肿如覆碗坚硬，形如堆栗，高凸如岩，顶透紫色光亮，肉含血丝，先腐后溃，污水时津，有时涌冒臭血，腐烂深如岩壑，翻花突如泛莲，疼痛连心。若复因急怒，暴流鲜血，根肿愈坚，期时五脏俱衰，即成败证，百无一救；若患者果能清心涤虑，静养调理，庶可施治。初宜服神效栝蒌散，次宜清肝解郁汤，外贴季芝鲫鱼膏，其核或可望消。若反复不应者，疮势已成，不可过用克伐峻剂，致损胃气，即用香贝养荣汤。或心烦不寐者，宜服归脾汤；潮热恶寒者，宜服逍遥散，稍可苟延岁月。如得此证者，于肿核初起，即加医治，宜用豆粒大艾壮，当顶灸七壮，次日起疱，挑破，用三棱针刺入五六分，插入冰螺散捻子，外用纸封糊，至十余日其核自落，外贴绛珠膏、生肌玉红膏，内服舒肝、养血、理脾之剂，生肌敛口自愈。

### 季芝鲫鱼膏

活鲫鱼肉　鲜山药去皮。各等分

上共捣如泥，加麝香少许、涂核上，觉痒极，勿搔动，隔衣轻轻揉

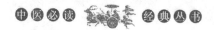

之，七日一换，旋涂即消。

【**方歌**】鲫鱼膏贴乳岩疾，肿如覆碗似堆栗，山药同研加麝香，涂于患处七日易。

### 冰螺捻

硇砂<sub>二分</sub> 大田螺<sub>去壳，线穿晒干，五枚</sub> 冰片<sub>一分</sub> 白砒<sub>即人言。面裹煨熟，去面用砒，一钱二分</sub>

将螺肉切片，同白砒研末，再加硇片同碾细，以稠米糊，搓成捻子，磁罐密收。用时将捻插入针孔，外用纸糊封，贴核上勿动，十日后四边裂缝，其核自落。

【**方歌**】冰螺捻消诸核疬，硇砂螺肉煨白砒，再加冰片米糊捻，乳岩坚硬用之宜。

**神效栝蒌散**<sub>见乳劳。</sub>

**香贝养荣汤**<sub>见项部上石疽。</sub>

**清肝解郁汤　归脾汤**<sub>俱见乳中结核。</sub>

**逍遥散**<sub>见背部上搭手。</sub>

**绛珠膏　生肌玉红膏**<sub>俱见溃疡门。</sub>

# 卷六十七

# 腹部

## 幽痈

幽痈脐上七寸生，初小渐大肿硬疼，忧思厚味火毒发，咬牙寒战毒陷攻（图67-1）。

【注】此证生脐上七寸，初起如粟，渐增漫肿疼痛，形如鹅卵，甚则坚硬，痛牵胸胁。由过食膏粱厚味，忧思气结，肠胃不通，火郁成毒，自内而外发也。初起肿痛，皮色未红，时若心烦呕哕，脉沉实者，当疏火毒，以绝其源，宜内疏黄连汤服之。焮肿痛甚，邪气实也，宜服托里散，外用艾壮隔蒜片灸之。脉见沉迟，其脓未成，用补中益气汤托之；脉见洪数，其脓已成，用托里透脓汤。脓熟胀痛不溃，系气血虚也，急用十全大补汤温补之，外兼用卧针开，卧针者，斜入斜出，防伤内膜也。或误行汗下，或误敷

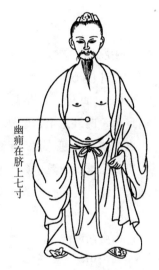

幽痈在脐上七寸

图67-1 幽痈图

寒凉，以致肿而不溃，溃而不敛者，急用十全大补汤，加干姜、附子以救之。已溃朝寒暮热者，气血虚也；食少作泻，脾胃虚也；胸痞痰涌，脾肺虚也，俱服六君子汤，服后诸证悉退，换十全大补汤调理即愈。外治之法，按痈疽肿疡、溃疡门。无论已溃未溃，忽咬牙寒战，系气虚不能胜毒，毒陷攻里之兆；或溃后脓水忽多忽少，疮口如蟹吐沫者，系内膜已透，俱为逆证。

### 托里散

皂刺　金银花　黄芩　牡蛎煅　当归　赤芍　朴硝　大黄　花粉
连翘去心。各等分

共研粗末，每用五钱，酒、水各一钟，煎八分，去渣服。

【方歌】托里散医诸疮毒，肿甚焮疼煎服消，皂刺银花芩牡蛎，归芍硝黄花粉翘。

**内疏黄连汤**见肿疡门。

**隔蒜灸法**见首部灸法。

**托里透脓汤**见头部侵脑疽。

**补中益气汤　十全大补汤　六君子汤**即香砂六君子汤减去藿香、砂仁。俱见溃疡门。

## 中脘疽

中脘疽由胃火生，脐上四寸隐隐疼，坚硬漫肿无红热，不食呕哕毒内攻（图67-2）。

【注】此证一名胃疽。发于心胸之下，脐上四寸，任脉经中脘穴。隐痛日久，向外生疽，坚硬漫肿，皮色无红无热，由过食炙煿，以致胃腑火毒而成。人迎脉盛，是毒气攻里，作呕不食，咳嗽脓痰者逆。初宜服仙方活命饮，色紫坚硬，宜服山甲内消散。脓势将成，内外治法，俱按痈疽肿疡、溃疡门。若起长脓迟，或疮不焮痛者，急用艾壮隔独头蒜片，置患上灸之回阳。

**山甲内消散**

穿山甲炒，三大片　当归尾　大黄　甘草节。各三钱　土木鳖三个　黑牵牛　僵蚕炒。各一钱

酒、水各一钟，煎八分，空心服，渣再煎服。大便行三四次，方食稀粥淡味调理。

【方歌】山甲内消火毒积，色紫坚疼中脘疽，归尾大黄僵草节，木鳖牵牛加酒宜。

**仙方活命饮**见肿疡门。

## 吓痈

吓痈七情郁火成，脐上三寸粟微红，暴肿焮痛二七溃，顶陷色黑溃迟凶（图67-3）。

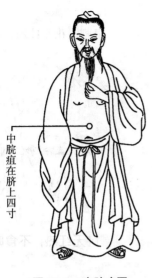

中脘疽在脐上四寸

**图 67-2 中脘疽图**

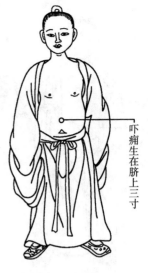

吓痈生在脐上三寸

**图 67-3 吓痈图**

【注】此证由七情郁火凝结而成。生脐上三寸，属任脉经建里穴。初如粟米，痒痛相兼，其肿迅速，寒热往来，甚则呕哕，牵引脐痛。初肿微红，顶尖根束，渐透赤色，时痛时止，十四日溃脓者顺；若顶陷紫黑，根脚漫肿，面赤大渴，脉见浮数而散大者逆。内治与幽痈参考，外治法按痈疽肿疡、溃疡门。

## 冲疽

冲疽脐上二寸生，心火毒炽入肾红，高肿焮痛速溃吉，若见七恶定然凶（图 67-4）。

【注】此证生于任脉，脐上二寸下脘穴。一名中发疽，又名壅肾疮。由心火炽盛，流入肾经而成。色赤高肿，应在二十一日溃破，脓稠受补者顺。初宜疮科流气饮，或仙方活命饮消之。脓将成时，内外治法，俱按痈疽肿疡、溃疡门。其证若平塌紫黑，脓水清稀，七恶证见者逆。

**疮科流气饮** <sub></sub>见背部痰注发。

**仙方活命饮** 见肿疡门。

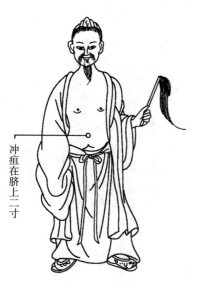

冲疽在脐上二寸

图 67-4　冲疽图

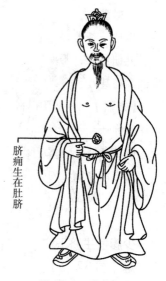

脐痈生在肚脐

图 67-5　脐痈图

## 脐痈 <sub>附：脐中出水</sub>

脐痈毒发在脐中，肿大如瓜突若铃，无红无热宜蒜灸，稠脓为吉污水凶（图 67-5）。

【注】此证由心经火毒，流入大肠、小肠所致。生于脐中，属任脉经神阙穴，此穴禁针。肿大如瓜，高突若铃，无红无热，最宜隔蒜灸之。初宜服仙方活命饮加升麻消之；便结实者，内疏黄连汤通利之；将欲成脓，内外治法，俱按痈疽肿疡、溃疡门。溃后得稠脓者顺，时出污水臭秽者逆。亦有脐中不痛、不肿、甚痒，时津黄水，此属肠胃湿热积久，宜服黄连平胃散，外用三妙散干撒渗湿即愈。当忌酒、面、生冷、果菜，不致再发。若水出不止者，亦属逆。

**黄连平胃散**

黄连五钱　陈皮　厚朴姜炒。各三钱　甘草生，二钱　苍术炒，一两
共研细末，每服三钱　白滚水调服。

【方歌】黄连平胃散陈甘，厚朴苍术共细研，专除湿热兼消积，能令脐水立时干。

**三妙散**

槟榔　苍术生　黄柏生。各等分

共研细末，干撒肚脐，出水津淫成片，止痒渗湿；又治湿癣，以苏合油调搽甚效。

【方歌】三妙散用槟榔苍，黄柏同研渗湿疮，苏合油调治湿癣，收干止痒效称强。

**隔蒜灸法**见首卷灸法。

**仙方活命饮　内疏黄连汤**俱见肿疡门。

# 少腹疽

少腹疽生脐下边，证由七情火郁缠，高肿红疼牵背易，漫硬陷腐水脓难（图67-6）。

【注】此证由七情火郁而生。每发于气海、丹田、关元三穴。气海在脐下一寸五分，丹田在脐下二寸，关元在脐下三寸，皆属任脉经。此三穴或一穴发肿，即为少腹疽。高肿红活，疼痛牵背，易溃稠脓者易治；若漫肿坚硬，绵溃腐烂，脓稀如水者难治。凡遇此证初起，急用艾灸肿顶，七壮至三七壮，以痛痒通彻为度，宜服仙方活命饮。气实之人，大渴便秘者，宜服内疏黄连汤通利之；老弱之人，宜服内补十宣散，令其速溃，若溃迟恐透内膜。外治法同痈疽肿疡、溃疡门。

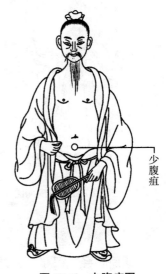

少腹疽

**图67-6　少腹疽图**

**仙方活命饮　内疏黄连汤**俱见肿疡门。

**内补十宣散**见胸部痱疬痛。

# 腹皮痈

腹皮痈生腹皮内，皮里膜外肿隐疼，腹痛不止脓成候，证由膏粱郁火生（图67-7）。

【注】此证生于腹皮里膜外，无论左右，隐疼日久，后发痈肿于皮外，右关脉见沉数、而腹痛甚者，是其候也，由膏粱火郁而成。初起壮实者，用双解贵金丸下之，虚弱者减半，用之不应，再服半剂。凡下之后，腹痛不止，脓将成也，急用托里透脓汤。溃后，与痈疽溃疡门治法相同。不可过用克伐之剂，若希图消散，过伤胃气，则肿不能溃，溃不能敛，立见危亡矣。

**双解贵金丸** 见肿疡门。

**托里透脓汤** 见头部侵脑疽。

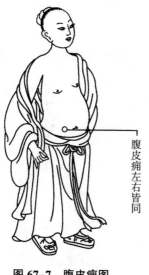

图 67-7 腹皮痈图

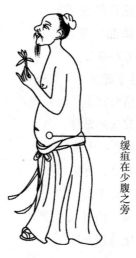

图 67-8 缓疽图

## 缓疽

缓疽脾经气积凝，少腹旁生坚又疼，数月不溃生寒热，食少削瘦效难成（图 67-8）。

【注】此证由太阴脾经气滞寒积而成。生于少腹之旁，坚硬如石，不红不热，痛引腰腿，数月不溃；若兼食少削瘦者，终属败证，不可弃而不治。初宜服山甲内消散，不应不可强消，徒损胃气，以十全大补汤加乌药、附子、胡芦巴温补之，外用木香饼熨之，兼用独头蒜捣烂，铺于患上艾壮灸之，以知热为止，次日再灸，以或消或溃为效。若溃后，即

按痈疽溃疡门治法。

**山甲内消散**见中脘疽。

**十全大补汤**见溃疡门。

**木香饼**见乳部乳中结核。

# 腋部

## 腋痈

腋痈暴肿生腋间，肿硬焮赤痛热寒，肝脾血热兼忿怒，初宜清解溃补痊（图67-9）。

【注】此证一名夹肢痈，发于腋际，即俗名胳肢窝也，属肝脾血热兼忿怒而成。初起暴肿焮硬，色赤疼痛，身发寒热，难消必欲作脓。初宜服柴胡清肝汤，外敷冲和膏；疼痛日增，宜服透脓散加金银花、甘草节、桔梗；脓胀痛者，针之。已溃，内外治法俱按痈疽溃疡门。此证首尾忌用寒凉。中年易愈，老弱之人难痊。

**柴胡清肝汤**见头部鬓疽。

**冲和膏　透脓散**俱见肿疡门。

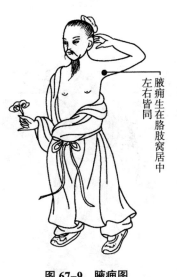

左右皆同

腋痈生在胳肢窝居中

**图67-9　腋痈图**

## 腋疽

腋疽初起若核形，肝恚脾忧气血凝。漫肿坚硬宜蒜灸，日久红热溃先疼（图67-10）。

【注】此证一名米疽，又名疚疽，发于胳肢窝正中，初起之时，其形如核。由肝、脾二经，忧思恚怒，气结血滞而成。漫肿坚硬，皮色如常，日久将溃，色红微热疼痛也。初宜艾壮隔蒜片灸法，内服柴胡清肝汤加

乌药消之；虚弱之人，宜服香贝养荣汤，外用乌龙膏敷之。早治或有全消者，迟则脓成，宜服托里透脓汤；脓胀痛者，针之；脓出痛减，随患者虚实补之。其余内、外治法，俱按痈疽溃疡门。此证初终，内外治法，禁用寒凉。中年易愈，衰老难痊。

**隔蒜灸法**见首卷灸法。

**柴胡清肝汤**见头部鬓疽。

**香贝养荣汤**见项部上石疽。

**乌龙膏**见肿疡门。

**托里透脓汤**见头部侵脑疽。

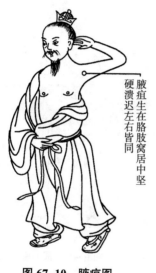

胶疽生在胳肢窝居中坚硬溃迟左右皆同

**图 67-10　腋疽图**

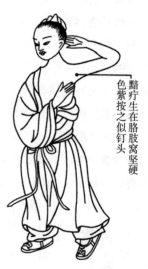

黯疔生在胳肢窝坚硬色紫按之似钉头

**图 67-11　黯疔图**

## 黯疔

黯疔藏于腋下生，肝脾火毒痒而疼，寒热拘急色紫黑，急按疔门治即宁（图 67-11）。

【注】此证生于腋下，由肝、脾二经火毒而成。坚硬势若钉头，痒而且痛，寒热往来，四肢拘急，其色紫黑，烦躁作呕，痛引半身，宜服麦灵丹。其次内外急按疔门治之即愈。

**麦灵丹**见肿疡门。

# 肋部

## 肋疽

肋疽始发属肝经，火毒郁怒结肿形，紫痛梅李甚如碗，急宜针砭免内攻（图67-12）。

【注】此证一名夹荧疽，生于肋条骨间，由肝经火毒郁怒结聚而成。初如梅李，渐大如碗，色紫焮痛，连及肩肘。患在左，痛牵右肋；患在右，痛牵左肋。二十一日之内，脓溃稠黏者顺；届期不溃，既溃出清水者逆。初肿急宜磁针砭出紫血，庶免毒气攻里；砭后赤肿痛甚，烦躁脉实作呕，为有余之证，宜服双解贵金丸下之；肿硬不溃，宜服透脓散；脉弱作呕，此胃虚也，宜服香砂六君子汤补之。亦有痛伤胃气而作呕者，即同胃虚治之；若感受寒邪，及偶触秽气而作呕者，虽肿时尤宜壮胃助气为主。盖肿时作呕，因毒气内侵者十有一二，停饮内伤者十有八九，惟医人临证详辨之。脓熟用卧针开之，余按痈疽溃疡门治法。

**双解贵金丸** **透脓散**俱见肿疡门。

**香砂六君子汤**见溃疡门。

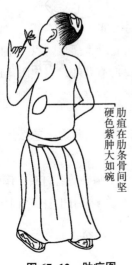

硬色紫肿大如碗
肋疽在肋条骨间坚

**图67-12 肋疽图**

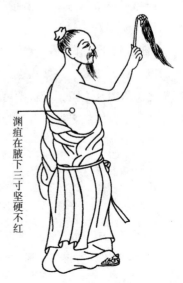

渊疽在腋下三寸坚硬不红

**图67-13 渊疽图**

## 渊疽

渊疽肝胆忧恚成，生于肋下硬肿疼，溃破有声内膜透，未溃当服护膜灵（图67-13）。

【注】此证因忧恚太过，以致肝胆两伤而成。生于肋下，初起坚硬，肿而不红，日久方溃，得稠白脓者顺，如豆浆水者险。疮口有声，似乎儿啼，此属内膜透也。即于阳陵泉穴，灸二七壮，其声即止，穴在膝膑骨外廉下一寸陷中，蹲坐取之即得。内、外治法，皆同肋疽。凡肋、胸、胁、腰、腹空软之处发痈疽者，当在将溃未溃之际，多服护膜散，可免透膜之患。

### 护膜散

白蜡　白及各等分

共研细末，轻剂一钱，中剂二钱，大剂三钱，黄酒调服，米汤亦可。

【方歌】护膜散内二味药，白蜡白及为细末，或酒或以米汤调，将脓预服不透膜。

## 内发丹毒

丹毒肝脾热极生，肋上腰胯赤霞形。急宜砭出紫黑血，呕哕昏胀毒内攻（图67-14）。

【注】此证由肝、脾二经，热极生风所致，生于肋骨，延及腰胯，色赤如霞，游走如云，痛如火燎。急向赤肿周围，砭出紫黑血，以瘦牛肉片贴之，羊肉片亦可，其毒即可减半。初服双解贵金丸汗之，次服化斑解毒汤，投方应病者顺；若呕哕昏愦，胸腹膜胀，遍身青紫者，则为毒气内攻属逆。

### 化斑解毒汤

升麻　石膏　连翘去心　牛蒡子炒，研　人中黄　黄连　知母　黑参各一钱

竹叶二十片，水二钟，煎八分服。

【方歌】化斑解毒热生风，致发丹毒云片红，升膏翘蒡中黄等，黄连知母黑参同。

**双解贵金丸**见肿疡门。

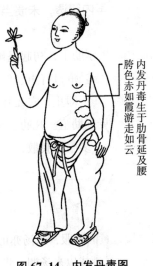

内发丹毒生于肋骨延及腰胯色赤如霞游走如云

图67-14　内发丹毒图

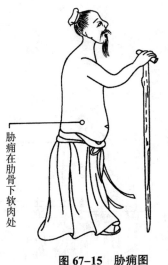

胁痈在肋骨下软肉处

图67-15　胁痈图

## 胁痈 附：疽

胁痈焮红高肿疼，疽坚塌漫冷不红，皆属肝胆怒火结，迟溃败浆冷虚凶（图67-15）。

【注】此证生于软肋，有硬骨者为肋，肋下软肉处为季胁痈疽二证，皆由肝、胆怒火凝结而成。多生于体虚之人，初如梅李，渐长如碗如盆，色红，焮痛，高肿，二七溃破，脓稠为痈。若坚硬平塌，漫肿木痛，不红不热，月余溃破稀脓为疽。若失治，届期不溃，攻击成脓，肿如鼓胀，破出败浆，腥臭脓者逆。痈疽二证，初肿时俱宜急服柴胡清肝汤解郁泻火；如已成者，服托里透脓汤；脓熟胀痛，俱用卧针开之；已溃，以排余脓、补气血为要。余按痈疽溃疡门治法。投补不应者，难治。

**柴胡清肝汤**见头部鬓疽。

**托里透脓汤**见头部侵脑疽。

# 内痈部

## 肺痈

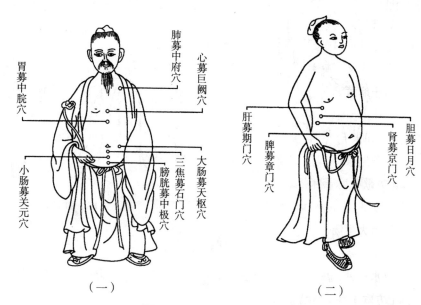

图67–16　五脏六腑诸募穴图

（一）　　　　　　　　　（二）

肺募中府穴
心募巨阙穴
胃募中脘穴
小肠募关元穴
三焦募石门穴
膀胱募中极穴
大肠募天枢穴

肝募期门穴
脾募章门穴
胆募日月穴
肾募京门穴

肺痈肺热复伤风，肺脏生痈隐痛胸。状若伤寒燥咳甚，稠浊痰涎腥臭脓。未溃射干麻黄汗，壅不得卧葶苈攻。溃后脓稠能食吉，脓清兼血不食凶（图67–16）。

【注】此证系肺脏蓄热，复伤风邪，郁久成痈，以致胸内中府穴隐隐疼痛，振寒脉数，状类伤寒，咽燥不渴，咳而喘满，唾稠黏黄痰，兼臭秽脓血也。治之者，于未溃时乘脓未成，风郁于表者，法宜疏散，用射干麻黄汤以汗之。如气壅喘满，身不得卧者，急服葶苈大枣汤以泻之；如咳有微热，烦满胸中，甲错，脓欲成者，宜千金苇茎汤以吐之；若吐脓腥臭，形如米粥者，宜桔梗汤以排余脓；若吐脓腥臭，咳而胸满者，宜外台桔梗白散，以开瘀塞；若咯吐脓血，兼午后身热烦躁，宜金鲤汤主之，兼饮童便。若溃后胸膈胁肋，隐痛不止，口燥咽干，烦闷多渴，

自汗盗汗，眠卧不得，咳吐稠痰腥臭，此系痈脓不尽，而兼里虚，宜宁肺桔梗汤主之；若痈脓已溃，喘满腥臭，浊痰俱退，惟咳嗽咽干，咯吐痰血，胁肋微痛，不能久卧者，此属肺痈溃处未敛，宜紫菀茸汤清补之，渴甚去半夏加石膏服之；若痈脓溃后，咳嗽无休，脓痰不尽，形气虚羸者，宜清金宁肺丸主之。凡治此证，惟以身温脉细，脓血交黏，痰色鲜明，饮食甘美。脓血渐止便润者为吉；若手掌皮粗，溃后六脉洪数，气急颧红，污脓白血，懒食及大便结燥者为凶。

中府穴又名肺募，在乳上第三根肋骨间。

### 射干麻黄汤

射干十三枚或三两　麻黄　生姜各四两　细辛　紫菀　款冬花各三两　大枣七枚　五味子　半夏洗。各半升

水煎温服。

【方歌】射干麻黄咳上气，肺痈喉中水鸡声，射麻生姜辛菀夏，五味大枣并款冬。

### 葶苈大枣汤

苦葶苈轻者五钱，重者一两　大枣去核，轻者五枚，重者十枚

以水三钟，煎至一钟，服之。

【方歌】葶苈大枣治肺痈，咳不得卧有痈脓，葶苈苦寒泻实热，佐枣之甘和胃经。

### 千金苇茎汤

苇茎二升　薏苡仁炒　瓜瓣即冬瓜仁。各半升　桃仁去皮、尖，炒，研，五十粒

水煎服。

【方歌】千金苇茎肺痈咳，微热烦满吐败浊，皮肤甲错宜苇茎，薏苡桃仁瓜瓣合。

### 桔梗汤

苦桔梗一两　甘草生，二两

水煎服。

【方歌】桔梗汤用排余脓，肺痈吐脓米粥形，清热解毒须甘草，开提肺气桔梗功。

### 外台桔梗白散

苦桔梗　贝母各三分　巴豆去皮，熬，研如脂，一分

上三味为散。强人饮服半钱匕，羸者减之。病在膈上者吐脓，在膈下者泻出。若下多不止，饮冷水一杯则定。

【方歌】外台桔梗白散方，肺痈便秘服之良，桔梗贝母与巴豆，药微力大功速强。

### 金鲤汤

金色活鲤鱼约四两重，一尾　贝母二钱

先将鲤鱼连鳞剖去肚肠，勿经水气，用贝母细末掺在鱼肚内，线扎之，用上白童子便半大碗，将鱼浸童便内，重汤炖煮，鱼眼突出为度；少顷取出，去鳞骨，取净肉，浸入童便内，炖熟。肉与童便作二三次，一日食尽一枚，其功效甚捷。

【方歌】金鲤汤中效罕稀，法用贝母活鲤鱼，童便浸鱼重汤炖，肺痈烦热善能医。

### 宁肺桔梗汤

苦桔梗　贝母去心　当归　栝蒌仁研　生黄芪　枳壳麸炒　甘草节　桑白皮炒　防己　百合去心　薏苡炒。各八分　五味子　地骨皮　知母生　杏仁炒，研　苦葶苈各五分

水二钟，姜三片，煎八分，不拘时服。

咳甚，倍加百合。身热，加柴胡、黄芩。大便不利，加蜜炙大黄一钱。小水涩滞，加灯心、木通。烦躁痰血，加白茅根。胸痛，加人参、白芷。

【方歌】宁肺桔梗肺痈芪，归蒌贝壳甘桑皮，防己百合葶五味，杏知苡仁地骨宜。

### 紫菀茸汤

紫菀茸　犀角末　甘草炙　人参各五分　桑叶用经霜者　款冬花　百合去心　杏仁炒，研　阿胶便润炒用，便燥生用　贝母去心　半夏制　蒲黄生。各七分

引姜三片，水二钟，煎八分，将犀角末调入，食后服。

【方歌】紫菀茸汤参犀角，款冬桑叶杏百合，阿胶甘夏贝蒲黄，专医肺痈不久卧。

**清金宁肺丸**

陈皮　白茯苓　苦桔梗　贝母去心　人参　黄芩各五钱　麦冬去心　地骨皮　银柴胡　川芎　白芍炒　胡黄连各六钱　五味子　天冬去心　生地酒浸，捣膏　熟地捣膏　归身　白术炒，各一两　甘草炙，三钱

上为细末，炼蜜为丸，如梧桐子大，每服七十丸，食远白滚汤送下。

【方歌】清金宁肺丸肺痈，陈苓桔贝参二冬，柴芩归芍黄连草，术味生熟地骨芎。

# 大小肠痈

大小肠痈因湿热，气滞瘀血注肠中。初服大黄行瘀滞，脓成薏苡牡丹平（图67-16）。

【注】此二证俱由湿热气滞凝结而成。或努力瘀血，或产后败瘀蓄积，流注于大肠、小肠之中。初起发热，恶风，自汗，身皮甲错，关元、天枢二穴隐痛微肿，按之腹内急痛，大肠痈多大便坠肿，小肠痈多小水涩滞，脉俱迟紧，此时痈脓未成，宜大黄汤下之；瘀血利尽，若小水闭涩，仍宜大黄汤加琥珀末、木通利之自效，若痈成日久不溃，身皮甲错，内无积聚，腹急腹痛，身无热而脉数者，系肠内阴冷，不能为脓，宜薏苡附子散主之；若脉见洪数，肚脐高突，腹痛胀满不食，动转侧身则有水声，便淋刺痛者，痈脓已成，宜薏苡汤主之；腹濡而痛，少腹急胀，时时下脓者，毒未解也，宜丹皮汤治之；如脓从脐出，腹胀不除，饮食减少，面白神劳，此属气血俱虚，宜八珍汤加牡丹皮、肉桂、黄芪、五味子，敛而补之。患者转身动作，宜徐缓而勿惊，慎之。如耽延日久，因循失治，以致毒攻内脏，腹痛牵阴，肠胃受伤，或致阴器紫黑、腐烂，色败无脓，每流污水，衾帏多臭，烦躁不止，身热嗌干，俱属逆证。

关元穴又名小肠募，在脐下三寸。天枢穴又名大肠募，在脐旁开二寸。

**大黄汤**

大黄剉，炒　牡丹皮　硝石研　芥子　桃仁炒，先以汤浸去皮、尖、双仁勿用

上各等分，共剉碎，每用五钱。水二钟煎至一钟，去渣，空心温服。以利下脓血为度，未利再服。

【方歌】大黄汤善治肠痈，少腹坚痛脓未成，牡丹皮与大黄炒，芥子桃仁硝石灵。

### 薏苡附子散

附子炮，二分　败酱五分　薏苡仁炒，一钱

上为末，每服方寸匕，以水二合煎，顿服，小水当下。《三因》云：薏苡、附子同前，败酱用一两一分，每四钱水盏半，煎七分，去渣，空心服。

【方歌】薏苡附子散甲错，肠痈腹胀痛脉数，附子败酱薏苡仁，为末水煎空心服。

### 薏苡汤

薏苡仁　栝蒌仁各三钱　牡丹皮　桃仁泥。各二钱

水二钟，煎至一钟，不拘时服。

【方歌】薏苡汤治腹水声，肠痈便淋刺痛疼，牡丹皮共栝蒌子，还有桃仁薏苡仁。

### 丹皮汤

丹皮　栝蒌仁各一钱　桃仁泥　朴硝各二钱　大黄五钱

水二钟，煎一钟，去渣入硝，再煎数滚，不拘时服。

【方歌】丹皮汤疗肠痈证，腹濡而痛时下脓，硝黄丹蒌桃仁共，水煎服之有奇功。

### 八珍汤见溃疡门。

## 胃痈

胃痈中脘穴肿疼，不咳不嗽吐血脓，饮食之毒七情火，候治肠痈大法同（图67-16）。

【注】此证初起，中脘穴必隐痛微肿，寒热如疟，身皮甲错，并无咳嗽，咯吐脓血。由饮食之毒，七情之火，热聚胃口成痈。脉来沉数者，初服清胃射干汤下之；若脉涩滞者，瘀血也，宜服丹皮汤下之；脉洪数者，脓成也，赤豆薏苡仁汤排之；体倦气喘作渴，小水频数者，肺气虚也，补中益气汤加麦冬、五味子补之。其候证生死、治法，与大、小肠痈同。

中脘穴又名胃募，在脐上四寸。

**清胃射干汤**

射干　升麻　犀角　麦冬去心　元参　大黄　黄芩各一钱　芒硝　栀子　竹叶各五钱

水煎服。

【方歌】清胃射干汤射干，升麻犀角麦冬全，参芩大黄芒硝等，竹叶山栀胃痈瘥。

**赤豆薏苡仁汤**

赤小豆　薏苡仁　防己　甘草各等分

水二钟，煎八分，食远服。

【方歌】赤豆薏苡汤最神，甘己赤豆薏苡仁，胃痈脓成脉洪数，二钟水煎服八分。

**丹皮汤**见大小肠痈。

**补中益气汤**见溃疡门。

## 脾痈

脾痈湿热瘀血凝，章门穴肿兼隐疼，腹胀嗌干小水短，利下湿瘀补收功（图67-16）。

【注】此证始发章门穴，必隐疼微肿。由过食生冷，兼湿热，或瘀血郁滞脾经而成。令人腹胀，咽嗌干燥，小水短涩。初宜大黄汤、赤豆薏苡仁汤，二方合而用之，以攻滞郁。二便通利，腹胀全消，宜六君子汤扶脾调理。顺逆看法与胃痈同。

章门穴又名脾募，在脐旁开六寸高上二寸。

**大黄汤**见大小肠痈。

**赤豆薏苡仁汤**见胃痈。

**六君子汤**即香砂六君子汤去藿香、砂仁。见溃疡门。

## 肝痈

肝痈愤郁气逆成，期门穴肿更兼疼，卧惊肤满溺不利，清肝滋肾即成功（图67-16）。

【注】此证始发期门穴，必隐痛微肿，令人两肷胀满胁痛，侧卧则惊，便溺艰难，由愤郁气逆而成。初服复元通气散，次服柴胡清肝汤；痛胀已止，宜服六味地黄丸；脾虚食少，则佐以八珍汤，滋肾补脾，治之取效。禁用温补、针灸。

期门穴又名肝募，在乳旁一寸半，再直下一寸半。

**复元通气散**见肿疡门。

**柴胡清肝汤**见头部鬓疽。

**六味地黄丸**见面部雀斑。

**八珍汤**见溃疡门。

## 心痈

心痈巨阙肿隐疼，酷饮嗜热火毒成，面赤口渴身作痛，治法阳热总宜清（图67-16）。

【注】此证始发巨阙穴，必隐痛微肿，令人寒热，身痛，头面色赤，口渴，随饮随干，由心火炽盛，更兼酷饮嗜热而成，宜服凉血饮。酒毒为病者，宜服升麻葛根汤治之。此证甚属罕有，但治法不可不备。

巨阙穴又名心募，在脐上六寸五分。

**凉血饮**

木通　瞿麦　荆芥　薄荷　白芷　花粉　甘草　赤芍　麦冬去心　生地　山栀子　车前子　连翘去心。各等分

引用灯心，若潮热加淡竹叶，水煎温服。

【方歌】凉血饮善治心痈，瞿荆荷芷草翘通，赤芍山栀干生地，车前花粉麦门冬。

**升麻葛根汤**

山栀　升麻　葛根　白芍　柴胡　黄芩各一钱　黄连　木通　甘草各五分

水二钟，煎八分，不拘时服。

【方歌】升麻葛根汤山栀，酒毒心痈黄连宜，柴芍通芩升葛草，水煎温服不拘时。

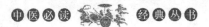

## 肾痈

肾痈肾经不足生，京门微肿隐隐疼，少腹肋下膜胀满，房劳形寒邪外乘（图67-16）。

【注】此证始发京门穴，必隐痛微肿，令人寒热往来，面白不渴，少腹及肋下膜胀塞满。由肾虚不足之人，房劳太过，身形受寒，邪气自外乘之。初服五积散加细辛；寒尽痛止，宜用桂附地黄丸调理。

京门穴又名肾募，在身侧腰中监骨下肋间。

**五积散**

苍术炒，二钱　陈皮　桔梗　川芎　当归　白芍各一钱　麻黄　枳壳麸炒

桂心　干姜　厚朴各八分　白芷　半夏制　甘草生　茯苓各四分

引姜一片，水二钟，煎八分，不拘时服。

头痛恶寒者，加连须葱头三个，盖卧汗出甚效。

【方歌】五积散苍壳陈苓，麻黄半桔归芍芎，芷朴桂心干姜草，肾痈寒邪服成功。

**桂附地黄汤**见溃疡门。

## 三焦痈

三焦痈由湿热凝，石门穴上肿隐疼，寒结治同肠痈法，内痈俱系膜内生（图67-16）。

【注】此证始发石门穴，必隐疼微肿，令人寒热往来，二便秘涩，由湿热遇寒凝结而成。治法与大小肠痈同。凡内痈俱系膜内成患，外皮不腐。

石门穴又名三焦募，在脐下二寸。

## 内痈总论

凡人胸腹有十一募。募者，各脏腑阴会之所也。《灵枢》云：发内痈、内疽者，其本经募上肉必浮肿，募中必时时隐痛，浮肿为痈，隐痛为疽，此即内痈、内疽之验也。兹内痈有治法，内疽无治法何也？盖内痈、内疽，其病原无殊，惟在根浅、根深之别耳。根浅为痈，根深为疽。

若临证用药，攻补得宜，无不收效。至募有十一，而内痈仅九证者何也？盖胆腑形如膜皮，无出无纳，汁清气洁，不生内痈、内疽。若夫膀胱亦如膜皮，中惟浊水，故古今书籍，并无讲及内痈内疽者，是以未敢详载。虽然中极穴即膀胱募也，今人间有中极穴或浮肿、或隐痛者，所见证候，竟同小肠痈，治法亦当按小肠痈治之可也。俟后之学者留意焉。

## 验内痈法

凡遇生内痈之人，与生黄豆五粒嚼之，口中无豆味者，是其候也。

# 卷六十八

## 肩部

### 肩中疽　干疽　过肩疽

肩疽痛发正肩中，疽硬黑陷痛肿红，干疽肩前过肩后，风湿积热血瘀凝（图68-1、图68-2、图68-3）。

【注】此疽生于肩中廉，属三焦、胆二经，红活高肿，一名疪痈，坚硬平塌，为肩中疽。肩之前廉，属大肠经，名干疽，一名疔疽。肩之后廉，属小肠经，名过肩疽。疮势无论大小，惟在发源之处命名。总由湿热风邪郁成，亦有负重瘀血凝结而成。高肿红活，焮热速溃者顺；若平塌坚硬、无红无热、溃迟者险；甚则肿痛连及臂胕，口噤寒战，大痛不食，或兼绵溃便泻者逆。治法：初起有表证者，俱宜荆防败毒散汗之；有里证者，内疏黄连汤下之；汗下之后，肿痛不退，脓势将成，宜用托里透脓汤，脓熟开之。至于引经之药，惟在临证时因经加之。溃后，内外治法俱按痈疽溃疡门。

**荆防败毒散**见项部脑疽。

**内疏黄连汤**见肿疡门。

**托里透脓汤**见头部侵脑疽。

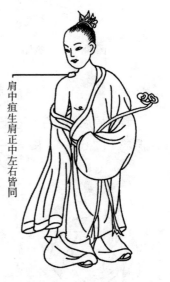

肩中疽生肩正中左右皆同

图68-1　肩中疽图

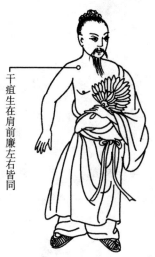

干疽生在肩前廉左右皆同

图 68-2 干疽图

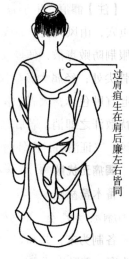

过肩疽生在肩后廉左右皆同

图 68-3 过肩疽图

## 髎疽 肩风毒

髎疽肩后腋外生，小肠肩贞风火凝，肩风毒生髃端上，大肠肩髃风湿成（图 68-4、图 68-5）。

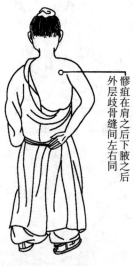

髎疽在肩之后下腋之后外层歧骨缝间左右同

图 68-4 髎疽图

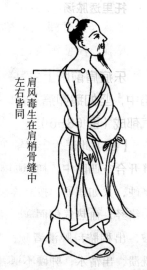

肩风毒生在肩梢骨缝中左右皆同

图 68-5 肩风毒图

【注】髃疽，生于肩之后下，腋之后外微上，歧骨缝之间，经属小肠肩贞穴，由风火凝结而成。初起如粟，坚硬肿痛，肩臑拘急，不能举扬。初服荆防败毒散，便燥实者，服双解贵金丸双解之。肩风毒生于肩梢臑上骨尖处，经属大肠肩髃穴，由邪风深袭骨缝，与湿稽留，化热而成。初起宣肿色赤，大者如桃，小者如杏，痛连肩臑，更兼拘急。初服蠲痛无忧散汗之即消，若肿痛日深，不能尽消者，脓势将成也，宜服托里透脓汤。二证溃后，内外治法俱按痈疽溃疡门。

### 蠲痛无忧散

番木鳖香油炸浮　当归酒洗　甘草生。各二两　麻黄三两　穿山甲陈土炒　川乌黑豆酒煮，去皮、尖　草乌姜汁煮　苍术米泔水浸炒　半夏制。各二两　威灵仙一两

各制为末，共和匀，每服五七分，至一钱，无灰酒调服，再饮酒以醉为度，盖卧出汗避风。此方加闹羊花四两，亦治头风痛。

【方歌】蠲痛无忧肩风毒，风袭骨缝与湿凝，番鳖归草麻黄甲，川芎乌苍半威灵。

**荆防败毒散**见项部脑疽。

**双解贵金丸**见肿疡门。

**托里透脓汤**见头部侵脑疽。

## 乐疽

乐疽肩前腋上生，骨缝开合凹陷中，坚如鹅卵痛入骨，包络血热气郁成（图68-6）。

【注】此证生于肩前腋之上，骨缝开合空凹陷中。初起如椒子，渐肿坚硬，大如鹅卵，按之疼痛入骨，属包络经，血热气郁而成。其证届期溃破，出稠脓，肿消者顺；月余不溃，既溃，出清水，肿硬不退者逆。初宜服神授卫生汤，若恶风太过，倍加葱白汗之，次服托里透脓汤，溃迟者十

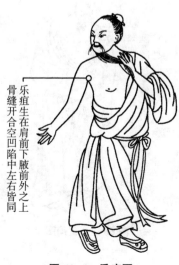

乐疽生在肩前下腋前外之上骨缝开合空凹陷中左右皆同

**图68-6　乐疽图**

全大补汤。溃后，内外治法俱按痈疽溃疡门。

**神授卫生汤**见肿疡门。

**托里透脓汤**见头部侵脑疽。

**十全大补汤**见溃疡门。

# 臑部 自肩至肘曰臑

## 臑痈 附：藕包毒

臑痈肩肘周匝肿，色赤焮疼粟瘟僵，藕包毒状鸭鹅卵，臑内三阴外三阳（图68-7、图68-8）。

【注】此证由风瘟或风火凝结而成。生于肩下肘上，周匝漫肿，色赤焮痛。初起状如粟米一攒，亦有起一粒僵疙瘩者，渐次焮肿红热，罨脓痛甚。红肿之外无晕者顺，有二晕者险，三四晕者逆。肿发臑内或臑外结肿一枚，如桃如鸭、鹅卵者，名藕包毒。毒者，痈之轻证也。臑痈、藕包内外治法，俱按痈疽肿疡、溃疡门。此痈毒发苗之处，若在臑内者，属手三阴经；在臑外者，属手三阳经。随证用引经之药，必然获效。

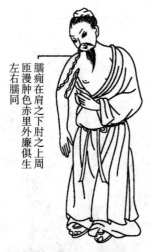

臑痈在肩之下肘之上周匝漫肿色赤里外廉俱生左右臑同

**图68-7 臑痈图**

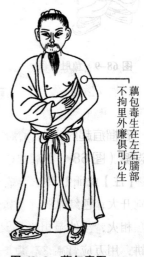

藕包毒生在左右臑部不拘里外廉俱可以生

**图68-8 藕包毒图**

## 鱼肚发

鱼肚发如鱼肚形，青灵穴生心火凝，暴肿红活焮热痛，痈疽治法即成功（图68-9）。

【注】此证生于臑之后垂肉处，属心经青灵穴，由火毒凝结而成。暴肿色赤，焮热疼痛，形如鱼肚。肿、溃治法，俱按痈疽肿疡、溃疡门。其引经之药，惟在临证加之。

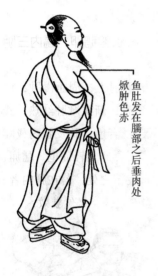

鱼肚发在臑部之后垂肉处

焮肿色赤

图68-9 鱼肚发图

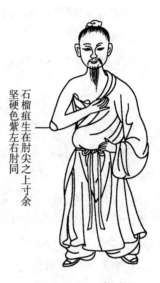

石榴疽生在肘尖之上寸余

坚硬色紫左右肘同

图68-10 石榴疽图

## 石榴疽

石榴疽起肘尖上，粟疱根开坚肿疼，破翻如榴寒热甚，三焦相火与湿凝（图68-10）。

【注】此证生于肘尖上寸余，属三焦经天井穴。初起黄粟小疱，根脚便觉开大，色红焮肿，坚硬疼痛，肿如覆碗，破翻如榴，寒热如疟。由三焦相火，与外湿相搏而成。初起宜蟾酥丸汗之，外以艾灸九壮，贴蟾酥饼，用万应膏盖之。焮肿处敷冲和膏，服菊花清燥汤；烦躁热甚者，服护心散。九日后作稠脓，痛减喜食，表里证俱退者顺，反此者逆。破后用菊花蕊煎汤洗之，次以菊花烧灰存性，加轻粉少许兑匀，敷之神效。

至透脓、脱腐、生肌时，内外治法，俱按痈疽溃疡门。

**菊花清燥汤**

甘菊花二钱 当归 生地 白芍酒炒 川芎 知母 贝母去心、研 地骨皮 麦冬去心。各一钱 柴胡 黄芩 升麻 犀角镑 甘草生。各五分

竹叶二十片，灯心二十寸，水二钟，煎八分，食后温服。

【方歌】菊花清燥石榴疽，肿硬焮红痛可医，四物柴芩知贝草，升麻地骨麦冬犀。

**蟾酥丸** **蟾酥饼**即蟾酥丸料捏成饼。见疔疮门。

**万应膏**见溃疡门。

**冲和膏** **护心散**俱见肿疡门。

# 肘痈

肘痈发于肘围绕，高肿焮热赤红疼，心肺稽留风邪火，势小为疖势大痈（图68-11）。

【注】此证生于肘之围绕，暴发高肿，焮热，色红，疼痛，由心、肺风火之邪，稽留凝滞而成。形势小者为疖毒，形势大者为痈。初服荆防败毒散汗之，次服白芷升麻汤清托之，外敷二味拔毒散。将溃治法，俱按痈疽肿疡、溃疡门。

**白芷升麻汤**

黄芩半生、半酒炒。二钱 连翘去心，二钱 黄芪三钱 白芷八分 升麻 桔梗各五分 红花酒洗 甘草炙。各三分

酒、水各一钟，煎八分，食远热服。

【方歌】白芷升麻医肿痛，解热除烦托肘痈，芩翘桔梗红花草，黄芪酒水各一钟。

**荆防败毒散**见项部脑疽。

**二味拔毒散**见肿疡门。

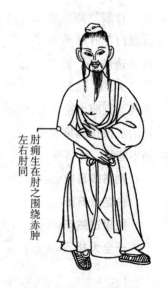

左右肘同 肘痈生在肘之围绕赤肿

**图68-11 肘痈图**

# 臂部 自肘至腕曰臂

## 臂痈 附：疽

臂痈臂疽绕臂生，平紫硬疽红肿痈，荣卫风邪逆肉理，甚则拳缩彻骨疼（图68-12）。

【注】此证生臂外侧，属三阳经；臂里侧，属三阴经。高肿红活，焮痛溃速者为痈；平陷紫黯，坚硬木痛，溃迟者为疽。俱由荣卫不周，感受风邪，逆于肉理而成。初起形如粟粒，憎寒壮热，宜服荆防败毒散汗之；焮痛烦热，宜服白芷升麻汤消之；脓势将成，宜服托里透脓汤，脓熟针之。若疽证木痛，无红无热，此属气血两虚，无论已溃、未溃，宜服十全大补汤托之。溃后，内外治法俱按痈疽肿疡、溃疡门。若拳缩筋不能舒，疼痛彻骨者，系溃深伤脉也，属逆。

**荆防败毒散** 见项部脑疽。

**白芷升麻汤** 见膊部肘痈。

**托里透脓汤** 见头部侵脑疽。

**十全大补汤** 见溃疡门。

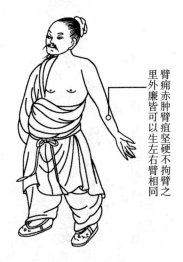

臂痈赤肿臂疽坚硬不拘臂之里外廉皆可以生左右臂相同

图68-12　臂痈图

## 腕痈

腕痈三阳风火凝，手腕背面结痈形，高肿速溃顺易治，腐烂露骨逆难功（图68-13）。

【注】此证生于手腕背面，属手三阳经，由风火凝结而成。高肿红活，在十四日溃破脓出痛减者，顺而易治；手腕乃皮肉浇薄之处，若迁

延日久不溃，或漫肿平塌，既溃腐烂露骨者逆，难于收功。初服荆防败毒散汗之，外用太乙紫金锭敷之。脓成将溃，即按痈疽肿疡、溃疡治法。

**荆防败毒散**见项部脑疽。

**太乙紫金锭**见胸部脾发疽。

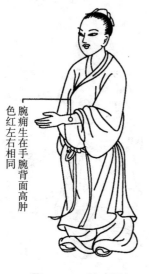

腕痈生在手腕背面高肿
色红左右相同

图 68-13　腕痈图

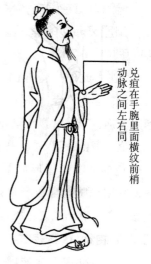

兑疽在手腕里面横纹前梢
动脉之间左右同

图 68-14　兑疽图

## 兑疽

兑疽生腕动脉间，坚硬漫肿兑骨边，痛彻手膊为险证，本属肺经穴太渊（图 68-14）。

【注】此证生于手腕里面，横纹前梢动脉之间，兑骨里侧，属肺经太渊穴，由忧思气滞风火结成。坚硬漫肿，疼痛彻骨，手膊不能转动。此动脉处，乃肺经门户，若发此疽，或溃深大泄肺气，最为险候。内外治法，俱按痈疽肿疡、溃疡门。

## 穿骨疽

穿骨疽生间使穴，掌后三寸包络经，坚硬漫肿因蕴热，毒盛溃深穿骨疼（图 68-15）。

【注】此证生于间使穴处，在掌后横纹上三寸两筋陷中，属包络经，

蕴热凝结而成。初起如粟，渐增坚硬，漫肿微红，臀热疼痛，应期速溃者顺；若溃破迟缓，脓毒溃穿骨缝，从臂外侧出脓者险。内外治法，俱按痈疽肿疡、溃疡门。

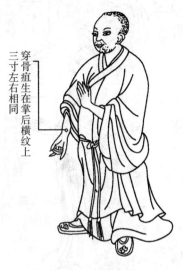

三寸左右相同

穿骨疽生在掌后横纹上

图 68-15　穿骨疽图

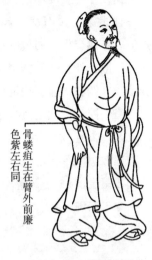

骨蝼疽生在臂外前廉

色紫左右同

图 68-16　骨蝼疽图

## 骨蝼疽

骨蝼疽生臂外廉，经属阳明忧怒缠，疮疼根束多善顺，紫晕腐串七恶难（图 68-16）。

【注】此证生于臂外侧前廉，大骨之后，属手阳明大肠，由忧郁暴怒凝结而成。初如粟豆，旬日大如桃李，肿硬疼痛，疮根收束，多见五善之证者顺；若紫晕开大，腐烂斑点，串通肌肉，抽搐拘急，多见七恶之证者逆。始终内外治法，俱按痈疽肿疡、溃疡门。

## 蝼蛄串

蝼蛄串生臂内中，思伤脾气包络凝，筋骨如中流矢痛，内溃串孔似漏形（图 68-17）。

【注】此证生于臂内中廉，属包络经。由思虑伤脾，脾伤则运化迟，故生浊液，流于肌肉，脾气滞郁不舒，凝结而成。此患初起，筋骨如中

流矢，疼痛渐增，漫肿坚硬，不红不热，连肿数块，臂膊不能转动，日久其肿块渐次溃破，孔孔时流白浆，内溃串通诸孔，外势肿硬不消，脓水淋沥如漏，虚证悉添，如面黄、食少、削瘦，甚则午后寒热交作，而成败证也。初起宜服逍遥散，外敷太乙紫金锭；次服人参养荣汤，调和气血，扶助脾胃，十中可保二三。溃，按痈疽溃疡治法，若投药不效者，属逆。

**逍遥散**见背部上搭手。

**太乙紫金锭**见胸部脾发疽。

**人参养荣汤**见溃疡门。

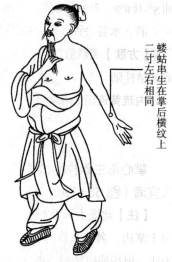

**图 68-17 蝼蛄串图**

蝼蛄串生在掌后横纹上二寸左右相同

# 手部

## 手发背

手发背初芒刺形，三阳风火与湿凝，坚硬溃伤筋骨险，高肿速溃易收功（图68-18）。

【注】此证生于手背，属手三阳经，由风火与湿凝滞而成。初起形如芒刺，渐觉疼痛，高肿红活，焮热溃速为痈；若漫肿坚硬，无红无热，溃迟为疽。其证无论形势大小，但溃深露筋骨者难瘥。初俱宜服羌活散汗之，次服内疏黄连汤清之。其余内外治法，俱按痈疽肿疡、溃疡门。

**羌活散**

羌活 当归各二钱 独活 乌药 威灵

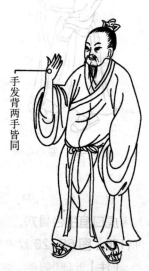

**图 68-18 手发背图**

手发背两手皆同

仙各一钱五分　升麻　前胡　荆芥　桔梗各一钱　甘草生，五分　肉桂三分

　　酒、水各一钟，煎一钟，食远服。

【方歌】羌活散医手发背，除湿发汗把风追，升麻前独荆归草，乌药威灵桔桂随。

**内疏黄连汤**见肿疡门。

## 掌心毒

　　掌心毒生赤肿疼，经属包络积热成，偏于掌边名穿掌，初宜发汗次宜清（图68-19）。

　　【注】此证生于手掌心，赤肿疼痛，属包络经劳宫穴，积热而成。若偏于掌边，名穿掌毒，一名穿埂毒，又名鹅掌痈。初起治同手发背，其余治法，俱按痈疽肿疡、溃疡门。

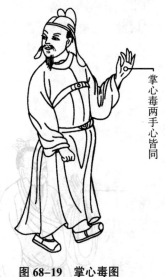

掌心毒两手心皆同

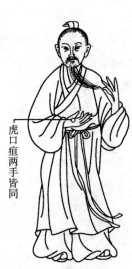

虎口疽两手皆同

图68-19　掌心毒图

图6-20　虎口疽图

## 虎口疽附：合谷疔

　　虎口疽生合骨穴，经属大肠热湿凝，根深为疔大为疽，坚硬木痛汗针明（图68-20）。

　　【注】此证生于合谷穴，在手大指、次指歧骨间，属大肠经湿热凝结

而成。一名丫叉毒，一名擘蟹毒。初起如豆，漫大色青，木痛坚硬，名虎口疽；若初起黄粟小疱，痒热焮痛，根深有红线上攻腋内，即名合谷疔。无论疔、疽，初俱宜羌活散汗之，内疏黄连汤清之，疽证脓熟针之，余治法按痈疽肿疡，溃疡门。疔证初起，将疔根挑去，有红丝者，当红丝尽处，用针砭断。其余治法俱按疔门。

**羌活散** 见手发背。

**内疏黄连汤** 见肿疡门。

## 病鰕

病鰕每在手背生，形势如鰕赤肿疼，内宜消毒外汤洗，手三阳经热毒成（图68-21）。

【注】此证生于手背，属手三阳经积热毒盛而成。形势如鰕，高埂赤肿疼痛。初宜服黄连消毒饮，外用食盐、酒糟、香油同炒令香，淬以滚汤，淋洗患处即消。如高埂不消，再用蟾酥饼贴之，外用巴膏盖之，以腐尽埂子，次敷生肌散，仍用膏盖收敛。

**黄连消毒饮** 见头部百会疽。

**蟾酥饼** 即蟾酥丸作饼。见疔疮门。

**巴膏　生肌散** 俱见溃疡门。

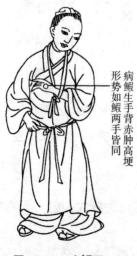

病鰕生手背赤肿高埂
形势如鰕两手皆同

**图 68-21　病鰕图**

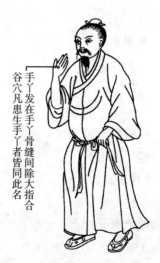

手丫发在手丫骨缝间除大指合
谷穴凡患生手丫者皆同此名

**图 68-22　手丫发图**

# 手丫发

手丫发生手指歧，湿火凝结本于脾，初粟渐豆焮热痛，内外治法按疔医（图68-22）。

【注】此证生于手丫歧骨缝间，除大指合谷穴，其余指丫生患，即名手丫发。本于脾经湿火凝结而成。初起如粟色红，渐大如豆，焮热疼痛。溃后疼痛不止者，俟脓塞脱出，其痛方止。内外治法俱按疔证门。

# 调疽

调疽大指肺热生，如粟如李青紫疼。六日刺出脓血吉，黑腐延蔓断指凶（图68-23）。

【注】此证生于手大指，由肺经积热而成。初如粟豆，渐肿如李，青紫麻木，痒痛彻心。六日刺破，出稠脓鲜血者吉，出黑血者险。初服麦灵丹汗之，次服仙方活命饮，外敷白锭子。其余内外治法，俱同痈疽肿疡、溃疡门。若黑腐延蔓不痛者，名断指，属逆。治法与足部脱疽同。

**麦灵丹 仙方活命饮 白锭子**俱见肿疡门。

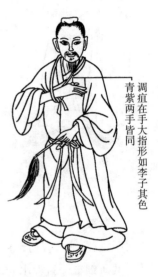

调疽在手大指形如李子其色青紫两手皆同

**图68-23 调疽图**

# 蛇头疔 天蛇毒

蛇头疔疱紫硬疼，天蛇毒疼闷肿红，二证俱兼脾经火，看生何指辨专经（图68-24、图68-25）。

【注】此二证俱生于手指顶尖。夫手指虽各有专经，然俱兼脾经火毒而成。蛇头疔自筋骨发出，根深毒重，初起小疱，色紫疼痛，坚硬如钉，初宜服蟾酥丸汗之，外敷雄黄散。天蛇毒自肌肉发出，其毒稍轻，初起闷肿无头，色红，痛如火燎，初宜服蟾酥丸汗之，外敷雄黄牡蛎散。二证脓势将成，俱服仙方活命饮，脓熟开之，外贴琥珀膏煨脓生肌治之，

虚不能敛者补之。但手指系皮肉浇薄之处，不宜灸法，亦不宜开早。若误灸、开早，以致皮裂胬肉翻出，疼痛倍增者，不能速愈，慎之。

手指经络图歌俱见首卷。

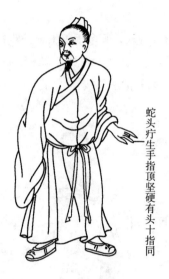

蛇头疔生手指顶坚硬有头十指同

**图 68-24 蛇头疔图**

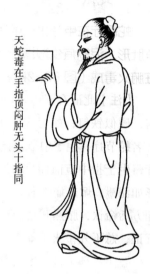

天蛇毒在手指顶闷肿无头十指同

**图 68-25 天蛇毒图**

### 雄黄散

明雄黄二钱　轻粉五分　蟾酥二分　冰片一分

共研细末，新汲水调浓，重汤炖温，敷于患指，用薄纸盖之，日换三四次。

【方歌】雄黄散治蛇头疔，紫痛根坚火毒攻，冰片蟾酥轻粉末，汲水调涂用纸封。

### 雄黄牡蛎散

牡蛎煅，四钱　明雄黄二钱

另研细，共和一处，再研匀，蜜水调浓，重汤炖温，涂于患指，能止疼痛，日用五六次。

【方歌】雄黄牡蛎天蛇毒，指头焮红闷肿疼，二味细研加蜜水，调敷止痛效又灵。

**蟾酥丸** 见疔疮门。

**仙方活命饮**见肿疡门。

**琥珀膏**见头部发际疮。

## 蛇眼疗 蛇背疗 蛀节疗 蛇腹疗 泥鳅疽

蛇眼疗在甲旁生，甲后名为蛇背疗，蛀节疗生中节骨，蛇腹指内鱼肚形，泥鳅疽生遍指肿，牵引肘臂热焮疼。看生何指分经络，总由脏腑火毒成（图68-26～图68-30）。

【注】此证有五：如蛇眼疗生于指甲两旁，形如豆粒色紫，半含半露，硬似铁钉；蛇背疗生于指甲根后，形如半枣，色赤胖肿；蛀节疗又名蛇节疗，生于中节，绕指俱肿，其色或黄、或紫；蛇腹疗又名鱼肚疗，生于指中节前面，肿如鱼肚，色赤疼痛；泥鳅疽一指通肿，色紫，形如泥鳅，焮热痛连肘臂。初起俱宜服蟾酥丸汗之，外敷雄黄散，次服仙方活命饮，脓熟开之，贴琥珀膏煨脓生肌；虚不能敛者，补之。但此五证，总不外乎火毒凝结而成。至于属何经脏，临证看生何指以辨之。

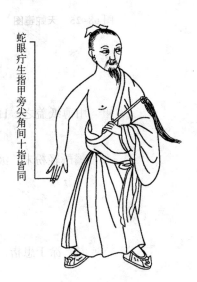

蛇眼疗生指甲旁尖角间十指皆同

图 68-26 蛇眼疗图

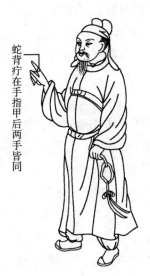

蛇背疗在手指甲后两手皆同

图 68-27 蛇背疗图

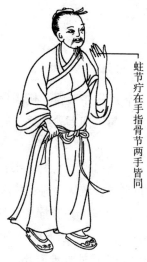

蛀节疗在手指骨节两手皆同

图 68-28 蛀节疗图

蛇腹疗在十指里面形如鱼肚

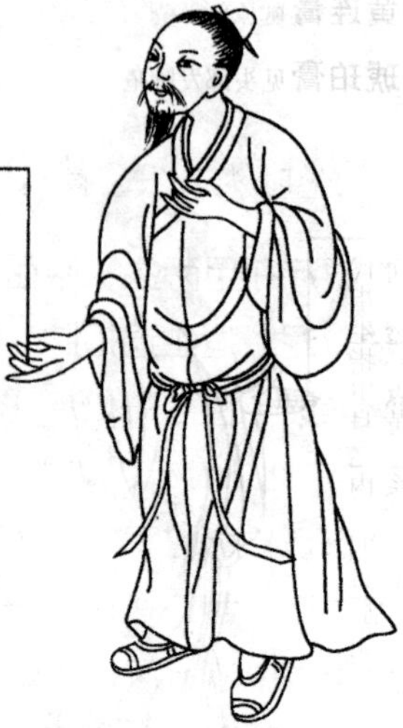

图 68-29 蛇腹疗图

手指经络，各详注首卷。

**蟾酥丸** 见疗疮门。

**雄黄散** 见蛇头疗。

**仙方活命饮** 见肿疡门。

**琥珀膏** 见头部发际疮。

## 代指

代指每生指甲身，先肿焮热痛应心，轻溃微脓重脱甲，经脉血热是其因（68-31）。

【注】此证生于手指甲身内，由经脉血热凝结而成。初起先肿焮热，疼痛应心，宜用甘草、朴硝各五钱，熬水浸洗即瘥。痛仍不止，三四日后，指甲背面上微透一点黄白色，此系内脓已成，但无门溃出，急用线针在指甲身就脓近处捻一小孔，脓方得出，随手捏尽余脓，用黄连膏贴之易愈。或失治，或过敷凉药，以致肌肉寒凝，脓毒浸淫好肉，爪甲溃空，必然脱落，用琥珀膏贴之，一两月即愈。

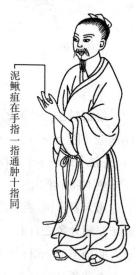

泥鳅疽在手指一指通肿十指同

图 68-30 泥鳅疽图

**黄连膏**见鼻部鼻疳。

**琥珀膏**见头部发际疮。

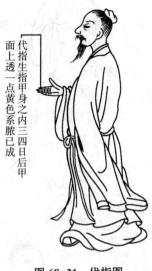

代指生指甲身之内三四日后甲面上透一点黄色系脓已成

图 68-31　代指图

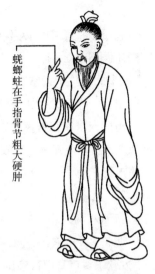

蜣螂蛀在手指骨节粗大硬肿

图 68-32　蜣螂蛀图

## 蜣螂蛀

蜣螂蛀由痰气凝，指节坚肿蝉肚形，初起不疼久方痛，溃久脓清痨病成（图 68-32）。

【注】此证多生于体虚人手指骨节，由湿痰、寒气凝滞而成。初起不红不热不痛，渐次肿坚，形如蝉肚，屈伸艰难，日久方知木痛。初肿时，宜先服六君子汤，益气、除湿、化痰；外以离宫锭姜汁磨敷，或兼阳燧锭于坚痛处灸之自消。若失于调治，肿处渐渐腐烂，脓如清水，淋沥不已，肿仍不消。然在骨节之处，溃久大泄气血，每成疮痨之证，宜预服人参养荣汤补之，外贴蟾酥饼子，陀僧膏盖之。遇壮年人，如法治之可愈；若年老及虚羸之人，不能收功。

**六君子汤**即香砂六君子汤减去藿香、砂仁。见肿疡门。

**离宫锭**见肿疡门。

**阳燧锭**见首卷烙法。

**人参养荣汤　陀僧膏**俱见溃疡门。

**蟾酥饼**见疗疮门。

# 瘸疮

瘸疮每发指掌中，两手对生茱萸形，风湿痒痛津汁水，时好时发久生虫（图68-33）。

【注】此证生于指掌之中，形如茱萸，两手相对而生。亦有成攒者，起黄白脓疱，痒痛无时，破津黄汁水，时好时发，极其疲顽，由风湿客于肤腠而成，以润肌膏擦之。若日久不愈，其痒倍增，内必生虫，治以杀虫为主，用藜芦膏擦之甚效。忌动风、鸡鹅、鱼腥等物。

**藜芦膏**

藜芦　苦参各一两

猪脂油八两，将二味炸枯，滤去渣；入松香一两，溶化开，离火，再加枯矾末、雄黄末各一两，搅匀，候温涂之，以痊为度。

【方歌】藜芦膏用苦参良，脂油炸滤入松香，再加枯矾雄黄搅，杀虫止痒抹瘸疮。

**润肌膏**见头部白屑风。

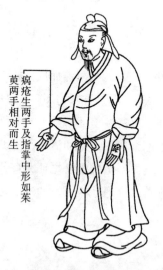

瘸疮生两手及指掌中形如茱萸两手相对而生

图68-33　瘸疮图

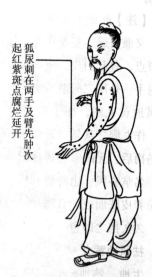

狐尿刺在两手及臂先肿次起红紫斑点腐烂延开

图68-34　狐尿刺图

# 狐尿刺

狐尿刺生手足间，闷肿焮痛红紫斑，螳螂精尿流积毒，误触肌肤痛不眠（图68-34）。

【注】此证《大成》书名狐狸刺，《外台》《总录》二书名狐尿刺。由螳螂盛暑交媾，精汁染于诸物，干久有毒，人手足误触之，则成此患。初起红紫斑点，肌肤干燥，闷肿焮痛，不眠，十日后腐开，疮口日宽。内宜服黄连解毒汤，外以蒲公英连根浓煎温洗，若得鲜蒲公英，捣汁涂患处更佳。盖螳螂又名野狐鼻涕，此证取名，盖本于此。将溃治法，按痈疽溃疡门。

**黄连解毒汤** 见部黑疔。

# 鹅掌风

鹅掌风生掌心间，皮肤燥裂紫白斑，杨梅余毒血燥热，兼受风毒凝滞源（图68-35）。

【注】此证生于掌心，由生杨梅，余毒未尽，又兼血燥，复受风毒，凝滞而成。初起紫白斑点，叠起白皮，坚硬且厚，干枯燥裂，延及遍手。外用二矾散洗之，三油膏擦之，内用祛风地黄丸料，加土茯苓、白鲜皮、当归为佐，作丸服之甚效。若年久成癣难愈。又有不因杨梅后，无故掌心燥痒起皮，甚则枯裂微痛者，名掌心风。由脾胃有热，血燥生风，血不能荣养皮肤而成。宜服祛风地黄丸，外用润肌膏，久久擦之即愈。

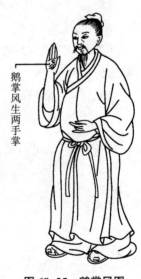

鹅掌风生两手掌

**图 68-35 鹅掌风图**

**祛风地黄丸**

生地 熟地各四两 白蒺藜 川牛膝酒洗。各三两 知母 黄柏 枸杞子各二两 菟丝子酒制 独活各一两

共研末，炼蜜和丸，如梧桐子大。每服三钱，黄酒送下，夏月淡盐

汤下。

【方歌】祛风地黄除血热，鹅掌风生服即瘥，知柏蒺藜牛膝菀，独杞同研炼蜜和。

### 二矾散

白矾　皂矾<sub>各四两</sub>　儿茶<sub>五钱</sub>　侧柏叶<sub>八两</sub>

水十碗，煎数滚听用。先以桐油搽患处，再用纸捻桐油浸透，火点向患处熏片时；次用前汤，乘热贮净木桶内，手架桶上，以布将手连桶口盖严，汤气熏手勿令泄气；待微热将汤倾入盆内。蘸洗良久，一次即愈。七日切不可见水。

【方歌】二矾掌起紫白斑，矾与儿茶柏叶煎，先以桐油搽患处，油捻燃熏后洗痊。

### 三油膏

牛油　柏油　香油　银朱<sub>各一两</sub>　官粉　麝香研细。<sub>各二钱</sub>

将三油共合火化，入黄蜡一两，溶化尽离火；再入朱、麝、官粉等末，搅匀成膏。搽患处，火烘之，以油干滋润为度。

【方歌】三油膏润鹅掌风，初斑渐裂燥痒攻，牛柏香油朱粉麝，蜡熬擦患火上烘。

**润肌膏**<sub>见头部白屑风。</sub>

# 卷六十九

## 下部

### 悬痈

悬痈毒生会阴穴，初如莲子渐如桃，三阴亏损湿热郁，溃久成漏为疮劳。

【注】此证一名骑马痈，生于篡间，系前阴之后，后阴之前屏翳穴，即会阴穴，系任脉经首穴也。初生如莲子，微痒多痛，日久焮肿，形如桃李。由三阴亏损，兼忧思气结，湿热壅滞而成。其色红作脓欲溃，若破后溃深，久则成漏，以致沥尽气血，变为疮劳。初起气壮实，尚未成脓，小水涩滞者，宜用九龙丹泻去病根；稍虚者，仙方活命饮，利去湿热，如法治之，遇十证可消三四。如十余日后，肿势已成，不能内消，宜服托里消毒散，或托里透脓汤自破；如不破，肿高、光亮、胀痛者，用卧针开之，稀脓一出，其肿全消者顺。朝服六味地黄丸，午服十全大补汤，温补滋阴。又有过食膏粱厚味，气实者初服龙胆泻肝汤，溃服滋阴八物汤。又有房劳过度，羸弱者，初服八珍汤，溃服十全大补汤，脾虚不食六君子汤。日久成漏者，国老膏化汤送服琥珀蜡矾丸。外治法按痈疽溃疡门。当戒房劳、怒气、鱼腥发物，慎重调理。

#### 九龙丹

木香　乳香　没药　儿茶　血竭　巴豆不去油

等分为末，生蜜调成一块，磁盒收贮。临用时旋丸豌豆大，每服九丸，空心热酒一杯送下。行四五次，方食稀粥；肿甚者，间日再用一服自消。

【方歌】九龙丹医悬痈毒，初起气实脓未成，木香乳没儿茶竭，巴豆蜜丸酒服灵。

#### 滋阴八物汤

当归　生地黄　白芍药酒炒　川芎　丹皮　花粉各一钱　泽泻五分　甘

草节。一钱

水二钟，灯心五十寸，煎八分，食前服。大便秘者，加蜜炒大黄一钱。

**【方歌】**滋阴八物过膏粱，悬痈已溃服此方，四物丹皮花粉泻，草节便秘加大黄。

**仙方活命饮　琥珀蜡矾丸　托里消毒散**俱见肿疡门。

**托里透脓汤**见头部侵脑疽。

**六味地黄丸**见面部雀斑。

**十全大补汤　八珍汤　六君子汤**即香砂六君子汤减去藿香、砂仁。俱见溃疡门。

**龙胆泻肝汤**见腰部缠腰火丹。

**国老膏**见背部丹毒发。

## 穿裆发

穿裆毒发会阴前，忧思劳伤湿郁源，焮痛红顺塌陷逆，腐深漏溺收敛难。

**【注】**此证生于会阴穴之前，肾囊之后。由忧思、劳伤、湿郁凝结而成。初起如粟，渐生红亮焮痛，溃出稠脓者顺；若起如椒子，黑焦陷于皮肉之内，漫肿紫黯，并无焮热，痛连睾丸及腰背肛门者逆。此系皮囊空处，凡生毒患，宜速溃根浅；但遇根深迟溃，腐伤尿管，漏溺不能收敛者至险。内治按悬痈，外治按痈疽肿疡、溃疡门。

## 跨马痈

跨马痈生肾囊旁，重坠肝肾火湿伤，红肿焮痛宜速溃，初清托里勿寒凉。

**【注】**此证一名骗马坠，生于肾囊之旁，大腿根里侧，股缝夹空中。由肝、肾湿火结滞而成。初如豆粒，渐渐肿如鹅卵，陨坠壅重，色红焮痛，暴起高肿，速溃稠脓者顺；若漫肿平塌，微热微红，溃出稀脓者险，多成串皮漏证。此处乃至阴之下，医治不可过用寒凉。初宜服仙方活命饮消之，次服托里透脓汤。既溃之后，内外治法，俱按痈疽溃疡门。

**仙方活命饮**见肿疡门。

**托里透脓汤**见头部侵脑疽。

# 便毒

便毒生于腿缝间，忍精瘀血怒伤肝，坚硬木痛寒热作，初汗次下灸之痊。

【注】此证又名血疝，又名便痈，无论男女，皆可以生。发于少腹之下，腿根之上折纹缝中，经属肝、肾。由强力房劳，忍精不泄，或欲念不遂，以致精搏血留，聚于中途，壅遏而成；或为暴怒伤肝，气滞血凝而发。初如杏核，渐如鹅卵，坚硬木痛，微热不红，令人寒热往来，宜荆防败毒散汗之；若烦躁作渴，气郁者宜山甲内消散以消解之；若过于坚硬大痛者，宜红花散瘀汤舒通之。前药用之不应者，宜九龙丹攻之，若无痛无热，则不可攻下，宜阳燧锭日灸五七壮，以或软、或消、或溃为止。脓势将成不可强消，宜黄芪内托散托之；甚虚者，托里透脓汤。既溃宜八珍汤、十全大补汤、补中益气汤，因证用之。外用五色灵药撒之，化腐煨脓；兼琥珀膏、万应膏贴之，生肌敛口。斯证溃后，即名鱼口。因生于折纹缝中，其疮口溃大，身立则口必合，身屈则口必张，形如鱼口开合之状，故有鱼口之名。但此毒系忍精不泄，怒气伤肝而成。至于生杨梅而兼有便毒者，另详注于杨梅门。

## 红花散瘀汤

红花　当归尾　皂刺各一钱　生军三钱　连翘去心　苏木　穿山甲炙，研　石决明　僵蚕炒　乳香　贝母去心，研。各一钱　黑牵牛二钱

酒、水各一钟，煎八分，空心服；行五六次，方食稀粥补之。

【方歌】红花散瘀消坚硬，便毒初起肿痛添，归刺军翘苏木甲，石决僵蚕乳贝牵。

## 黄芪内托散

黄芪二钱　白术土炒，一钱　当归　川芎各二钱　金银花　皂刺　天花粉各一钱　泽泻　甘草炙。各五分

水二钟，煎八分，食前服。

【方歌】黄芪内托医便毒，肿盛不消托溃良，白术归芎银皂刺，天花泻草力同勷。

**荆防败毒散** 见项部脑疽。

**山甲内消散** 见腹部中脘疽。

**九龙丹** 见前悬痈。

**阳燧锭** 见首卷烙法。

**托里透脓汤** 见头部侵脑疽。

**八珍汤　十全大补汤　补中益气汤　五色灵药　万应膏** 俱见溃疡门。

**琥珀膏** 见头部发际疮。

## 疳疮

疳疮统名有三原，欲火未遂溲淋难，房术涂药瘰痒紫，光亮赤肿梅毒愆。

**【注】** 此证统名疳疮，又名妒精疮。生于前阴。经云：前阴者宗筋之所，主督经脉络，循阴器合篡间。又云：肾开窍于二阴。是疮生于此，属肝、督、肾三经也。其名异而形殊，生于马口之下者，名下疳；生茎之上者，名蛀疳；茎上生疮，外皮肿胀包裹者，名袖口疳；疳久而遍溃者，名蜡烛疳；痛引睾丸，阴囊肿坠者，名鸡膆疳；痛而多痒，溃而不深，形如剥皮烂杏者，名瘙疳；生马口旁，有孔如棕眼，眼内作痒，捻之有微脓出者，名镟根疳；生杨梅时，或误用熏、搽等药以致腐烂如白者，名杨梅疳；又有生杨梅时，服轻粉、水银打成劫药，以致便溺，尿管内刺痛者，名杨梅内疳。诸疳原由有三：一由男子欲念萌动，淫火猖狂，未经发泄，以致败精浊血，留滞中途结而为肿；初起必先淋漓溲溺涩痛，次流黄浊败精，阳物渐损，甚则肿痛腐烂，治当疏利肝、肾邪火，以八正散、清肝导滞汤主之。一由房术热药，涂抹玉茎，洗擦阴器，侥幸不衰，久顿不泄，以致火郁结肿，初起阳物痒痛坚硬，渐生疙瘩，色紫腐烂，血水淋漓，不时兴举，治当泄火解毒，以黄连解毒汤、芦荟丸主之。一由娼家妇人阴器，瘀精浊气未净，辄与交媾，以致淫精传染梅毒，初起皮肿红亮，甚如水晶，破流腥水，麻痒时发，肿痛日增，治当解毒，以龙胆泻肝汤主之，次服二子消毒散，外通用大豆甘草汤洗之；红肿热痛，以鲤鱼胆汁敷之；损破腐烂，以凤衣散、旱螺散、珍珠散、银粉散、回春脱疳散，因证敷之。惟杨梅疳与杨梅内疳二证，多服五宝

散甚效。

## 八正散

萹蓄　生军各一钱　滑石二钱　瞿麦　甘草生　车前子　栀子　木通各一钱

水二钟，煎八分，食前服。

【方歌】八正散清积火盛，小水作淋结肿疼，萹蓄军滑瞿麦草，车前栀子木通灵。

## 清肝导滞汤

萹蓄四钱　滑石二钱　甘草生，一钱　大黄便秘者用。二钱　瞿麦三钱

水二钟，灯心五十寸，煎八分，空心服。

【方歌】清肝导滞清肝热，玉茎肿疼小水涩，萹蓄滑石草大黄，灯心瞿麦服通彻。

## 二子消毒散

土茯苓八两　猪脂切碎，二两　杏仁炒，去皮、尖　僵蚕炒　蝉蜕各七个　牛膝　荆芥　防风各一钱　皂角子七个　金银花三钱　肥皂子七个　猪牙皂角一条

水八碗，煎三碗，作三次服；如结毒服三七日自愈。

袖口疳，加黄柏一钱，肥皂子倍之。杨梅疳，加薏苡仁、皂刺各一钱，侧柏叶、绿豆、糯米各三钱。杨梅内疳，加海金砂、五加皮、白丑各一钱五分。

【方歌】二子消毒梅毒疳，土苓猪脂杏僵蚕，蝉膝荆防皂角子，银花肥皂猪牙煎。

## 大豆甘草汤

黑豆一合　甘草生，一两　赤皮葱三茎　槐条六十寸

水煎浓，澄汤候温，日洗二次。

【方歌】大豆甘草汤神方，诸般疳证洗之良，止痒消疼能解毒，赤葱槐条共熬汤。

## 凤衣散

凤凰衣鸡抱卵壳，一钱　轻粉四分　冰片二分　黄丹一钱

共研细末，鸭蛋清调敷，或干撒亦可。

【方歌】凤衣散能敷溃疳，轻粉冰片共黄丹，化腐生肌兼止痒，鸭蛋清调痛即安。

### 旱螺散

白田螺壳煅，三钱　轻粉一钱　冰片　麝香各三分

共研细末，香油调敷。

【方歌】旱螺散用易生肌，溃疳痒痛俱可医，煅螺壳与轻冰麝，香油调敷去腐宜。

### 珍珠散

珍珠　黄连末　黄柏末　定粉　轻粉　象牙末　五倍子炒　儿茶　没药　乳香各等分

共研极细末，先以米泔水洗患处，再撒此药甚效。

【方歌】珍珠散治下疳疮，清热除瘀脱腐强，连柏儿茶轻定粉，五倍象牙没乳香。

### 银粉散

上好锡六钱火化开，入朱砂末二钱，搅炒砂枯，去砂留锡；再化开，投水银一两和匀，倾出听用。定粉一两研极细，铺绵纸上，卷成一条，一头点火，煨至纸尽为度；吹去纸灰，用粉同前锡汞，再加轻粉一两，共合一处，研成极细末。先以甘草汤淋洗患处，拭干随撒。此药能生肌、止痛、收敛，甚效。

【方歌】银粉散医疳腐蚀，茎损梅毒烂皆施，锡炒朱砂水银入，定轻二粉对研之。

### 回春脱疳散

黑铅五钱火化开，投水银二钱五分，研不见星为度；再加寒水石三钱五分，轻粉二钱五分，硼砂一钱，共研细末。先以葱、艾、花椒煎汤洗患处，再撒此药。

【方歌】回春散先化黑铅，次下水银要细研，寒水硼砂轻粉入，下疳蚀烂撒之痊。

### 五宝散

石钟乳如乳头下垂，敲破易碎似蜻蜓翅者方真。四钱　朱砂一钱　珍珠豆腐内煮半炷香时取出。二钱　冰片一钱　琥珀二钱

各研极细，和一处再研数百转，磁罐密收；用药二钱，加飞罗面八钱，再研和匀。每用土茯苓一斤，水八碗，煎至五碗，滤去渣，作五次，每次加五宝散一分和匀。量病上下服，日用十次；如鼻子腐烂，每日土茯苓内加辛夷三钱煎服，引药上行。忌食海腥、牛、羊、鹅肉、火酒、煎炒，房事等件。

【方歌】五宝散朱钟乳珍，冰珀飞罗面细匀，杨梅痏疮结毒证，土苓汤调服最神。

**黄连解毒汤** 见耳部黑疔。

**芦荟丸** 见齿部牙龃。

**龙胆泻肝汤** 见腰部缠腰火丹。

## 阴虱疮

阴虱疮虫毛际内，肝肾浊热不洁生，瘙痒抓红含紫点，若还梅毒蜡皮形。

【注】此疮一名八脚虫，生于前阴毛际内，由肝、肾气浊生热，兼淫欲失洗不洁搏滞而成。瘙痒难忍，抓破色红，中含紫点。内宜服芦柏地黄丸，外用针挑破去虱，随擦银杏无忧散易愈。若毛际内如豆如饼，发痒结如蜡皮者，杨梅毒也，即按杨梅毒治之。

**银杏无忧散**

水银 铅制　轻粉　杏仁 去皮、尖，捣膏　芦荟　雄黄　狼毒 各一钱　麝香 一分

除水银、杏仁膏，共研，筛细，再入银杏同研匀。先以石菖蒲煎汤洗之，用针挑破去虱，随用津唾调擦，使药气入内，愈不复发。切忌牛、犬、鳖肉。

【方歌】银杏无忧散止痒，热滞毛际阴虱疮，铅制水银轻粉杏，芦荟雄黄狼麝香。

**芦柏地黄丸** 即六味地黄丸加芦荟五钱，蜜炒黄柏一两。见面部雀斑。

## 肾囊痈

肾囊红肿发为痈，寒热口干焮痛疼，肝肾湿热流注此，失治溃深

露睾凶。

【注】此证生于肾囊，红肿，焮热疼痛，身发寒热，口干饮冷，由肝、肾湿热下注肾囊而成。初起宜服荆防败毒散汗之，外用葱、盐熬汤烫之；寒热已退，宜服清肝渗湿汤消解之；不应者，脓势将成也，急服滋阴内托散；若气怯食少者，宜服托里透脓汤，外用二味拔毒散圈敷肿根。脓胀痛者，用卧针针之，出稠脓者顺，出腥水者险，宜服托里排脓汤，外用琥珀膏贴之；俟肿消、脓少、痛减时，用生肌散、生肌玉红膏以生肌敛口。此痈本于肝、肾发出，以滋阴培补气血为要。生肌敛口时，朝服六味地黄汤，暮服人参养荣汤，滋补之甚效。此证若失治，溃深露睾丸者险，然不可弃而不治，宜杉木灰托之，苏子叶包之，患者仰卧，静以养之，或可取效。

### 清肝渗湿汤

黄芩　栀子生，研　当归　生地　白芍药酒炒　川芎　柴胡　花粉
龙胆草酒炒。各一钱　甘草生　泽泻　木通各五分

水二钟，灯心五十寸，煎八分，食前服。

【方歌】清肝渗湿消囊痈，小水淋漓肿痛攻，芩栀四物柴花粉，胆草灯甘泻木通。

### 滋阴内托散

当归　熟地　白芍药酒炒　川芎各一钱五分　穿山甲炙，研　泽泻　皂刺
各五分　黄芪一钱五分

水二钟，煎八分，食前服。

【方歌】滋阴内托将溃剂，囊痈欲脓托最宜，四物穿山泻皂刺，食前煎服入黄芪。

**荆防败毒散**见项部脑疽。

**托里透脓汤**见头部侵脑疽。

**二味拔毒散**见肿疡门。

**托里排脓汤**见项部鱼尾毒。

**琥珀膏**见头部发际疮。

**生肌散　生肌玉红膏　人参养荣汤**俱见溃疡门。

**六味地黄汤**即六味地黄丸改作煎剂。见面部雀斑。

# 肾囊风

肾囊风发属肝经，证由风湿外袭成，麻痒搔破流脂水，甚起疙瘩火燎疼。

【注】此证一名绣毬风，系肾囊作痒，由肝经湿热，风邪外袭皮里而成。初起干燥痒极，喜浴热汤，甚起疙瘩，形如赤粟，麻痒，搔破浸淫脂水，皮热痛如火燎者，此属里热，俱宜龙胆泻肝汤服之，外用蛇床子汤熏洗之，洗后，擦狼毒膏甚效。

## 蛇床子汤

威灵仙　蛇床子　当归尾各五钱　缩砂壳三钱　土大黄　苦参各五钱　老葱头七个

水五碗，煎数滚，倾入盆内，先熏，候温浸洗。

【方歌】蛇床子汤洗囊风，止痒消风除湿灵，威灵归尾缩砂壳，土大黄与苦参葱。

## 狼毒膏

狼毒　川椒　硫黄　槟榔　文蛤　蛇床子　大风子　枯白矾各三钱

共研细末，用香油一茶钟煎滚，下公猪胆汁一枚，和匀调前药擦患处。

【方歌】狼毒膏擦绣毬风，湿痒浸淫火燎疼，椒硫槟蛤床风子，枯矾猪胆油调成。

## 龙胆泻肝汤见腰部缠腰火丹。

# 妇人阴疮

妇人阴疮系总名，各有形证各属经。阴挺如蛇脾虚弱，阴肿劳伤血分成，阴蚀胃虚积郁致，阴脱忧思太过生，阴癫气血双虚损，随证施治诸证平。

【注】此证俱生于阴器。如阴中挺出一条如蛇形者，名为阴挺，由脾经虚弱，或产后遇怒受风所致。初宜服逍遥散加荆芥、防风，次宜朝服补中益气汤倍用升麻，晚服龙胆泻肝汤；外以蛇床子煎汤熏洗之。如阴户忽然肿而作痛者，名为阴肿，又名蚌疽，由劳伤血分所致。宜四物

汤加丹皮、泽泻、花粉、柴胡服之，或服秦艽汤；外用艾叶一两、防风六钱、大戟五钱，煎汤熏洗。如阴器外生疙瘩，内生小虫作痒者，名为阴蚀，又名䘌疮，由胃虚积郁所致。宜四物汤加石菖蒲、龙胆草、黄连、木通服之；若寒热与虚劳相似者，虫入脏腑也，宜逍遥散吞送芦荟丸，早晚各一服，外以㵳痒汤熏洗，次以银杏散塞入阴中，杀虫止痒。如阴户开而不闭，痒痛出水者，名为阴脱，由忧思太过所致。宜逍遥散或归脾汤俱加柴胡、栀子、白芍、丹皮服之；由产后得者，补中益气汤加五味子、醋炒白芍服之，外俱用荆芥、枳壳、诃子、文蛤，大剂煎汤熏洗。如子宫脱出，名为阴癫，俗名癫葫芦，由气血俱虚所致。宜补中益气汤去柴胡，倍用升麻加益母草服之，外以蓖麻子肉，捣烂贴顶心，再用枳壳半斤煎汤熏洗。由思欲不遂，肝气郁结而成者，必先于小便似有堵塞之意，因而努力，久之随努而下。令稳婆扶正葫芦，令患妇仰卧，以枕垫腰，吹嚏药收之。收入即紧闭阴器，随以布帛将腿缚定，内仍服补中益气汤自愈。

### 秦艽汤

秦艽六钱　石菖蒲　当归各三钱

葱白五个，水二钟，煎一钟，食前服。

【方歌】秦艽汤治蚌疽生，肿痛能除效可征，石菖蒲与当归片，食前葱白水煎成。

### 㵳痒汤

苦参　狼毒　蛇床子　当归尾　威灵仙各五钱　鹤虱草一两

用河水十碗，煎数滚，滤去渣，贮盆内，乘热先熏，待温投公猪胆汁二三枚，和匀洗之甚效。

【方歌】㵳痒杀虫疗阴蚀，熬汤熏洗不宜迟，苦参狼毒床归尾，猪胆威灵鹤虱施。

### 银杏散

轻粉　雄黄　水银铅制　杏仁生用。各一钱

上各研，共合一处再匀，每用五分，枣肉一枚和丸，用丝绵包裹，线扎紧，将药入阴内，留线头在外，如小解时，将药取出，解完复入内。一日一换，四五个自愈。

**【方歌】**银杏散医热下侵，轻粉雄黄制水银，杏仁枣肉绵包裹，阴痒生疮用有神。

**逍遥散** 见背部上搭手。

**归脾汤** 见乳部乳中结核。

**补中益气汤** 见溃疡门。

**龙胆泻肝汤** 见腰部缠腰火丹。

**四物汤** 见耳部耳疳。

**芦荟丸** 见齿部牙疳。

# 臀部

## 鹳口疽

鹳口疽生尻尾尖，经属督脉湿痰源，肿如鱼肫溃鹳嘴，少壮易愈老难痊（图69-1）。

**【注】**此证一名锐疽，生于尻尾骨尖处。初肿形如鱼肫，色赤坚痛，溃破口若鹳嘴，属督脉经，由湿痰流结所致。朝寒暮热，夜重日轻，溃出稀脓为不足；或流稠脓鲜血为有余。少壮可愈，老弱难敛，易于成漏。初起宜滋阴除湿汤以和之；已成不得内消者，用和气养荣汤以托之；气血虚弱，溃而敛迟者，滋肾保元汤以补之。若失治久而不敛者，宜服先天大造丸，兼服琥珀蜡矾丸，久久收敛。外治法按痈疽肿疡、溃疡门。

### 滋阴除湿汤

当归 熟地 川芎 白芍 酒炒。各一钱
陈皮 柴胡 知母 贝母 去心，研 黄芩各八分 泽泻 地骨皮 甘草 生。各五分

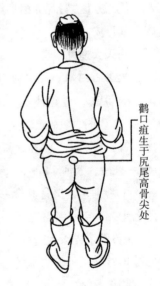

鹳口疽生于尻尾高骨尖处

**图69-1 鹳口疽图**

水二钟，姜三片，煎八分，食前服。

【方歌】滋阴除湿鹤口疽，退热消痰初起宜，四物陈柴知母草，泽泻黄芩地骨皮。

### 和气养荣汤

人参　白术土炒　白茯苓　丹皮　陈皮　熟地　当归　黄芪各一钱　沉香　甘草炙。各五分

水二钟，煎八分，食前服。

【方歌】和气养荣托锐疽，将脓煎服溃更宜，四君丹皮陈熟地，当归沉香共黄芪。

### 滋肾保元汤

人参　白术土炒　白茯苓　当归身　熟地　黄芪　山萸肉　丹皮　杜仲各一钱　肉桂　附子制　甘草炙。各五分

水二钟，姜三片、红枣肉二枚、建莲子七个去心，煎八分，食前服。

【方歌】滋肾保元溃后虚，敛迟脓清水淋漓，十全大补除芎芍，山萸附子杜丹皮。

### 先天大造丸

人参　白术土炒　当归身　白茯苓　菟丝子　枸杞　黄精　牛膝各二两　补骨脂炒　骨碎补去毛，微炒　巴戟肉　远志去心。各一两　广木香　青盐各五钱　丁香以上共研末，三钱　熟地酒煮，捣膏。四两　仙茅浸去赤汁，蒸熟，去皮，捣膏　何首乌去皮，黑豆同煮，去豆，捣膏　胶枣肉捣膏。各二两　肉苁蓉去鳞并内膜，酒浸捣膏　紫河车白酒煮烂捣膏，一具。以上六膏共入前药末内

上为细末，捣膏共合一处，再加炼过白蜂蜜为丸，如梧桐子大。每服七十丸，空心温酒送下。

【方歌】先天大造补气血，专治痈疽溃后虚，脓水清稀难收敛，参术归苓地首乌。补骨青盐骨碎补，枸杞黄精远菟丝，巴戟仙茅丁木枣，河车牛膝苁蓉俱。

### 琥珀蜡矾丸见肿疡门。

## 坐马痈

坐马痈属督脉经，尻尾略上湿热凝，高肿速溃稠脓顺，漫肿溃迟

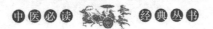

紫水凶（图69-2）。

【注】此证生于尻尾骨略上，属督脉经，由湿热凝结而成。高肿溃速脓稠者顺；若漫肿溃迟出紫水者险。虚人患此，易于成漏。初宜艾壮隔蒜片灸之，以宣通结滞，令其易溃易敛，内服之药，与鹳口疽同。溃后内外俱按痈疽溃疡门。

**隔蒜灸法**见首卷灸法。

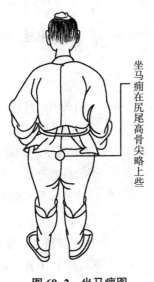

坐马痈在尻尾高骨尖略上些三

图 69-2　坐马痈图

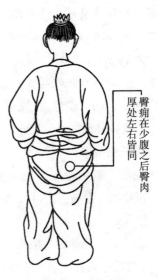

臀痈在少腹之后臀肉厚处左右皆同

图 69-3　臀痈图

## 臀痈

臀痈证属膀胱经，坚硬闷肿湿热凝，肉厚之处迟溃敛，最宜红活高肿疼（图69-3）。

【注】此证属膀胱经湿热凝结而成。生于臀肉厚处，肿、溃、敛俱迟慢。初宜隔蒜片艾灸，服仙方活命饮消之；不应者，即服透脓散，脓熟针之。溃后，内外治法俱按痈疽溃疡门。

**隔蒜灸法**见首卷灸法。

**仙方活命饮　透脓散**俱见肿疡门。

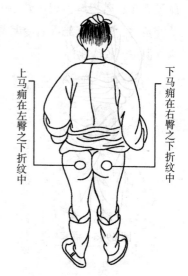

## 上马痈　下马痈

上马痈与下马痈，上左下右折纹
生，膀胱湿热忧愤起，黑陷属重高肿
轻（图69-4）。

【注】此证生于臀肉之下折纹中，
属膀胱经湿热又兼七情不和，忧愤凝滞
而成。初起如粟，黄脓小疱，渐生焮
痛，寒热往来，高肿红亮为轻，平陷黑
硬为重。初服荆防败毒散以退寒热，次
服内托羌活汤；脓势将成，服托里透脓
汤。其余内外治法，俱按痈疽溃疡门。

**内托羌活汤**

　羌活　黄柏酒炒。各二钱　黄芪一钱五
分　当归尾　陈皮　藁本　连翘　苍术
炒　甘草炙　防风各一钱　肉桂三分

　水一钟，酒半钟，煎八分，食前服。

【方歌】内托羌活宣坚硬，燥湿能托臀下痈，归黄陈柏同甘草，藁本
连翘苍桂风。

**荆防败毒散**见项部脑疽。

**托里透脓汤**见头部侵脑疽。

上马痈在左臀之下折纹中

下马痈在右臀之下折纹中

**图69-4　上马痈下马痈图**

## 涌泉疽

涌泉疽生尻骨前，形如伏鼠肿痛坚，督脉湿热溃破险，少壮易愈
老弱难（图69-5）。

【注】此证生尻骨之前长强穴，属督脉经首穴，由湿热凝结而成。初
肿坚硬疼痛，状如伏鼠，十日可刺。得白脓者顺，溃迟青脓者险，紫黑
水者逆。内治法同鹳口疽，外治溃后，按痈疽溃疡门。少壮者得此易愈，
老年气衰弱者，多成冷漏难痊。

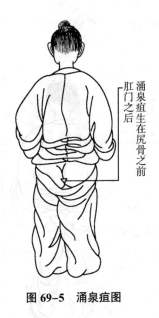

图 69-5　涌泉疽图　　　　　　　　图 69-6　脏毒图

## 脏毒

脏毒毒注在肛门，内外虚实各有因，醇酒厚味兼辛苦，外属阳分内属阴（图 69-6）。

【注】此证有内外、阴阳之别。发于外者，由醇酒厚味，勤劳辛苦，蕴注于肛门，两旁肿突，形如桃李，大便秘结，小水短赤，甚者肛门重坠紧闭，下气不通，刺痛如锥，脉数有力，多实多热，属阳易治，宜服一煎散，通利二便，菩提露搽之；肿痛仍前，不全退者，脓将成也，宜服托里透脓汤；脓胀痛针之；脓出之后，治同溃疡门。发于内者，兼阴虚湿热，下注肛门，内结壅肿，刺痛如锥，大便虚闭，小水淋漓，寒热往来，遇夜尤甚，脉数微细，为虚为湿，属阴难治，宜服五灰散，脏毒自然溃出；脓生迟者，服十全大补汤托之，溃后按溃疡门。

**一煎散**

当归尾　穿山甲炙，研　甘草生　桃仁泥　皂角刺各二钱　川黄连一钱五分　枳壳麸炒　槟榔　天花粉　乌药　赤芍　生地　白芷各一钱　元明粉　大黄各三钱　红花五分

水二钟，浸一宿，次早煎一滚，空心服，俟行三四次，以稀粥补之。

【方歌】一煎散消脏毒方，归甲甘连桃枳榔，天花皂刺红乌药，芍地元明芷大黄。

### 菩提露

熊胆三分　冰片一分

凉水十茶匙，调化开，搽于患处甚效。

【方歌】菩提露消积热痛，脏毒坚疼焮肿增，水调熊胆加冰片，搽于患处毒渐轻。

### 五灰散

血管鹅毛　血余　蜈蚣　穿山甲　生鹿角各烧存性

各等分研细，共合匀。每服五钱，空心温黄酒调下。

【方歌】五灰散用鹅管毛，血余蜈甲鹿角烧，脏毒肿痛肛门内，每服五钱黄酒调。

**托里透脓汤**见头部侵脑疽。

**十全大补汤**见溃疡门。

## 痔疮

痔疮形名亦多般，不外风湿燥热源，肛门内外俱可发，溃久成漏最难痊（图69-7）。

【注】此证系肛门生疮，有生于肛门内者，有生于肛门外者。初起成瘕，不破者为痔，易治；破溃而出脓血，黄水浸淫，淋沥久不止者为漏，难痊。斯证名因形起，其名虽有二十四种，总不外乎醉饱入房，筋脉横解，精气脱泄，热毒乘虚下注；或忧思太过，蕴积热毒，愤郁之气，致生风、湿、燥、热，四气相合而成。如结肿胀闷成块者，湿盛也；结肿痛如火燎，二便闭者，大肠、小肠热盛也；结肿多痒者，风盛也；肛门围绕，折纹破裂，便结者，火燥也。初俱服止痛如神汤消解之，外俱用菩提露或田螺水点之。若坚硬者，以五倍子散，唾津调涂之，兼用朴硝、葱头煎汤洗之。顶大蒂小者，用药线勒于痔根，每日紧线，其痔枯落，随以月白珍珠散撒之收口；亦有顶小蒂大者，用枯痔散枯之。内痔不出者，用唤痔散填入肛门，其痔即出；随以朴硝、葱头煎汤洗之。又有因勤苦劳役，负重远行，以致气血交错而生痔者，俱用止痛如神汤加减服

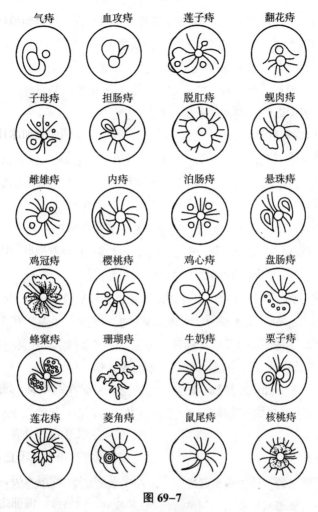

气痔　　血攻痔　　莲子痔　　翻花痔

子母痔　　担肠痔　　脱肛痔　　蚬肉痔

雌雄痔　　内痔　　泊肠痔　　悬珠痔

鸡冠痔　　樱桃痔　　鸡心痔　　盘肠痔

蜂窠痔　　珊瑚痔　　牛奶痔　　栗子痔

莲花痔　　菱角痔　　鼠尾痔　　核桃痔

图 69-7

之。又有血箭痔，生肛门或里或外，堵塞坠肿，每逢大便用力，则鲜血急流如箭；不论粪前粪后，由肠胃风热，而兼暴怒成之。初服生熟三黄丸，若唇白、面色痿黄，四肢无力，属气血两虚，宜十全大补汤倍川芎、参、芪服之，外用自己小便洗之，童便热洗亦可，其血自止。亦有肠风下血，点滴而出粪前者，宜防风秦艽汤；粪后出血者，为酒毒，宜服苦参地黄丸。效后必多服脏连丸二三料除根。又有产后用力太过而生痔者，宜补中益气汤，加桃仁、红花、苏木服之。又有久泻、久痢而生痔者，宜补中益气汤加槐花、皂荚子煅末服之。如痔已通肠，污从漏孔出者，用胡连追毒丸酒服之；服后脓水反多者，药力到也，勿以为惧。如漏有管者，用黄连闭管丸服之，可代针刀药线之力。凡痔未破已破及成漏者，俱用却毒汤烫洗，或用喇叭花煎汤，日洗二次。喇叭花即土地黄苗。兼戒房劳、河豚、海腥、辛、辣、椒、酒等物。有久患痔而后咳嗽者，取效甚难；久病咳嗽而后生痔者，多致不救。

### 止痛如神汤

秦艽去苗　桃仁去皮、尖，研　皂角子烧存性，研。各一钱　苍术米泔水浸，炒　防风各七分　黄柏酒炒，五分　当归尾酒洗　泽泻各三分　槟榔一分　熟大黄一钱二分

上除桃仁、皂角子、槟榔，用水二钟，将群药煎至一钟；再入桃仁、皂角子、槟榔，再煎至八分。空心热服，待少时以美膳压之，不犯胃也。忌生冷、五辛、火酒、硬物、大料、湿面之类。

如肿有脓，加白葵花，去蕊心，五朵，青皮五分，木香三分，则脓从大便出也。如大便秘甚，倍大黄加麻仁、枳实。如肿甚，倍黄柏、泽泻，加防己、猪苓、条芩。如痛甚，加羌活、郁李仁。如痒甚，倍防风，加黄芪、羌活、麻黄、藁本、甘草。如血下，倍黄柏，多加地榆、槐花、荆芥穗、白芷。如小便涩数不通者，加赤茯苓、车前子、灯心、萹蓄。

【方歌】止痛如神诸痔疮，风湿燥热总能防，归柏桃槟皂角子，苍术艽风泽大黄。

### 田螺水

大田螺一枚，用尖刀挑起螺厣❶，入冰片末五厘，平放磁盘内；待片时，螺窍内渗出浆水。用鸡翎蘸点患处，勤勤点之，其肿自然消散。

【方歌】田螺水点痔疮效，冰片装入田螺窍，少时化水取点疮，止痛消肿有奇妙。

### 五倍子散

用川文蛤大者一枚，敲一小孔，用阴干荔枝草，揉碎塞入文蛤内令满，用纸塞孔，湿纸包，煨片时许，取出去纸，研为细末。每一钱加轻粉三分，冰片五厘，共研极细末，唾津调涂患处。

---

❶ 厣（yǎn奄）：螺类介壳口的圆片状盖。

【方歌】五倍子散痔痛坠，坚硬肿疼立刻挥，轻粉冰片各研细，荔枝草入蛤中煨。

## 药线

芫花五钱　壁钱二钱

用白色细衣线三钱，同芫花、壁钱用水一碗盛贮小磁罐内，慢火煮至汤干为度，取线阴干。凡遇痔疮瘿瘤，顶大蒂小之证，用线一根，患大者二根，双扣系扎患处，两头留线，日渐紧之，其患自然紫黑，冰冷不热为度。轻者七日，重者十五日后必枯落，以月白珍珠散收口甚效。

【方歌】药线芫花共壁钱，再加白扣线同煎，诸痔瘿瘤系根处，生似葶形用此捐。

## 枯痔散

天灵盖用童子者佳。又用青线水将天灵盖浸片时，捞出以火煅红，再入青线水内淬之，如此七次，净用。四钱　砒霜一两　白矾生，二两　轻粉四钱　蟾酥二钱

共为极细末，入小新铁锅内，上用粗磁碗密盖，盐泥封固，炭火煅至二炷香，待冷揭开碗，将药研末，搽痔上。每日辰、午、申三时，用温水洗净患处，上药三次，上至七八日，其痔枯黑坚硬，住药裂缝，待其自落。

【方歌】枯痔天灵盖煅淬，砒矾轻粉共蟾酥，入锅碗盖泥固煅，痔疮新久搽皆除。

## 唤痔散

枯白矾五分　食盐炒，三分　草乌生　刺猥皮煅，存性。各一钱　麝香五分　冰片二分

共研细末，先用温水洗净肛门，随用唾津调药三钱，填入肛门，片时即出。

【方歌】唤痔散把内痔呼，刺猥皮盐麝草乌，冰片枯矾同研细，津调填入片时出。

## 生熟三黄汤

生地　熟地各一钱五分　黄连　黄柏　黄芩　人参　苍术米泔水浸，炒　白术土炒　厚朴姜炙　当归身　陈皮各一钱　地榆　防风　泽泻　甘草生。各六分　乌梅二个

水二钟，煎八分，食前服。

【方歌】生熟三黄连柏参，苍芩厚术共归陈，榆风泽泻乌梅草，专医血箭痔如神。

## 防风秦艽汤

防风　秦艽　当归　生地　白芍酒炒　川芎　赤茯苓　连翘去心。各一钱　栀子生，研　苍术米泔水浸，炒　槐角　白芷　地榆　枳壳麸炒　槟榔　甘草生。各六分

水二钟，煎至八分，食前温服。如便秘者加大黄。

【方歌】防风秦艽治肠风，坠肿津血最止疼，四物栀苍槐角芷，地榆枳草翘槟苓。

## 苦参地黄丸

苦参切片，酒浸湿，蒸晒九次为度，炒黄，为末。净一斤　生地黄酒浸一宿，蒸熟捣烂，和入苦参末内。四两

加炼过蜂蜜为丸，如梧桐子大。每服三钱，白滚水送下，或酒下亦可，日服二次。

【方歌】苦参地黄粪后红，皆因酒毒热来攻，二味酒蒸蜂蜜炼，为丸水送最有功。

## 脏连丸

黄连研净末，八两　公猪大肠水洗净，肥者一段，长一尺二寸

上二味，将黄连末装入大肠内，两头以线扎紧，放砂锅内，下煮酒二斤半，慢火熬之，以酒干为度；将药肠取起，共捣如泥，如药浓再晒一时许，复捣为丸，如梧桐子大。每服七十丸，空心温酒送下，久服除根。

【方歌】脏连丸用川黄连，研入猪肠煮酒煎，捣烂为丸温酒服，便血肛门坠肿痊。

## 胡连追毒丸

胡黄连切片，姜汁拌炒，研末　刺猬皮炙，切片，再炒黄，研末。各一两　麝香研细，二分

共和一处研匀，软饭为丸，如麻子大。每服一钱，食前温酒送下。

【方歌】胡连追毒丸医痔，成漏通肠服最宜，连麝猬皮饭丸服，排尽

瘀脓换好肌。

### 黄连闭管丸

胡黄连净末，一两　穿山甲香油内炸黄　石决明煅　槐花微炒。各五钱

共研细末，炼蜜为丸，如麻子大。每服一钱，空心清米汤送下。早晚服二次，至重者不过四十日而愈。

如漏四边有硬肉突起者，加僵蚕二十条，炒研末，入药内。及遍身诸般漏证，服此方皆可有效。

【方歌】黄连闭管丸穿山，石决槐花共细研，能除漏管米汤送，蜜丸麻子大一般。

### 却毒汤

瓦松　马齿苋　甘草生。各五钱　川文蛤　川椒　苍术　防风　葱白枳壳　侧柏叶各三钱　焰硝一两

水五碗，煎三碗。先熏后洗，日用三次。

【方歌】却毒汤洗痔漏效，瓦松甘草蛤川椒，齿苋苍风葱枳壳，柏叶同熬加焰硝。

### 普提露见脏毒。

### 月白珍珠散　十全大补汤　补中益气汤俱见溃疡门。

## 坐板疮

坐板疮在臀腿生，形如黍豆痒焮疼，暑湿热毒凝肌肉，初宜烫洗油捻烘（图69-8）。

【注】此证一名风疳，生于臀腿之间，形如黍豆，色红作痒，甚则焮痛，延及谷道，势如火燎。由暑令坐日晒几凳，或久坐阴湿之地，以致暑湿热毒，凝滞肌肉而成。初宜芫花、川椒、黄柏熬汤烫洗即消；或毒盛痒痛仍不止者，宜用油缸青布三指宽一条，香油调雄黄末一钱，摊于布上，卷之燃着，吹灭焰头，向疮烘之，其痒痛即止，甚效。

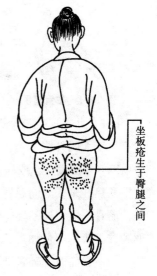

坐板疮生于臀腿之间

**图69-8　坐板疮图**

# 卷七十

## 股部

### 附骨疽 咬骨疽

附骨大腿外侧生，在腿里侧咬骨名。体虚寒湿乘虚入，寒热往来不焮红，痛甚彻骨难屈转，寒湿化热肿胖形。蒜灸起疱无疱逆，溃后最忌败浆脓（图70-1、图70-2）。

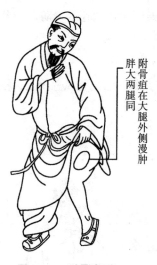

胖大两腿同
附骨疽在大腿外侧漫肿

图 70-1 附骨疽图

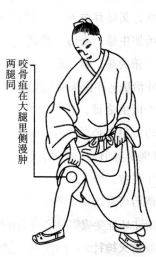

咬骨疽在大腿里侧漫肿
两腿同

图 70-2 咬骨疽图

【注】此二证生于大腿里外。外侧属足三阳经，里侧属足三阴经。附骨疽生于大腿外侧，咬骨疽生于大腿里侧。由体虚之人，露卧风冷，浴后乘凉，寒湿侵袭，或房欲之后，盖覆单薄，寒邪乘虚入里，遂成斯疾。初觉寒热往来，如同感冒风邪，随后筋骨疼痛，不热不红，甚则痛如锥刺，筋骨不能屈伸动转，经久阴极生阳，寒郁为热，热甚腐肉为脓，外形肿胖无头，皮色如常，渐透红亮一点，内脓已成。凡治此证，初起寒热往来，觉痛时，轻者即服万灵丹，重者服五积散加牛膝、红花；痛处用雷火针针之，发汗散寒，通行经络；脓成开之。溃后余治俱按溃疡门。

又有漫肿疼痛，发于尻臀部位者，宜服内托羌活汤。又有发于腿之里侧近膝者，属足太阴脾、足厥阴肝二经部位，宜服内托黄芪汤。又有发于腿外侧者，属足少阳胆经部位，宜服内托酒煎汤。又有发于腿之正面者，属阳明胃经部位，头目昏眩，呕吐不食，胸膈不利，心烦热闷者，宜服茯苓佐经汤。又有发于腿之里侧，属太阴脾经部位，骨节焮痛，四肢拘急，自汗短气，小水不利，手足浮肿者，宜服附子六物汤。又有发于腿之后面，属足太阳膀胱经部位，腿足挛痹，关节重痛，憎寒发热，无汗恶寒，或兼恶风头痛者，宜服麻黄佐经汤。又有三阴不足，外邪过盛，大腿通肿，皮色不变，疼痛日增，不消不溃者，此属虚寒骨冷，急服大防风汤，补虚逐寒；日久消之不应者，势欲作脓，外用隔蒜片灸之起疱，艾爆有声为吉；灸之无疱，骨中不觉热者属逆。灸后宜服十全大补汤加牛膝、羌活、防己，或八珍汤加附子补托之。脓成胀痛，针之出黏白脓为顺；若出白浆水或豆汁者，俱为败浆，终属险候。数证溃后，内外治法，亦俱按痈疽溃疡门。

以上之证，皆由沉寒痼冷中来，外敷内服，不可用苦寒损脾泄气等药，犯之必至气血冰凝，内肉瘀腐，日久化为污水，不治之证也。按《准绳》等书云：伤寒汗后，余邪成流注，流注之坏证成附骨疽。夫汗后流注易愈，惟失治乃为坏证，不能复生，似不能变成附骨疽。况附骨疽系调治可愈之证，若果数变之后，则坏而又坏矣！又岂能复有成功乎？是流注坏证变成附骨之说，存而不论可也。

### 雷火神针

蕲艾三钱　丁香五分　麝香二分

药与艾揉和，用夹纸一张，将药平铺纸上，用力实卷如指粗大，收贮。临用以纸七层，平放患处，将针点着一头，对患向纸捺实，待不痛方起针。病甚者，再针一次。七日后，火疮大发，其功甚效。

【方歌】雷火神针攻寒湿，附骨疽痛针之宜，丁麝二香共蕲艾，燃针痛处功效奇。

### 内托黄芪汤

黄芪盐水拌，炒　当归　木瓜　连翘去心　柴胡各一钱　羌活　肉桂　生地　黄柏各五分酒、水各一钟，煎一钟，空心热服。

【方歌】内托黄芪归木瓜，羌柴翘桂地柏加，疽生膝股肝脾位，酒水煎之服最佳。

### 内托酒煎汤

当归　黄芪各二钱　柴胡一钱五分　大力子　连翘去心　肉桂各一钱　升麻　黄柏　甘草各五分

酒、水各一钟，煎一钟，食前服。

【方歌】内托酒煎寒湿凝，腿外少阳附骨生，归芪大力柴翘桂，升柏甘加酒水灵。

### 茯苓佐经汤

白茯苓　苍术米泔水浸，炒　陈皮　白术土炒　半夏制。各一钱　厚朴姜炒　木瓜　柴胡　藿香　泽泻　葛根　甘草各五分

生姜三片，水二钟，煎八分，食前服。

【方歌】茯苓佐经足阳明，腿面焮疼烦热乘，平胃木瓜柴术半，藿泻加姜葛引经。

### 附子六物汤

附子　甘草各一钱　防己　白术土炒　白茯苓各八分　桂枝五分

生姜三片，水二钟，煎八分，食远服。

【方歌】附子六物风寒湿，流注脾经须服之，四肢拘急骨节痛，防己术甘苓桂枝。

### 麻黄佐经汤

麻黄　苍术米泔水浸，炒　防风　防己　羌活　白茯苓　葛根各一钱　桂心　甘草生　细辛各五分

生姜三片，红枣肉二枚，水二钟，煎八分，食前服。

【方歌】麻黄佐经足太阳，风寒湿注本经伤，苍术二防羌活桂，苓甘细葛枣生姜。

### 大防风汤

人参二钱　防风　白术土炒　黄芪　牛膝　杜仲　当归　熟地　白芍酒炒　川芎　羌活　甘草　附子制。各一钱

生姜三片，水二钟，煎八分，食前服。

【方歌】大防风疗寒邪伤，附骨疽肿色如常，参术黄芪牛膝仲，四物羌甘附子姜。

**万灵丹**方见肿疡门。

**内托羌活汤**方见臀部上马痈。

**隔蒜灸法**方见首卷灸法。

**十全大补汤**　**八珍汤**俱见溃疡门。

**五积散**见内痈部肾痈。

## 股阴疽

股阴疽发大股中，阴囊之侧坚肿疼，七情不和忧愤致，溃后缠绵功难成（图70-3）。

【注】此证一名赤施，发生于股内合缝下近阴囊之侧，因偏在厥阴经，故名大股也。坚硬漫肿木痛，由七情不和，忧思愤郁，凝结而成。因在阴经，起长、溃脓，俱属迟缓，溃后尤见缠绵，收敛成功者甚少。初起与附骨疽治法同，肿溃俱按痈疽肿疡、溃疡门。

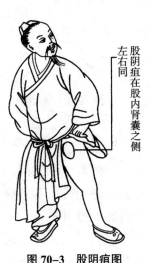

左右同　股阴疽在股内肾囊之侧

**图70-3　股阴疽图**

## 横痃疽　阴疽

横痃疽左阴疽右，股内合缝肿硬疼，痛牵睾丸长蛤样，三阴七情郁滞凝（图70-4、图70-5）。

【注】此二证俱生股内合缝折纹间，左为横痃疽，右为阴疽，属三阴经，由七情郁滞凝结而成。漫肿坚硬时疼，甚则痛牵睾丸，上及少腹，形长如蛤。一两月方能溃破，其脓深可知，破后脓稠可愈，败浆最难敛口，久必成漏。初治同附骨疽，溃按痈疽溃疡门。若脓水淋沥，日久有生虫者，形类蛔虫，亦系脓深郁久之所化也，属逆。

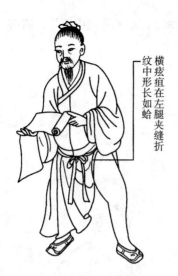

横痃疽在左腿夹缝折纹中形长如蛤

图 70-4 横痃疽图

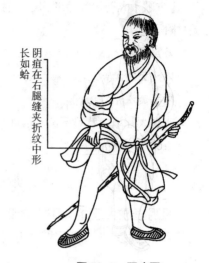

阴疽在右腿缝夹折纹中形长如蛤

图 70-5 阴疽图

## 伏兔疽

伏兔穴处忌生疽，肿硬针灸不相宜，疼痛彻心寒热作，胃火毒滞溃难医（图 70-6）。

【注】经云：伏兔不宜生疮。盖伏兔乃胃经穴道，在膝盖之上六寸正中，用力大如掌，一堆高肉处，禁用针灸。始发，寒热交作，疼痛彻心，由胃火毒滞而成。溃后最难收敛。初治同附骨疽，溃按溃疡门。

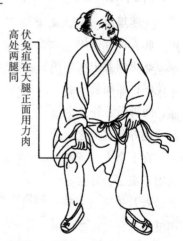

伏兔疽在大腿正面用力肉高处两腿同

图 70-6 伏兔疽图

## 股阳疽 环跳疽

股阳疽生股外侧，内搏于骨不变色，环跳疽肿腿难伸，俱由风湿寒凝结（图 70-7、图 70-8）。

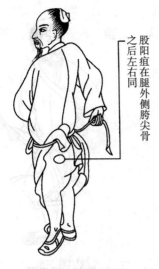

股阳疽在腿外侧胯尖骨之后左右同

图 70-7　股阳疽图

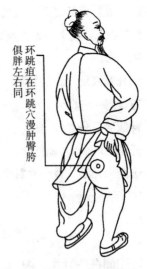

环跳疽在环跳穴漫肿臀胯俱胖左右同

图 70-8　环跳疽图

【注】股阳疽生于股外侧，胯尖之后，其毒内搏骨节，脓深至骨，故漫肿不变色也。环跳疽生胯骨节间之环跳穴，所以腰难屈伸，漫肿隐痛也。此二证皆由风、湿、寒凝结而成。属足少阳胆经。初起宜服黄狗下颏方，更刺委中穴出黑血，其腿即能转动。若漫肿大痛者，俱宜服内托黄芪汤；痛而筋挛者，万灵丹汗之；痛止换服神应养真丹。遍身走注作痛，两脚面胖肿者，亦服万灵丹汗之；痛止则宜服大防风汤倍加参、术、归、芪等药宣消之。若时时跳痛将溃，宜托里透脓汤服之；溃后脓清稀者，宜十全大补汤加牛膝，外以豆豉饼灸之。疮口紫陷者，十全大补汤加附子服之，外换附子饼灸之。食少者，胃弱也，诸虚皆禀于脾胃，宜香砂六君子汤减去砂仁加当归服之。俟胃口强盛，仍服十全大补汤。溃而反痛者，气血虚也，治宜峻补。始终外治法，俱按痈疽肿疡、溃疡门。但环跳疽溃破，多成踻疾。

### 黄狗下颏方

黄狗下颏连舌、皮毛劈下，入罐内盐泥封固，铁盏盖口，煅一炷香，觉烟清即止。务宜存性，取出色黑如炭为度。若带白色，其性已过，则无用矣。用时研极细末用下颏，宜于屠家已杀者制用，若乘生取特杀，恐反招不祥　豌豆粉　白蔹末

三味各等分，共和匀。每服五钱，温黄酒空心调服，外以此药用香

油调敷患处。服药之后，出臭汗及熟睡为准。

【方歌】黄狗下颏连舌皮，入罐泥封火煅宜，豌豆粉研加白芨，酒调臀腿疽尽医。

**内托黄芪汤　大防风汤**俱见附骨疽。

**万灵丹**见肿疡门。

**神应养真丹**见头部游风。

**托里透脓汤**见头部侵脑疽。

**十全大补汤　香砂六君子汤**俱见溃疡门。

**附子饼**见首卷灸法。

## 肚门痈　箕门痈

肚门痈在股肚生，股内近膝箕门痈，二证红肿焮热痛，膀胱脾经湿热成（图70-9、图70-10）。

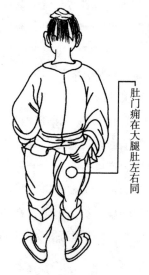

图 70-9　肚门痈图

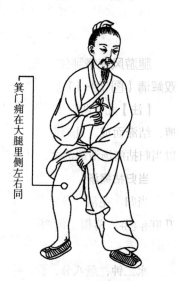

图 70-10　箕门痈图

【注】此二证俱属湿热凝结而成。肚门痈生于大腿肚，属足太阳膀胱经；箕门痈生于股内近膝，属足太阴脾经。初起红肿焮痛者，宜服神授卫生汤；若焮肿便秘，烦躁饮冷，脉数者，热淫于内也，宜内疏黄连汤，或双解贵金丸下之；若肿痛寒热，脉沉而无力，胸腹胀满，饮食如常者，

宜服槟苏散；如肿痛寒热已止，即换服逍遥散；若肿痛色不变，寒热，食少，体倦者，由肝虚湿痰下注也，宜补中益气汤加茯苓、半夏、芍药服之；若患此入房、肿硬、二便不通者，宜六味地黄丸加牛膝、车前；俟二便通利，仍服补中益气汤。余治按痈疽肿疡、溃疡门。

### 槟苏散

槟榔　紫苏　香附　木瓜　陈皮　大腹皮各一钱　羌活五分　木香三分

生姜三片，葱白三寸，水二钟，煎一钟，空心服。

【方歌】槟苏腹胀气不舒，股内箕门痛可除，香附木瓜陈大腹，木香羌活槟榔苏。

### 神授卫生汤　内疏黄连汤　双解贵金丸俱见肿疡门。

### 逍遥散见背部上搭手。

### 补中益气汤见溃疡门。

### 六味地黄丸见面部雀斑。

## 腿游风

腿游风在绕腿生，赤肿如云焮热疼，荣卫风热相搏滞，宜砭出血双解清（图70-11）。

【注】此证两腿里外忽生赤肿，形如堆云，焮热疼痛，由荣卫风热相搏，结滞而成。凡遇此证，先施砭石，放出恶血，随服双解通圣散，次以当归拈痛汤清解治之；外贴牛肉片，以拔风毒甚效。

### 当归拈痛汤

当归　羌活　茵陈蒿　苍术米泔水浸，炒　防风各一钱　苦参　白术土炒

升麻各七分　葛根　泽泻　人参　知母　黄芩　猪苓　甘草各五分　黄柏

三分

水二钟，煎八分，食前服。

【方歌】当归拈痛腿游风，羌活人参二术升，茵陈葛草芩知柏，苦参风泻共猪苓。

### 双解通圣散见唇部唇风。

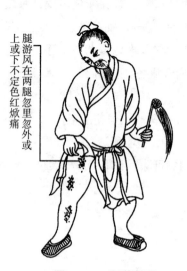

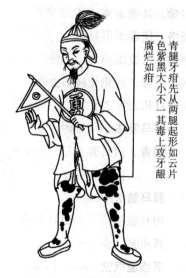

腿游风在两腿忽里忽外或
上或下不定色红焮痛

图 70-11　腿游风图

青腿牙疳先从两腿起形如云片
色紫黑大小不一其毒上攻牙龈
腐烂如疳

图 70-12　青腿牙疳图

## 青腿牙疳

青腿牙疳何故生，只缘上下不交通，阳火炎炽阴寒闭，凝结为毒此病成。青腿如云茄黑色，疲顽肿硬履难行，牙疳龈肿出臭血，穿破腮唇腐黑凶（图 70-12）。

【注】此证自古方书罕载其名，仅传雍正年间，北路随营医官陶起麟颇得其详。略云：军中凡病腿肿色青者，其上必发牙疳；凡病牙疳腐血者，其下必发青腿，二者相因而至。推其原，皆因上为阳火炎炽，下为阴寒闭郁，以至阴阳上下不交，各自为寒为热，各为凝结而生此证也。相近内地，间亦有之，边外虽亦有不甚多，惟内地人，初居边外，得此证者竟十居八九。盖中国之人，本不耐边外严寒，更不免坐卧湿地，故寒湿之痰生于下，致腿青肿，其病形如云片，色似茄黑，肉体顽硬，所以步履艰难也。又缘边外缺少五谷，多食牛、羊等肉，其热与湿合，蒸瘀于胃，毒火上熏，致生牙疳。牙龈腐肿出血，若穿腮破唇，腐烂色黑，即为危候。边外相传，仅有令服马乳之法。麟初到军营，诊视青腿牙疳之证，亦仅知投以马乳；阅历既久，因悟马脑之力，较马乳为效倍速，令患者服之，是夜即能发出大汗，而诸病减矣！盖脑为诸阳之首，其性

温煖，且能流通故耳。兼服活络流气饮、加味二妙汤，宣其血气，通其经络，使毒不得凝结。外用砭法，令恶血流出，以杀毒势；更以牛肉片贴敷，以拔出积毒，不数日而愈。盖黑血出，则阴气外泄，阳气即随阴气而下降，两相交济，上下自安也。由是习为成法，其中活者颇多，因不敢自私，著之于书，以公于世，并将所著应验诸方，备详于后。

**服马乳法** 治青腿牙疳。

用青、白马乳，早、午、晚随挤随服，甚效。如无青、白马，杂色马亦可。

**服马脑法** 治青腿牙疳。

用马脑子一个，用竹刀挑去筋膜，放在碗内，先将马脑搅匀，再用滚黄酒冲服，或一斤或半斤俱可。倘一次不能服尽，分作二次冲服亦可。

**活络流气饮** 一名和中既济汤。

苍术　木瓜　羌活　附子生　山楂肉　独活　怀牛膝　麻黄各二钱
黄柏　乌药　干姜　槟榔　枳壳麸炒。各一钱五分　甘草八分

黑豆四十九粒，生姜三片，水四钟，煎一钟服，渣再煎，水三钟，煎八分。

如牙疳盛，减去干姜、附子，加胡黄连二钱，龙胆草二钱。如牙疳轻而腿疼重，加肉桂二钱。如寒热已退，减去羌活、麻黄，加威灵仙二钱，五加皮二钱。

【方歌】活络流气去风强，青腿牙疳初服良，除湿清胃通经络，加减临时莫执方。苍术木瓜羌附子，山楂独膝柏麻黄，乌药干姜槟枳草，引加黑豆与生姜。

**加味二妙汤**

黄柏生　苍术米泔浸，炒　牛膝各三钱　槟榔　泽泻　木瓜　乌药各二钱
当归尾一钱五分

黑豆四十九粒，生姜三片，水三钟，煎一钟；再煎渣，水二钟半，煎八分。

【方歌】加味二妙行步难，青腿牙疳龈肿宣，柏苍牛膝归槟泻，木瓜乌药豆姜煎。

#### 砭刺出血法

此法用三棱扁针，形如锥挺者，向腿之青黑处，勿论穴道，量黑之大小，针一分深，或十针、二十针俱可，务令黑血流出；外以牛肉割片，贴针眼并黑处。次日再看，如黑处微退，仍针仍贴。如无牛肉，当顶刺破，用罐拔法。

#### 搽牙牛黄青黛散

牛黄　青黛各五分　硼砂二钱　朱砂　人中白煅　龙骨煅。各一钱　冰片三分

共研细末，先以甘草汤将口漱净，再上此药。

【方歌】牛黄青黛散硼砂，冰片朱砂中白加，龙骨共研为细末，牙疳肿腐此药搽。

——方用煮马肉汤烫洗。

——方用羊肝割片，贴黑处。

——方用芥菜子捣面，烧酒调敷黑肿处。

青腿牙疳不治证

——形气衰败，饮食不思者不治。

——牙齿俱落，紫黑流血，腐溃秽臭者不治。

——腿大肿腐烂，或细干枯者不治。

# 膝部

## 膝痈　疵❶疽

膝痈焮肿色红疼，疵疽如痈色不红，宣软为顺坚硬逆，脾肾肝经邪所乘（图70-13）。

【注】膝痈生于膝盖，色红、焮肿、疼痛，属气血实；疵疽亦生在膝盖，肿大如痈，其色不变，寒热往来，属气血虚。宣软为顺，坚硬如石者为逆。经云：肉之小会为溪。溪者，二肘、二膝、四腕也。凡脾病在溪；肾有邪，其气留于两膝；凡筋病皆属于节，筋乃肝之余，故又属肝，是以溪会有病，皆从脾、肾、肝三经邪气乘之也。始终内、外治法，俱

---

❶ 疵（bì 闭）：同"痹"。风、寒、湿引起的疾病。

按痈疽肿疡、溃疡门。惟两膝俱生属败证，不可治也。

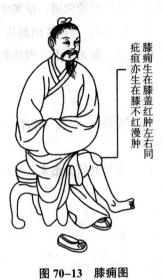

膝痈生在膝盖红肿左右同
疵疽亦生在膝不红漫肿

图 70-13　膝痈图

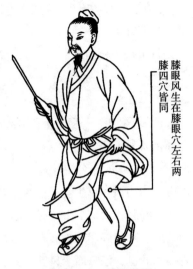

膝眼风生在膝眼穴左右两
膝四穴皆同

图 70-14　膝眼风图

## 膝眼风

膝眼风在鬼眼生，疼痛如锥胖肿形，下虚风湿寒侵袭，屈伸不遂温散灵（图 70-14）。

【注】此证生于膝眼穴，又名鬼眼穴，在膝盖之下，左右两骨空陷中。由下焦素虚，外邪易于侵袭，先从膝眼隐隐作疼，如风胜，其痛则走注不定；寒胜，则痛如锥刺；湿胜，则外见胖肿。屈不能伸，其病在筋；伸不能屈，其病在骨；动移不遂，沉寒痼冷之候也，惟在临证宜详辨之。初服万灵丹温散之，其痛即止；次服独活寄生汤宣补之。效迟者，兼用火针针膝眼穴，此转重就轻之法也。单膝生者轻，双膝生者重。若左膝方愈，复病右膝，右膝方愈，复病左膝者，名过膝风，属险，治法同前。

**独活寄生汤**

独活　桑寄生 如无真者，以川续断代之　人参　茯苓　川芎 酒洗　防风

桂心　杜仲 姜汁炒，去丝　牛膝　秦艽　细辛 各一钱五分　当归 酒洗　白芍 酒炒

熟地　甘草 各一钱

生姜五片，水二钟，煎七分，食前服。

【**方歌**】独活寄生肝肾虚，寒湿注膝肿痛居，参苓四物防风桂，杜膝秦艽甘细宜。

**万灵丹**见肿疡门。

## 鹤膝风

鹤膝风肿生于膝，上下枯细三阴虚，风寒湿邪乘虚入，痛寒挛风筋缓湿（图70-15）。

【**注**】此证一名游膝风，一名鼓捶风，痢后得者为痢风。单生者轻，双生者最重。因循日久，膝肿粗大，上下股胫枯细。由足三阴经虚，风、寒、湿邪乘虚而入，为是病也。膝内隐痛寒胜也，筋急而挛风胜也，筋缓无力湿胜也。初肿如绵，皮色不变，亦无焮热，疼痛日增，无论单双，俱宜服五积散汗之；次服万灵丹温散之，外敷回阳玉龙膏；常服换骨丹或蜘蝣❶丸，以驱其邪。若日久不消，势欲溃者，宜服独活寄生汤，或大防风汤补而温之，痛甚加乳香。溃后时出白浆，浮皮虽腐，肿痛仍前，不可用蚀药，只宜芙蓉叶、菊花叶各五钱，研末，大麦米饭拌均贴之，亦可止疼。或用豆腐渣蒸热捏作饼，贴之亦可。此证系外证中之败证也，收功甚难。

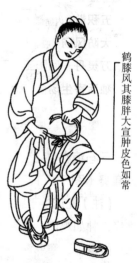

鹤膝风其膝胖大宣肿皮色如常

**图70-15 鹤膝风图**

**换骨丹**

苍术四两　枸杞二两五钱　茄根洗，二两　当归　牛膝　败龟板　防风秦艽　独活　草薢　羌活　蚕沙　松节　虎骨酥炙。各一两

共用酒浸，晒干，研为细末，酒糊为丸，如梧桐子大。每服三钱，食前白滚水送下。

【**方歌**】换骨丹归膝枸苍，龟板风艽独薢羌，蚕沙松节茄根虎，鹤膝

---

❶ 蜘蝣（yīqí 伊其）：蝎子的别名。

风生服最良。

**蝍蝛丸**

蝍蝛即全蝎生者。一个　白芷　桂心　安息香　阿魏以上各用童便、酒炒熟　威灵仙　白附子童便、酒炒　当归　羌活　桃仁童便、酒炒　牛膝　北漏芦　地骨皮　白芍酒炒。各一两　乳香　没药二味用童便、酒炒。各七钱五分

共研末，炼蜜为丸，桐子大。每服三钱，空心温酒送下。

【方歌】蝍蝛丸治鹤膝风，芷桂安息魏威灵，白附归羌桃乳没，膝漏骨皮芍蜜成。

**五积散**见内痈部肾痈。

**大防风汤**见股部附骨疽。

**万灵丹　回阳玉龙膏**俱见肿疡门。

**独活寄生汤**见本部膝眼风。

# 下石疽

下石疽在膝上生，坚硬如石牵筋疼，皮色如常难溃敛，证由血滞外寒凝（图70-16）。

【注】此证生于膝间，无论膝盖及左右，俱可以生。坚硬如石，牵筋疼痛，肿如鸡卵，皮色不变，并无焮热，难消难溃，既溃难敛，最属疲顽。由身虚，寒邪深袭，致令血瘀凝结，而成肿溃。内外治法，俱与中石疽参考。但此证肿溃俱凉，若凉化为热，见诸善证者始吉；仍见恶证者，难痊。

# 缓疽

缓疽血滞外寒凝，肿硬如馒膝上生，紫黯溃迟多焮热，肿久渐腐烂皮疼（图70-17）。

【注】此证由外寒深袭，血瘀凝滞而成。生于两膝上，或生于膝两旁，肿硬如馒，木痛日增，其色紫黯，积日不溃，证之情形，与下石疽相似，惟多焮热，肿久则腐烂肌肉、皮肤。初服当归拈痛汤，以宣通湿热，次按中石疽治法，内宜温补，外宜灸法。虚甚者，十全大补汤相兼治之。

**当归拈痛汤**见股部腿游风。

**十全大补汤**见溃疡门。

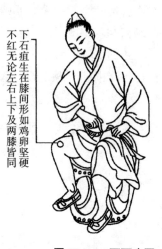

下石疽生在膝间形如鸡卵坚硬不红无论左右上下及两膝皆同

图 70-16　下石疽图

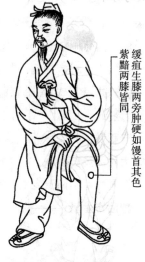

缓疽生膝两旁肿硬如馒首其色紫黯两膝皆同

图 70-17　缓疽图

## 委中毒

委中毒在腘纹生，屈伸木硬微肿红，胆热流入膀胱遏，速宜活血刺委中（图 70-18）。

**【注】**此证生委中穴，穴在膝后腘中央约纹，动脉陷中即是。约纹者，折纹也，又名血郄，穴属膀胱经，俗名腿凹，经曰腘中。由胆经积热，流入膀胱，壅遏不行而成。木硬肿痛、微红、屈伸艰难。治宜速用活血散瘀汤，逐下恶血为效，缓则筋缩而成废疾！诸书皆云：兼刺委中穴出血自消。然刺穴必兼有腰痛不能转移者，方可刺之，即出血亦不可过多，多则令人身扑，面见脱色。其余内外治法，俱按痈疽肿疡、溃疡门。亦有焮痛、色赤、溃速者，由湿热凝结所致，治法亦按肿疡、溃疡门。

**活血散瘀汤**

当归尾　赤芍　桃仁去皮、尖　大黄酒炒。各二钱　川芎　苏木各一钱五分

丹皮　枳壳麸炒　栝蒌仁各一钱　槟榔六分

水二钟，煎八分，空心服；渣，再煎服。

【方歌】活血散瘀委中毒，皆因积热肿其处，归芍丹皮桃枳榔，栝蒌大黄芎苏木。

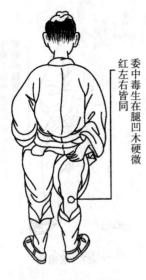

委中毒生在腿凹木硬微红左右皆同

图 70-18　委中毒图

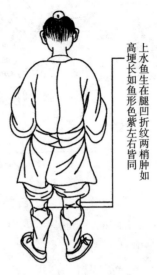

上水鱼生在腿凹折纹两梢肿如高埂长如鱼形色紫左右皆同

图 70-19　上水鱼图

## 上水鱼

上水鱼生委中旁，折纹两梢疼埂昂，长若鱼形瘀热结，外施砭血敷二黄（图 70-19）。

【注】此证生委中折纹两梢，肿如高埂，长若鱼形，色紫作痛。由血热遇外寒稽留，则血瘀凝结而成。外用砭法，向肿埂上砭出恶血，兼用二黄散香油调敷，甚效。

**二黄散**即颠倒散。见鼻部肺风粉刺。

## 人面疮

膝肘疮生如人面，自古传来系孽因，流气苦参敷贝母，从善改恶自察心（图 70-20）。

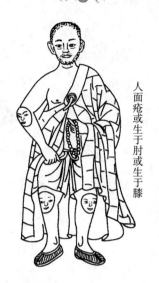

人面疮或生于肘或生于膝

**图 70-20　人面疮图**

【注】此证自古传来，乃奇病也。多生两膝或生两肘，肿类人形，眉目口鼻皆具。《本事方》云：疮口能饮食，施治诸药，绝无所苦，惟敷贝母，其疮皱眉闭口，自此，日用贝母末和水敷灌，数日疮消结痂而愈。又诸书皆以为素积冤谴，须自清心忏悔。初宜服流气饮，日久宜用大苦参丸。今据所用之药，俱系辛热疏散之品，其证或因风、寒、湿三气，凝合之所化，亦未必尽由冤谴所致也，依古施治，谅可奏效。

**大苦参丸**

苦参二两　蔓荆子　赤茯苓　山药　白芷　荆芥　防风　白附子　川芎　山栀生　何首乌　白蒺藜　皂角　川乌炮　黄芪　赤芍　独活　羌活各五钱　草乌炮，一钱五分

上为细末，面糊和丸，如梧桐子大。每服五七十丸，空心黄酒送下，不饮酒者，以茶代之。

【方歌】大苦参丸人面疮，蔓苓山药芷荆防，白附芎栀何蒺皂，川草乌芪芍独羌。

**流气饮**方见背部痰注发。

# 卷七十一

## 胫部

### 三里发

三里发肿牛眼形，膝眼之下冷痛凝，劳力伤筋兼胃热，肿色青黑紫血脓（图71-1）。

【注】此证生膝眼下三寸，外侧前廉两筋间。初肿形如牛眼，拘急冷疼，由劳力伤筋，胃热凝结而成。渐增肿痛，其色青黑，溃出紫血，次出稀脓。内外治法，俱按痈疽肿疡、溃疡门。

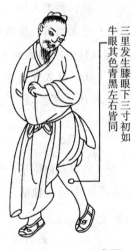

三里发生膝眼下三寸初如牛眼其色青黑左右皆同

图 71-1 三里发图

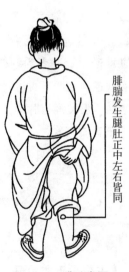

腓腨发生腿肚正中左右皆同

图 71-2 腓腨发图

### 腓腨发

腓腨发在小腿肚，憎寒烦躁积热成，焮肿痛溃脓血吉，漫肿平塌清水凶（图71-2）。

【注】此证发于腓腨，即小腿肚也。由肾水不足，膀胱积热凝结而

成，古方云不治。若焮赤高肿疼痛，溃出正脓而兼血者吉，为顺；或漫肿平塌，紫黯臀痛，溃出清水者凶，为逆。初服仙方活命饮，溃服八珍汤。气血虚者，服十全大补汤；下虚者，以桂附地黄丸补之。外治法同痈疽溃疡门。

**仙方活命饮**见肿疡门。

**八珍汤　十全大补汤**俱见溃疡门。

**桂附地黄丸**见面部颊疡。

## 黄鳅痈

黄鳅痈生腿肚旁，疼痛硬肿若鳅长，肝脾湿热微红色，顺出稠脓逆败浆（图71-3）。

【注】此证生在小腿肚里侧，疼痛硬肿，长有数寸，形如泥鳅，其色微红，由肝、脾二经湿热凝结而成。应期溃破出稠脓者为顺；若出污水败浆者属逆。初服五香流气饮，其次内、外治法，俱按痈疽肿疡、溃疡门。

**五香流气饮**

金银花二两　小茴香　僵蚕炒　羌活　独活　连翘去心　栝蒌仁各一两五钱　藿香五钱　丁香二钱　木香　沉香　甘草各一钱

分为十剂，水煎，随病上下服。

【方歌】五香流气治黄鳅，流注结核也能瘳，丁木茴沉僵藿草，银花羌独翘栝蒌。

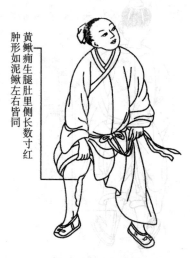

黄鳅痈生腿肚里侧长数寸红
肿形如泥鳅左右皆同

**图71-3　黄鳅痈图**

## 青蛇毒

青蛇毒生腿肚下，形长三寸紫块僵，肾与膀胱湿热结，急针蛇头血出良（图71-4）。

【注】此证又名青蛇便，生于小腿肚之下，形长二三寸，结肿、紫

块、僵硬，憎寒壮热，大痛不食，由肾经素虚，膀胱湿热下注而成。蛇头向下者，毒轻而浅，急刺蛇头一半寸，出紫黑血，随针孔搽拔疗散；外敷离宫锭，内服仙方活命饮，加黄柏、牛膝、木瓜。亦有蛇头向上者，毒深而恶，急刺蛇头一二寸，出紫黑血，针孔用白降丹细条插入五六分，外贴巴膏。余肿敷太乙紫金锭，内服麦灵丹；俟毒减退，次服仙方活命饮调和之。若毒入腹，呕吐腹胀，神昏，脉躁，俱为逆证。

**拔疗散** 见齿部牙疗。

**离宫锭　仙方活命饮　麦灵丹** 俱见肿疡门。

**白降丹　巴膏** 俱见溃疡门。

**太乙紫金锭** 见胸部脾发疽。

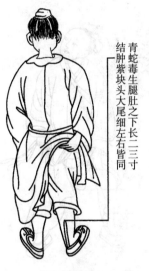

图 71-4　青蛇毒图

青蛇毒生腿肚之下长二三寸
结肿紫块头大尾细左右皆同

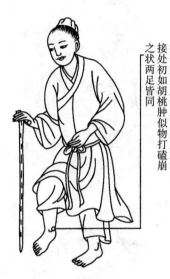

图 71-5　接骨发图

接骨发生胫骨之下足后跟相
接处初如胡桃肿似物打磕崩
之状两足皆同

## 接骨发

接骨发如核桃形，腿肚之下硬胀疼，色红漫肿宜速溃，迟损筋脉缺踵行（图 71-5）。

【注】此证生于腿肚之下，接骨之上，胫骨与足后跟骨相接处，故名接骨发，属膀胱经湿热凝结而成。初如核桃，其硬如物打磕崩之状，急胀微疼，色红漫肿，脓宜速溃，迟则脓毒损筋，筋脉既伤，腿缺踵行。

踵行者，不能全足践地，惟恃足趾着力而行也。始终内、外治法，俱按痈疽肿疡、溃疡门。

## 附阴疽

附阴疽发内踝上，初如红粟日增疼，坚硬赤肿渐如卵，三阴交会湿热凝（图71-6）。

【注】此证生于内踝骨之上三寸，初如红粟，疼痛日增，坚硬赤肿，渐如鸡卵，系三阴交会湿热积聚而成。始终内、外治法，俱按痈疽肿疡、溃疡门。但三阴交系纯阴之穴，收敛迟缓，调养不可不慎。

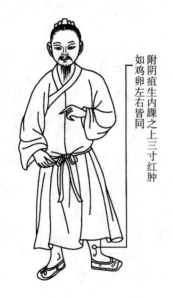

如鸡卵左右皆同

附阴疽生内踝之上三寸红肿

图71-6 附阴疽图

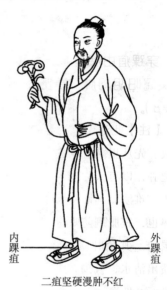

内踝疽

外踝疽

二疽坚硬漫肿不红

图71-7 内踝疽外踝疽图

## 内踝疽 外踝疽

内外踝疽湿寒成，血涩气滞阻于经，三阳外侧三阴里，初用宣通蒜灸灵（图71-7）。

【注】此二证生两足踝近腕之处，在内踝者名走缓，又名鞋带疽；在外踝者名脚拐毒。盖内踝骨，属三阴经脉络也；外踝骨，属三阳经脉络也。俱由湿寒下注，血涩气阻而成。其坚硬漫肿，皮色不变，时时隐痛，

难于行立者，初服疮科流气饮加牛膝、木瓜、防己，以宣通之，外用蒜片灸法以消之。发三阴经者，服内托黄芪汤；发三阳经者，服内托羌活汤。若虚弱将欲作脓，跳痛无时者，俱服十全大补汤，外敷乌龙膏。其肿溃治法，俱按痈疽肿疡、溃疡门。

**疮科流气饮** 见背部痰注发。

**内托黄芪汤** 见股部附骨疽。

**内托羌活汤** 见臂部上马痈。

**十全大补汤** 见溃疡门。

**乌龙膏** 见肿疡门。

## 穿踝疽

穿踝疽由脾湿寒，里发串外踝骨间，有头属阳阴闷肿，溃出清水废疾缠（图71-8）。

【注】此证由脾经湿寒下注，血涩气阻而成。先从里踝骨发起，串及外踝，致令里外通肿，以有头为阳，易破；若惟闷肿无头为阴，难溃。其证初起寒热往来，有红晕兼有热也，宜服荆防败毒散；皮色不变者，服万灵丹。其余肿溃治法，俱同内、外二疽。若溃出清水，或投方不应，缠绵日久者，必成废疾，难治。

**荆防败毒散** 见项部脑疽。

**万灵丹** 见肿疡门。

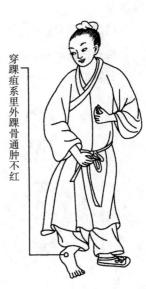

穿踝疽系里外踝骨通肿不红

**图71-8 穿踝疽图**

## 湿毒流注 附：瓜藤缠

湿毒流注腿胫生，顶如牛眼漫肿形，紫轻黑重脓水渍，寒湿暑热在膝凝（图71-9）。

【注】此证生于腿胫，流行不定，或发一二处，疮顶形似牛眼，根脚漫肿，轻则色紫，重则色黑，溃破脓水浸渍，好肉破烂，日久不敛。由暴风疾雨，寒湿暑火，侵在腠理，而肌肉为病也。初觉急服防风通圣散，加木瓜、牛膝、防己、苍术消之；若腿胫至晚发热者，宜服当归拈痛汤，加牛膝。外治初搽三妙散，肿痛全消，换搽轻粉散敛之即效。若绕胫而发，即名瓜藤缠，结核数枚，日久肿痛，腐烂水已，亦属湿热下注而成，治法同前。

**轻粉散**

轻粉一钱五分　黄丹　黄柏　密陀僧　高末茶　乳香各三钱　麝香五分

共研末，先用葱熬汤洗患处，再搽此药。

【方歌】轻粉黄丹柏陀僧，末茶乳麝共研成，湿毒流注臁疮证，化腐除湿又止疼。

**防风通圣散**见头部秃疮。

**当归拈痛汤**见股部腿游风。

**三妙散**见腹部脐痈。

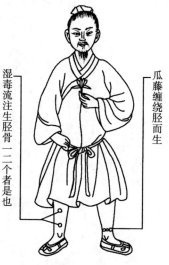

湿毒流注生胫骨一二个者是也

瓜藤缠绕胫而生

二证初如牛眼，次则漫肿，色紫者轻，黑者重。左右同。

**图71-9　湿毒流注图**

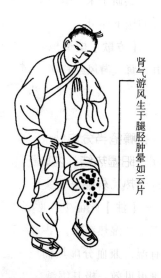

肾气游风生于腿胫肿晕如云片

**图71-10　肾气游风图**

# 肾气游风

肾气游风腿肚生，红肿如云火烘疼，证由肾火蕴于内，膀胱气滞外受风（图71-10）。

【注】此证多生于肾虚之人。腿肚红肿，形如云片，游走不定，痛如火烘，由肾火内蕴，外受风邪，膀胱气滞而成也。初服紫苏流气饮，次服槟榔丸；外用豆腐研调黄柏末，贴敷之，甚效。

### 紫苏流气饮

紫苏　黄柏　木瓜　槟榔　香附　陈皮　川芎　厚朴姜炒　白芷　苍术米泔水浸,炒　乌药　荆芥　防风　甘草　独活　枳壳麸炒

等分，姜三片，枣一枚，水煎服。

【方歌】紫苏流气柏瓜榔，香附陈芎厚芷苍，乌药荆防甘独枳，肾气游风服最昌。

### 槟榔丸

槟榔　枳壳麸炒。各二两　木瓜一两五钱　木香一两　大黄四两

共研细末，炼蜜为丸，如梧桐子大。每服三十丸，空心白滚汤送下，黄酒送下亦可。

【方歌】槟榔枳壳木瓜研，木香大黄炼蜜丸，肾气游风红肿痛，空心水送自然痊。

# 臁疮

臁疮当分内外廉，外廉易治内难痊。外属三阳湿热结，内属三阴虚热缠。法宜搜风除湿热，外贴三香夹纸饯（图71-11）。

【注】此证生在两胫内外廉骨，外廉属足三阳经湿热结聚，早治易于见效；内廉属三阴有湿，兼血分虚热而成，更兼廉骨皮肉浇薄，难得见效，极其绵缠。初发先痒后痛，红肿成片，破津紫水。新起，宜贴三香膏；色紫，贴夹纸膏；日久疮色紫黑，贴解毒紫金膏；又年

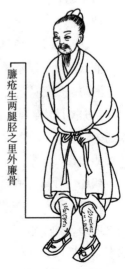

臁疮生两腿胫之里外廉骨

**图71-11 臁疮图**

久顽臁，疮皮乌黑下陷，臭秽不堪者，用蜈蚣钱法，去风毒、化瘀腐，盖贴黄蜡膏，渐效。初服黄芪丸，日久者服四生丸，下元虚冷者宜虎潜丸，常服甚效。但腿胫在至阴之下，生疮者当戒劳动、发物，其证可愈，否则难痊。

### 三香膏

轻粉　乳香　松香各等分

共为末，香油调稠，用夹纸一面，以针密刺细孔，将药夹搽纸内；先以葱汤洗净患处，将药纸有针孔一面，对疮贴之，三日一换。

**【方歌】** 三香轻粉乳松香，研末油调纸内藏，葱汤洗患方贴药，初起臁疮用此良。

### 夹纸膏

黄丹炒　轻粉　儿茶　没药　雄黄　血竭　五倍子炒　银朱　枯矾各等分

共为末，量疮大小，剪油纸二张，夹药于内，纸周围用面糊粘住，纸上用针刺孔；先将疮口用葱、椒煎汤洗净拭干，然后贴上，以帛缚之，三日一洗，再换新药贴之。

**【方歌】** 夹纸膏贴臁疮破，黄丹轻粉儿茶没，雄黄竭倍银朱矾，油纸夹贴腐可脱。

### 解毒紫金膏

明净松香　皂矾煅赤。各一斤

共研极细末，香油调稠；先用葱、艾、甘草煎汤洗净患处，再搽此药，油纸盖住，以软布扎紧，三日一换。此药又治杨梅结毒，腐烂作臭，脓水淋漓，用之甚效。

**【方歌】** 解毒紫金臁疮烂，明净松香皂矾煅，二味研末香油调，葱艾草汤先洗患。

### 蜈蚣钱

蜈蚣　甘草　独活　白芷各一钱

桐油二两，将药煎滚；先以米泔水洗净臁疮，水和白面作圈，围在疮之四边，勿令泄气，将腿放平，以茶匙挑油，渐渐乘热加满，待油温取下。已后风毒自散，腐肉渐脱，其功甚速。

**【方歌】** 蜈蚣钱治久臁疮，皮黑下陷臭难当，桐油煎草独活芷，白面圈疮油烫强。

### 黄蜡膏

血竭　赤石脂煅　龙骨煅。各三钱

共为细末，香油一两，入血余栗子大一团，炸枯去渣；再入黄蜡一两，白胶香三钱，熔化尽离火，下血竭等末，搅匀候冷，磁罐盛之。用时捏作薄片贴疮上，绢帛缚定，三日后，翻过贴之。

【方歌】黄蜡血余竭白胶，石脂龙骨入油调，蜈蚣钱后此膏盖，肌肉能生痛自消。

### 黄芪丸

黄芪　川乌头炮，去皮、弦　赤小豆　蒺藜炒，去刺　地龙去土，炒　川楝子盐水泡，去核　茴香炒　防风各一两　乌药五钱

上为细末，酒煮，面糊为丸，如梧桐子大。每服十五丸，空心温酒送下，盐汤亦可，妇人用醋煎滚，候温送下。

【方歌】黄芪丸治臁疮起，川乌赤豆共蒺藜，地龙川楝茴香炒，防风乌药酒糊宜。

### 四生丸

地龙去土，炒　白附子　僵蚕炒　草乌去皮、尖，炮　五灵脂各等分

上为细末，米糊为丸，如梧桐子大。每服三四十丸，食前茶、酒任下。

【方歌】四生臁疮久缠绵，骨节多疼举动难，地龙白附僵蚕炒，草乌灵脂米糊丸。

### 虎潜丸

败龟板酥炙，四两　知母　黄柏二味盐、酒炒　熟地各三两　牛膝酒蒸　白芍酒炒　陈皮盐水润。各二两　锁阳酒润　当归酒洗。各一两五钱　虎胫骨酥炙，一两

共研末，羯羊肉酒煮烂捣膏，和入药末内为丸，如梧桐子大。每服三钱，空心淡盐汤送下。冬月加干姜一两。

【方歌】虎潜丸疗筋骨痿，下元虚冷精血亏，龟板锁阳膝虎胫，知柏芍陈熟地归。

## 鳝漏

鳝漏生在腿肚间，孔如钻眼津水绵，颇类湿疮湿热发，艾汤熏洗觉痒痊（图71-12）。

【注】此证由湿热而成。初起颇类湿疮，生于腿肚，痒痛相兼，破津黄水，绵绵不已，其孔深如钻眼，复受寒气侵入疮孔，以致口寒肌冷。法宜艾叶、老葱熬汤，每日先熏后洗。疮口发热觉痒时，即贴黄蜡膏，收敛而愈。

**黄蜡膏**见臁疮。

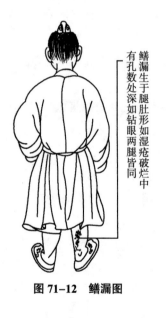

鳝漏生于腿肚形如湿疮破烂中有孔数处深如钻眼两腿皆同

图 71-12 鳝漏图

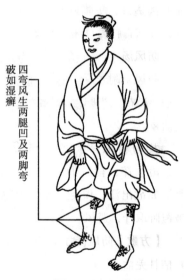

四弯风生两腿凹及两脚弯破如湿癣

图 71-13 四弯风图

## 四弯风

四弯风生腿脚弯，每月一发最缠绵。形如风癣风邪袭，搔破成疮痒难堪（图71-13）。

【注】此证生在两腿弯、脚弯，每月一发，形如风癣，属风邪袭入腠理而成。其痒无度，搔破津水，形如湿癣。法宜大麦一升熬汤，先熏后洗；次搽三妙散，渗湿杀虫，其痒即止，缓缓取效。

**三妙散**见腹部脐痈。

# 风疽

　　风疽生胫曲凹中，痒搔皮损津汁浓，风邪留于血脉内，烦热昏冒肌肿痛（图71-14）。

　　【注】此证生胫骨及曲凹之处，痒搔皮损，津黄汁，极其黏浓。由风邪留于血脉相搏而成。因其根深，故有疽名。甚则身体烦热，昏冒，而肌肉透红，更增肿疼。宜服防风汤，外抹青竹大豆油，即效。

## 防风汤

　　防风　附子制　麻黄蜜炙　白芷　木通　柴胡　当归焙　桔梗　甘草炙　羌活各五分

　　共为粗末，水一钟半，煎八分，澄去滓，食后服，临睡再用一服。如欲出汗，俟空心，头煎落滓，并一服之；后食稀粥、生姜，食毕被覆卧取汗，避风。

　　【方歌】防风汤疗风热搏，留于血脉津汁破，附子麻黄芷木通，柴胡归桔甘羌活。

## 青竹大豆油

　　青竹筒截三尺长，径一寸半，筒内装黑豆一升，以谷糠、马粪二物烧火，当竹筒中炙之，以磁碗两头接取油汁。先以清米泔水和盐热洗患处，拭干，即涂豆油，不过三度极效。

　　【方歌】青竹筒截三尺长，径要寸半黑豆装，谷糠马粪烧炙筒，风疽搔痒油涂良。

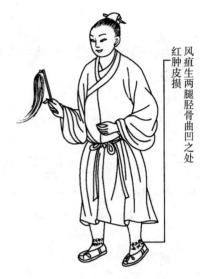

風疽生兩腿脛骨曲凹之處

红肿皮损

风疽生皮损

**图71-14　风疽图**

# 足部

## 足发背

足发背属胆胃经，七情六淫下注成，详别善恶分顺逆，细辨疽痈定死生（图71-15）。

【注】此证一名足跗发。凡足背虽行三阳，而偏在胆胃二经居多。证由七情内郁，或兼六淫外伤而成。经云：三背不宜生疮。惟足背多筋多骨，肉少皮薄，又在至阴之下，发疮疽者，升发迟慢，所以谓为险候也，宜别五善、七恶而分顺逆。发背者，大疮之通名也。须当细辨，或疽或痈，顺逆既分，则生死定焉。初宜服仙方活命饮，及隔蒜灸之，令疮速溃。余与肿疡、溃疡门治同。

**仙方活命饮** 见肿疡门。

**隔蒜灸法** 见首卷灸法。

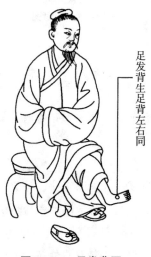

足发背生足背左右同

图71-15 足发背图

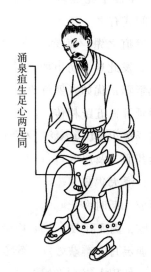

涌泉疽生足心两足同

图71-16 涌泉疽图

## 涌泉疽

涌泉疽发在足心，肾虚湿滞多属阴，速破溃浅痛可治，黑陷为疽命难存（图71-16）。

【注】此证生在足心涌泉穴，一名足心发，又名穿窟天蛇，俗名病穿板，属足少阴，由肾经虚损，兼湿热下注而成。若十四日内即溃，脓浅为痈，犹可调治，初服仙方活命饮，外用神灯照法。虚甚脓生迟者，十全大补汤；溃后兼用桂附地黄丸服之。余治按痈疽肿疡、溃疡门。若黑陷不疼，二十一日之内不溃脓者为疽，属阴败之证，难救。

**仙方活命饮**见肿疡门。

**神灯照法**见首卷。

**十全大补汤**见溃疡门。

**桂附地黄丸**见面部颊疡。

# 脱疽

脱疽多生足趾间，黄疱如粟黑烂延，肾竭血枯五败证，割切仍黑定归泉（图 71-17）。

【注】此证多生足趾之间，手指生者间或有之。盖手足十指，乃脏腑枝干。未发疽之先，烦躁发热，颇类消渴，日久始发此患。初生如粟，黄疱一点，皮色紫黯，犹如煮熟红枣，黑气侵漫，腐烂延开，五趾相传，甚则攻于脚面，痛如汤泼火燃，其臭气虽异香难解。由膏粱药酒，及房术丹石热药，以致阳精煽惑，淫火猖狂，蕴蓄于脏腑，消烁阴液而成。斯时血死心败，皮死肺败，筋死肝败，肉死脾败，骨死肾败，此五败证，虽遇灵丹亦难获效。初起宜服解毒济生汤，外用大麦米煮饭，拌芙蓉叶、菊花叶各五钱，贴之止痛。消之不应者，必施割法，须患者情愿，将死生付于度外，遵古法毒在肉则割，毒在骨则切。然割切之法，须宜早施，乘其未及延散时，用头发十余根，紧缠患趾本节尽处，绕扎十余转，毋令毒气攻延好肉，随用蟾酥饼放于初起黄疱顶上，加艾灸之，至肉枯疮死

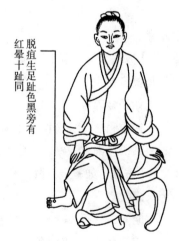

脱疽生足趾色黑旁有红晕十趾同

**图 71-17 脱疽图**

为度；次日病趾尽黑，方用利刀，寻至本节缝中，将患趾徐顺取下。血流不止者，用如圣金刀散止之，余肿以离宫锭涂之。次日倘有黑气未尽，单用蟾酥饼研末撒之，用陀僧膏盖贴，黑气自退；患上生脓，兼贴生肌玉红膏及生肌等药，肌生护骨敛口，此为吉兆。内宜滋肾水、养气血、健脾、安神之剂，如阴阳二气丹、清神散、金液戊土丹俱可服之。若内、外始终无变证，十中可保三四；若割切之后，复生黑气过节，侵漫好肉，疼痛尤甚者，属逆。此证初起不痛者，宜雌雄霹雳火灸之，其余滋补、烫洗等法，俱按痈疽肿疡、溃疡门。

按诸书论脱疽单生于足大趾，而别趾生者，俱名敦疽，此非确论。然脱疽偏生于属阴经之趾者居多。屡经如此，后之学者，宜详审焉可也。

### 解毒济生汤

当归　远志去心　川芎　花粉　柴胡　黄芩　犀角镑　麦冬去心　知母　黄柏　茯神　金银花各一钱　红花　牛膝　甘草生。各五分

水二钟，煎八分，入童便一杯，食前服。如生手指间，去牛膝加升麻。

【方歌】解毒济生归远芎，花粉柴芩犀麦冬，知柏茯银红膝草，脱疽初起烦热攻。

### 如圣金刀散

松香七两　生白矾　枯白矾各一两五钱

共研极细末，磁罐收贮，临用时，撒于患处。

【方歌】如圣金刀散刃伤，血流不止撒之良，白矾枯矾松香等，共研为末罐收藏。

### 阴阳二气丹

天门冬去心　麦门冬去心　元参汤泡去粗皮。以上三味各捣膏　五味子炒　人中白生　黄柏各一两　甘草生　泽泻　枯白矾　青黛各三钱　冰片一钱

各研细末，同天门冬等膏，加炼蜜少许，再捣千余下，软硬得中，丸如梧桐子大，朱砂为衣。每服六十丸，童便、人乳各一酒钟，空心送下，安睡一时。

【方歌】阴阳二气丹脱疽，肾水枯干燥热欺，天麦元参甘泻味，中白冰矾柏黛宜。

### 清神散

绿豆粉一两　牛黄三分　甘草节。五钱　冰片五分　朱砂三钱

上共为极细末，每服一钱，淡竹叶、灯心煎汤调服。

【方歌】清神散治脱疽发，闷乱心烦调服佳，豆粉牛黄甘草节，研加冰片共朱砂。

### 金液戊土丹

茯神　胡黄连　乌梅肉　人中黄　五味子各一两　朱砂　雄黄　硝石
远志去心　石菖蒲各三钱　牛黄　冰片各一钱

各研细末，共和一处，再研千转。于端午、七夕或春、秋二分，冬、夏二至吉辰，在净室中，先将乌梅肉捣膏，和入药末内，加炼蜜少许，捣千余下，软硬得中，为丸，每丸重一钱，金箔为衣。每服一丸，人乳、童便各一酒钟，随病上下化服。修和之时，服药之际，忌妇人、僧尼、孝服、鸡犬等见之。此药用蜡封固收藏，不泄药味，愈久愈效。

【方歌】金液戊土茯牛黄，朱雄硝远片石菖，胡连梅肉中黄味，专治脱疽发背疮。

### 雌雄霹雳火

雌黄　雄黄　丁香各二钱　麝香一分

上为细末，用蕲艾茸二钱，将药末搓入艾内，作豌豆大丸，安患上灸之，毋论痒痛，以肉焦为度。如毒已经走散，就红晕尽处，排炷灸之，痛则至痒，痒则至痛，以疮红活为妙。

【方歌】霹雳火治阴疽方，脱疽不疼灸更强，雌黄丁麝雄黄末，蕲艾茸搓药末良。

**蟾酥饼**即蟾酥丸作饼。见疔疮门。

**离宫锭**见肿疡门。

**陀僧膏　生肌玉红膏**俱见溃疡门。

## 敦疽

敦疽多生足趾疼，肿色红活出血脓，血燥精竭无败色，膏粱房劳脾肾经（图71-18）。

【注】此证多生于足趾，而手指亦间有生者。由膏粱太过则损脾，房

劳太过则伤肾；脾既损则血生少，肾既伤则精必竭，更兼湿热壅盛而成。初起黄粟小疱，痛如汤泼火燃，其色红活，肿无黑晕，溃破有脓，腐无败色，此属血脉未死之候。然此证虽无败色，亦由脏腑发出，未可视为小毒也。法宜急服滋阴救燥、补血理脾之药。初服解毒济生汤、六味地黄汤，溃服人参养荣汤、桂附地黄汤。外初宜蝌蚪拔毒散涂之，将溃贴蟾酥饼，兼贴巴膏，溃腐之后，换搽生肌玉红膏生肌敛口。初终禁用灸法。患者宜清心寡欲调理，庶免变证。

**解毒济生汤** 见脱疽。

**六味地黄汤** 见面部雀斑。

**桂附地黄汤** 见面部颊疡。

**人参养荣汤　巴膏　生肌玉红膏** 俱见溃疡门。

**蝌蚪拔毒散** 见肿疡门。

**蟾酥饼** 即蟾酥丸作饼。见疔疮门。

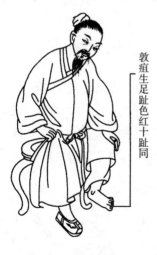

敦疽生足趾色红十趾同

图 71-18　敦疽图

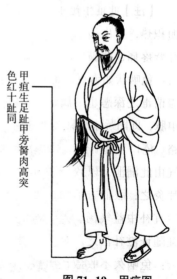

甲疽生足趾甲旁胬肉高突色红十趾同

图 71-19　甲疽图

## 甲疽

甲疽多因剔甲伤，甲长侵肉破成疮，胬肉高突痛难忍，消瘀化胬效非常（图 71-19）。

【注】此证因割嵌指甲伤肉，或剔甲伤肉，或甲长侵肉，穿窄小靴鞋，以致甲旁燬肿破烂，时津黄水，胬肉高突，疼痛难忍，不能着衣。原系好肉受伤，宜用盐汤烫洗，外敷华陀累效散，白膏药盖贴，胬肉消尽即愈。

### 华佗累效散

乳香　硇砂各一钱　轻粉五分　橄榄核烧，存性，三枚　黄丹三分

共研细末，香油调敷。

【方歌】华佗累效敷嵌甲，黄丹轻粉乳硇砂，橄榄核烧同碾细，香油调浓患处搽。

**白膏药**见溃疡门。

# 足跟疽

足跟疽生脚挛根，状如兔咬紫红燬，阳跷积热溃难敛，初宜隔蒜艾灸勤（图71-20）。

【注】此证生足跟，俗名脚挛根，由脏腑积热，汗出涉水，远行伤筋而成。初肿红紫疼痛，溃破脓水淋沥，状如兔咬。经云：兔啮状如赤豆，至骨急治，迟则害人。盖谓毒之深恶也。属足太阳膀胱经，穴名申脉，即阳跷脉发源之所，又系肾经所过之路。疮口久溃不合，阳跷脉气不能冲发，肾气由此漏泄，以致患者益虚。初起宜隔蒜片灸之，服仙方活命饮加肉桂、牛膝；溃后宜补中益气汤、人参养荣汤、桂附地黄丸随证滋补治之。余按痈疽溃疡门。海藏云：兔啮久不收敛，用盐汤洗之，白术研末撒之，两日一易，谨戒一切劳碌即效。

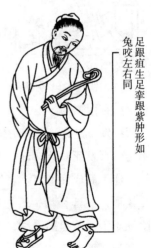

足跟疽生足挛跟紫肿形如兔咬左右同

**图71-20　足跟疽图**

**隔蒜灸法**见首卷灸法。

**仙方活命饮**见肿疡门。

**补中益气汤　人参养荣汤**俱见溃疡门。

**桂附地黄丸**见面部颊疡。

## 厉疽 四淫

厉疽势小足旁生，四淫在足上下凝，三阴亏损为疽重，三阳湿热发痈轻（图71-21、图71-22）。

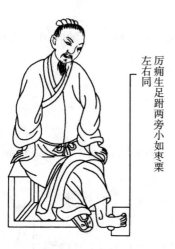

厉疽生足跗两旁小如枣栗

左右同

图 71-21 厉疽图

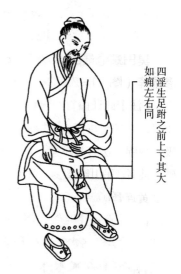

四淫生足跗之前上下其大

如痈左右同

图 71-22 四淫图

【注】《灵枢》云：发于足上下，名曰四淫，其状大痈，急治之，百日死；发于足旁，名曰厉疽，其状不大，急治之，去其黑者，不消辄益，不治，百日死。此二证俱由足三阴经亏损，为疽者重；若兼足三阳经湿热下注，而成痈者轻。若红肿疼痛，溃破有脓，腐脱无黑气浸漫，属湿热偏盛，顺证易治；若微红微肿，溃出脓水，属阴气凝结，不能化脓，险证难治；若黑黯漫肿，痛不溃脓，烦热作渴，小水淋漓，为阴败，恶证属逆。四淫无边沿，厉疽类敦疽。初俱宜仙方活命饮，外宜隔蒜灸，以宣壅毒。将溃宜服人参养荣汤，兼六味地黄丸以滋补之。若色黯不痛，即用桑柴烘法，以行壅滞，助阳气，更宜十全大补汤兼桂附地黄丸，壮脾滋水治之，或可成功。若妄用苦寒克伐之药，多致不救。外治法同敦疽。

**仙方活命饮** 见肿疡门。

**隔蒜灸法** 见首卷灸法。

**人参养荣汤** **十全大补汤**俱见溃疡门。

**六味地黄丸**见面部雀斑。

**桑柴烘法**见首卷。

**桂附地黄丸**见面部颊疡。

### 臭田螺

臭田螺疮最缠绵，脚丫搔痒起白斑，搓破皮烂腥水臭，治宜清热渗湿痊（图71-23）。

【注】此证由胃经湿热下注而生。脚丫破烂，其患甚小，其痒搓之不能解，必搓至皮烂，津腥臭水觉疼时，其痒方止，次日仍痒，经年不愈，极其缠绵。法宜甘草薏苡仁煎汤洗之，嚼细茶叶涂之，干则黄连膏润之；破烂甚者，宜用鹅掌皮，煅存性，研末，香油调敷，甚效。

**黄连膏**见鼻部鼻疮。

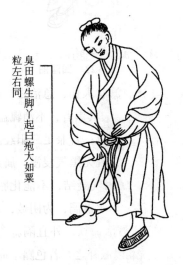

臭田螺生脚丫起白疱大如粟
粒左右同

图71-23 臭田螺图

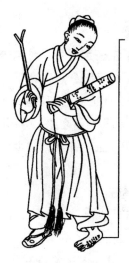

牛程蹇生脚底板起硬埂色黄不能
着地左右同

图71-24 牛程蹇图

### 牛程蹇

牛程蹇因奔走急，脚热着水寒风袭，气滞血凝起硬埂，法宜鸽粪滚汤渍（图71-24）。

【注】此证生于足跟，及足掌皮内，顽硬肿起，高埂色黄，疼痛不能行履。由脚热着冷水，或遇寒风袭于血脉，令气滞血凝而成。法宜用盆一个，内安新砖，砖上安鸽粪，粪上合罩篱，以脚踏罩篱上；次以滚水从旁冲入，蒸之、浸渍之，冷则易之。或用新砖烧红，韭菜汁泼之，将病足踏于其上烫之。早治或有消者，久则破裂，脓水津流。每日米泔水净洗，搽牛角散，四围顽皮浮起剪之，换搽生肌玉红膏、月白珍珠散，生肌敛口自愈。

**牛角散**

松香　轻粉　水龙骨即旧船底油石灰　牛角尖烧灰

共为末，牛骨髓调搽。

【方歌】牛角散治牛程蹇，久破脓水流不痊，松香轻粉水龙骨，牛角烧灰须用尖。

**生肌玉红膏　月白珍珠散**俱见溃疡门。

## 土栗

土栗生在足跟旁，肿若琉璃亮色黄，行路崎岖伤筋骨，急服仙方合五香（图71-25）。

【注】此证又名琉璃疽，生在足跟之旁，形如枣栗，亮而色黄，肿若琉璃，由行崎岖之路，劳伤筋骨血脉而成。急服五香汤及仙方活命饮，宣通壅滞；脓熟针之，脓少而多水者，以陀僧膏贴之。余按痈疽溃疡治法。

**五香汤**

乳香　藿香　丁香　沉香　青木香各三钱半

水二钟，煎八分，服之。

【方歌】五香汤善治土栗，行路劳伤血脉积，乳藿丁沉青木香，煎服舒壅功效极。

**仙方活命饮**见肿疡门。

**陀僧膏**见溃疡门。

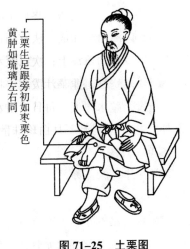

土栗生足跟旁初如枣栗色黄肿如琉璃左右同

图 71-25　土栗图

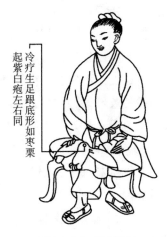

冷疔生足跟底形如枣栗起紫白疱左右同

图 71-26　冷疔图

## 冷疔

冷疔湿寒足跟生，疼痛彻骨紫疱形，黑烂深孔流血水，气秽神灯照法灵（图 71-26）。

【注】此证生在足跟，由湿寒凝结而成。形如枣栗，起紫白疱，疼痛彻骨，渐生黑气，腐烂孔深，时流血水。气秽经久不敛者，宜神灯照法照之，铁粉散敷之。初服内补十宣散，次按溃疡治同。

**铁粉散**

生铁粉即铁砂。如无，用黑铅四两，铁杓化开，倾水中冷定取出，再化再倾，以铅化尽为度。去水取末，三钱　黄丹飞　轻粉　松香各一钱　麝香一分

各研细末，共和一处再研匀；将患处以葱汤洗去血水腐臭，香油调药搽于患上，油纸盖之，扎之。

【方歌】铁粉散医足冷疔，能蚀黑腐肌肉生，黄丹轻粉松香麝，香油调搽纸盖灵。

**神灯照法**见首卷。

**内补十宣散**见胸部瘭痈痈。

## 脚气疮

脚气疮在足膝生，湿热相搏风气乘，壮热肿痛津黄水，心神烦躁

犀角灵（图 71-27）。

【注】此证生于足膝，由湿热内搏，滞于肤腠，外为风乘，不得宣通，故令脚膝生疮，痒痛作肿，破津黄水，形类黄水疮，惟身体壮热，心神烦躁，经久难瘥。宜服犀角散，外以漏芦汤洗之，兼敷龙骨散甚效。

### 犀角散

犀角屑　天麻　黄芪　枳壳麸炒　白鲜皮　黄芩　防风　羌活　白蒺藜各七钱五分　槟榔一两　乌梢蛇酒浸，二两　甘草炙，五钱

上研粗末，每服八钱，水一钟半，生姜五片，煎一钟，去渣，不拘时温服。

【方歌】犀角散医脚气疮，天麻芪枳白鲜榔，乌蛇芩草风羌活，蒺藜粗末引加姜。

### 漏芦汤

漏芦　甘草生　槐白皮　五加皮　白蔹各一两五钱　白蒺藜四两

共为粗末，每用五两，水八碗，煎五碗，去渣，淋洗。

【方歌】漏芦汤甘槐白皮，五加白蔹白蒺藜，脚气疮疼痒津水，熬汤洗患散湿急。

### 龙骨散

白龙骨研　轻粉各二钱五分　槟榔研，一钱　猬猪粪新瓦上焙干，再入火中烧之存性，取出研末。五钱

共研匀，先以口含蘁水或温盐汤，洗令疮净见肉；却用香油调药，随疮大小敷之。未愈再敷。

【方歌】龙骨散能去湿腐，脚气疮敷自然无，轻椰猪粪香油入，久远恶疮用亦除。

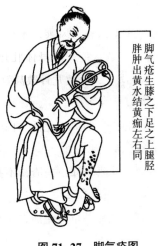

脚气疮生膝之下足之上腿胫
胖肿出疮黄水结黄痂左右同

图 71-27 脚气疮图

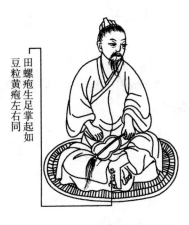

田螺疱生足掌起如
豆粒黄疱左右同

图 71-28 田螺疱图

## 田螺疱

田螺疱在足掌生，里湿外寒蒸郁成，豆粒黄疱闷胀硬，破津臭水肿烂疼（图71-28）。

【注】此证多生足掌，而手掌罕见。由脾经湿热下注，外寒闭塞，或因热体涉水，湿冷之气蒸郁而成。初生形如豆粒，黄疱闷胀，硬疼不能着地，连生数疱，皮厚难于自破，传度三五成片湿烂；甚则足跗俱肿，寒热往来。法宜苦参、菖蒲、野艾熬汤热洗，次用线针将疱挑破，放出臭水，加味太乙膏贴之。又将疱皮剪去，宜用石膏、轻粉等分研末撒之，仍以加味太乙膏盖贴，内服解毒泻脾汤。更有经年不愈者，系下部湿寒，以金匮肾气丸常服其效。

**解毒泻脾汤**

石膏煅　牛蒡子炒，研　防风　黄芩　苍术炒　甘草生　木通　山栀生，研。各一钱

水二钟，灯心二十根，煎八分，服之。

【方歌】解毒泻脾芩蒡子，风膏苍术草通栀，田螺疱起宜煎服，清热疏风又去湿。

**加味太乙膏**见溃疡门。

**金匮肾气丸**即桂附地黄丸加车前子、牛膝各一两。见面部颊疡。

## 肉刺

肉刺证由缠脚生，或着窄鞋远路行，步履艰难疼痛甚，玉簪根捣贴涂灵。

【注】此证生在脚趾，形如鸡眼，故俗名鸡眼。根陷肉里，顶起硬凸，疼痛步履不得。或因缠脚，或着窄鞋远行，皆可生之。法宜贴加味太乙膏滋润之，或用紫玉簪花根，捣烂贴涂，以油纸盖之。又地骨皮、红花等分研细，香油调敷俱效。

**加味太乙膏**见溃疡门。

# 卷七十二

## 发无定处 上

### 疔疮

五脏皆可发疔疮，现于形体细考详，若论阴阳分上下，欲知经脏辨何方。
疔名火焰发心经，往往生于唇指中，心作烦时神恍惚，痛兼麻痒疱黄红。
毒发肝经名紫燕，此患多于筋骨见，破流血水烂串筋，指青舌强神昏乱。
黄鼓由于脾发毒，多生口角与颧骨，疱黄光润红色缠，麻痒硬僵兼呕吐。
毒发肺经名白刃，白疱顶硬根突峻，易腐易陷多损腮，咳吐痰涎气急甚。
从来黑靥发肾经，黑斑紫疱硬如钉，为毒极甚疼牵骨，惊悸沉昏目露睛。
以上五疔应五脏，又有红丝疔一样，初如小疮渐发红，最忌红丝攻心上。
凡治疔证贵乎早，三阴三阳更宜晓，在下宜灸上宜针，速医即愈缓难保。
（图 72-1）

【注】此数证俱名曰疔。盖疔者，如丁钉之状，其形小，其根深，随处可生。由恣食厚味，或中蛇蛊之毒，或中疫死牛、马、猪、羊之毒，或受四时不正疫气，致生是证。夫疔疮者，乃火证也。迅速之病，有朝发夕死，随发随死，三五日不死，一月半月亦必死，此系脏腑之乖逆，性情之激变，节候之寒温肃杀，且毒中有浅深也，若一时失治，立判存亡。有名为火焰疔者，多生于唇、口及手掌指节间，初生一点红黄小疱，痛痒麻木；甚则寒热交作，烦躁舌强，言语疏忽，此属心经毒火而成也。有名为紫燕疔者，多生于手、足、腰、肋筋骨之间，初生便作紫

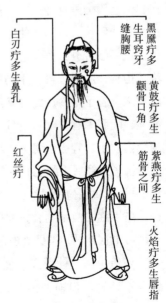

**图 72-1 疔疮图**

白刃疔多生鼻孔

黑靥疔多生耳窍牙缝胸腰

黄鼓疔多生颧骨口角

红丝疔

紫燕疔多生筋骨之间

火焰疔多生唇指

疱，次日破流血水，三日后串筋烂骨，甚则目红甲青，邪视神昏、睡语惊惕，此属肝经毒火而成也。有名为黄鼓疔者，初生黄疱，光亮明润，四畔红色缠绕，多生口角、腮、颧、眼胞上下及太阳正面之处，发时便作麻痒，重则恶心呕吐，肢体木痛，寒热交作，烦渴干哕，此属脾经毒火而成也。有名为白刃疔者，初生白疱，顶硬根突，破流脂水，痒痛兼作，多生鼻孔、两手，易腐易陷，重则腮损咽焦，咳吐痰涎，鼻掀气急，此属肺经毒火而成也。有名为黑靥疔者，多生耳窍、牙缝、胸腹、腰肾偏僻之处，初生黑斑紫疱，毒串皮肤，渐攻肌肉，顽硬如丁，痛彻骨髓，重则手足青紫，惊悸沉困，软陷孔深，目睛透露，此属肾经毒火而成也。以上五疔，本于五脏而生。

又有红丝疔，发于手掌及骨节间，初起形似小疮，渐发红丝，上攻手膊，令人寒热往来，甚则恶心呕吐，治迟者，红丝攻心，常能坏人。又有暗疔，未发而腋下先坚肿无头，次肿阴囊睾丸，突兀如箸头，令人寒热拘急，焮热疼痛。又有内疔，先发寒热腹痛，数日间，忽然肿起一块如积者是也。又有羊毛疔，身发寒热，状类伤寒，但前心、后心有红点，又如疹形，视其斑点，色紫黑者为老，色淡红者为嫩。以上诸证，初起俱宜服蟾酥丸汗之；毒势不尽，憎寒壮热仍作者，宜服五味消毒饮汗之。如发热，口渴，便闭，脉沉实者，邪在里也，宜服黄连解毒汤加生大黄一钱五分，葱头五个清之。凡证轻者，宜服化疔内消散；若疔毒将欲走黄，急服疔毒复生汤；已走黄者，令人心烦昏愦，急用七星剑汤以救之。若手足冷，六脉暴绝者，系毒气闭塞，元气不能宣通，先宜蟾酥丸，随服木香流气饮行气，其脉自见。若疔毒误灸，烦躁谵语者，乃逼毒内攻也，宜服解毒大青汤。若溃后余毒未尽，五心烦热者，宜服人参清神汤。针后出脓之时，气虚惊悸者，宜服内托安神散。若攻利太过，以致发渴、六脉虚大者，宜服补中益气汤。若发汗之后，汗不止，热不退，疮不疼，便不利者，此属里虚，宜服八珍汤加黄芪、麦冬治之。凡疔溃后不宜补早，虽见真虚，只可平补，忌用温补之药。

外治用药、针灸亦当循其次第。书云：疔疮先刺血，内毒宜汗泻，禁灸不禁针，怕绵不怕铁。初觉贵乎早治，十证十全；稍迟者，十全五六；失治者，十坏八九。初发项以上者，三阳受毒，必用铍针刺入疮心四五分，挑断疔根，令出恶血；随用立马回疔丹，或蟾酥条插入孔内，外以巴膏盖之。如项以下生者，三阴受毒，即当艾灸以杀其势，灸之不痛，亦须针刺出血，插蟾酥条，旁肿以离宫锭涂之。如旁肿顽硬，推之不动，用针乱刺顽硬之处，令多出恶血，否则必致走黄。挑法：先用针干将毒顶焦皮刮开，针入疔根，坚硬如针者为顺；若针刺入绵软如瓜瓢，而不知痛者为逆，百无一生。凡挑疔根，先出紫黑血，再挑刺至鲜血出，以知痛为止；随填拔疔散令满，以万应膏盖之，过三四时，拨去旧药，易以新药；若药干无水不痛者，此挑法未断疔根也，再深挑之，必以上药知痛，药入水流为率；三四日后，疮顶干燥，以琥珀膏贴之，令疔根托出，换九一丹撒之，黄连膏抹之，外盖白膏药生肌敛口。若初起失治，或房劳、梦遗损气，以致毒气内攻，走黄不住者，其疮必塌陷，急当随走黄处，按经找寻，有一芒刺直竖，即是疔苗，急当用铁针刺出恶血，即在刺处用艾壮灸三壮，以宣余毒。若身面漫肿，神昏闷乱，干呕心烦作渴，遍身起疱抽搐者，俱为逆证。惟红丝疔于初起时，急用磁针于红丝尽处，砭断出血；寻至初起疮上挑破，即用蟾酥条插入，万应膏盖之，随服黄连解毒汤。

再暗、内二疔，不用挑法，先以蟾酥丸含化令尽，以冷水漱去毒涎，再用三丸嚼葱白三寸，裹药黄酒送下，盖卧出汗；少时无汗，再饮热酒催之；仍无汗，系毒热滞结，急用霹雳火法令汗出，毒热随之而解。次用双解贵金丸下之自效。若暗、内二疔初起，牙关紧急者，用蟾酥丸三五粒，葱头煎汤研化灌之；俟稍苏，治法如前。

至羊毛疔，先将紫黑斑点，用衣针挑出如羊毛状，前后心共挑数处，用黑豆、荞麦研粉涂之，即时汗出而愈。一法：用明雄黄末二钱，青布包扎，蘸热烧酒于前心擦之，自外圈入内，其毛即奔至后心，再于后心擦之，其羊毛俱拔出于布上，埋之，忌茶水一日。

再诸疔部位、形色，亦有急缓，生于头项、胸背者最急，生于手、足骨节之间者稍缓。一疔之外别生一小疮，名曰应候；四围赤肿而不散漫者，名曰护场；四旁多生小疮者，名曰满天星；有此者缓，无此者急。疔证初起，至四五日间，由白色而至青紫色，疔头溃脓，形似蜂窝，内无七恶等证者为顺；若初起似疔非疔，灰色顶陷，如鱼脐，如蚕斑，青紫黑疱，软陷无脓，内见七恶等证者逆。凡疔毒俱由火毒而生，忌服辛热之药，恐反助其邪也；忌敷寒凉之药，恐逼毒攻里也。再膏药不宜早贴，惟在将溃已溃时贴之，呼脓长肉，以避风寒。初溃时，忌用生肌药，恐毒未除，反增溃烂。生项以上者，属三阳经，不宜灸。若火日生疔，亦禁灸，犯之或为倒陷，或至走黄。俱忌椒、酒、鸡、鱼、海味、鹅肉、猪首、辛辣、生冷等物，气怒、房劳、诸香并孝服、经妇、僧道、鸡犬等项，犯之必致反复，慎之。

### 蟾酥丸

蟾酥酒化，二钱　轻粉　铜绿　枯矾　寒水石煅　胆矾　乳香　没药　麝香各一钱　朱砂三钱　雄黄二钱　蜗牛二十一个

以上各为末，称准，于端午日午时，在净室中先将蜗牛研烂，同蟾酥和研稠黏，方入各药，共捣极匀，丸如绿豆大。每服三丸，用葱白五寸，令患者嚼烂，吐于手心内，男用左手，女用右手，将药丸裹入葱泥内，用无灰热酒一茶钟送下；被盖约人行五六里路，病者出汗为度；甚者，再用一服。如外用之法，搓条作饼，随证用之。修合时，忌妇人、鸡、犬等见之。

【方歌】蟾酥丸治诸疔毒，初起恶疮皆可逐，外用化腐又消坚，内服驱毒发汗速。朱砂轻粉麝雄黄，铜绿枯矾寒水入，胆矾乳没共蜗牛，丸如绿豆葱酒服。

### 五味消毒饮

金银花三钱　野菊花　蒲公英　紫花地丁　紫背天葵子各一钱二分

水二钟，煎八分，加无灰酒半钟，再滚二三沸时，热服。渣，如法再煎服，被盖出汗为度。

【方歌】五味消毒疗诸疔，银花野菊蒲公英，紫花地丁天葵子，煎加酒服发汗灵。

### 化疔内消散

知母　贝母去心，研　穿山甲炙，研　蚤休　白及　乳香　天花粉　皂刺　金银花　当归　赤芍　甘草生。各一钱

酒、水各一钟，煎一钟，去渣，量病上、下服之。

【方歌】化疔内消知贝甲，蚤休及乳草天花，皂刺银花归芍酒，疔证

毒轻服更嘉。

**疗毒复生汤**

金银花　栀子<sub>生，研</sub>　地骨皮　牛蒡子<sub>炒，研</sub>　连翘<sub>去心</sub>　木通　牡蛎<sub>煅</sub>　生军　皂刺　天花粉　没药　乳香<sub>各八分</sub>

酒、水各一钟，煎一钟，食远服。不能饮酒者，只用水煎，临服入酒一杯，和服亦效。脉实便秘者，加朴硝。

【方歌】疗毒复生欲走黄，头面肿浮毒内伤，银栀骨蒡翘通蛎，军刺天花没乳香。

**七星剑**

苍耳头　野菊花　豨莶草　地丁香　半枝莲<sub>各三钱</sub>　蚤休<sub>二钱</sub>　麻黄<sub>一钱</sub>　用好酒一斤，煎至一碗，澄去渣热服，被盖出汗为度。

【方歌】七星剑呕热兼寒，疗毒走黄昏愦添，麻黄苍耳菊豨莶，地丁香蚤半枝莲。

**木香流气饮**

当归　白芍<sub>酒炒</sub>　川芎　紫苏　桔梗　枳实<sub>麸炒</sub>　乌药　陈皮　半夏<sub>制</sub>　白茯苓　黄芪　防风　青皮<sub>各一钱</sub>　大腹皮　槟榔　枳壳<sub>麸炒</sub>　泽泻　甘草<sub>节</sub>　木香<sub>末。各五分</sub>

生姜三片，红枣肉二枚，水煎服。下部加牛膝。

【方歌】木香流气宣气滞，归芍芎苏桔枳实，乌药二陈芪大腹，风槟青枳泻煎之。

**解毒大青汤**

大青叶　木通　麦门冬<sub>去心</sub>　人中黄　栀子<sub>生，研</sub>　桔梗　元参　知母　升麻　淡竹叶　石膏<sub>煅。各一钱</sub>

水二钟，灯心二十根，煎八分，食远服。

大便秘加大黄，闷乱加烧人粪。

【方歌】解毒大青通麦门，中黄栀子桔元参，知升竹叶石膏煅，疔疮误灸毒内侵。

**人参清神汤**

人参　陈皮　白茯苓　地骨皮　麦门冬<sub>去心</sub>　当归　白术<sub>土炒</sub>　黄芪　远志<sub>去心。各一钱</sub>　柴胡　黄连　甘草<sub>炙。各五分</sub>

水二钟，粳米一撮，煎八分，食远服。

【方歌】人参清神疗毒溃，陈苓地骨麦冬归，术芪柴远黄连草，益气除烦热可推。

### 内托安神散

人参　麦门冬去心　茯神　黄芪　白术土炒　元参　陈皮各一钱　石菖蒲　甘草炙　酸枣仁炒，研　远志去心　五味子研。各五分

水二钟，煎八分，临服入朱砂末三分和匀，食远服。

【方歌】内托安神多惊悸，疗疮针后元气虚，参麦茯菖芪术草，元参枣远味陈皮。

### 立马回疗丹

轻粉　蟾酥酒化　白丁香　硇砂各一钱　乳香六分　雄黄　朱砂　麝香各三分　蜈蚣炙，一条　金顶砒注末卷，五分

共为细末，面糊搓如麦子大。凡遇疗疮，以针挑破，用一粒插入孔内，外以膏盖，追出脓血疗根为效。

【方歌】立马回疗轻蟾酥，白丁香乳麝雄朱，硇蜈金顶砒研末，疗疮用此根自除。

### 九一丹

石膏煅，九钱　黄灵药一钱

共研极细，撒于患处。

【方歌】九一丹医疗破后，根除用此把脓搜，煅石膏对黄灵药，清热生肌患自瘳。

### 霹雳火

鹅卵石烧红，安铁杓内，杓安桶内，以醋淬石，令患者将患处覆桶上，厚衣密盖，勿令泄气，热气微再添红石，加醋淬之，疮头及肿处，使热气熏蒸至汗出，其毒减半。

**黄连解毒汤**见耳部黑疗。

**补中益气汤**　**八珍汤**　**巴膏**　**万应膏**　**白膏药**　**黄灵药**俱见溃疡门。

**离宫锭**　**双解贵金丸**俱见肿疡门。

**拔疗散**见牙齿部牙疗。

**琥珀膏**见头部发际疮。

**黄连膏** 见鼻部鼻疮。

# 流注

流注原有证数般，湿痰瘀风汗后寒。发无定处连肿漫，溃近骨节治难痊。此证本由脾胃弱，留结肌肉骨筋间（图72-2）。

【注】此证名虽无殊，其原各异。盖人之血气，每日周身流行，自无停息，或因湿痰，或因瘀血，或因风湿，或因伤寒汗后余毒，或因欲后受寒，稽留于肌肉之中，致令气血不行，故名流注。

诸家书云：流者流行，注者住也，发无定处，随在可生。初发漫肿无头，皮色不变，凝结日久，微热渐痛，透红一点，方是脓熟，即宜用针开破。若湿痰化成者，脓色黏白；瘀血化成者，脓色金黄；粘水风湿化成者，脓色稀白如豆汁；汗后余邪化成者，脓色或黄、或黑，稀脓臭秽；以

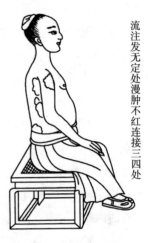

流注发无定处漫肿不红连接三四处

**图 72-2 流注图**

上四证，发在肉厚处可愈，发在骨节及骨空处难痊。淫欲受寒化成者，脓色稀白而腥，其水中有猪脂水油之状，此为败浆脓也。诸书虽有治法，终成败证。初起湿痰所中者，木香流气饮导之；产后瘀血所中者，通经导滞汤通活之；跌扑伤损瘀血所中者，宜散瘀葛根汤逐之；风湿所中者，万灵丹、五积散加附子温散之；汗后余邪发肿者，人参败毒散散之；房欲后外寒侵袭者，初宜服五积散加附子，次服附子八物汤温之；又有室女、孀妇，郁怒伤肝，思虑伤脾而成者，宜服归脾汤加香附青皮散之。此皆流注初起将成之法，一服至三四服皆可。外俱用乌龙膏或冲和膏敷贴，皮肉不热者，雷火神针针之，轻者即消，重者其势必溃；将溃时俱宜服托里透脓汤；已溃俱服人参养荣汤；久溃脓水清稀，饮食减少，不能生肌收敛者，俱宜服调中大成汤；久溃脓水清稀，精神怯少，渐成漏证者，俱宜服先天大造丸。溃后其余治法，俱按痈疽溃疡门参考。

### 通经导滞汤

当归　熟地　赤芍　川芎　枳壳<sub>麸炒</sub>　紫苏　香附　陈皮　丹皮　红花　牛膝<sub>各一钱</sub>　独活　甘草节<sub>。各五分</sub>

水二钟，煎八分，入酒一杯，食前服。

【方歌】通经导滞产后疾，败血流瘀肿痛积，四物枳苏香附陈，丹皮独草红花膝。

### 散瘀葛根汤

葛根　川芎　半夏<sub>制</sub>　桔梗　防风　羌活　升麻<sub>各八分</sub>　细辛　甘草<sub>生</sub>　香附　红花　苏叶　白芷<sub>各六分</sub>

水二钟，葱三根，姜三片，煎八分，不拘时服。

【方歌】散瘀葛根瘀血凝，皆因跌扑流注成，芎半桔风羌细草，香附红花苏芷升。

### 附子八物汤

附子<sub>制</sub>　人参　白术<sub>土炒</sub>　白茯苓　当归　熟地　川芎　白芍<sub>酒炒。各一钱</sub>　木香　肉桂　甘草<sub>炙。各五分</sub>

水二钟，姜三片，红枣肉一枚，煎八分，食远服。

【方歌】附子八物医流注，房欲伤阴外寒入，木香肉桂八珍汤，姜枣水煎食远服。

### 调中大成汤

人参<sub>二钱</sub>　白术<sub>土炒</sub>　白茯苓　黄芪　山药<sub>炒</sub>　丹皮　当归身　白芍<sub>酒炒</sub>　陈皮<sub>各一钱</sub>　肉桂　附子<sub>制。各八分</sub>　远志<sub>去心</sub>　藿香　缩砂仁　甘草<sub>炙。各五分</sub>

水二钟，煨姜三片，红枣肉二枚，煎八分，食远服。

【方歌】调中大成四君芪，山药丹皮归芍宜，远藿缩砂陈桂附，能医流注溃脓稀。

**木香流气饮**<sub>见疔疮门。</sub>

**万灵丹　乌龙膏　冲和膏**<sub>俱见肿疡门。</sub>

**五积散**<sub>见内痈部肾痈。</sub>

**人参败毒散**<sub>即荆防败毒散减去荆防，见项部脑疽。</sub>

**归脾汤**<sub>见乳部乳中结核。</sub>

**雷火神针**<sub>见股部附骨疽。</sub>

**托里透脓汤** 见头部侵脑疽。

**人参养荣汤** 见溃疡门。

**先天大造丸** 见臀部鹳口疽。

## 瘿瘤

五瘿属阳六瘤阴，瘿别血气肉石筋，瘤气血肉脂筋骨，惟脂开溃不伤身。瘿蒂细小红不紧，瘤根漫大亮白新，证由内外岚水气，疗治须当戒怒嗔（图72-3）。

【注】瘿瘤二证，发于皮肤血肉筋骨之处。瘿者，如缨络之状；瘤者，随气留住，故有是名也。多外因六邪，荣卫气血凝郁；内因七情，忧恚怒气，湿痰瘀滞，山岚水气而成，皆不痛痒。瘿证属阳，色红而高突，皮宽不急，蒂小而下垂；瘤证属阴，色白而漫肿，皮嫩而光亮，顶小而根大。瘿有五种：肉色不变者，为肉瘿；其筋脉现露者，为筋瘿；若赤脉交络者，名血瘿；随喜怒消长者，名气瘿；坚硬推之不移者，名石瘿。五瘿皆不可破，破则脓血崩溃，多致伤生。瘤有六种：坚硬紫色，累累青筋，盘曲若蚯蚓状者，

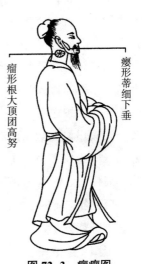

瘤形根大顶团高努

瘿形蒂细下垂

**图72-3 瘿瘤图**

名筋瘤，又名石瘤；微紫微红，软硬间杂，皮肤中隐隐若红丝纠缠，时时牵痛，误有触破，而血流不止者，名血瘤；或软如绵，或硬如馒，皮色如常，不紧不宽，始终只似覆肝，名肉瘤；软而不坚，皮色如常，随喜怒消长，无寒无热者，名气瘤；日久化脓流出，又名脓瘤也；形色紫黑，坚硬如石，疙瘩叠起，推之不移，昂昂坚贴于骨者，名骨瘤；软而不硬，皮色淡红者，名脂瘤，即粉瘤也。六瘤之形色如此。

凡瘿多生于肩项两颐，瘤则随处有之。夫肝统筋，怒气动肝，则火盛血燥，致生筋瘿、筋瘤，宜清肝解郁，养血舒筋，清肝芦荟丸主之。心主血，暴戾太甚，则火旺逼血沸腾，复被外邪所搏，致生血瘿、血瘤，宜养血、凉血、抑火、滋阴、安敛心神、调和血脉，芩连二母丸主之。

脾主肌肉，郁结伤脾，肌肉浇薄，土气不行，逆于肉里，致生肉瘿、肉瘤，宜理脾宽中、疏通戊土、开郁行痰、调理饮食，加味归脾丸主之。肺主气，劳伤元气，腠理不密，外寒搏之，致生气瘿、气瘤，宜清肺气、调经脉、理劳伤、和荣卫，通气散坚丸主之。肾主骨，恣欲伤肾，肾火郁遏，骨无荣养，致生石瘿、骨瘤。石瘿海藻玉壶汤主之，骨瘤尤宜补肾散坚、行瘀利窍，调元肾气丸主之。瘿瘤诸证，用药缓缓消磨，自然缩小；若久而脓血崩溃，渗漏不已者，皆为逆证，不可轻用刀针决破，以致出血不止，立见危殆。惟粉瘤可破，其色粉红，多生耳项前后，亦有生于下体者，全系痰凝气结而成，治宜铍针破去脂粉，以白降丹捻子插入，数次将内膜化净，用生肌玉红膏贴之自愈。

又有一种黑砂瘤，多生臀腿，肿突大小不一，以手摄起，内有黑色即是，亦用针刺出黑砂有声，软硬不一。又有发瘤，多生耳后发下寸许，软小高突，按之不痛，亦用针刺之，粉发齐出。又有虱瘤，发后其痒彻骨，开破出虱无数，内有极大一虱出，其虱方尽。黑砂、发、虱三瘤，外治皆同粉瘤之法，其口方收。又有虫瘤，每生胁下，治法当按痈疽肿疡、溃疡门。但本忧思化成，每难获效。诸证形状各异，皆五脏湿热邪火浊瘀，各有所感而成，总非正气之所化也。

### 清肝芦荟丸

当归　生地酒浸，捣膏　白芍酒炒　川芎各二两　黄连　青皮　海粉　牙皂　甘草节　昆布酒洗　芦荟各五钱

上为细末，神曲糊丸，如梧桐子大。每服八十丸，白滚水量病上下，食前后服之。

【方歌】清肝芦荟怒伤肝，筋结瘿瘤血燥原，四物黄连青海粉，牙皂甘昆曲糊丸。

### 芩连二母丸

黄芩　黄连　知母　贝母去心　当归　白芍酒炒　羚羊角镑　生地　熟地　蒲黄　地骨皮　川芎各一两　甘草生，五钱

上为末，侧柏叶煎汤，打寒食面糊为丸，如梧桐子大。每服七十丸，灯心煎汤送下。

【方歌】芩连二母血瘤瘿，血沸寒凝微紫红，归芍羚羊生熟地，蒲黄

地骨草川芎。

### 加味归脾丸

香附　人参　酸枣仁炒　远志去心　当归　黄芪　乌药　陈皮　茯神
白术土炒　贝母去心。各一两　木香　甘草炙。各三钱

上为细末，合欢树根皮四两煎汤，煮老米糊为丸，如梧桐子大。每服六十丸，食远，白滚水送下。

【方歌】加味归脾香附参，枣远归芪乌药陈，茯神术草木香贝，消瘿除瘤脾郁伸。

### 通气散坚丸

人参　桔梗　川芎　当归　花粉　黄芩酒炒　枳实麸炒　陈皮　半夏制
白茯苓　胆星　贝母去心　海藻洗　香附　石菖蒲　甘草生。各一两

上为细末，荷叶煎汤为丸，如豌豆大。每服一钱，食远，灯心、生姜煎汤送下。

【方歌】通气散坚气瘿瘤，参桔芎归花粉投，芩枳二陈星贝藻，香附石菖患渐瘳。

### 海藻玉壶汤

海藻洗　陈皮　贝母去心　连翘去心　昆布　半夏制　青皮　独活　川芎　当归　甘草节。各一钱　海带洗，五分

水二钟，煎八分，量病上、下，食前后服之。

【方歌】海藻玉壶汤石瘿，陈贝连翘昆半青，独活芎归甘海带，化硬消坚最有灵。

### 调元肾气丸

生地酒煮，捣膏，四两　山萸肉　山药炒　丹皮　白茯苓各二两　泽泻
麦冬去心，捣膏　人参　当归身　龙骨煅　地骨皮各一两　知母童便炒　黄柏盐
水炒。各五钱　缩砂仁炒　木香各三钱

共研细末，鹿角胶四两，老酒化稠，加蜂蜜四两同煎，滴水成珠，和药为丸，如梧桐子大。每服八十丸，空心温酒送下。忌萝卜、火酒、房事。

【方歌】调元肾气缩砂仁，六味地黄知麦参，归柏木香龙地骨，骨瘤服此又滋阴。

### 白降丹　生肌玉龙膏俱见溃疡门。

# 多骨疽

多骨疽由肾虚源，疮久肿溃复受寒。落草患此胎元结，名为骨胀治一般（图72-4）。

【注】此证一名剩骨，一名朽骨。无论老少，皆有生者，多在腮腭、牙床、眼胞、颏下、手足、腿膊等处。有因肾虚之人，生疮久溃，肿硬不退，口不收敛，外被寒邪袭入，与脓毒凝结，借人之气血化成多骨者；又有初生落草，身肉之中，按之有如脆骨，由胎元受之精血交错而致，迨其人长大后，必于脆骨所生之处，突然发肿生疽，及溃破后，多骨脱出，其口方收。有多骨出之不休者，名曰骨胀，难愈。以上二因，治法皆同，俱宜隔附子饼艾灸，以宣寒凝，令骨速脱。盖骨属肾，遇寒则凝，故从热治也。若朽骨内含，或出臭脓，或出涎泡，宜撒黄灵药，陀僧膏盖贴，令朽骨出尽，其口始易敛也。肾虚微寒者，服六味地黄丸；虚而寒甚者，桂附地黄丸常服可愈。由胎元结成者，禀赋身虚，不可强取多骨，候自破则取之。

**附子饼灸法**见首卷灸法。

**黄灵药　陀僧膏**俱见溃疡门。

**六味地黄丸**见面部雀斑。

**桂附地黄丸**见面部颊疡。

# 结核

结核即同果核形，皮里膜外结凝成，或由风火气郁致，或因怒火湿痰生（图72-5）。

【注】此证生于皮里膜外，结如果核，坚而不痛，由风火气郁，结聚而生。初发令人寒热往来，有表证者，荆防败毒散解之；表既解，即服连翘消毒饮。若湿痰气郁凝结者，宜行气化痰，以五香流气饮、千金指迷丸辛凉之药治之，其核自消；若误投苦寒之剂，必至溃破。或服之而反甚者，其势将溃，不可强消，以耗其气，宜用透脓散。溃而不愈者，属气虚，宜用补中益气汤平补之。外治按痈疽肿疡、溃疡门。

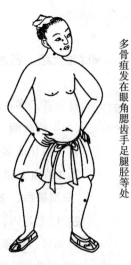

多骨疽发在眼角腮齿手足腿胫等处

图 72-4　多骨疽图

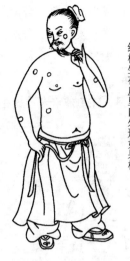

结核生在皮里肉外形如果核

图 72-5　结核图

**千金指迷丸**

半夏制，四两　白茯苓　枳壳麸炒。各三两　风化硝三钱

共研为末，河水煮糊为丸，如梧桐子大。每服二钱，白滚水送下。

【方歌】千金指迷丸半夏，茯苓枳壳硝同研❶，河水煮糊作成丸，消坚去核结痰化。

**荆防败毒散**见项部脑疽。

**连翘消毒饮**见背部酒毒发。

**五香流气饮**见胫部黄鳅痈。

**透脓散**见肿疡门。

**补中益气汤**见溃疡门。

# 痼发

痼发皆由外感生，伸缩动处每成形，漫肿无头寒热作，四肢沉重渴烦增（图 72-6）。

【注】此证体虚之人，感受天地不正之厉气而生，非由内作也。多

---

❶ 研（yà 压）：碾压。

生于手、足掌心，或腰、腿、臀下伸缩动处，疼如痛风，而兼漫肿无头，其色淡红，憎寒发热，四肢沉重。烦渴初起，宜服万灵丹发汗解表；肿仍不消，必欲作脓者，宜托里消毒散，兼琥珀蜡矾丸间服；已溃者，按痈疽溃疡门治法。

**万灵丹 托里消毒散 琥珀蜡矾丸**俱见肿疡门。

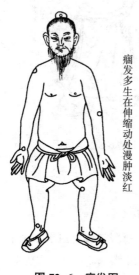

瘤发多生在伸缩动处漫肿淡红

图 72-6 瘤发图

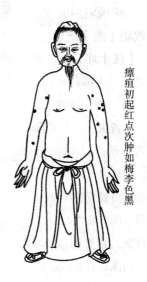

瘭疽初起红点次肿如梅李色黑

图 72-7 瘭疽图

## 瘭疽

瘭疽本由烟瘴起，小如粟豆大梅李，初发红点次变黑，腐烂筋骨疼无已（图72-7）。

**【注】** 此证一名蛇瘴，川、广烟瘴地面有之。初起红点，次变黑色，其形小者如粟豆，大者如梅李，随处可生，疼痛应心不止，腐烂筋骨，溃破脓如豆汁，今日拭净，次日脓汁复满，愈而复发。初起宜贴蟾酥饼，寒热交作，宜服黍米寸金丹，或夺命丹亦可。红肿游走不定者，离宫锭涂之，兼神灯照熏照之。破后脾虚，食少作呕者，补中益气汤加黄连、麦冬；补而不应，或出稀水秽汁者逆。

**蟾酥饼**见疔疮。

**黍米寸金丹 离宫锭**俱见肿疡门。

**夺命丹**见背部阴阳二气疽。

**补中益气汤**见溃疡门。

**神灯照法**见首卷。

## 乌白癜

乌白癜由中恶风，犯触忌害亦能成，麻痒彻骨刺不痛，除风养血即收功（图72-8）。

【注】此二证，俱由恶风侵袭皮肤血分之间，火郁耗血，及犯触忌害而成。有乌、白二种：乌者初觉皮毛变黑，发若瘾疹，痒若虫行，手足顽麻，针刺不痛，目视物若垂丝，心常惊而妄语，凡饮食言语之时，开口出气而鸣，宜服猥皮丸，外擦大黑神膏；白癜皮色渐变白斑，语声嘶嗄，目视不明，四肢顽疼，身体大热，心常懊恼，手脚缓纵，背脊拘急，肉如针刺，鼻生息肉，瞳生白沫，宜服白花蛇散，外擦斑蝥膏。二证俱常饮苦参酒。白癜便秘者，先宜服醉仙散，次服通天再造散，利下恶物即效。

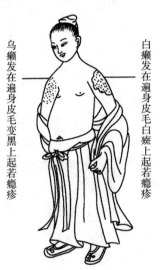

乌癜发在遍身皮毛变黑上起若瘾疹

白癜发在遍身皮毛白癜上起若瘾疹

**图 72-8　乌白癜图**

### 猥皮丸

猥皮烧，存性　蚺蛇头烧，存性　魁蛤各一枚　红娘子去头、足、翅　蛴螬焙干　虻虫去头、足、翅　水蛭糯米炒熟　蜘蛛焙　斑蝥去头、足、翅。各三个　桂心　大黄　黄连　龙骨煅研　麝香研　汞即水银　川椒炒。各五钱　芒硝　石膏煅。各一两　穿山甲炙，三片　枯白矾　滑石研、水飞　甘遂与胡麻同炒，以胡麻熟为度，去麻用甘遂。各二钱五分　蜈蚣炙，一条半　附子泡，去皮、脐，二枚　巴豆去皮、膜、心、油　雷丸各五十粒

上为细末，炼蜜为丸，如小豆大。每服一丸，滚白水送下，空心临卧各一服。如未觉，每服加一丸；如茎中痛，即有虫下，细观形状皆死矣。痛多减一丸，痛少服二丸，以瘥为度。此药乃攻毒取虫之峻剂，非灼知脏腑有虫毒及精神可胜攻下者，不可轻服。

【方歌】猬皮肤黑成乌癞，心惊视物若垂毫，痒似虫行手足痹，红娘魁蛤汞矾蟹，蚺桂硝黄虻蛭甲，黄连龙骨麝蜘膏，川椒滑附蜈巴豆，雷丸甘遂共斑蝥。

## 大黑神膏

头发鸡子大一团　川芎　黄连　黄柏　防己去皮　川乌　升麻　藜芦各五钱　巴豆　杏仁各十四粒

用猪脂油二斤，将药炸至头发化尽为度，捞去渣；再用雌黄、雄黄、白矾、铅粉各五钱，松脂一块如鸡子大，同研末，入油内搅匀。先以热盐汤洗净患处，次擦药，日三次，勿令入口。

【方歌】大黑神膏乌癞涂，发芎连柏己川乌，雌雄巴豆矾松脂，铅粉升麻杏藜芦。

## 白花蛇散

白花蛇酒浸，炙　槐子　天麻　枳壳麸炒　蔓荆子　防风　羌活　威灵仙　白鲜皮　晚蚕蛾去头、足、翅。各一两　甘草炙，五钱

共研细末，每服二钱，温酒调下。不拘时，日用二服。

【方歌】白花蛇散体多热，刺痛声嘶白癞疴，槐子天麻鲜枳蔓，风羌威草晚蚕蛾。

## 斑蝥膏

斑蝥十四枚　大蝮蛇头尾全者，晒干，一条

黄酒七碗，同药入瓶内，用糠火煨酒至一碗，滤去渣收贮。每用薄薄涂于患上。

【方歌】斑蝥膏搽白癜风，蝮蛇黄酒入瓶中，糠火煨酒取涂患，以毒攻恶癞自平。

## 苦参酒

苦参五斤　露蜂房五两　刺猬皮酥炙，一具

共研粗末，用水三斗，煎汤至一斗，去渣，浸细曲五斤、炊黍米三斗，拌如常酝法，酒熟，压去糟，每于食前，温饮一小盏。

【方歌】苦参酒治乌白癞，露蜂房与刺猬皮，煎汤浸曲炊黍米，酿酒饮之恶疾离。

## 醉仙散　通天再造散俱见大麻风。

# 卷七十三

## 发无定处（中）

### 大麻风

麻风总属毒疠成，其因有三五损风，五死证见真恶候，初病能守或可生（图73-1）。

【注】此证古名疠风，疠风者有毒之风也。经云：脉风成为疠。又云：疠者有营气热腐，其气不清。故使其鼻柱坏而色败，皮肤疡溃，毒风客于脉而不去，名曰疠风，今人呼为大麻风。一因风土所生，中国少有此证，惟烟瘴地面多有之；一因传染，或遇生麻风之人，或父母、夫妻、家人递相传染，或在外不谨，或粪坑、房室、床铺、衣被不洁；一因自不调摄，洗浴乘凉，希图快意，或露卧当风，睡眠湿地，毒风袭入血脉。其因名虽有三，总属天地疠气，感受不觉，未经发泄，积久而发。遍身麻木，次起白屑红斑，蔓延如癣，形若蛇皮，脱落成片。始发之时，自上而下者顺，自下而上者逆；渐来可治，顿发难医。风毒入里，化

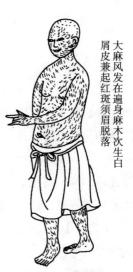

大麻风发在遍身麻木次生白屑皮兼起红斑须眉脱落

**图73-1 大麻风图**

生为虫，虫蚀五脏，则形有五损：肺受病，先落眉毛；肝受病，面起紫疱；肾受病，脚底先穿；脾受病，遍身如癣；心受病，先损其目，此为险证。又有五死：证如麻木不仁者，为皮死；割切不痛者，为肉死；溃烂无脓者，为血死；手足脱落者，为筋死；鼻梁崩塌，眼弦断裂，唇翻声哑者，为骨死。若五死见一，即为败恶不治之候也。此证初觉，即服万灵丹汗之，次宜神应消风散、追风散、磨风丸，次第服之。牙龈出血，用黄连、贯众等分煎汤漱之。外搽类聚祛风散，兼用地骨皮、荆芥、苦

参、细辛各二两，河水煎汤，浸浴熏洗。若遇损败之证，在上部则服醉仙散，在下部则服通天再造散；若鼻梁塌坏，用换肌散服之。患者稍露虚象，即以补气泻荣汤服之，兼用何首乌酒饮之。若能清心寡欲，戒口早治，或有可生；若口味不能清淡，色欲不能断绝，即愈后仍不免再发，终于不救。

### 神应消风散

全蝎 白芷 人参各一两

上研细末，每用二钱，勿食晚饭，次日空心温酒调服，觉身微躁为效。

【方歌】神应消风散疠风，身麻白屑起斑红，蝎芷人参各一两，空心酒服麻木平。

### 追风散

锦纹大黄六两 川郁金炒，一两八钱 皂角刺一两五钱

共研细末，每用五钱，加大风子油一钱五分，朴硝一钱，五更空心温酒调服，直待辰时，又如前调药，加熟蜜少许服之，以蜜解口。切不可卧，良久痛泻数次不妨，以稀粥补之。如第一日服消风散，第二日即服此药，第三日服磨风丸，周而复始，又如此服之。瘦弱者，十日内追风散只用一服，老弱者勿服。

【方歌】追风散用川郁金，皂刺大黄研末匀，初服消风次用此，风油硝酒调服神。

### 磨风丸

豨莶草 牛蒡子炒 麻黄 苍耳草 细辛 川芎 当归 荆芥 蔓荆子 防风 车前子 威灵仙 天麻 何首乌 羌活 独活各一两

共为细末，酒打面糊为丸，如梧桐子大。每服六七十丸，温酒送下，日用二服。

【方歌】磨风丸莶蒡麻黄，苍细芎归荆蔓防，车威天麻何羌独，追风服后用此方。

### 类聚祛风散

硫黄 寒水石 枯白矾 贯众各二两 蛇床子一两 朴硝五钱

共研细末，腊月猪脂捣烂调敷。

【**方歌**】类聚祛风散硫黄，寒水枯矾硝蛇床，贯众细研猪脂捣，专搽遍体疠风疮。

### 醉仙散

牛蒡子<sub>炒</sub> 胡麻 枸杞子 蔓荆子<sub>各一两</sub> 苦参 白蒺藜 防风 花粉<sub>各五钱</sub>

共研细末，每服一钱，加轻粉一分二厘，研匀，茶清调服，晨、午、晚各一服。五七日后，先于牙缝内出臭黄涎，浑身疼闷如醉，然后利下脓血、恶物、臭气，病根乃去矣！

【**方歌**】醉仙上部疠风重，牛蒡胡麻枸蔓荆，苦参蒺藜防花粉，服加轻粉用茶清。

### 通天再造散

大黄<sub>煨，一两</sub> 皂角刺<sub>一两五钱</sub> 郁金<sub>五钱</sub> 白牵牛<sub>头末，半生、半炒。六钱</sub>

共研细末，每服二钱或三钱，早晨面东，醇酒调下，当日利下恶物<sub>或脓或虫</sub>。为效。

【**方歌**】通天再造治疠风，败证先从下部攻，郁金大黄牵牛刺，晨服酒调面向东。

### 换肌散

乌梢蛇 白花蛇 蚯蚓<sub>去土。各一两</sub> 细辛 木鳖子 白芷 天麻<sub>连茎者</sub> 赤芍 蔓荆子 当归 威灵仙 荆芥穗 甘菊花 不灰木 紫参 苦参 沙参 何首乌 石菖蒲 木贼 天门冬<sub>去心</sub> 川芎 白蒺藜 甘草<sub>炙</sub> 胡麻仁 苍术<sub>米泔水浸，炒</sub> 草乌<sub>汤泡去皮。各三钱五分</sub>

共研细末，每服五钱，温酒调下，酒多更妙。紫参、不灰木虽无亦可。

【**方歌**】换肌散治大风疮，毒攻眉脱坏鼻梁，乌梢白花蛇蚓细，鳖芷天麻芍蔓当，威灵荆菊不灰木，紫苦沙参何首菖，木贼天冬芎蒺草，胡麻苍术草乌强。

### 补气泻荣汤

连翘<sub>去心</sub> 升麻<sub>各六分</sub> 桔梗<sub>五分</sub> 黄芩 生地<sub>各四分</sub> 黄连 蚯蚓<sub>酒炒，去土</sub> 当归 黄芪 苏木 全蝎<sub>各三分</sub> 人参 白豆蔻<sub>各二分</sub> 甘草<sub>生，一分</sub>

水二钟，酒一钟，煎至一钟，去渣；又用胡桐泪一分，水蛭、虻虫<sub>炒</sub>

各三个，麝香五厘，桃仁三个研泥，共为细末，入药汤内，煎至七分，饭后服之。

**【方歌】** 补气泻荣疠虚宜，芩连参桔蚓归芪，苏地升蝎翘蔻草，桐泪蛭虻麝桃泥。

### 何首乌酒

何首乌四两　当归身　当归尾　穿山甲炙　生地黄　熟地黄　蛤蟆各一两　侧柏叶　松针　五加皮　川乌汤泡，去皮　草乌汤泡，去皮。各四钱

将药入夏布袋内，扎口；用黄酒二十斤，同药袋入罈内封固，重汤煮三炷香，埋窖七日。开罈口取酒，时时饮之，令醺醺然作汗，避风。

**【方歌】** 何首乌酒大风疾，归甲松针生熟地，侧蟆五加川草乌，酒煮滋荣毒自息。

**万灵丹** 见肿疡门。

# 杨梅疮

杨梅疮生有二般，精化气化是其源。精化淫欲气传染，气宜发汗精下痊（图73-2）。

**【注】** 此证一名广疮，因其毒出自岭南；一名时疮，以时气乖变，邪气凑袭之故；一名棉花疮，因其缠绵不已也；一名翻花杨梅，因窠粒破烂，肉反突于外，如黄蜡色；一名天泡疮，因其夹湿而生白疱也。有形如赤豆嵌于肉内，坚硬如铁，名杨梅痘；有形如风疹作痒，名杨梅疹；先起红晕，后发斑点者，名杨梅斑；色红作痒，其圈大小不一，二、三相套，因食秽毒之物入大肠而发，名杨梅圈。其名形虽异，总不出气化、精化二因。但气化传染者轻，精化欲染者重。气化者，或遇生此疮之人，鼻闻其气，或误食不洁之物，或登圊受梅毒不洁之气，脾、肺受毒，故先从上部见之，皮肤作痒，筋骨微疼，其形小而且干也。精化者，由交媾不洁，精泄时，毒气乘肝、肾之虚而入于里，此为欲染，先从下部见之，筋骨多痛、或小水涩淋、疮形

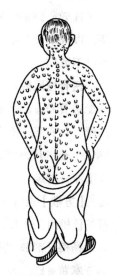

**图73-2　杨梅疮图**

大而且坚。气化者毒在表，未经入里，稍有萌动，宜急服透骨搜风散；元气实者，杨梅一剂散汗之。精化者毒在里，深伏骨髓，未透肌肤，宜服九龙丹，通利大、小二便，以泻骨中之毒，甚者二服，降下毒物，以土深压之。行泻之后，体实者，升麻解毒汤；体虚者，归灵内托散，服至筋骨不疼，疮色淡白，内毒已解，再用金蟾脱壳酒一料扫余毒，以绝其源。

如梅毒初发，服表药时，恐上攻头面，宜豫服护面散；或疮势已发于面，愈后斑痕不退，宜翠云散点之，以灭痕迹。若梅疮溃烂时，脓秽浸淫成片而痛者，以鹅黄散撒之。又翻花杨梅，亦以本方加雄黄末，香油调敷之。外有护从丸，于发疮时，令侍从人服之可免传染。梅疮初起，头不痛、筋骨不疼，小水通利，疮形碎小色鲜，头面稀少，口角无疮，胸背稠密，谷道清楚者为顺；若先发下疳，次生便毒、鱼口，便觉筋骨疼痛，而梅疮随发，色紫坚硬，手足多生，形如汤泼起疱者为险。总之始终调治得法，轻者半年，重者一载，始得全愈。若患者不遵正法医治，欲求速效，强服轻粉、水银、白粉霜劫药等类，妄用熏、擦、哈、吸等法，以致余毒含藏骨髓，复为倒发结毒，轻则累及妻子，甚则腐烂损形，不可不慎！

### 透骨搜风散

透骨草白花者，阴干　生脂麻　羌活　独活　小黑豆　紫葡萄　槐子白糖　六安茶　核桃肉各一钱五分

生姜三片，红枣肉三枚，水三钟，煎一钟；露一宿，空心热服，被盖出汗，避风。

【方歌】透骨搜风散梅毒，筋骨微疼痒皮肤；脂麻羌独豆葡萄，槐子糖茶核桃肉。

### 杨梅一剂散

麻黄蜜炙，一两　威灵仙八钱　大黄七钱　羌活　白芷　皂刺　金银花穿山甲炙，研　蝉蜕各五钱　防风三钱

山羊肉一斤，河水煮熟，取清汤二碗；用黄酒一碗，将药煎至一碗；令患者空心将羊肉淡食令饱，随后服药，盖被出汗，避风。

【方歌】杨梅一剂元气壮，上部生毒气化疮，麻黄羌芷威灵刺，银花

风甲蝉大黄。

### 升麻解毒汤

升麻　皂刺各四钱　土茯苓一斤

水八碗，煎四碗，作四次，一日服尽。每次炖热，加香油三茶匙和匀，量病上、下，食前后服之。

如疮生项上，加白芷。咽内，加桔梗。胸腹，加白芍。肩背，加羌活。下部，加牛膝。

【方歌】升麻解毒筋骨疼，梅毒缠绵壮服灵，土苓皂刺香油服，按部须加药引经。

### 归灵内托散

人参　木瓜　白术土炒　金银花　防己　天花粉　白鲜皮　薏苡仁各一钱　当归　熟地　白芍酒炒　川芎各一钱　土茯苓二两　威灵仙六分　甘草五分

水三钟，煎二钟，作二次，随病上、下服之，渣再煎服。

下部，加牛膝五分。元气虚者，倍加参、归。毒气盛者，倍金银花、加蒲公英。

外以麦冬五钱去心、薏苡仁五钱，土茯苓一两，煎汤常服以代茶。

【方歌】归苓内托参木瓜，术银四物己天花，土苓鲜薏威灵草，梅疮体弱服堪夸。

### 金蝉脱壳酒

醇酒五斤，大蛤蟆一个，土茯苓五两浸酒内，瓶口封严，重汤煮二炷香时取出。待次日饮之，以醉为度。无论冬夏，盖暖出汗为效。余存之酒，次日随量饮之，酒尽疮愈。又治结毒筋骨疼痛诸药不效者，更妙。服酒七日后，禁见风为效，忌口及房欲。

### 护面散

女人头发煅、存性　明雄黄各三分

共研细，香油半酒钟调匀，滚黄酒冲服，一日三服。

【方歌】护面散医梅疮现，预服毒不攻头面，香油调药黄酒冲，只用雄黄头发煅。

### 翠云散

轻粉一两　石膏煅，一两　胆矾　铜绿各五钱

共研极细末，湿疮干撒，干疮以公猪胆汁调浓点之，每日三次，斑痕自退。

【方歌】翠云散去疮后斑，轻粉石膏共胆矾，铜绿共研湿干撒，猪胆汁调能润干。

### 鹅黄散

轻粉　石膏煅　黄柏炒。各等分

共为末，干撒患处，即可生痂；再烂再撒，毒尽即愈。

【方歌】鹅黄散治梅疮烂，脓秽多疼浸成片，轻粉石膏黄柏研，干撒止疼解毒验。

### 护从丸

雄黄　川椒各五钱　杏仁炒，去皮、尖，一百粒

共研末，烧酒打飞罗面糊为丸，如梧桐子大。每服十五丸，白滚水送下。

【方歌】护从丸避梅疮患，雄黄川椒各五钱，杏仁百粒酒糊入，从人服之毒不传。

**九龙丹**见下部悬痈。

## 杨梅结毒

结毒杨梅毒结生，原于误服劫药成，日久逢虚始倒发，脑鼻喉目任蚀攻（图73-3）。

【注】此证因生杨梅方炽，误服水银升炼悍燥劫药，希图速效，疮痂尽落，一时侥倖而愈，不知遗害久远，引毒潜藏骨髓关窍之中，其毒积久，因经虚外攻，故名结毒倒发。其始先从筋骨疼痛，随处结肿，皮色如常；将烂时，色方紫红，腐臭不堪，以致脑顶塌陷，腮唇鼻梁损坏，穿喉蚀目，手足拘挛等患，终成痼疾。初起结肿，筋骨疼痛时，宜服搜风解毒汤。若遍身破烂臭秽，而兼筋骨疼痛，气实毒盛者，宜服化毒散；气衰者，猪胰子汤主之。若结毒肿块，经年难愈，诸法罔效者，宜西圣复煎丸主之；若结毒攻于口鼻者，宜五宝散主之。年久臭烂，鼻破损坏

者，宜服结毒紫金丹。若入颠顶，头痛如破
者，内服天麻饼子，鼻吸碧云散；若鼻塞不
通，宜吹通鼻散，甚效。毒攻咽喉，腐烂臭
蚀者，宜服硫黄不二散，兼吹结毒灵药，兑
人中白。若结毒筋骨疼痛，朝轻夜重，喜热
手按揉者，系犯寒凉，宜铅回散主之。结毒
臭烂不敛，宜贴解毒紫金膏，兼撒结毒灵药。
壮实者，以解毒为主；虚弱者，以兼补为法。
以上之证，各随次第，如法调治，重者一年，
轻者半年，自然可痊，永无后患，慎勿妄求
速效，以自贻误也。

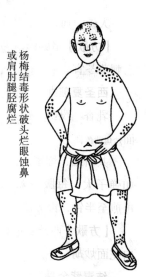

杨梅结毒形状破头烂眼蚀鼻或肩肘腿胫腐烂

图 73-3 杨梅结霉图

**搜风解毒汤**

土茯苓一两　白鲜皮　金银花　薏苡仁
防风　木通　木瓜各五分　皂角子四分

水二钟，煎一钟服之，一日三服。

气虚，加人参七分。血虚，加当归七分。

忌清茶、牛、羊、鸡、鹅、鱼、肉、烧酒、房欲等件。

【方歌】搜风解毒汤倒发，初肿拘急骨痛加，土苓白鲜银花薏，皂角
防风通木瓜。

**化毒散**

生大黄一两　穿山甲炙　当归尾各五钱　白僵蚕炒，三钱　蜈蚣炙黄，一条

共研末，每服二钱，温酒调下，一日二服。

【方歌】化毒散医结毒盛，破秽气实筋骨疼，大黄山甲僵归尾，蜈蚣
研末酒调成。

**猪胰子汤**

猪胰子切碎，一两　黄芪盐水炒　金银花各三钱　当归　白芍酒炒。各一钱
五分　天花粉　贝母去心，研　穿山甲炙，研　白鲜皮　青风藤　白芷　木
瓜　皂刺　甘草节。各一钱　黄栝蒌连仁研烂，一个　防己七分　鳖虱胡麻炒，
研。二钱

白色土茯苓四两，河水四大碗，煎汤三碗，去滓，将群药入汤内，

煎一大碗，通口服；胃弱者分为二服。日三服。

【方歌】猪胰汤治结毒虚，归芍天花蒌贝芪，胡麻银甲鲜藤芷，木瓜己刺草苓宜。

### 西圣复煎丸

乳香　没药　孩儿茶　丁香各一两　血竭　阿魏　白花蛇各四钱　飞罗面炒焦黄色，一斤

共研细，炼蜜六两，煎滚香油四两，大枣肉二十枚，捣膏共和为丸，如弹子大，每服一丸；土茯苓二两，水二钟，煎至一钟；将药丸入内，再煎至半钟，澄去渣温服。

【方歌】西圣复煎丸结毒，肿块经年服自无，乳没儿茶丁血竭，阿魏白蛇面炒胡。

### 结毒紫金丹

龟板放炭火上炙焦，用白酒浆涂之再炙，以焦黄为度，研末。二两　朱砂六钱　石决明用九孔大者，煅红童便淬一次。六钱

各研极细末，共和匀，烂米饭为丸，麻子大。每服一钱，量病上、下，食前后服之。筋骨疼痛酒下；腐烂者土茯苓汤下。

【方歌】结毒紫金丹龟板，石决朱砂米饭丸，年久毒攻鼻损破，土苓汤服臭烂痊。

### 天麻饼子

天麻　薄荷　甘松　白附子去皮　白芷　苍术米泔水浸，炒　川芎　川乌汤泡，去皮　草乌汤泡，去皮　防风　细辛　甘草生。各一钱　雄黄　全蝎各三钱

上为细末，寒食面打糊为丸，如豌豆大，捻作饼子。每服二三十饼，葱白煎汤送下。

【方歌】天麻饼子薄甘松，雄黄白附芷苍芎，川草乌蝎防细草，结毒攻颠头痛平。

### 通鼻散

葫芦壳烧灰　石钟乳　胆矾　冰片各等分

共为末，吹入鼻内，出黄水，日吹二三次，三二日即通。

【方歌】通鼻散吹结毒证，毒塞鼻中息不通，石钟乳与葫芦壳，胆矾

冰片等分同。

### 硫黄不二散

硫黄—钱　靛花—分

共研细，用凉水一酒钟调服。

【方歌】硫黄不二毒攻喉，腐臭烂蚀痛不休，凉水调服疼立止，靛花少兑不须忧。

### 结毒灵药

水银—两　朱砂　硫黄　雄黄各三钱

共研细，入阳城罐内，泥固，铁盏梁兜固紧封口，其火候俱按红升丹之炼法，火毕，次日取出盏底灵药约有一两五六钱。治寻常腐烂之证，灵药五钱、轻粉五钱，同研细，小罐盛收，以纱封之；临用时，甘草汤洗净患处，将罐倒悬，纱眼内筛药患上，油纸盖之。男妇咽喉烂者，灵药一钱，加人中白二分，研细吹之，日用三次。

【方歌】结毒灵药化腐方，水银朱砂硫雄黄，共研入罐用泥固，兜紧火升三炷香。

### 铅回散

黑铅铜杓化开，倾入水中，取起再化再倾，以铅化尽为度，澄去水，将铅灰倾在三重纸上，下用灰收干水气，铅灰日中晒干。硫黄

各等分，共研细，每服一钱，温酒调服。至重者，不过三次即效。

【方歌】铅回散疗筋骨痛，寒触结毒夜间重，铅化成灰兑硫黄，每服五钱酒调送。

**五宝散**方见下部疳疮。

**碧云散**方见头部头风伤目。

**结毒紫金膏**方见胫部臁疮。

## 赤白游风

赤白游风如粟形，浮肿焮热痒兼疼，表虚风袭怫郁久，血赤气白热化成（图73-4）。

【注】此证发于肌肤，游走无定，起如云片，浮肿焮热，痛痒相兼，高累如粟。由脾肺燥热，而兼表虚腠理不密，风邪袭入，怫郁日久，与

热相搏，则化热益盛而成。滞于血分者，则发赤色；滞在气分者，则发白色，故名赤白游风也。初俱宜荆防败毒散疏解之。赤者次服四物消风饮；白者次服补中益气汤，加防风、蝉蜕、僵蚕、生何首乌治之。初俱用牛肉片贴之，<sub>猪羊俱可</sub>。游走太速者，砭之；定停者，以真君妙贴散鸡子清调敷。其看顺逆之法，与丹毒门参考。忌鱼腥、鸡、鹅、动风燥血之物，犯则难愈。

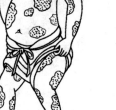

赤白游风形如云片中起粟粒

**图 73-4　赤白游风图**

### 四物消风饮

生地<sub>三钱</sub>　当归<sub>二钱</sub>　荆芥　防风<sub>各一钱五分</sub>　赤芍　川芎　白鲜皮　蝉蜕　薄荷<sub>各一钱</sub>　独活　柴胡<sub>各七分</sub>

红枣肉二枚，水二钟，煎八分，去渣服。

【方歌】四物消风饮调荣，血滋风减赤色平，荆防鲜蝉兼独活，柴薄红枣水煎浓。

**荆防败毒散**<sub>见项部脑疽。</sub>

**补中益气汤**<sub>见溃疡门。</sub>

**真君妙贴散**<sub>见肿疡门。</sub>

## 紫白癜风

紫白癜风无痒痛，白因气滞紫血凝，热体风侵湿相搏，毛窍闭塞发斑形（图 73-5）。

【注】此证俗名汗斑，有紫、白二种。紫因血滞，白因气滞。总由热体风邪、湿气，侵入毛孔，与气血凝滞，毛窍闭塞而成。多生面项，斑点游走，延蔓成片，初无痛痒，久之微痒。初起宜万灵丹汗之，次以胡麻丸常服；外用密陀僧散擦患处，令汗出，风湿自解。古今治法虽多，取效甚少。得此证者，当忌鱼腥、煎炒、火酒、动风、发物。

### 胡麻丸

大胡麻<sub>四两</sub> 苦参 防风 石菖蒲 威灵仙<sub>各二两</sub> 白附子 独活<sub>各一两</sub> 甘草<sub>生，五钱</sub>

上为细末，白酒浆和丸，如绿豆大。每服二钱，形瘦者一钱五分，食后临卧白滚水送下。

【方歌】胡麻丸治紫白癜，除去风湿不致延，苦参白附防风草，菖蒲独活威灵仙。

### 密陀僧散

雄黄 硫黄 蛇床子<sub>各二钱</sub> 密陀僧 石黄<sub>各一钱</sub> 轻粉五分

共研末，醋调搽患上。

【方歌】密陀僧散风湿患，入腠成癜紫白斑，雄硫轻粉蛇床子，石黄共末醋搽痊。

**万灵丹**见肿疡门。

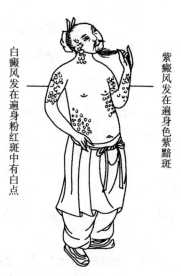

白癜风发在遍身粉红斑中有白点

紫癜风发在遍身色紫黯斑

图 73-5 紫白癜风图

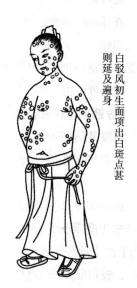

白驳风初生面项出白斑点甚则延及遍身

图 73-6 白驳风图

## 白驳风

白驳风生面颈间，风邪相搏白点斑，甚延遍身无痛痒，治宜消风涂脂痊（图 73-6）。

【注】此证自面及颈项，肉色忽然变白，状类斑点，并不痒痛，由风邪相搏于皮肤，致令气血失和。施治宜早，若因循日久，甚者延及遍身。初服浮萍丸，次服苍耳膏；外以穿山甲片先刮患处，至燥痛，取鳗鲡鱼脂，日三涂之。一方取树孔中水温洗之，洗后捣桂心、牡蛎等分为末，面油调涂，日三、夜一俱效。

### 浮萍丸

紫背浮萍取大者洗净，晒干

研细末，炼蜜为丸，如弹子大。每服一丸，豆淋酒送下。

### 豆淋酒法

黑豆半升，炒烟起，冲入醇酒三斤，浸一日夜，去豆，用酒送药。

【方歌】浮萍丸治白驳应，晒干紫背大浮萍，蜜丸弹状豆酒服，专能发表散邪风。

### 苍耳膏

苍耳鲜者，连根带叶取五七十斤，洗净

切碎，入大锅内煮烂，取汁，绢滤过，再熬成膏，磁罐盛之。用时以桑木匙挑一匙，噙口内，用黄酒送下。服后有风处，必出小疮如豆粒大，此风毒出也，刺破出汗尽即愈。忌猪肉。

【方歌】苍耳风邪侵皮肤，气血失和白驳生，连根带叶鲜苍耳，洗净熬膏酒服灵。

## 疬疡风

疬疡风从皮肤生，颈项胸腋无痒疼，紫白点点不开大，皮肤风邪热结成（图73-7）。

【注】此证发于皮肤，多生颈项胸腋，其色紫白，点点相连，亦无痒疼，较白驳形圆，不延蔓开大。由风邪郁热皮肤，居久不散而成斯疾。宜服乌蛇散，外用羊蹄草根，共硫黄蘸醋于锈铁片上研浓汁，日涂二三次效。

### 乌蛇散

乌蛇酒浸，三两 羌活 防风 黄芩 苦参各二两 人参 沙参 丹参 元参 栀子仁生 桂心 秦艽 木通 犀角屑 白蒺藜 升麻 枳壳麸炒

白鲜皮　川芎各一两

共研细末，每服二钱，食远温酒调服。忌鸡、猪、鱼、蒜、面食、热物之类。

【方歌】乌蛇疬疡风热淫，羌活防风芎五参，栀桂秦艽通犀角，蒺藜升枳白鲜芩。

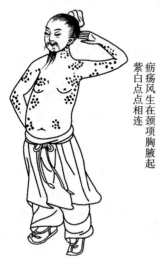

疬疡风生在颈项胸腋起
紫白点点相连

图 73-7　疬疡风图

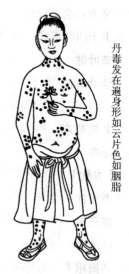

丹毒发在遍身形如云片色如胭脂

图 73-8　丹毒图

## 丹毒

丹毒名多云片形，风火湿寒肉分凝，胸腹四肢分顺逆，清火消风砭敷灵（图 73-8）。

【注】孙真人云：丹毒一名天火，肉中忽有赤色，如丹涂之状，其大如掌，甚者遍身，有痒有痛，而无定处。丹名虽多，其理则一也。形如鸡冠，名鸡冠丹；若皮涩起如麻豆粒者，名茱萸丹。亦有水丹，遍身起疱，遇水湿搏之，透露黄色，恍如有水在皮中，此虽小疾，能令人死，须当速治，不可忽也。色赤者，诸书谓之赤游丹；色白者，为水丹，小儿多生之。但有干、湿、痒、痛之殊，有夹湿、夹风、夹寒之别。诸丹总属心火、三焦风邪而成。如色赤而干，发热作痒，形如云片者，即名赤游丹，属血分有火而受风也。毒盛者，服蓝叶散；毒轻者，宜导赤汤

加薄荷叶、独活服之。如初起白瘭，渐透黄色，光亮胀坠，破流黄水，湿烂多痛者，名水丹，又名风丹。多生腿膝，属脾肺有热而夹湿也，宜防己散主之。亦有起白瘭，无热无痛，游走不定者，由火毒未发，肌肤外受寒郁，名为冷瘼，宜服乌药顺气散，外用姜擦。凡丹形初见，即用牛、羊精肉片贴之，甚则用砭法，令出紫血；色重不散者，以柏叶散敷之。又方：芸苔叶研末，靛青调敷甚效。诸丹本于火邪，其势暴速，自胸腹走于四肢者顺；从四肢攻于胸腹者逆。

### 蓝叶散

蓝叶晒干　川芎　赤芍　知母　生地　白芷　川升麻　柴胡　葛根
杏仁炒，去皮、尖　甘草生。各一钱　石膏煅　栀子仁各五分

共捣粗末，每用八钱，新汲水二钟，煎八分，去渣服。热甚，加黄芩、元参。

【方歌】蓝叶散却赤游丹，皆因血热风邪缠，芎芍知膏生地芷，升麻柴葛杏栀甘。

### 防己散

防己三两　朴硝一两　犀角镑　川芎　黄芩　黄芪　川升麻各一钱

共捣粗末，每用五钱，加竹叶三十片，新汲水二钟，煎八分服。

【方歌】防己丹毒始白瘭，渐黄亮痛湿热原，朴硝犀角芎芩共，芪与升麻竹叶煎。

### 乌药顺气散

乌药　橘红各二钱　枳壳麸炒　白芷　桔梗　防风　僵蚕炒　独活　川
芎各一钱　甘草生，五分

水二钟，生姜三片，煎八分服。

【方歌】乌药顺气枳橘红，芷桔风僵独草芎，冷瘼游行无热痛，因毒未发受寒风。

**导赤汤**见口部口糜。

**柏叶散**见腰部缠腰火丹。

# 粟疮作痒

粟疮痒证属火生，风邪乘皮起粟形，风为火化能作痒，通圣苦参

及消风（图 73-9）。

【注】凡诸疮作痒，皆属心火。火邪内郁，表虚之人，感受风邪，袭入皮肤，风遇火化作痒，致起疮疡形如粟粒，其色红，搔之愈痒，久而不瘥，亦能消耗血液，肤如蛇皮。初服防风通圣散加枳壳、蝉蜕。血燥遇晚痒甚，夜不寐者，宜服消风散，外敷二味拔毒散。若年深日久，肤如蛇皮者，宜常服皂角苦参丸，外用猪脂油二两、苦杏仁一两捣泥，抹之自效。

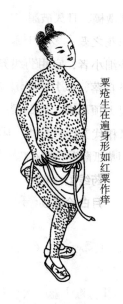

粟疮生在遍身形如红粟作痒

**皂角苦参丸**

苦参一斤　荆芥十二两　白芷　大风子肉　防风各六两　大皂角　川芎　当归　何首乌生　大胡麻　枸杞子　牛蒡子炒　威灵仙　全蝎　白附子　蒺藜炒，去刺　独活　川牛膝各五两　草乌汤泡，去皮　苍术米泔水浸，炒　连翘去心　天麻　蔓荆子　羌活　青风藤　甘草　杜仲酥炙。各三两　白花蛇切片，酥油炙黄　缩砂仁炒。各二两　人参一两

图 73-9　粟疮图

共研细末，醋打老米糊为丸，如梧桐子大。每服三四十丸，温酒食前后任下。避风忌口为要。

【方歌】皂角苦参粟疮痒，久似蛇皮肤难当，芎归何首胡麻芷，大风枸杞草乌苍，翘蒡威灵蝎白附，蒺藜天麻独蔓羌，白蛇风藤甘杜仲，人参牛膝缩荆防。

**防风通灵散**见头部秃疮。

**消风散**见项部钮扣风。

**二味拔毒散**见肿疡门。

## 枯筋箭

枯筋箭由肝失荣，筋气外发赤豆形，破突筋头如花蕊，或系或灸便成功（图 73-10）。

【注】此证一名疣子，由肝失血养，以致筋气外发。初起如赤豆，枯

则微槁，日久破裂，钻出筋头，蓬松枯槁，如花之蕊，多生于手、足、胸乳之间。根蒂细小者，宜用药线齐根系紧，七日后其患自落，以月白珍珠散掺之，其疤收敛。根大顶小者，用铜钱一文套疣子上，以草纸穰代艾连灸三壮，其患枯落，疣形若大，用草纸蘸湿，套在疣上灸之。

**药线** 见臀部痔疮。

**月白珍珠散** 见溃疡门。

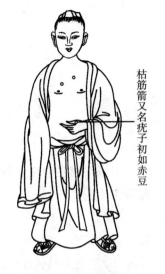

枯筋箭又名疣子初如赤豆

**图 73-10 枯筋箭图**

# 卷七十四

## 发无定处 下

### 疥疮

疥疮干湿虫砂脓，各经蕴毒风化成，治论上下分肥瘦，清风利湿兼杀虫（图74-1）。

【注】此证有干、湿、虫、砂、脓之分，其形虽有五种，总由各经蕴毒，日久生火，兼受风湿，化生斯疾，或传染而生。凡疥先从手丫生起，绕遍周身，瘙痒无度。如肺经燥盛，则生干疥，瘙痒皮枯，而起白屑；如脾经湿盛，则生湿疥，瘤肿作痛，破津黄水，甚流黑汁；如肝经风盛，则生虫疥，瘙痒彻骨，挠不知疼；如心血凝滞，则生砂疥，形如细砂，焮赤痒痛，抓之有水；如肾经湿热，则生脓窠疥，形如豆粒，便利作痒，脓清淡白；或脾经湿盛，亦生脓窠疥，但顶含稠脓，痒疼相兼为异。疥虽有余之证，而体虚之人亦生，以便秘为实，便利为虚。亦有虚而便燥者，如风秘则便燥，血分枯燥则便涩。又在疮形色重色淡，

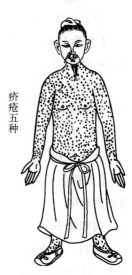

疥疮五种

**图 74-1 疥疮图**

及脉息之有力、无力辨之。初起有余之人，俱宜防风通圣散服之；虚者服荆防败毒散透发之。及形势已定，则无论虚实，干疥服消风散，湿疥服苍术膏，虫疥服芦荟丸，砂疥服犀角饮子，脓窠疥服秦艽丸，经久不愈血燥者，服当归饮子。外治：干疥者，擦绣毬丸；湿者，擦臭灵丹，润燥杀虫俱效。疥生上体多者，偏风热盛；下体多者，偏风湿盛。肥人多风湿，瘦人多血热，详辨治之。

## 苍术膏

南苍术切片，入砂锅内水煮减半，取汁再加水煮如前，以术无味为度，并汁一处，用小砂锅再煎，如干一寸加汁一寸，煎成膏，加蜂蜜四两和匀。十斤

每服二羹匙，空心，白滚水调服。

【方歌】苍术膏医湿疥疮，切片入锅煮取汤，熬膏加蜜空心服，湿除热散胜群方。

## 犀角饮子

犀角镑　赤芍　甘菊花　元参　木通　赤小豆炒　石菖蒲各一钱五分　甘草生，一钱

生姜三片，水二钟，煎八分服。

【方歌】犀角饮子砂疥生，痒疼色赤出心经，芍菊元参通赤豆，菖蒲姜草水煎成。

## 秦艽丸

秦艽　苦参　大黄酒蒸　黄芪各二两　防风　漏芦　黄连各一两五钱　乌蛇肉酒浸，焙干。五钱

共为细末，炼蜜为丸，如梧桐子大。每服三十丸，食后温酒送下。

【方歌】秦艽丸服脓疥愈，清热痒除疮自去，苦参大黄风漏芦，乌蛇黄连芪蜜聚。

## 当归饮子

当归　生地　白芍酒炒　川芎　何首乌　荆芥　防风　白蒺藜各一钱　黄芪　甘草生。各五分

水二钟，煎八分，食远服。

【方歌】当归饮子脓疥久，痒添血燥不能除，四物黄芪何首草，荆防蒺入风自疏。

## 绣球丸

川椒　轻粉　樟脑　雄黄　枯白矾　水银各二钱　大风子肉另研，一百枚

共研细末，同大风子肉再碾匀，加柏油一两，化开和药，搅匀作丸，以二掌合搓，如圆眼大。先以鼻闻，次擦患处。

【方歌】绣球丸用椒轻粉，樟脑雄黄矾水银，大风子研柏油兑，干疥

搓擦效如神。

**臭灵丹**

硫黄末，油核桃　生猪脂油各一两

水银一钱

捣膏，用擦患处。

【方歌】臭灵丹擦脓湿疥，硫黄末共油核桃，生猪脂油各一两，水银一钱同捣膏。

**防风通圣散**见头部秃疮。

**荆防败毒散**见项部脑疽。

**消风散**见项部钮扣风。

**芦荟丸**见牙齿部牙龂。

## 癣

癣证情形有六般，风热湿虫是根原，干湿风牛松刀癣，春生桃花面上旋（图74-2）。

【注】此证总由风热湿邪，侵袭皮肤，郁久风盛，则化为虫，是以搔痒之无休也。其名有六：一曰干癣，搔痒则起白屑，索然雕枯；二曰湿癣，搔痒则出黏汁，浸淫如虫形；三曰风癣，即年久不愈之顽癣也，搔则痹顽，不知痛痒；四曰牛皮癣，状如牛领之皮，厚而且坚；五曰松皮癣，状如苍松之皮，红白斑点相连，时时作痒；六曰刀癣，轮廓全无，纵横不定。总以杀虫渗湿，消毒之药敷之。轻者羊蹄根散，久顽者必效散搽之。亦有脾、肺风湿过盛而肿痛者，宜服散风苦参丸，解散风湿，其肿痛即消。又有面上风癣，初如痞瘰，或渐成细疮，时作痛痒，发于春月，又名吹花癣，即俗所谓桃花癣也，妇女多有之。此由肺、胃风热，随阳气上升而成，宜服疏风清热饮，外用消风玉容散，每日洗之自效。

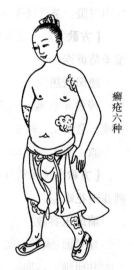

癣疮六种

**图74-2 癣疮图**

### 羊蹄根散

羊蹄根末，八钱　枯白矾二钱

共研匀，米醋调擦癣处。

【方歌】羊蹄根散敷诸癣，羊蹄根共枯白矾，二味研末加米醋，搽患渗湿痒可痊。

### 必效散

川槿皮四两　海桐皮　大黄各二两　百药煎一两四钱　巴豆去油，一钱五分　斑蝥全用，一个　雄黄　轻粉各四钱

共研极细末，用阴阳水调药，将癣抓损，薄敷。药干必待自落。

【方歌】必效大黄百药煎，川槿海桐巴豆斑，雄黄轻粉阴阳水，调搽诸癣久年顽。

### 散风苦参丸

苦参四两　大黄炒香　独活　防风　枳壳麸炒　元参　黄连各二两　黄芩　栀子生　菊花各一两

共研细末，炼蜜为丸，如梧桐子大。每服三十丸，食后白滚水送下，日用三服，茶酒任下。

【方歌】散风苦参风湿盛，癣疮多痒肿痛兼，大黄芩独防风枳，元参栀子菊黄连。

### 疏风清热饮

苦参酒浸，蒸晒九次，炒黄，二钱　全蝎土炒　皂刺　猪牙皂角　防风　荆芥穗　金银花　蝉蜕炒。各一钱

酒、水各一钟，加葱白三寸，煎一钟，去渣；热服，忌发物。

【方歌】疏风清热风癣患，时作痛痒极缠绵，苦参蝎刺猪牙皂，防风荆芥银花蝉。

### 消风玉容散

绿豆面三两　白菊花　白附子　白芷各一两　熬白食盐五钱

共研细末，加冰片五分，再研匀收贮。每日洗面以代肥皂。

【方歌】消风玉容绿豆面，菊花白附芷食盐，研加冰片代肥皂，风除癣去最为先。

# 黄水疮

黄水疮如粟米形，起时作痒破时疼，外因风邪内湿热，黄水浸淫更复生（图74-3）。

【注】此证初如粟米，而痒兼痛，破流黄水，浸淫成片，随处可生。由脾胃湿热，外受风邪，相搏而成。宜服升麻消毒饮，热甚外用青蛤散敷之，湿盛碧玉散敷之即效，痂厚用香油润之，忌见水洗。

**升麻消毒饮**

当归尾　赤芍　金银花　连翘去心　牛蒡子炒　栀子生　羌活　白芷 红花　防风　甘草生　升麻　桔梗

每味用二钱为大剂，一钱五分为中剂，一钱为小剂。水二钟，煎八分，食远热服。

如疮生头面，减去归尾、红花。

【方歌】升麻消毒却风湿，归芍银花翘蒡栀，羌芷红花防草桔，黄水浸淫服渐失。

**青蛤散**见鼻部鼻䖟疮。

**碧玉散**见面部燕窝疮。

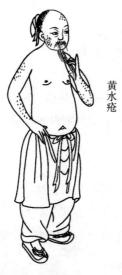

黄水疮

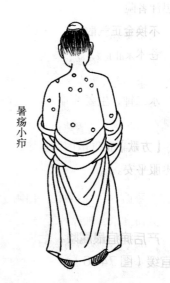

暑疡小疖

图74-3 黄水疮图　　　　图74-4 暑令疡毒小疖图

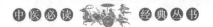

# 暑令疡毒小疖

暑令疡疖焮肿疼，头晕口苦背肌红，较之痈疽发热异，不分日夜似火攻（图74-4）。

**【注】** 此证系暑令所生疡毒小疖。初发背心肌肤红晕，次生肿痛，发热无时，日夜不止，兼头目晕眩，口苦舌干，心烦背热，肢体倦怠。初宜荆防败毒散加藿香、黄连、石膏服之，外治按痈疽肿疡、溃疡门。

**荆防败毒散** 见项部脑疽。

# 瘴疽

瘴疽因受山瘴毒，伏藏久痛附筋骨，初黑次青如拳打，急砭恶血后脓熟（图74-5）。

**【注】** 此证因受山岚瘴气，伏藏筋骨之间，年月久远，令人痛附筋骨，始发黑色，顽痹如木石。其毒附着于筋骨，重按方知微痛，五七日后，毒势涌出浮肿，次变青色，如拳打之状，寒战似疟，头颤口偏，手足厥逆，黑睛紧小。始见黑色时，急用砭法，令出恶血；随服不换金正气散加羚羊角以泄邪毒，次按痈疽肿疡、溃疡治法。脓熟溃黄白脓为顺，出黑汁者险。

**不换金正气散**

苍术米泔水浸，炒 厚朴姜制 陈皮 藿香 半夏曲炒。各二钱 甘草炙，一钱

水二钟，生姜五片，红枣肉二枚，煎一钟，去渣；稍热服，忌生冷、油腻。

**【方歌】** 正气散因山瘴感，伏久生疽身战寒，平胃散加半夏曲，藿香姜枣服平安。

# 产后痈疽

产后痈疽最属险，七情之伤六淫感，瘀血稽留成痈疽，势溃托里不宜缓（图74-6）。

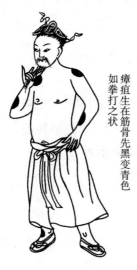

瘴疽生在筋骨先黑变青色如拳打之状

**图 74-5　瘴疽图**

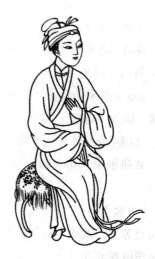

**图 74-6　产后痈疽图**

【注】此证因产后气血经络俱虚，或因七情所伤，或因六淫所感，与瘀血相稽而成，最属险候。法宜大补，扶助根本，兼活瘀生新为要，其客病以末治之。初服生化汤，随证加减，以消毒；有表邪服清魂散，有里热服回生丹。势欲溃脓时，急宜托里，迟则恐毒内陷，药味宜和平纯善，最忌汗下峻剂。其余肿溃治法，俱按痈疽肿疡、溃疡门。

**生化汤**

当归八钱　川芎四钱　姜炭　甘草炙。各四分　桃仁去皮、尖，研泥。十粒

水一钟半，煎六分，加无灰酒一小杯和服。

【方歌】生化汤宜产后疽，通滞和荣又补虚，归芎姜炭炙甘草，桃仁酒服善消瘀。

**清魂散**

荆芥一钱　川芎五分　人参　甘草炙　泽兰叶各三分

为末，黄酒调服。

【方歌】清魂产后风邪侵，荆芥川芎与人参，炙甘泽兰同作剂，能疏表证效通神。

**回生丹**

黑豆煮熟，取汁三碗，去豆。三升　红花炒黄色，入醇酒，大壶同煮三五滚，去红花

用汁。三两　生大黄研末。一斤　苏木剉，用河水五碗煎汁三碗，去渣。二两

先将大黄末，以好米醋三四碗搅匀，文武火熬成膏，如此二遍；次下红花酒、苏木汤、黑豆汁共熬成膏，离火，再入后药：

当归　熟地　川芎　白茯苓　延胡索　乌药　香附　蒲黄　牛膝桃仁另研　苍术米泔水浸，炒。各二两　白芍酒炒　甘草炙　羌活　山萸肉酒浸三棱　陈皮　地榆　木香　五灵脂各五钱　人参　白术土炒　青皮　木瓜各三钱　良姜四钱　乳香　没药各一钱

共研细末，用大黄膏为丸，如弹子大。每服一丸，黄酒炖化，通口服。

【方歌】回生产后存恶露，致发痈疽服可逐，除热活瘀荣卫和，红花大黄豆苏木，八珍羌萸棱延胡，乌药青陈榆香附，乳没蒲黄良膝瓜，木香灵脂桃苍术。

## 翻花疮无图

翻花疮因溃后生，头大蒂小胬菌形，虽无痛痒触流血，血燥肝虚怒气成。

【注】此证因生疮溃后，胬肉自疮口突出，其状如菌，头大蒂小，愈胬愈翻，虽不大痛、大痒，误有触损，流血不住，久则亏虚。总由肝虚、怒气血燥而成。宜服逍遥散，外用乌梅煅灰、轻粉各等分，研末撒之；或马齿苋煅灰，猪脂调敷，俱效。

**逍遥散**见背部上搭手。

## 血风疮

血风疮证生遍身，粟形瘙痒脂水淫，肝肺脾经风湿热，久郁燥痒抓血津（图74-7）。

【注】此证由肝、脾二经湿热，外受风邪，袭于皮肤，郁于肺经，致遍身生疮。形如粟米，瘙痒无度，抓破时，津脂水浸淫成片，令人烦躁、口渴、瘙痒，日轻夜甚。宜服消风散，外敷雄黄解毒散。若日久风邪郁在肌肤，则耗血生火，瘙痒倍增，夜不得寐，挠破津血，心烦，大便燥秘，咽干不渴，此属火燥血短。宜服地黄饮，外擦黄连膏、润肌膏，

合而用之悉效。兼忌椒、酒、鸡、鹅、动风等物。

### 雄黄解毒散

雄黄　寒水石煅。各一两　白矾生，四两

共研细末，滚水调敷。

【方歌】雄黄解毒寒水石，白矾四两共研之，血风疮生粟米痒，滚水调敷渗毒湿。

### 地黄饮

生地　熟地　何首乌生。各三钱　当归二钱　丹皮　黑参　白蒺藜炒，去刺　僵蚕炒。各一钱五分　红花　甘草生。各五分

水煎，早、晚服。

【方歌】地黄饮治血风疮，痒盛不眠血燥伤，首乌丹皮生熟地，黑参归蒺草红僵。

### 消风散见项部钮扣风。

### 黄连膏见鼻部鼻疮。

### 润肌膏见头部白屑风。

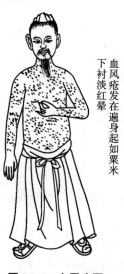

血风疮发在遍身起如粟米下衬淡红晕

图 74-7　血风疮图

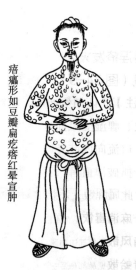

痦瘟形如豆瓣扁疙瘩红晕宣肿

图 74-8　痦瘟图

# 痞癗

痞癗汗出中邪风，状类豆瓣扁瘟形，日痒秦艽汤宜服，夜重当归饮服宁（图74-8）。

【注】此证俗名鬼饭疙瘩。由汗出受风，或露卧乘凉，风邪多中表虚之人。初起皮肤作痒，次发扁疙瘩，形如豆瓣，堆累成片。日痒甚者，宜服秦艽牛蒡汤；夜痒重者，宜当归饮子服之。外用烧酒浸百部，以蓝布蘸酒擦之，谨避风凉自效。

### 秦艽牛蒡汤

秦艽一钱五分　牛蒡子炒，研　枳壳麸炒　麻黄蜜炙　犀角镑　黄芩　防风　甘草生　黑参　升麻各一钱

水二钟，煎八分服。

【方歌】秦艽牛蒡风留肤，痞癗生如麻豆形，枳壳麻黄犀角镑，黄芩风草黑参升。

### 当归饮子 见疥疮。

# 浸淫疮

浸淫疮发火湿风，黄水浸淫似疥形，蔓延成片痒不止，治宜清热并消风（图74-9）。

【注】此证初生如疥，瘙痒无时，蔓延不止，抓津黄水，浸淫成片，由心火、脾湿受风而成。经云：岁火太过，甚则身热，肌肤浸淫。仲景云：从口流向四肢者顺，四肢流入口者逆。初服升麻消毒饮加苍术、川黄连。抓破津血者，宜服消风散；外搽青蛤散即愈。若脉迟不食，黄水不止，此属脾败，不治之证也。

### 升麻消毒饮 见黄水疮。

### 消风散 见项部钮扣风。

### 青蛤散 见鼻部鼻䘌疮。

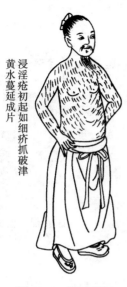

浸淫疮初起如细疥抓破津
黄水蔓延成片

图 74-9　浸淫疮图

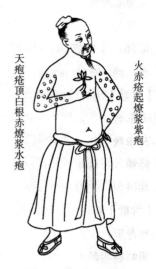

天疱疮顶白根赤燎浆水疱

火赤疮起燎浆紫疱

图 74-10　火赤疮图

# 火赤疮

火赤疮由时气生，燎浆水疱遍身成，治分上下风湿热，泻心清脾自可宁（图 74-10）。

【注】此证由心火妄动，或感酷暑时临，火邪入肺，伏结而成。初起小如芡实，大如棋子，燎浆水疱，色赤者为火赤疮；若顶白根赤，名天疱疮。俱延及遍身，焮热疼痛，未破不坚，疱破毒水津烂不臭，上体多生者，属风热盛，宜服解毒泻心汤；下体多生者，属湿热盛，宜服清脾除湿饮。未破者，俱宜蝌蚪拔毒散敷之；已破者，俱宜石珍散撒之，清其湿热，破烂自干，甚效。

**解毒泻心汤**

黄芩　黄连　牛蒡子炒研　知母　石膏煅　栀子生　防风　元参　荆芥　滑石各一钱　木通　甘草生。各五分

水二钟，灯心二十根，煎八分，食远服。

【方歌】解毒泻心汤火赤，芩连牛蒡木通知，石膏栀子防风草，元参荆芥与滑石。

**清脾除湿饮**

赤茯苓　白术<sub>土炒</sub>　苍术<sub>米泔浸，炒</sub>　黄芩　生地黄　麦冬<sub>去心</sub>　栀子<sub>生，研</sub>　泽泻　甘草<sub>生</sub>　连翘<sub>去心</sub>　茵陈蒿　枳壳<sub>麸炒</sub>　元明粉各一钱

水二钟，竹叶二十片，灯心二十根，煎八分，食前服。

【方歌】清脾除湿天疱疾，赤苓二术芩生地，麦冬栀泻草连翘，茵陈元明同作剂。

**石珍散**

轻粉　石膏<sub>煅</sub>。各一两　黄柏<sub>末</sub>　青黛各三钱

共研匀，先以甘草汤洗净疮处，再用此药撒之。

【方歌】石珍散去火邪害，天疱破撒自康泰，一两轻粉煅石膏，三钱黄柏加青黛。

**蝌蚪拔毒散**<sub>见肿疡门。</sub>

# 猫眼疮

猫眼疮名取象形，痛痒不常无血脓，光芒闪烁如猫眼，脾经湿热外寒凝（图74-11）。

【注】此证一名寒疮，每生于面及遍身，由脾经久郁湿热，复被外寒凝结而成。初起形如猫眼，光彩闪烁，无脓无血，但痛痒不常，久则近胫。宜服清肌渗湿汤，外敷真君妙贴散，兼多食鸡、鱼、蒜、韭，忌食鲇鱼、蟹、鰕而愈。

**清肌渗湿汤**

苍术<sub>米泔水浸，炒</sub>　厚朴<sub>姜汁炒</sub>　陈皮　甘草<sub>生</sub>　柴胡　木通　泽泻　白芷　升麻　白术<sub>土炒</sub>　栀子<sub>生</sub>　黄连各一钱

水二钟，生姜三片，灯心二十根，煎至八分，温服。

【方歌】清肌渗湿疮猫眼，脾湿热郁外寒缠，平胃柴胡通泻芷，升麻白术栀黄连。

**真君妙贴散**<sub>见肿疡门。</sub>

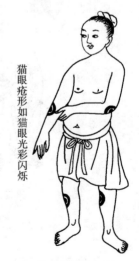

图 74-11　猫眼疮图

猫眼疮形如猫眼光彩闪烁

# 鱼脊疮

鱼脊疮由虚人成，感受湿热皮间凝，虚寒发缓疱津水，灸变稠脓阳气生（图74-12）。

【注】此证形如鱼脊，由阳气虚寒之人，复感湿热结滞而成。多生筋骨之间，以阳气虚寒，故发长缓慢，只在皮肤，坚凝臀痛。初起白疱，渐长状如鱼脊，破津黄水。正脓生迟。初治无论已破未破，宜蒜片艾灸，以通阳气；外用真君妙贴散，香油调敷，宜服内补十宣散。得稠脓色鲜者为顺，若灸之不应，色黯腐烂，出臭水者逆。其次内、外治法，俱按痈疽溃疡门。

**真君妙贴散** 见肿疡门。

**内补十宣散** 见胸部瘭疬痈。

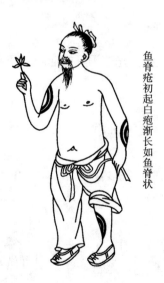

鱼脊疮初起白疱渐长如鱼脊状

图74-12 鱼脊疮图

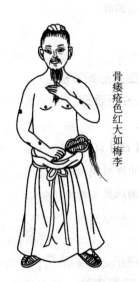

骨瘘疮色红大如梅李

图74-13 骨瘘疮图

# 骨瘘疮

骨瘘疮形粟豆红，渐如梅李火毒成，脓血不出痛不止，治同疗法即成功（图74-13）。

【注】此证初生，形如粟豆，色红渐大，如梅如李，由火毒而成。血

不出，脓不生，痛亦不止，久则延及遍身。内、外治法与疔门参考。

## 风疳 无图

风疳证如风癣形，破流黄水痒微疼，由于风湿客谷道，如圣膏搽功即成。

【注】此证由风湿客于谷道而成。形如风癣作痒，破流黄水，浸淫遍体，微疼，宜用如圣膏搽之即愈。

### 如圣膏

当归五钱　巴豆去壳，三钱

香油八两，将二药炸枯，去渣；入黄蜡三两，化尽离火，绢滤净，将凝，入轻粉二钱，搅匀搽之。

【方歌】如圣膏用归巴豆，二味一同入香油，炸枯加蜡添轻粉，凝搽风疳功即收。

## 血疳

血疳形如紫疥疮，痛痒时作血多伤，证因风热闭腠理，消风散服功最强（图74-14）。

【注】此证由风热闭塞腠理而成。形如紫疥，痛痒时作，血燥多热，宜服消风散。

**消风散** 见项部钮扣风。

## 白疕

白疕之形如疹疥，色白而痒多不快，固由风邪客皮肤，亦由血燥难荣外（图74-15）。

【注】此证俗名蛇虱。生于皮肤，形如疹疥，色白而痒，搔起白皮。由风邪客于皮肤，血燥不能荣养所致。初服防风通圣散，次服搜风顺气丸，以猪脂、苦杏仁等分共捣，绢包擦之俱效。

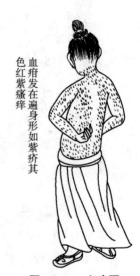

血疳发在遍身形如紫疥其色红紫瘙痒

**图74-14 血疳图**

### 搜风顺气丸

大黄酒浸，蒸晒九次。五两　车前子酒炒　山萸肉　山药炒　牛膝酒浸　菟丝子酒煮　独活　火麻仁微火焙，去壳　槟榔　枳壳麸炒　郁李仁滚水浸，去皮。各二两　羌活一两

上为末，炼蜜和丸，如梧桐子。每服三十丸，茶、酒任下，早晚各一服。

【方歌】搜风顺气车前子，萸药大黄膝菟丝，羌独火麻榔枳郁，服去风邪血燥滋。

### 防风通圣散 见头部秃疮。

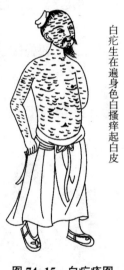

白疕生在遍身色白搔痒起白皮

图 74-15　白疕疮图

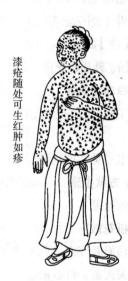

漆疮随处可生红肿如疹

图 74-16　漆疮图

## 漆疮

漆疮感受漆毒生，腠理不密肿焮红，初发觉痒后如疹，皮破流水更兼疼（图 74-16）。

【注】此证由人之腠理不密，感漆辛热之毒而生。初发面痒而肿，抓之渐似瘾疹，色红，遍传肢体焮痛，皮破烂斑流水，甚者寒热交作。宜韭菜汁调三白散涂之，内服化斑解毒汤。忌浴热水，戒油腻厚味发物。或用神曲研为末，生蟹黄调涂患处尤效。

### 三白散

铅粉一两　轻粉五钱　石膏煅，三钱

共研匀，韭菜汁调敷，纸盖。如无韭菜汁，凉水调亦可。

【方歌】三白散敷漆疮消，轻粉铅粉煅石膏，去热解毒功效速，研匀须用韭汁调。

### 化斑解毒汤 见肋部内发丹毒。

## 血箭

血箭毛孔射出血，心火炽迫血乱行，桃花散用凉水敷，再涂金墨即能停（图74-17）。

【注】此证一名肌衄，由心肺火盛，逼血从毛孔中射出如箭。宜服凉血地黄汤，外用桃花散，以凉水调敷；或用金墨研末，醋调凉涂，其血即止。

### 凉血地黄汤

生地三钱　黄连　当归各一钱五分　甘草　栀子生，研　元参各一钱　黄芩二钱

水二钟，煎八分，量病上下服之。

【方歌】凉血地黄心火盛，毛孔血溢不归经，黄连归草芩栀子，元参煎服效通灵。

### 桃花散

白石灰半升，用水泼成末，与大黄片一两五钱同炒，以灰变红色为度；去大黄，将石灰筛细，用凉水调敷。

【方歌】桃花止血最为良，一两五钱生大黄，半斤石灰相并炒，去军研筛水调强。

## 血痣

血痣初起似痣形，渐大如豆其色红，揩破外皮流鲜血，肝经怒火郁血成（图74-18）。

【注】此证由肝经怒火、郁血而成。初起如痣色红，渐大如豆，触破时流鲜血，用花蕊石散撒之。血已止，宜冰蛳散枯去本痣，以月白珍珠散搽，太乙膏盖贴，生皮即愈。血出甚者，服凉血地黄汤，兼戒厚味

发物。

**花蕊石散**

花蕊石火煅，入童便淬之七次，五钱　草乌　南星　白芷　厚朴　紫苏　羌活　没药　轻粉　龙骨煅　细辛　檀香　苏木　乳香　蛇含石火煅，童便淬三次　当归　降真香各二钱　麝香三分

共为细末，罐收；临用时，撒于患处。

【方歌】花蕊石散止血强，草乌星芷厚苏羌，没轻龙骨细檀麝，苏木乳归含降香。

**冰螄散**即冰螺捻研末。见乳部乳岩。

**月白珍珠散**见溃疡门。

**凉血地黄汤**见血箭。

**太乙膏**见溃疡门。

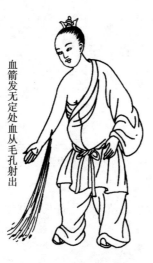

血箭发无定处血从毛孔射出

图 74-17　血箭图

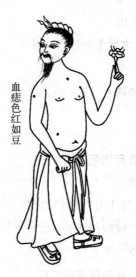

血痣色红如豆

图 74-18　血痣图

## 酸痛 无图

酸痛本于寒气侵，郁在肌肤痛连心，衣触手捺无皮状，法宜椒酒绵渫温。

【注】此证系暴寒侵袭肌肤之中，寒郁不行，偶犯衣触或以手捺，疼

痛连心，似乎如无皮之状。法宜胡椒四钱，烧酒四两，共入磁碗内，重汤炖煮，以软绵蘸酒，温漐熨痛处即效。

## 疮口误入毒水无图

疮溃误入污水毒，或伤诸刺痛至骨，金蝉散煅敷疮内，毒水流尽刺亦出。

【注】疮溃误入皂角、驴马尿粪，一切污秽毒水入疮，或木刺伤着于疮内，焮肿疼痛至骨者，先以温水洗疮拭干，再用金蝉散煅炼妥协，撒于疮内，外以加味太乙膏盖之，良久毒水流尽，有刺亦自出矣。

#### 金蝉散

大干蛤蟆一个　胡椒十五粒　皂角子七粒

上用干锅，入药在内，瓦盖锅口，慢火煅至烟尽，取出存性，研为细末取用。

【方歌】金蝉溃疮受毒水，肿痛或因木刺伤，蛤蟆胡椒皂角子，火煅烟尽研撒良。

**加味太乙膏**见溃疡门。

## 诸疮生蝇蛆无图

夏月诸疮臭腐烂，蝇众生蛆治勿慢，蝉花散服可除之，蛆化为水蝇畏散。

【注】夏月诸疮溃烂腐臭，或孤单及懒惰之人，失于洗浴，积脓污秽，苍蝇闻秽丛聚，以致生蛆。宜急服蝉花散，蛆尽化水而出，蝇亦不敢近疮。婴儿痘烂生疽者，亦服前药，外用寒水石细末掺之，又治疮脓忽臭。有冬月溃疮生蛆者，系阴湿之所化也。宜海参为末撒之，或皂矾飞过为末撒之，其蛆亦化为水。

#### 蝉花散

蛇蜕火烧存性，研末，一两　蝉蜕　青黛各五钱　细辛二钱五分

上为末，每服用三钱，黄酒调服，日用二服。

【方歌】蝉花散疗诸疮秽，夏月生蛆蝇近围，蛇蜕细辛蝉蜕黛，酒调蛆化蝇畏飞。

# 卷七十五

## 杂证部

### 跌扑

跌扑之证属寻常，复元活血汤最良，已破亡血八珍服，未破血瘀大成汤。

【注】此证有已破、未破之分，亡血、瘀血之别。如寻常跌扑，微伤皮肉，疼痛未破者，以复元活血汤散瘀活血；若损伤筋骨，血流过多不止者，即为亡血，急用花蕊石散干撒止血，内服八珍汤，加酒炙骨碎补、续断、红花；若从高跌坠，未曾损破皮肉者，必有瘀血流注脏腑，人必昏沉不醒，二便秘结，当以大成汤通利二便，其人自醒。若便利不醒者，灌独参汤救之。

**大成汤**

大黄三钱 朴硝 枳壳麸炒。各二钱 厚朴姜炒 当归 红花 木通 苏木 陈皮 甘草生。各一钱

水二钟，煎八分，不拘时服。服后二时不行，渣再煎，加蜜三匙冲服。

【方歌】大成活瘀便立通，硝黄枳壳厚归红，木通苏木陈皮草，煎服不行加蜜冲。

**复元活血汤**

当归尾二钱 柴胡一钱五分 穿山甲炙，研 红花 栝蒌仁各七分 甘草五分 桃仁十七个 大黄三钱

水二钟，酒二钟，煎一钟。食远服，以利为度。

【方歌】复元活血跌扑证，恶血流瘀积滞疼，山甲柴红栝蒌草，桃仁归尾大黄行。

**花蕊石散**见发无定处血瘤。

**八珍汤 独参汤**俱见溃疡门。

# 金疮

金疮须宜验伤痕，轻伤皮肉重伤筋，外撒如圣桃花散，血多八珍汤独参。

【注】此证有金刃伤、箭镞伤、磁锋伤。须看伤痕深浅，轻者皮肉破损，血流不住，以桃花散撒之；重者筋断血飞，系大脉已伤，用如圣金刀散撒上，以绢帛扎住，止而复流，再撒。若药痂过厚拘痛者，以生肌玉红膏涂伤处；外贴陀僧膏，长筋止痛生肌治之。无论轻重伤破出血，初服三黄宝蜡丸；伤破微出血者，服黎洞丸；若出血过多，其人面黄眼黑，不可专攻瘀血，宜用八珍汤；甚者独参汤，先固根本，二方俱加苏木、红花，兼调瘀血。

此证虽系好肉暴伤，然验脉法形证，亦可以定生死。如伤血过多，脉见虚、细、沉、小、和缓者生，若脉见浮、洪、数、大、实、虚促者死。被伤入肺者二七死，左胁下伤内者，肠全断者，少腹下伤内者，伤处繁多者，老人左股压碎者，伤破阴子者，肩内耳后伤透于内者，死。凡伤天窗穴与眉角，脑后臂里跳脉，髀内阴股，两乳上下，心下鸠尾及五脏六腑之俞者，皆死。脑后出髓而不能语，目睛直视，喉中沸声，口急唾出，两手妄举者，亦死。又有腹皮损破肠出者，看肠若仅伤一半者，可治，先以大麦煮粥，取浓汁，温洗其肠，以桑皮尖茸为线，蘸花蕊石散，缝肠伤口，急于缝处涂活鸡冠血，随以清油涂肠令润，将肠轻轻纳入腹内；外用生人长发密缝腹伤口之里肉，留外皮撒月白珍珠散，以待生肌敛口。若伤口大者，不能外缝，以陀僧膏护贴，候自溃脓，即按溃疡门治法。缝后勿惊笑，以米饮少少饮之，渐增，待二十日后，再吃浓粥，调理而愈。

### 三黄宝蜡丸

藤黄 制法见黎洞丸内。四两　天竹黄 无真者，九转南星代之　红芽大戟　刘寄奴　血竭各三两　孩儿茶　雄黄各三两　朴硝一两　当归尾一两五钱　铅粉　汞即水银　乳香　麝香各三钱　琥珀二钱

各研极细末，称准和一处，将水银同铅粉，在铁锅内，火上热研成末，入前药内，共研匀；用炼净黄蜡二十四两，放磁器内，坐滚水中化

开，将药入内搅匀。病重者每丸一钱，病轻者每丸五分，热黄酒调服；倘受伤至重，连服数次，服药后，饮酒出汗更妙。又治一切恶疮，以香油化开，敷之甚效。

【方歌】三黄宝蜡琥天竹，大戟儿茶硝寄奴，雄竭藤黄铅粉汞，乳归麝碾去其粗。蜡丸黄酒热调服，外治恶疮油化敷，能疗金疮伤损证，续筋瘀散痛全无。

### 黎洞丸

三七　生大黄　阿魏　孩儿茶　天竹黄　血竭　乳香　没药各二两　雄黄一两　山羊血无真者，以小子羊鲜心血代之。五钱　冰片　麝香　牛黄各二钱五分。以上各研细末　藤黄以秋荷叶露泡之，隔汤煮十余次，去浮沉，取中，将山羊血拌入，晒干。二两

取秋露水化藤黄，拌药捣千余下，如干，加炼蜜少许，为丸，重一钱，黄蜡封固。每用一丸，黄酒化服；外敷亦用黄酒磨涂此药。如在夏天修和，取天落水拌之为丸。

【方歌】黎洞金疮跌扑伤，发背痈疽诸恶疮，瘰疬刑伤疯犬咬，蜂蛇蝎毒服敷良。三七大黄冰麝魏，儿茶天竹竭藤黄，羊血牛雄黄乳没，秋露和丸酒化强。

**桃花散**见发无定处血箭。

**如圣金刀散**见足部脱疽。

**生肌玉红膏　陀僧膏　八珍汤　独参汤　月白珍珠散**俱见溃疡门。

**花蕊石散**见发无定处血瘗。

## 箭头入肉附：毒箭

箭头入肉钳不出，解骨丸纳羊脂敷，燋铜毒箭金汁解，射罔中人蓝汁涂。

【注】箭头嵌入肉内，钳不出者，宜解骨丸纳伤口内，外用羊肾脂细嚼贴之。觉痒忍之，极痒箭头渐冒，撼动拔出，即以人尿洗之，贴陀僧膏，日换，伤口自敛。又有毒箭二种，交广蛮夷用燋铜作箭镞甚毒，人若中之，才伤皮肉，便闷脓沸烂而死，急饮金汁，外亦用金汁抹之。若金汁一时不得，即灌入粪汁并外敷之，非此不能解毒也。又一种以毒药

喂箭，名为射罔❶，人若中之甚毒，急用葛氏方用蓝锭汁一碗灌之，外亦用涂抹伤处；一法用大豆、猪、羊血，内服外敷，解毒亦效。又箭镞不出者，捣鼠肝涂之，或鼠脑捣涂即出。

### 解骨丸

蜣螂<sub>研</sub>　雄黄<sub>研</sub>　象牙末<sub>各等分</sub>

共和匀，炼蜜为丸，如黍米大，纳伤口处。

【方歌】解骨丸能拔箭镞，蜣螂雄黄功效速，象牙末加蜜炼丸，大如黍米纳伤处。

**陀僧膏**<sub>见溃疡门。</sub>

# 铁针入肉

铁针入肉随气游，走向心胸险可愁；乌鸦翎灰酒调服，膏贴针出始免忧。

【注】凡铁针误入肉中，无眼者不动，有眼者随气游走，若走向心窝胸膛者险。急用乌鸦翎数根，炙焦黄色，研细末，酒调服一钱或二钱俱可；外用神圣膏贴三五次，其针自出。前法用在一二日间效。

### 神圣膏

用车脂𦝐油，不拘多少，研如膏，调磁石末，摊纸上，如钱许，贴之，每日二换。

# 铁针误入咽喉

误吞铁针入咽喉，急饮蛤蟆血数头，针不即吐筶篱散，或食饴糖出不留。

【注】铁针误入咽喉，无药可施，宜用癞虾蟆数个，将头剁去，倒垂流血，以碗接之，得一杯许，灌入喉中，移时连针吐出，针自软曲。一方用旧筶篱煅存性，研末，每服三钱，黄酒调服，亦能化针。或用饴糖一斤，食尽便出。

---

❶ 射罔（wǎng 网）：一种有毒的植物。

# 误吞铜钱

误吞铜钱虽无疼，久留腹中病必成，荸荠能化坚为软，多食无伤可化铜。

【注】误吞铜钱，多食荸荠，即能化坚为软。若误吞铁、骨等物，肠中不能转送觉坠者，多食青菜、猪脂，自然送入大肠，与粪同出甚效。

# 骨鲠咽喉

骨鲠咽喉最可忧，吐咽刺痛碍咽喉；鱼骨须用鸭涎灌，兽骨狗涎灌即瘳。

【注】此证由咽物急迫，骨鲠于咽喉，妨碍饮食，吐咽刺痛，宜急治之。然有鱼骨、兽骨之分，误吞鱼骨者，用河中养蓄活鸭，倒挂垂涎，以磁碗接下，令患人仰卧频灌，其骨尽化；误吞兽骨者，用狗一只，倒挂接涎，如前法频灌，其骨尽化，俱效。若失治，咽喉肿痛溃脓，宜用冰硼散吹之，不可妄服凉药。若骨势大者，与饮食难下，饿倒胃气者，俱属难救。

**冰硼散** 见口部鹅口疮。

# 杖疮

杖疮须宜看其形，已破未破要分明。清凉拈痛膏破用，敷之消肿并止疼。未破瘀血须当砭，汤剂急宜用大成。玉红膏贴瘀腐痛，搽之新肉自然生。

【注】此疮有已破、未破之分。已破者，随杖后用清凉拈痛膏敷之，疼肿即消；未破瘀血内攻者，急宜砭去瘀血，内服大成汤，便通自愈。如伤处瘀腐作疼者，生肌玉红膏搽之，自然腐化新生，其效甚捷。

### 清凉拈痛膏

如意金黄散一两，加樟脑末三钱和匀，又用生白石灰块三四斤许，以水泡开，水高石灰二三指，露一宿，将石灰面上浮起油水结如云片者，轻轻带水起入碗内。有水一钟，对香油一钟，竹箸搅百转，自成稠膏，调前药稀稠得所。不用汤洗，遍敷伤处，纸盖布扎，夏月一日，冬月二

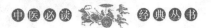

日，方用葱汤淋洗干净，仍再敷之，以肿消痛止为度。

【方歌】清凉拈痛金黄散，加入樟脑末三钱，杖疮破后多疼痛，石灰水油调敷痊。

**大成汤**见跌扑。

**生肌玉红膏**见溃疡门。

**如意金黄散**见肿疡门。

# 夹伤

夹伤禁用药贴敷，朱砂烧酒可调涂。琼液散服随饮醉，肿势必消痛自除。复受重刑溃破者，代杖汤药速宜图。气血弱者当大补，六真膏贴痛即无。

【注】夹伤即挤伤也。禁用敷药、膏药及泥涂等法，恐后必作肿成脓。受刑初，宜服代杖丹以护心，随用银朱或朱砂末，烧酒调敷伤处；再着一人，以手十指尖轻啄患者脚心，先觉痒，次觉疼为止；次着一二人，以笔管于患者脚面上，轻轻赶之，助通血脉，候伤处凹者突起，四围肿大为度。即服琼液散，随饮至醉，次日揸去所敷银朱，只用洗杖伤汤，日烫二三次；次日再服琼液散，其肿自消，痛即止矣。如复受重刑，以致破溃者，外贴琼液膏，内服代杖汤，继宜大补气血，易于收功。生肌时，换贴六真膏，其效甚捷。

### 代杖丹

丁香　苏木　蚯蚓去土　无名异　丹皮　肉桂　木鳖子　乳香　没药

自然铜火煅，醋淬七次。各一两

上为末，炼蜜和丸，二钱重。用一丸，黄酒化下。

【方歌】代杖护心血不攻，丁香苏木蚓无名，丹皮肉桂木鳖子，乳香没药自然铜。

### 琼液散

闹羊花择去梗、蒂、蕊、叶，洗去灰沙，晒干，砂锅微焙

为末，每服五分，壮者七分。先饮醇酒至半酣，次用调药服下，再饮至大醉为度，静卧勿语，语则发麻。至次日其麻方解，消肿止疼，其功甚捷。连服三五次，弱者间一日再服。

【方歌】琼液散消瘀血滞，预酌酒至半酣时，闹羊花末调服下，琼浆复饮醉如痴。

### 洗杖汤

陈皮　透骨草　南星　天门冬　地骨皮　天灵盖各五钱　象皮切碎，一两

水煎浸洗，日三二次。

【方歌】洗杖汤陈透骨星，天冬地骨共天灵，象皮水煎日勤洗，夹伤消肿又除疼。

### 琼液膏

当归尾　闹羊花　红花　白芷　蒲黄各二两

香油一斤，浸药七日，炸枯去渣；入白蜡、黄蜡各一两，溶化尽，绢滤净；稍温再入冰片六分，没药、乳香末各六钱，搅匀摊贴。

【方歌】琼液膏贴夹伤破，归闹红花芷蒲黄，油炸又下白黄蜡，再加冰片没乳香。

### 代杖汤

乳香　没药　苏木各二钱　蒲黄　木通　枳壳麸炒　甘草生　当归尾
丹皮　木耳　穿山甲炙，研。各一钱　土木鳖焙，五个

酒、水煎服。

【方歌】代杖汤医夹伤验，乳没蒲黄通枳甘，归尾丹皮鳖木耳，酒煎苏木炙穿山。

### 六真膏

樟脑三两　孩儿茶　滴乳香　血竭　没药　三七各三钱

共为末，用猪脂油十二两，碗盛水煮化，将药入油内，和匀摊贴。

【方歌】六真膏贴夹杖伤，樟脑儿茶滴乳香，竭没三七脂油化，和敷诸疮也相当。

## 竹木刺入肉

诸刺入肉系外伤，蝼蛄捣涂最为良。如刺已出仍作痛，再涂蝼蛄即无妨。

【注】诸刺入肉，外伤之证也。软浅者，以针拨出；硬深者，捣蝼蛄涂之，少时即出。如刺已出，而仍作痛者，再以蝼蛄涂之即愈。

# 破伤风

皮肉损破外伤风，初觉牙关噤不松，甚则角弓反张状，吐涎抽搐不时宁。四因动静惊溃审，陷缩神昏不语凶。在表宜汗里宜下，半表半里以和平。

**【注】** 此证由破伤皮肉，风邪袭入经络。初起先发寒热，牙关噤急，甚则身如角弓反张之状，口吐涎沫，四肢抽搐，无有宁时，不省人事，伤口锈涩。然伤风有四：因动受、静受、惊受、疮溃后受，皆可伤风。动而受者，怒则气上，其人跳跃，皮肉触破，虽被风伤，风入在表，因气血鼓旺，不致深入，属轻。静受者，起作和平之时，气不充鼓，偶被破伤，风邪易于入里，属重。惊受者，惊则气陷，偶被伤破，风邪随气直陷入阴，多致不救属逆。若风邪传入阴经者，则身凉自汗，伤处反觉平塌陷缩，甚则神昏不语，噤口舌短，其证贵乎早治，当分风邪在表、在里，或半表半里，以施汗、下、和三法。如邪在表者，寒热拘急，口噤咬牙，宜服千里奔散，或雄鼠散汗之；次以蜈蚣星风散频服，追尽臭汗。如邪在里者，则惊而抽搐，脏腑秘涩，宜江鳔丸下之。如邪在半表半里无汗者，宜羌麻汤主之。若头汗多出，而身无汗者，不可发汗，宜榆丁散和之；若自汗不止，二便秘赤者，宜大芎黄汤主之。又有发表太过，脏腑虽和，自汗不止者，宜防风当归散服之。发表之后，表热不止者，宜小芎黄汤服之。攻里之后，里热不止，宜栝石汤服之。若伤时血出过多，不可再汗，宜当归地黄汤主之。

至于生疮溃后受风者，因生疮，溃而未合，失于调护，风邪乘虚侵入疮口，先从疮围起粟作痒，重则牙紧，项软，下视，不宜发汗，误汗令人成痉，当以参归养荣汤加僵蚕主之，先固根本，风邪自定。若手足战掉不已者，宜朱砂指甲散主之；若痰盛抽搐身凉者，宜黑花蛇散主之。外治之法，遇初破之时，一二日间，当用灸法，令汗出其风邪方解。若日数已多，即禁用灸法，宜羊尾油煮微熟，绢包乘热熨破处，数换，拔尽风邪，未尽者，次日再熨，兼用漱口水洗之，日敷玉真散，至破口不锈生脓时，换贴生肌玉红膏，缓缓收敛。

**【按】** 刘完素只论三阳汗、下、和三法，而不论三阴者，盖风邪传入阴经，其证已危。如腹满自利，口燥咽干，舌卷囊缩等类，皆无可生之证，故置而不论也。

### 千里奔散

用行远路骡蹄心，阴阳瓦煅存性，研细。每服三钱，热黄酒冲服。

【方歌】千里奔散破伤风，口噤拘急寒热攻，骡蹄火煅存性研，每服三钱黄酒冲。

### 雄鼠散

活雄鼠一枚，用铁线缚绕，阴阳瓦煅存性，研为细末。作一服，热黄酒调下。

【方歌】雄鼠破伤风居表，活鼠一枚铁线绕，阴阳瓦煅存性研，酒调尽服风邪了。

### 蜈蚣星风散

蜈蚣二条　江鳔三钱　南星　防风各二钱五分

共研细末，每用二钱，黄酒调服，一日二服。

【方歌】蜈蚣星风邪未散，搜风发汗去风源，南星江鳔防风末，酒服经络自通宣。

### 江鳔丸

天麻　雄黄各一钱　蜈蚣二条　江鳔　僵蚕炒　野鸽粪炒。各五分

共研细末，作两分，一分饭丸如梧桐子，朱砂为衣；一分加巴豆霜二分五厘，饭丸如梧桐子大。每用朱砂药二十丸，加巴豆药一丸，二服加二丸，白滚水送下，至便利为度；再服朱砂药，病愈即止。

【方歌】江鳔破伤风入里，惊兼抽搐下之宜，天麻蜈蚣僵鸽粪，雄黄巴霜丸朱衣。

### 羌麻汤

羌活　麻黄　川芎　防风　枳壳麸炒　白茯苓　石膏煅　黄芩　细辛　甘菊花　蔓荆子　前胡　甘草生。各七分　白芷　薄荷各五分

生姜三片，水二钟，煎八分服。

【方歌】羌麻汤芎风枳壳，苓芷石膏芩薄荷，细辛菊蔓前甘草，发汗破伤风即瘥。

#### 榆丁散

防风　地榆　紫花地丁　马齿苋<sub>各五钱</sub>

共研细末，每服三钱，温米汤调下。

【方歌】榆丁破伤风为患，头汗身无不宜散，此药米汤服解和，防榆地丁马齿苋。

#### 大芎黄汤

黄芩　羌活　大黄<sub>各二钱</sub>　川芎<sub>一钱</sub>

水煎服，以微利为度。

【方歌】大芎黄治破伤风，汗多便秘小水红，水煎黄芩与羌活，大黄切片共川芎。

#### 防风当归散

防风　当归　川芎　生地<sub>各二钱五分</sub>

水煎服。

【方歌】防风当归表太过，脏腑虽调汗出多，只将四味水煎服，川芎生地共相和。

#### 小芎黄汤

川芎<sub>三钱</sub>　黄芩<sub>二钱</sub>　甘草<sub>生，五分</sub>

水煎温服。

【方歌】小芎黄汤发散后，表热犹存用此医，芎芩甘草煎温服，退热除根神效奇。

#### 栝石汤

栝蒌仁<sub>九钱</sub>　滑石<sub>一钱五分</sub>　苍术<sub>米泔水浸，炒</sub>　南星　赤芍　陈皮<sub>各一钱</sub>　白芷　黄柏　黄芩　黄连<sub>各五分</sub>　甘草<sub>生，二分</sub>

生姜三片，水三钟，煎一钟服之。

【方歌】栝石芍芷柏芩连，苍术南星陈草煎，医治破伤风下后，热犹不解服之痊。

#### 当归地黄汤

当归　熟地　川芎　藁本　白芍<sub>酒炒</sub>　防风　白芷<sub>各一钱</sub>　细辛<sub>五分</sub>

水煎服。

【方歌】当归地黄芎藁本，白芍防风芷细辛，破伤之时血出甚，服此滋荣风不侵。

### 参归养荣汤

人参　当归　川芎　白芍酒炒　熟地　白术土炒　白茯苓　陈皮各一钱

甘草炙，五分

生姜三片，红枣肉二枚，水煎服。

【方歌】参归养荣荣卫虚，溃疮失护风邪居，生姜三片二枚枣，八珍汤内入陈皮。

### 朱砂指甲散

人手足指甲烧存性用，六钱　朱砂　南星　独活各二钱

共研细末，每用四钱，热黄酒调下。

【方歌】朱砂指甲散神效，破伤风侵手足摇，每用四钱热酒服，南星独活指甲烧。

### 黑花蛇散

麻黄炙，一两　黑花蛇即乌蛇，酒浸，六钱　天麻　白附子　干姜　川芎

附子制　草乌泡，去皮。各五钱　蝎梢二钱五分

共研细末，每服一钱，热黄酒调下，日二服。

【方歌】黑花蛇散蝎麻黄，天麻白附子干姜，川芎附子草乌泡，善却风痰医破伤。

### 玉真散

白芷　南星　白附子　天麻　羌活　防风各一两

共研细末，唾津调浓，敷伤处。如破伤风初起，角弓反张，牙关紧急，每用三钱，热童便调服亦妙。

【方歌】玉真散芷共南星，白附天麻羌活风，破伤风袭传经络，热酒调服立奏功。

### 生肌玉红膏见溃疡门。

## 发痉

溃疡发痉类破伤，有汗为柔无汗刚，脓血出多成此证，补正驱邪要审详。

【注】此证势类破伤风，牙紧体强，肢搐背反，有汗曰柔痉，无汗

曰刚痓，由溃痈亡血过多所致。治宜大补气血，以十全大补汤加钩藤钩、栀子、天麻。服之不应者，服独参汤；手足逆冷加桂、附，误作风痓，汗之则危。

**十全大补汤　独参汤**俱见溃疡门。

# 汤火伤

汤烫火烧皮烂疼，疱起挑破使毒轻，烦躁作呕防毒陷，便秘神昏气喘凶。

【注】此证系好肉暴伤，汤烫火烧，皮肤疼痛，外起燎疱。即将疱挑破，放出毒水，使毒轻也。其证虽属外因，然形势必分轻重。轻者施治应手而愈，重者防火毒热气攻里，令人烦躁、作呕、便秘，甚则神昏闷绝。初伤用冷烧酒一钟，于无意中望患者胸前一泼，被吃一惊，其气必一吸一呵，则内之热毒，随呵而出矣。仍作烦闷者，以新童便灌之。外初用清凉膏涂之，解毒止痛，不致臭烂；次以罂粟膏涂之。痛止生脓时，换黄连膏贴之收敛。火毒攻里者，宜四顺清凉饮服之，务令二便通利，则毒热必解。初终禁用冷水、井泥浸渍伤处，恐热毒伏于内，寒滞束于外，致令皮肉臭烂，神昏便秘，端肩气喘，多致不救。外花炮火药烘燎者，治法同前。

### 罂粟膏

罂粟花十五朵。无花以壳代之

香油四两，将罂粟炸枯，滤净，入白蜡三钱溶化尽，倾入碗内，待将凝之时，下轻粉二钱，搅匀炖水中，令冷取出。临用时，抿脚挑膏，手心中搽化，搽于伤处，绵纸盖之，日换二次，其痛自止。次日用软帛抱净腐皮，再搽之。

【方歌】罂粟膏医汤火烧，香油罂粟共煎熬，白蜡更兼真轻粉，患上搽涂痛即消。

### 清凉膏

水泼开石灰末一升，加水四碗，搅浑澄清；取清汁一碗，加香油一碗，以箸顺搅数百转，其稠黏如糊，用鸡翎蘸扫伤处。

**黄连膏**见鼻部鼻疮。

**四顺清凉饮** 见面部疖腮。

# 冻疮

冻疮触犯严寒伤，气血肌肉硬肿僵，凉水揉淊觉热散，大忌烘火立成疮。

【注】此证由触犯严寒之气，伤及皮肉着冻，以致气血凝结，肌肉硬肿，僵木不知痛痒。即在着冻之处，垫衣揉搓，令气血活动；次用凉水频洗觉热，僵木处通活如故则已。若日久冻僵，疙瘩不散，用冰一块，绢包淊之，以僵疙瘩化尽为度，此从治之法也。若暴冻即着热，或进暖屋，或用火烘汤泡，必致肉死损形，轻则溃烂，重则骨脱筋连，急剪去筋，否则浸淫好肉。初治宜人参养荣汤，加醇酒服之；溃烂者，外按痈疽溃疡治法。亦有经年不愈者，用独胜膏敷之甚效。

**独胜膏**

于六月初六、十六、二十六日，用独头蒜杵烂，日中晒热，涂于冻发之处，即于日中晒干。忌患处著水。

**人参养荣汤** 见溃疡门。

# 人咬伤

人咬系受牙毒伤，肿痛臭烂异寻常。始终惟宜童便洗，蟾酥条饼功最良。

【注】此伤由人牙齿食用炙煿之物，渐渍有毒，故一受其伤，则肿痛臭烂，异于寻常。初咬时，用热童便浸伤处，洗去牙黄污血，贴蟾酥饼，以万应膏盖之，出微脓即愈。若失治，则烂痛发肿，仍用童便浸洗；次用油纸捻点火，于患处熏之良久，插蟾酥条如伤口大，作饼罨上，万应膏盖之。俟肿消时，用葱白二两，甘草五钱，水煎，日洗一次，换生肌玉红膏，盖贴万应膏收口。一法：随于咬后，即用童便洗之，大粪涂之；肿溃时，人中黄熬汤时洗。较诸治法尤觉神效。

**蟾酥饼** **蟾酥条** 俱见疔疮门。

**万应膏** **生肌玉红膏** 俱见溃疡门。

## 熊虎狼伤人

熊虎狼伤致成疮，内外服洗葛根汤，青布燃熏铁汤洗，独窠栗子嚼涂伤。

【注】熊、虎、狼牙爪，伤人皮肉成疮者，初宜葛根浓煎，内服一二钟，外洗日十度；或煮生铁有味者洗之。又用青布急卷为绳，燃着纳竹筒中，注疮口熏之出毒水；次宜独窠栗子，生嚼涂伤口效。

## 马咬伤

马咬伤时损肌肉，栗子嚼烂敷患处。若逢毒气入里者，马齿苋汤速宜服。

【注】此伤用栗子嚼烂敷之。毒气入里，心烦呕闷者，马齿苋煎汤，饮之即效；外用马鞭子挽手及鞭穗，煅灰存性，研末，猪脂捣合贴之，俱效。

## 疯犬咬伤

疯犬咬伤毒最深，刺吮粪灸尿洗淋，顶心红发当拔去，三年禁忌保终身。

【注】犬因五脏受毒而成疯犬，故经其咬，必致伤人，九死一生之证也。初被咬时，急就咬处刺令出毒血，以口含浆水吮洗伤处。或以拔法拔之，或以人尿淋洗，拭干，即用核桃壳半边，以人粪填满，罨在咬处，上着艾灸之，壳焦粪干再易；灸至百壮，以玉真散唾津调敷，次日再灸，渐灸至三五百壮为度。于初灸时，即服扶危散，逐恶物血片，从小水中出；若毒物血片堵塞茎中，致小水涩滞若淋者，即服琥珀碧玉散，以通利之。被咬之人，顶心有红发一根，速当拔去。一法：用豆豉研末，香油调稠，丸如弹子大，常揩拭所咬处；揩开看豉丸内若有狗毛茸茸然，此系毒气已出，易丸再揩，至无茸毛方止，甚效。始终禁忌，必当慎重，终身忌食狗肉及蚕蛹、赤豆；百日内忌见麻物，忌饮酒；三年内忌食一切毒物及房事，可常食杏仁，以防其毒。若治迟，犬毒入心，烦乱腹胀，口吐白沫者，用虎头骨、虎牙、虎胫骨为末，酒调二钱服之；若发狂叫唤，人声似犬声，眼神露白者逆。终始犯禁忌者不救。

### 扶危散

斑蝥按日数用之。如犬咬已竟七日用七个，十日用十个，去翅、足，加糯米同炒，去米

滑石水飞，一两　雄黄一钱　麝香二分

共研细末，每服一钱，温酒调下，不饮酒者米汤调下。

【方歌】扶危散治疯犬咬，斑蝥糯米一同炒，滑石雄黄与麝香，研加酒服毒即扫。

### 琥珀碧玉散

滑石六两　甘草一两　琥珀五钱　青黛八分

共研细末，每服三钱，灯心煎汤调下。

【方歌】琥珀碧玉用六一，黛珀同加研极细，灯心汤调服三钱，滑涩能医小水利。

### 疯犬咬伤拔法

用砂烧酒壶两个，盛多半壶烧酒，先以一壶上火令滚无声，倾去酒，即按在破伤疮口，拔出污黑血水，满则自落；再以次壶仍按疮口，轮流提拔，以尽为度，其证立愈。

**玉真散**见破伤风。

## 马汗驴涎入疮

溃疮误犯马汗伤，焮痛紫肿疮四旁。急砭肿处出紫血，乌梅嚼烂涂敷良。患者烦热毒攻腹，强弱量服马苋汤。更有驴涎入疮者，冬瓜青皮末敷疮。

【注】此证系溃疮未合，误入马汗之毒，以致疮口四旁，忽复焮痛紫肿。宜急砭肿处，令出紫血，乌梅嚼烂涂于疮上。若患者烦闷发热，恐毒入腹，以致不救，急用醇酒浓煎马齿苋饮之，尽醉为效。但马齿苋其性寒滑，凡疮溃未合，气血未复，而又受此汗毒，必量人壮弱，用一两或五钱。更有驴涎入疮者，形证与马汗毒同，宜用冬瓜片下青皮，晒干研末敷之，熬汤洗之亦可；毒甚者，亦用马齿苋酒饮之立效。

## 蛇咬伤

蛇咬伤时即饮醋，仍宜用绳扎患处，再服五灵共雄黄，肿消口合

自如故。

【注】凡被蛇咬伤者，即时饮好醋一二碗，使气不随血走，以绳扎伤处两头。若昏困，宜用五灵脂五钱，雄黄二钱五分，共为末，酒调二钱灌之。少时咬处出黄水，水尽则肿消，以雄黄末掺之，口合而愈。

## 蜈蚣咬伤

蜈蚣咬伤用雄鸡，倒控鸡涎手蘸之，抹搽伤处痛立止，甚饮鸡血最相宜。

【注】此伤取雄鸡倒控少时，以手蘸鸡口内涎抹搽伤处，其痛立止；甚者，生鸡血乘热饮之，立效。

## 蝎螫蚕咬

蝎螫急取大蜗牛，捣烂涂之痛立休；蚕咬须将苎根捣，取汁搽涂患即瘳。

【注】凡蝎螫，取大蜗牛一个，捣烂涂之，其痛立止。一时不得蜗牛，即将螫处挤去毒水，急用膏药烤热贴之，亦能止痛。蚕咬者，用苎根捣汁涂之即愈。

## 射工伤

射工伤人必痒痛，甚则骨肉烂成疡。豆豉捣敷白芷洗，已烂海螵蛸末良。

【注】射工，即树间杂毛虫也，又名瓦刺虫。人触着，则能放毛射入，初痒次痛，势如火燎，久则外痒内痛，骨肉皆烂，诸药罔效。用豆豉清油捣敷痛痒之处，少时则毛出可见，去豆豉用白芷煎汤洗之。如肉已烂，用海螵蛸末掺之，即愈。

## 蚯蚓伤

蚯蚓咬伤受毒气，眉髭脱落全无迹。法用盐汤频频洗，久则其毒自然去。

【注】蚯蚓咬伤，即受蚯蚓之毒。令人眉髭皆落，状如大麻风，但夜

则蚓鸣于体中为异耳。宜用盐汤频频洗之，其毒自去。

# 天蛇疮

天蛇疮发肌肤中，似癞非癞是其形，证因草内蜘蛛毒，复被露水侵始生。

【注】此证生于肌肤，似癞非癞，是草中花蜘蛛螫伤，复被露水所侵而致。法宜秦艽一味煎汤，徐徐饮之；外敷二味拔毒散甚效。

**二味拔毒散** 见肿疡门。

# 蠷螋伤

蠷螋 ❶ 隐壁尿射人，误着皮肤水疱淫，痛如火烙如豆大，盐汤二味拔毒侵。

【注】此虫一名多脚虫，藏于壁间，以尿射人。若误中其毒，令人皮肤起燎浆水疱，痛如火烙，初如饭糁，次如豆大。宜盐汤绵溻疮上，数换即消；甚则毒延遍身，搔痒不休，宜二味拔毒散敷之甚效。

**二味拔毒散** 见肿疡门。

# 百虫入耳

虫偶入耳勿惊慌，烧肉香气近耳旁，独坐夜灯引虫出，麻油滴耳使虫殃。

【注】百虫偶然误入耳中，如蝇、蚊小虫，以麻油数点滴入耳窍，虫即死取出。如蚰蜒等物入者，以肉炙香，置于耳旁，虫闻香自出。夜间暗入者，切勿惊慌响叫，逼虫内攻，宜端坐点灯光向耳窍，其虫见光自出。若对面有人，其虫不出，人皆旁避方效。

---

❶ 蠷螋（qúsōu 渠搜）：昆虫，俗称夹板子、剪指甲虫、夹板虫，或剪刀虫、耳夹子虫、二母夹子，为一种杂食性昆虫。

# 卷七十六

## 婴儿部

### 赤游丹毒

胎毒初患赤游丹，腹肢先后内外参。内服外贴兼砭血，红轻紫重黑难痊。

【注】小儿赤游丹之证，皆由胎毒所致。欲发之时，先身热、啼叫、惊搐不宁，次生红晕，由小渐大，其色如丹，游走无定。起于背腹，流散四肢者顺；起于四肢，流入胸腹者逆。或初生之后，外用热水洗浴，兼以火烘衣物，触动内毒，遂成此证。治之者，先宜砭出恶血，看血色红者轻，紫者重，黑者死。次宜牛、羊肉片，遍贴红晕处，微干再易，俟肉片不干，换如意金黄散，用蓝靛清汁调敷。内初服大连翘饮，次服消毒犀角饮。大便秘结，加生大黄三五分；若烦躁、唇焦、面赤者，宜服五福化毒丹；若失治，毒气入里，腹胀坚硬，声音嘶哑，吮乳不下咽者，宜服紫雪散下之。一二日间，身轻腹软，热退身凉，砭处肉活，乳哺如常者生，反此者不治。

**大连翘饮**

连翘去心 当归 赤芍 防风 木通 滑石水飞 牛蒡子炒，研 蝉蜕去足，翅 瞿麦 石膏煅 荆芥 甘草生 柴胡 黄芩 栀子生，研 车前子各五分

水二钟，灯心二十根，煎八分，子与乳母同服。

【方歌】大连翘饮赤游丹，归芍防通滑蒡蝉，瞿麦石膏荆芥草，柴芩栀子共车前。

**消毒犀角饮**

犀角镑 防风各一钱 甘草生，五分 黄连生，三分

水二钟，灯心二十根，煎四分，徐徐服之。

【方歌】消毒犀角饮黄连，防风甘草共和煎，赤游丹毒啼惊搐，气粗

身热服之安。

**五福化毒丹**

黑参　赤茯苓　桔梗各二两　牙硝　青黛　黄连　龙胆草各一两　甘草生，五钱　人参　朱砂各三钱　冰片五分

共研细末，炼蜜为丸，如芡实大，金铂为衣。每服一丸，薄荷、灯心煎汤化服。

**【方歌】**五福化毒清热速，疮瘤丹毒服即除，参苓桔草硝冰黛，黄连胆草玄参朱。

**如意金黄散**见肿疡门。

**紫雪散**见舌部重舌。

## 胎瘤

婴儿初产患胎瘤，胎热瘀血是根由，色紫渐大熟透刺，放出脓汁自可瘳。

**【注】**此证由胎前孕母积热，以致胞热，更兼血瘀滞结而成。多生头上及胸乳间，初如李核，渐大如馒，色紫微硬，漫肿不甚疼痛。婴儿初生即有者，候过满月熟透，方可针之，放出赤豆汁或脓水汁，其肿即消。初服五福化毒丹，兼贴黄连膏；溃贴生肌玉红膏，生肌敛口。若满月后生者，必待脓鼓熟透针之。若瘤皮含血丝者，详注于红丝瘤。

**五福化毒丹**见赤游丹毒。

**黄连膏**见鼻部鼻疮。

**生肌玉红膏**见溃疡门。

## 红丝瘤

婴儿初生红丝瘤，皮含血丝先天由，精中红丝肾伏火，相传患此终难瘳。

**【注】**此证一名胎瘤，发无定处，由小渐大。婴儿落草，或一二岁之间患之。瘤皮色红，中含血丝，亦有自破者。治法虽同胎瘤，但此患由先天肾中伏火，精有血丝，以气相传，生子故有此疾，终变火证，溃处亦难收敛。

# 胎癞疮

癞疮始发头眉间，胎中血热受风缠。干痒白屑湿淫水，热极红晕类火丹。

【注】此证生婴儿头顶，或生眉端，又名奶癣。痒起白屑，形如癣疥，由胎中血热，落草受风缠绵，此系干癞；有误用烫洗，皮肤起粟，搔痒无度，黄水浸淫，延及遍身，即成湿癞。俱服消风导赤汤，干者抹润肌膏；湿者用嫩黄柏头末，与滑石等分撒之。脓痂过厚，再以润肌膏润之。又有热极皮肤火热，红晕成片，游走状如火丹，治法不宜收敛，只宜外发，宜服五福化毒丹，亦以润肌膏抹之；痒甚者，俱用乌云膏搽之。乳母俱忌河海鱼腥、鸡、鹅、辛辣、动风、发物，缓缓自效。

**消风导赤汤**

生地　赤茯苓各一钱　牛蒡炒,研　白鲜皮　金银花　南薄荷叶　木通各八分　黄连酒炒　甘草生。各三分

灯心五十寸，水煎，徐徐服。

【方歌】消风导赤医胎癞，疏风清热蒡黄连，白鲜生地赤苓薄，银花灯草木通甘。

**乌云膏**

松香末二两　硫黄末一两

研匀，香油拌如糊，摊南青布上少半指厚，卷成条，线扎之；再用香油泡一日，取出刮去余油，以火点着一头，下用粗碗接之，布灰陆续剪去，取所滴药油，浸冷水内一宿，出火毒抹用。

【方歌】乌云膏搽胎癞疮，油拌松香末硫黄，布摊卷扎香油泡，火燃去灰用油良。

**润肌膏**见头部白屑风。

**五福化毒丹**见赤游丹毒。

# 痘痈

痘痈毒留经络中，发无定处肿不红，留于肌肉为治易，结于骨节难成功。

**【注】**此证因出大痘，浆灌不足，以致毒浆不得透发，留结经络之中，随处可生。小如李者为毒，大如桃者为痈，漫肿不红，亦无焮痛，身热多烦。若生单个者，毒在肌肉属顺，易治；连发数处者，船小载重属险；若结于骨节之间，或成对发出者，其毒已盛，溃破之后，渗泄气血，不能敛口属逆。初发不可强消，俱宜服透脓散，外敷乌龙膏；脓熟针之，加味太乙膏贴之；若气血虚弱者，兼服保元汤。溃后潮热全退，毒气方净，否则他处又发。忌生冷、硬面、发物。

### 保元汤

人参　白术土炒　当归　黄芪各一钱　甘草炙，三分

生姜一片，红枣肉二枚，水二钟，煎八分，食远服。

**【方歌】**保元汤补真元气，脾胃虚弱服更宜，人参白术炙甘草，当归姜枣共黄芪。

**透脓散　乌龙膏**俱见肿疡门。

**加味太乙膏**见溃疡门。

## 葡萄疫

葡萄疫同葡萄状，感受疠疫郁凝生。遍身发点青紫色，毒攻牙齿类疳形。

**【注】**此证多因婴儿感受疠疫之气，郁于皮肤，凝结而成。大、小青紫斑点，色状若葡萄，发于遍身，惟腿胫居多；甚则邪毒攻胃，以致牙龈腐烂，臭味出血，形类牙疳，而青紫斑点，其色反淡，久则令人虚羸。初起宜服羚羊角散，久虚者，宜服胃脾汤，米泔水漱口。以非疳散日擦四五次即效。近见中年之人下虚者，亦患此证，治法同前。

### 羚羊角散

羚羊角镑　麦冬去心　黄芩　知母　牛蒡子炒，研　防风　元参各八分
甘草生，二分

水二钟，淡竹叶十片，煎六分，食远服。

**【方歌】**羚羊角散麦冬芩，知蒡防风草元参，葡萄疫发初宜服，煎加竹叶效如神。

### 胃脾汤

白术土炒　远志去心　麦冬去心　沙参　茯神　陈皮各六分　五味子
甘草炙。各五分

水二钟，煎六分，食远服。虚弱自汗者，去沙参，加人参、黄芪各
五分。

【方歌】胃脾汤治葡萄疫，日久虚添羸弱宜，术远麦冬五味子，沙参
甘草茯陈皮。

### 非疳散

冰片四分　人中白煅去臭气，存性　五倍子炒茶褐色，存性。各一两

共研细末；先用米泔水漱口，后擦此药。

【方歌】非疳中白煅五倍，二味同研冰片兑，医治诸疳患处擦，清热
止疼去臭秽。

## 胎惊丹毒

胎惊丹毒面初生，形如水痘根微红，时出时隐延颈项，继发丹毒
赤游同。

【注】此证因孕母受惊，传袭子胎。婴儿初生之后，周岁以上，忽
两眼胞红晕，面色青黯，烦热夜啼，或面如胭脂，此属伏热在内，散发
于面，状如水痘，根脚微红，时出时隐，延及颈项，继发丹毒。初用四
圣散洗目，其形色顺逆，治法皆同赤游丹。若此患延及胸乳，痰喘抽搐，
此属火毒攻里，防变惊风，宜服百解散、五和汤救之。

### 四圣散

木贼　秦皮　红枣子　灯心　黄连各五钱

共研粗末，每用二钱，水一钟，煎七分，去渣，频洗两目。

【方歌】四圣散治热毒侵，木贼秦皮枣灯心，再入黄连研粗末，煎汤
去渣洗目频。

### 百解散

干葛二两五钱　升麻　赤芍各二两　甘草生，一两五钱　黄芩一两　麻黄炙，
七钱五分　肉桂拣薄者，刮去粗皮。二钱五分

共研粗末，每服二钱，水一钟，姜二片，葱一根，煎七分，不拘时

温服。

【方歌】百解惊丹毒内攻，煎服不致变惊风，干葛麻黄芩桂草，升麻赤芍共姜葱。

### 五和汤

大黄　枳壳麸炒　甘草炙。各七钱五分　赤茯苓　当归酒洗。各五钱

共研粗末，每服二钱，水一钟，煎七分，不拘时服。

【方歌】五和甘草并当归，赤苓枳壳大黄随，惊丹延乳添抽搐，煎服火毒即刻推。

## 滞热丹毒

滞热丹毒赤游形，伤乳多食滞热生，较之赤游走缓慢，先宜消食次宜清。

【注】此证初发，形若赤游丹，较之赤游丹游走缓慢。因婴儿乳食过多，不能运化，蕴热于内，达于肌表而生。发热面赤，口酸，舌有黄胎，宜服保和丸，先消食滞。若唇焦便秘者，宜一捻金服之；丹毒仍作者，宜犀角散服之。其余治法，俱按赤游丹。

### 保和丸

白茯苓　半夏制　山楂肉　神曲炒。各一两　陈皮　萝卜子炒　连翘去心。各五钱

上研细末，粥丸如梧桐子大。每服三十丸，白滚水化下。

【方歌】保和丸用茯苓夏，陈皮萝卜子山楂，神曲连翘丸水服，能消乳积效堪嘉。

### 一捻金

人参　大黄　黑丑　白丑　槟榔各等分

共为细末，每服一字，蜜水调下。

【方歌】一捻金医食火积，唇焦便秘服通利，大黄黑白丑人参，槟榔为末须加蜜。

### 犀角散

犀角屑　升麻　防己　山栀生　朴硝　黄芩　黄芪各一钱　牛黄五分

上为细末，每服五分，竹叶煎汤调下，量儿加减用之。

【方歌】犀角散消丹毒赤，升麻防己共山栀，硝芩黄芪牛黄末，竹叶汤调服无时。

## 婴儿疮疡

婴儿疮疡乳火成，因食厚味滞火凝，更兼六淫气感受，肿溃治法按疽痈。

【注】凡婴儿生疮疡小疖，多由乳母七情之火，或过周岁能饮食者，由过食干焦厚味，而生滞火，更兼六淫之气感受，皆能成之。但发表、攻里、托里、消毒等法，及肿溃外治，俱按痈疽肿疡、溃疡门。婴儿纯阳，火证居多，非峻剂不能胜其病，但肌体脏腑柔脆，应效即止，不可过剂。

## 垂痈

婴儿垂痈上腭生，喉前结肿色红疼，积热凝结宜刺破，服五福丹抹冰硼。

【注】此证生于喉前上腭，下垂如珠，红肿胀痛，不能吮乳。三四日后，宜用针刺一二分，放出脓血，其肿痛即减。由积热凝结而成，宜服五福化毒丹；兼用冰硼散，抹于痈处，日三抹之。乳母当忌鱼腥、辣物。

**五福化毒丹** 见赤游丹毒。

**冰硼散** 见口部鹅口疮。

## 胎风

胎风初起皮色红，状如汤泼火烧同，证由孕母多积热，清胃汤服即有功。

【注】此证又名胎赤，婴儿初生，身热皮红，状如汤泼火烧，由孕母过食辛香热物，以致脾胃积热。乳母宜服清胃汤，婴儿亦饮少许，外皮焮赤，用煅石膏研细敷之。如无焮赤，乃孕母脾虚，用粳米粉敷之。若儿大，能食米面，身热皮红者，系腑热内蒸，湿气外乘之故，即名玉烂疮。宜如意金黄散，蜜水调敷，内服导赤汤即效。

**清胃汤** 见齿部牙龈。

**如意金黄散**见肿疡门。

**导赤汤**见口部口糜。

# 脐疮

脐疮儿脐被水伤，草纸烧灰敷最良。久而不愈风邪袭，恐发风痫紧紧防。

【注】此证由水湿伤脐所致。若久不愈，则发抽搐，又因风邪外袭也，恐变风痫。宜大草纸烧灰敷之，或加枯矾；或再加龙骨烧灰等分，入麝香少许，撒之即效。

# 脐突

脐突胎中积热生，总由孕母失调停。儿脐突出肿赤大，宜清母子即脐平。

【注】此证儿脐突出，赤肿虚大是也。由孕母失于调停，儿在胞胎，受母积热，既生之后，儿脐即肿。宜清母子之热，儿脐不必敷治，恐反为害。如旬日外，儿脐忽肿，如吹不赤，捻动微响，或惊悸作啼者，宜用白芍药汤加薏苡仁，令儿服之，外以外消散敷之即愈。

### 白芍药汤

白芍酒炒，一两　泽泻五钱　甘草生，一钱二分　肉桂拣薄者刮去粗皮，一钱

共研粗末，每用二钱，水一钟，煎四分，空心频服。脐下痛加钩藤一钱，生姜一片，食盐五厘。

【方歌】白芍药汤泽泻甘，再加肉桂共粗研，专医脐肿惊啼叫，空心煎服整二钱。

### 外消散

大黄　牡蛎煅。各五钱　朴硝二钱

共研细末，用活田螺数十枚，洗净，再以清水半盆养之，过宿取田螺清水，调药敷于患处，其螺仍放水中勿害，方效。

【方歌】外消散敷脐突冒，大黄煅牡蛎朴硝，活田螺用清水泡，过宿取水将药调。

# 阴肿

阴肿之证小儿生，久坐阴湿寒气凝，或因怒叫气结闭，寒热虚实择可行。

【注】此证即古名脱囊。由久坐阴湿之地，为寒气所凝而成；间或有因怒叫气闭，结聚于下而成者，俱宜用桃仁丸主之。若寒气客于厥阴、少阴者，则阴囊肿痛，腹痛，冷汗，引缩二子入腹，痛止方出，谓之内吊，宜乌梅散、匀气散主之。有阴茎全缩不见，或不缩而阴囊肿大光亮，不燥不疼者，肝肾气虚也，宜橘核煎汤，调匀气散服之。囊肿及四肢俱肿，二便不利者，膀胱蕴热，风热相乘也，宜白牵牛散主之。若女儿阴户肿胀者，心热相传也，宜导赤汤服之，或五苓散用薏苡、车前子煎汤调服。外治法，俱敷立消散，甚效。

## 桃仁丸

桃仁去皮、尖，炒微黄。七钱五分　白蒺藜微炒，去刺　桂心　丹皮各五钱　黑牵牛头末，二钱五分

上为细末，炼蜜和丸，如黍粒大。每服十丸，黄酒送下。

【方歌】桃仁丸逐阴肿疾，怒气闭结或湿袭，蒺藜牵牛桂丹皮，研末蜜丸如黍粒。

## 乌梅散

乌梅肉　甘草半生、半炙　元胡索各五钱　钩藤钩　乳香　没药各二钱五分

共捣粗末，每服二钱，水一钟，煎七分服。

【方歌】乌梅散用乳香没，钩藤甘草元胡索，阴囊肿兼腹中疼，煎服必先研粗末。

## 匀气散

桔梗炒，二两　陈皮去白，一两　茴香炒　缩砂仁炒。各五钱　甘草炙，四钱　姜炭二钱五分

共研细末，每服五分或一钱，白滚水调下。

【方歌】匀气散因外寒侵，阴囊肿痛汗淋淋，桔梗陈皮甘草炙，茴香姜炭缩砂仁。

**白牵牛散**

白牵牛半生、半熟　甘草炙　橘红　白术土炒　桑白皮　木通各一钱
水煎服。

【方歌】白牵牛散草橘红，白术桑白皮木通，阴囊相兼四肢肿，能逐膀胱热结壅。

**五苓散**

白术土炒　赤茯苓各一钱五分　猪苓　泽泻各一钱　桂心五分
水煎服。

【方歌】五苓白术桂心加，赤茯苓除心火邪，猪苓泽泻能分利，调和脏腑效堪夸。

**立消散**

赤小豆　风化硝　赤芍　枳壳　商陆俱不宜见火，晒干，共研为末。各五钱
用侧柏叶煎汤，候冷调敷肿处。

【方歌】立消阴囊肿痛注，因受风寒湿热毒，赤小豆与风化硝，芍枳同研加商陆。

**导赤汤**见口部口糜。

# 脱肛

小儿脱肛肺虚源，补中益气汤居先，肿硬作痛除积热，脏毒翻肛脏连丸。

【注】此证由小儿气虚，肛脱于外，用补中益气汤加羌活、白芍、煨姜主之。如肿硬疼痛者，有湿热在内，当用清热除湿之剂以清之；若生脏毒，肛门翻出者，以脏连丸为主。外治以五倍子、老葱头、朴硝煎汤洗之。肿用坎宫锭子涂之，俱效。

**补中益气汤**见溃疡门。

**脏连丸**见臀部痔疮门。

**坎宫锭子**见肿疡门。

# 肛门作痒

肛门作痒系虫伤，下唇必生小白疮，九味芦荟丸与服，外撒铜绿

共雄黄。

【注】此证系小儿肛门作痒，由虫蚀也。视其下唇内，必生小白疮；或耳之前后，结小核如串珠者是也。书曰：下唇有疮，虫蚀其肛。宜用芦荟丸服之。外用雄黄、铜绿等分为末，撒之即效。

**芦荟丸**见齿部牙齟。

## 遗毒

遗毒禀受结胎先，无皮身赤未易痊，肌肤红点次斑烂，染受尚可禀毒难。

【注】此证系先天遗毒于胞胎，有禀受、染受之分。禀受者，由父母先患杨梅，而后结胎元。婴儿生后，则周身色赤无皮，毒攻九窍，以致烂斑。患此难愈，百无一生。染受者，乃先结胎元，父母后患杨梅，毒气传于胎中，婴儿既生，则头上坑凹，肌肤先出红点，次发烂斑，甚者毒攻口角、眼眶、耳鼻及前阴、谷道破烂。初宜人中黄细末三五分，土茯苓煎汤调稠，日用二三服。肿用太乙紫金锭水磨涂之。破烂者用黄柏蜜炙为末撒之，干用香油调搽。投药应效者，后服二黄散，十中可保三四。若毒延遍身，日夜多啼，不吃乳食者，属毒甚气微，终难救治。

**二黄散**

胡黄连　山慈菇各二钱　甘草生，一钱五分　牛黄

上为细末，每服三分，蜜汤调服。

【方歌】二黄散治遗毒方，胡连甘草共牛黄，山慈菇研为细末，每服三分加蜜汤。

**太乙紫金锭**见胸部脾发疽。

## 痘里夹瘰

痘里夹瘰生颈项，形如桃李瓜枣状，证兼身热多渴烦，痰气凝结致此恙。

【注】此证结于颈项，或生耳后腋下，形如桃李枣瓜，身热烦渴，由痰气凝结所致。痘初起即发瘰者，治宜托里、消痰、解毒，如木通、桔梗、生地、甘草、蝉蜕、芍药、荆芥等药，缺一不可；若芩连等药，及

耗烁之剂，俱不可用。若痘发在三四日而作瘿者，则毒随痘泄，毒随痘灌，自可挽全而无害，宜服三消散。倘斯时红肿将脓一溃，则元气泄，而痘浆必不能充灌；乘未溃时，急用黄芪卫元汤补之。若痘至七八日，灌浆时而发瘿者，冲和饮子主之。若痘疮苍蜡色而作瘿者，宜消毒兼保元气；溃后宜生肌玉红膏贴之。

### 三消散

当归　赤芍　天花粉　甘草　牛蒡子炒，研　白茯苓　生地黄　红花　蝉蜕去足、翅　木通　半夏制。各八分

水二钟，灯心二十根，煎六分服。

【方歌】三消痘发三四日，痰凝结瘿须当治，归芍天花甘蒡苓，生地红蝉通夏制。

### 黄芪卫元汤

黄芪　人参　当归　桔梗　红花　甘草炙　白芍酒炒　防风各一钱

水煎，不拘时服。

【方歌】黄芪卫元瘿肿起，已溃未溃急补之，人参归桔红花草，防风芍药服无时。

### 冲和饮子

麦门冬去心　人参　桔梗　当归　黄芪　柴胡　白芍酒炒　白茯苓　天花粉　荆芥　防风　连翘去心　白术土炒。各七分

水煎服。

【方歌】冲和饮子麦门冬，参桔归芪柴芍苓，花粉荆防翘白术，痘发七天痰气凝。

### 生肌玉红膏见溃疡门。

## 痘疔

痘疔不与痘疮同，俗呼贼痘是其名。色紫黯黑硬如石，诸证蜂起难灌脓。疔有多般须宜记，再审何处发其形。卷帘疔生舌根底，大小不一最易明。火珠疔生鼻孔内，阗塞喷火面赤红。眼沿生疔名忘汲，肿如封蛤热烦增。豪虎疔于耳内见，肾毒攻耳致成形。燕窝疔生两腋下，面赤谵语更肿疼。注命疔生足心里，紫筋直透足股中。透肠疔在

肛内发，痛如锥刺一般同。骊龙疔生尿孔内，身热谵语便不通。法按疔名施医治，自然诸证悉能平。

【注】此证名多，治不一法。痘生五六日间，或三五枚，或六七枚，杂于诸痘之间，其色紫黯，甚则黑硬如石，有此以致诸证蜂起，不能灌脓。如卷帘疔生于舌根底，小如黑豆，大似葡萄，令儿舌卷喉痛，急用银钩钩破，尽净恶血，随以苦茶漱口，搽拔疔散，再以冰片、硼砂、青黛、黄连、薄荷、荆芥、炒僵蚕共为细末，吹用。火珠疔生于鼻孔内，圆塞喷火，面赤眼红，亦用银钩钩破，用黄连膏加冰片，滴入鼻孔，内服泻金散。忘汲疔生于眼沿，肿如封蛤，烦热面紫，宜挑破用胭脂嚼汁点之，兼蒲公英、菊花煎汤洗之。豢虎疔生于耳内，于脓成之时，宜挑破搽拔疔散。燕窝疔生于腋下，肿硬面赤谵语，如疔在左腋潜注，则右体之痘沉伏失色，右亦如之，亦挑破去其根，用拔疔散搽之，服消毒饮子。注命疔生两足心，肿硬如钱、如豆、如椒，有紫筋直透足股，挑去净血，用田螺水点之，次用慎火草、绿豆浸胀，捣烂敷之。透肠疔生肛门旁，在六七朝肿硬如锥，挑之，银花、防风煎汤令洗之，次用轻粉、珍珠、冰片、白蔹末涂之，内服黄连解毒汤。骊龙疔生尿孔内，于五六朝身热、谵语、眼翻、肢厥、腹胀、小水闭涩，急用蟾酥、牛黄、冰片、麝香研末，次用黄连细茶浓煎，候冷取半匙调末，以细软稻心蘸之，送入孔内，服消毒饮子甚效。

**泻金散**

犀角镑　牛蒡子炒，研　红花　生地　桔梗　赤芍　紫苏　甘草生。各一钱

水煎服。

【方歌】泻金散治火毒疔，面赤眼红鼻内疼，犀蒡红花生地桔，赤芍紫苏甘草生。

**消毒饮子**

白茯苓　生地　连翘去心　牛蒡子炒，研　红花　甘草生　犀角镑　木通　赤芍各一钱

灯心二十根，水煎服。

【方歌】消毒饮子苓生地，翘蒡红花甘草犀，木通芍药灯心共，善却

疔毒火证宜。

**拔疔散** 见牙齿部牙疔。

**黄连膏** 见鼻部鼻疮。

**田螺水** 见臀部。

**黄连解毒汤** 见耳部黑疔。

# 痘里发丹

痘里发丹因热极，宜施凉血散毒剂，涂抹内服量寒凉，外用化斑汤洗浴。

【注】此证由内热甚极而成，内宜服生地、牛蒡、芍药、甘草、木通、荆穗等药，其毒自消。肿痛者，加柴胡、羌活；头顶盛者，毒凑上焦也，宜用炒黄连、柴胡、甘草、车前子、栀子等药。外用化斑解毒汤洗浴，量服寒凉药，及猪胆、京墨、冰片涂抹。丹之形色，与赤游丹毒参考。

**化斑解毒汤** 见肋部内发丹毒。

# 痘烂

痘烂浸淫无完肤，水淬茶叶带湿铺，上隔草纸令儿卧，一夜脓干烂即除。

【注】此证系出痘破烂，身无完肤，脓水浸淫，沾粘衣服。宜用茶叶拣去梗，入滚水一炸，即捞起；再拣去梗，湿铺床上，上隔草纸，令儿卧之，一夜脓干甚效。

# 痘风疮

痘风疮生先作痒，次延成片水浸淫，痘后遇风甚成癞，麦饯散搽效可申。

【注】此证由痘后遇风所致。先发细疮作痒，次延成片，脂水渐长浸淫，宜渗湿救苦散搽之，兼避风、戒口；甚者，搔痒毒水浸淫，肌无完肤，即成痘癞，急用十全大补汤大补气血，兼散风苦参丸以清热解毒，二方合而服之。外涂麦饯散甚效。

**渗湿救苦散**

密陀僧　滑石各二两　白芷五钱

上研细末，干用白蜜调搽，湿则干撒。

【方歌】渗湿救苦散白芷，密陀僧研入滑石，痘风疮起痒成片，白蜜调搽可去之。

**麦钱散**

小麦炒焦，存性。一合　硫黄四钱　白矾一钱

共研细，又加烟胶末八钱，枯矾末、川椒末各三钱，共和匀。先以葱汤洗净患处，香油调涂，油纸盖扎，三日一换。

【方歌】麦钱痘风成癞恙，小麦炒加矾硫黄，次入烟胶枯矾末，川椒香油调上良。

**十全大补汤**见溃疡门。

**散风苦参丸**见发无定处癣。

## 逐日人神所在不宜针灸歌

人神走注须当记，足大趾兮属初一；外踝二日股内三，四日在腰五口寄；六手七日内踝存，八腕九尻腰背十；十有一日鼻柱间，十二日兮在发际；十三注于牙齿中，十四常在胃脘聚；遍身十五十六胸，十有七日气冲集；十八股内足十九，二十日在内踝丽；二十一日手小指，念二外踝神所寓；肝及足兮二十三，在手阳明念四日；二十五日足阳明，念六在胸念七膝；二十八日伏于阴，念九即在膝胫室；三十日兮在足跌，人神所在刺灸忌。

## 十二时人神歌

子踝丑腰寅在目，卯面辰头巳手属，午胸末腹申在心，酉背戌头亥股续。

## 十二支日人神所在歌

子不治头君须认，丑日腰耳寅胸应，卯日鼻脾辰膝腰，巳手午心真捷径，未头手足申头背，酉行膝背同其类，戌日在阴头面间，亥日

游行头颈位。十二支神禁灸歌，男除女破应该会。

## 十干日不宜用针，犯之病多反复

甲不治头乙耳喉，丙肩丁背与心求；戊巳腹脾庚腰肺，辛膝壬当肾胫收，癸日不宜针手足，十干不犯则无忧。

## 九宫尻神歌

尻神所在有根由，坤内外踝圣人留；震宫牙口腨宜记，巽位还居乳口头；中宫肩骨连尻骨，背面目从乾上游；手膊兑宫难砭灸，艮宫腰项也须休；离膝肋胁针难下，坎肘还连肚脚求。为医精晓尻神诀，万病无干禁忌忧（图 76-1）。

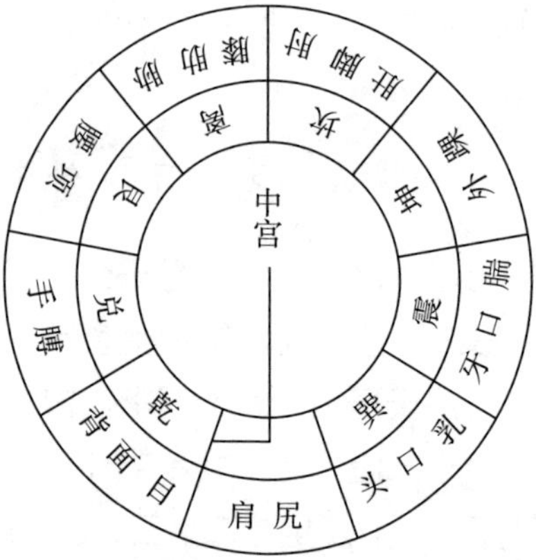


此神农所置，一岁起坤二岁震，逐年顺飞九宫，周而复始，行年到处，则所主败。切忌针灸，慎勿犯之，否则变生他病。

**图 76-1　尻神图**

**升打灵药固罐法：**

宜用阳城罐，将罐熯热，捣大蒜于罐外，遍擦之，再熯再擦，如是三四次；次以姜醋入罐内，荡之煮之，以干为度；次用黄土二分、煤灰二分，以马毛以盐水合之，固罐一指厚，阴干，裂缝再固，必要完固听用。

**升打灵药封罐口法：**

入药毕，盖铁盏，用铁丝鐢毕；用石膏、无名异等分，食盐减半俱煅过，为极细末，醋调成膏；次加炭火二三块于盏内，烧盏热，以笔蘸药周围涂之，随干随涂，以口平为率。一用石膏、生白矾、食盐三味，等分为末，水调涂之如前。

**炼金顶砒法：**

用铅一斤，小罐内炭火煨化，投白砒二两于化烊铅上，炼烟尽为度，取起冷定，打开，金顶砒结在铅面上，取下听用。

**制寒食面法：**

用白面一斤，外再以面半斤，水调稠厚，赶成薄片二块，将前面包合于内，周围捏紧；于清明正日蒸熟，挂透风处阴干，用面包藏，勿经女手，愈久愈效。

编辑眼科
心法要诀

# 卷七十七

# 编辑眼科心法要诀

## 目睛原始歌

天有日月阴阳精，人有二目脏腑精。众精之窠为之眼，肉精上下两胞名，血精两眦气精白，筋精为黑骨精瞳。约束裹撷系属脑，目睛原始要详明。

【注】天有日月，犹人之有二目也。天之日月，乃天之阴阳之精而为之也。人之二目，亦人之五脏六腑之精上注于目而为之也。故众精之窠为之眼也，肉之精为上下胞也，血之精为两眦也，气之精为白眼也，筋之精为黑眼也，骨之精为瞳人也，约束裹撷气血筋骨之精，其系上属于脑。不可不明此目睛之原始也。

## 五轮所属部位歌

五轮肉血气风水，肉轮两胞血轮眦，气轮白睛风轮黑，水轮瞳子自当知（图77-1）。

【注】五轮者，肉轮、血轮、气轮、风轮、水轮。谓之轮者，目睛运动如轮之意也。上、下两胞为肉轮，内、外两眦为血轮，白睛为气轮，黑睛为风轮，瞳人为水轮，此明五轮之部位，分属五脏也。

## 五轮主五脏病歌

胞为脾病眦主心，肺白肝黑肾瞳人，五轮为病主五脏，寒热虚实随证分。

【注】胞为肉轮，主脾病也。内、外二眦为血轮，主心病也。白睛为气轮，主肺病也。黑睛为风轮，主肝病也。瞳人为水轮，主肾病也。五轮之病，五脏主之。其寒、热、虚、实，当随所现之证而分之也。

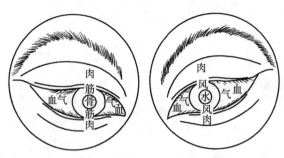

肉轮——属脾，主肉。血轮——属心，主血。气轮——属肺，主气。
风轮——属肝，主筋。水轮——属肾，主骨。

**图 77-1　五轮之图**

## 八廓部位歌

瞳人水廓黑睛风，天廓白睛部位同，内眦火雷外山泽，上下胞属地廓宫（图 77-2）。

【注】八廓者，水廓、风廓、天廓、火廓、雷廓、山廓、泽廓、地廓也。谓之廓者，犹城郭卫御之义也。瞳人，属坎水廓也。黑睛，属巽风廓也。白睛，属乾天廓也。内眦，大眦也，属离火，震雷之廓也。外眦，小眦也，属艮山，兑泽之廓也。两胞属坤，地廓也。此明八廓以八卦立名，示人六腑命门包络之部位也。

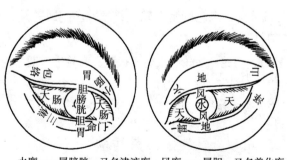

水廓——属膀胱，又名津液廓。风廓——属胆，又名养化廓。
天廓——属大肠，又名传导廓。地廓——属胃，又名水谷廓。
火廓——属小肠，又名抱阳廓。雷廓——属命门，又名关泉廓。
泽廓——属三焦，又名清净廓。山廓——属包络，又名会阴廓。

**图 77-2　八廓之图**

## 八廓所属歌

津液水廓属膀胱，养化风廓是胆方，传导天廓大肠是，水谷地廓胃家乡，关泉雷廓命门主，抱阳内眦火小肠，外眦三焦清净泽，会阴山廓包络疆。

【注】内眦火小肠，谓内眦火廓，属小肠也。外眦三焦清净泽，谓外眦属三焦，清净泽廓也。泽液廓即水廓，水廓属肾，肾与膀胱为表里，膀胱为津液之府，故又名焉。养化廓即风廓，风廓属肝，肝与胆为表里，胆为少阳，主长养化育，故又名焉。传导廓即天廓，天廓属肺，肺与大肠为表里，大肠为传导之官，故又名焉。水谷廓即地廓，地廓属脾，脾与胃为表里，胃纳水谷，故又名焉。抱阳廓即火廓，火廓属心，心与小肠为表里，依附于阳，故又名焉。关泉廓即雷廓，命门者龙雷之火，故名关泉，附于火廓也。清净廓即泽廓，三焦者，阳相火也，蒸化水谷。为决渎之官，故名清净，附于火廓也。会阴廓即山廓，包络者，阴相火也，依附于心为臣使之官，故名会阴，附于火廓也。

## 八廓主六腑命门包络病歌

风廓属胆水膀胱，大肠天廓地胃乡，火廓小肠雷廓命，山泽三焦包络方。

【注】此明八廓所属也。风廓即风轮也，风轮属肝，肝与胆为表里，故轮主脏为肝病，廓主腑为胆病。水廓即水轮也，水轮属肾，肾与膀胱为表里，故轮主脏为肾病，廓主腑为膀胱病。天廓即气轮也，气轮属肺，肺与大肠为表里，故轮主脏为肺病，廓主腑为大肠病。地廓即肉轮也，肉轮属脾，脾与胃为表里，故轮主脏为脾病，廓主腑为胃病。火廓、雷廓、泽廓、山廓，即血轮之部位也，血轮属心，心与小肠为表里，故轮主脏为心病，廓主腑为小肠病。其雷廓命门、泽廓三焦、山廓包络，皆附于血轮者，以命门、三焦、包络，俱属相火，当禀命于君火，故当附焉。

【按】眼科皆以五轮属藏，配五行；八廓属脏腑，配八卦，遂使脏腑混淆，无所适从。夫五轮既属脏，八廓自应属腑。今改订之，俾学者按轮廓之部位视之，而病之在脏、在腑，自能了然矣。

# 内因为病歌

内障皆因伤七情，喜怒忧思悲恐惊。脏腑内损精不注，初为内障久成风。

【注】此明内障受病之因也。障，遮蔽也；内障者，从内而蔽也。内障之病，皆因七情过伤，过喜伤心，过怒伤肝，过忧伤肺，过思伤脾，过悲伤心，过恐伤肾，过惊伤胆。脏腑内损，精气不上注于目。故初病内障，久成五风乌风、绿风、黑风、黄风、青风。之患，其证不红不肿，瞳人色变，而其光失明也。

# 外因为病歌

外障皆因六气生，暑寒燥湿火与风。内热召邪乘隙入，随经循系上头中。

【注】此明外障受病之因也。外障者，从外而遮也。风、寒、暑、湿、燥、火，六气也。外障之病，皆因六淫所感，然必因其人内热外蒸，腠理不密，相召外邪，乘虚而入。入项属太阳，入面属阳明，入颊属少阳，各随其经之系，上头入脑中，而为患于目焉。其证：赤、痛、肿、涩、眵、泪、翳膜遮睛也。

# 不内外因为病歌

病由不内外因者，饮食起居击刺成。邪无定体内外障，细察其因无遁情。

【注】此明不内外因受病之因也。既非外感六气，又非内伤七情，但因饮食不节，伤饱失饥，起居不慎，劳役过度，或遭击振，或被刺损。以其邪无定体，故或成内障，或成外障之病。当细察其所因，则病无遁情矣。

# 内障总名歌

内障初患变五风，黄绿黑乌青圆冰，滑涩浮沉横散偃，黄心黑水枣花形，雷头惊振及瞳缺，雀目高风胎患名。二十四证为内障，须当一一辨分明。

【注】内障初患，尚未失明之证也，久而变成五风之证。瞳变黄色者，名曰黄风。变绿白色者，名曰绿风。变黑色者，名曰黑风。变乌红色者，名曰乌风。变青色者，名曰青风。圆者，圆翳也。冰者，冰翳也。滑者，滑翳也。涩者，涩翳也。浮者，浮翳也。沉者，沉翳也，又名深翳。横者，横翳也，又名剑脊翳。散者，散翳也。偃者，偃月翳也。黄心者，白翳黄心翳也。黑水者，黑水凝翳，亦名黑花翳。枣花者，枣花翳也。雷头者，雷头风变内障也。惊振者，因惊振而成内障也。胎患者，胎患内障也。此内障二十四证之总名也，须当一一分辨明白，以施治也。

## 内障初患久变五风歌

内障初患如好眼，生花视物雾烟中，隐隐似翳瞳失彩，久变黄绿黑乌青。黄风雀目久金色，绿风时见花白红；头旋额鼻目牵痛，黑风见黑绿风同；乌风亦与绿不异，但痛不旋乃乌风；头旋不痛青风证，瞳黄黄风发脾经；浅绿如白肺经发，黑色黑风肾经名；乌带浑红心经病，青是青风属肝经。外因头风痛引目，脑脂热注忽失明；内因精伤不上注，左右相传渐渐盲。或兼外因皆赤痛，内因不足补其精。

【注】内障初患，如同好眼，但视物常见五色花飞，昏而不明，如在雾烟之中。瞳中隐隐似翳，渐无精彩射人。其瞳色或变黄、白、绿、青、乌、黑，浑红无定，久则成五风，内障之证也。黄风者，初病雀目，日久瞳变黄色，甚而如金，难治之证也。绿风者，初病眼前时见白花、红花、头旋，两额夹鼻痛牵两目，日久瞳变浅绿如白之色。黑风者，初病与绿风相同，但时见黑花，日久瞳变昏黑之色。乌风者，初病亦与绿风之证不异，但头痛而不旋晕，眼前常见乌花，日久瞳变乌带浑红之色。青风者，初病亦与乌风相同，头虽旋晕而不痛，眼前常见青花，日久瞳

变青色。

其五风发病之源：黄风则发于脾经，绿风则发于肺经，黑风则发于肾经，乌风则发于心经，青风则发于肝经。然风虽有五，其致病之由则有二：一曰外因，必因头风，其痛引目上攻于脑，脑脂与热合邪，下注于目，而致两目忽然失明也；一曰内因，必因内伤脏腑，精气不上注于目，或先病左目，后及于右目，或先病右目，后及于左目，左右相传，两目俱损也。外因证属有余，多兼赤痛，当以除风散热为主；内因证属不足，多不赤痛，当以补精益气为主。

## 五风初患有余歌

五风初患有余证，除风汤内主羚羊，黑参蝎尾车前子，黄芩白芍共硝黄。

### 除风汤方

羚羊角二钱　黑参二钱　茯苓二钱　蝎尾三分　车前子二钱　黄芩一钱
白芍药一钱　芒硝一钱　大黄一钱

上为粗末，令匀，以水二盏，煎至一盏，食后去渣温服。

## 五风初患不足歌

五风初患不足证，通明补肾决明参，生地桔车茺芍细，引经窜散少加军。

### 通明补肾丸方

石决明一两　人参二两　生地黄二两　桔梗一两　车前子一两　茺蔚子二两　白芍药一两　细辛半两　大黄三钱

上为粗末，炼蜜为丸，如桐子大，空心茶清送下三钱。

## 黄风有余歌

已成黄风有余证，须用通脾泻胃汤，知母军芩茺蔚子，石膏栀子黑参防。

### 通脾泻胃汤方

知母一钱　大黄一钱　黄芩一钱五分　茺蔚子一钱　石膏二钱　栀子一钱

黑参一钱　防风一钱

上为粗末，以水二盏，煎至一盏，食后去渣温服。

## 黄风不足歌

已成黄风不足证，补益脾经山药丸，人参山药茯苓地，泽泻防风同作圆。

### 山药丸方

人参　山药　茯苓　生地黄　泽泻　防风各一两

上为细末，炼蜜为丸，如桐子大，空心茶清送下三钱。

## 绿风有余歌

已成绿风有余证，羚羊角饮黑参防，茯苓知母黄芩细，桔梗羚羊车大黄。

### 绿风羚羊饮

黑参二钱　防风二钱　茯苓二钱　知母二钱　黄芩一钱　细辛一钱　桔梗二钱　羚羊角一钱　车前子一钱　大黄一钱

上为粗末，以水二盏，前至一盏，食后去渣温服。

## 绿风不足歌

已成绿风不足证，还睛丸草术参苓，羌防菊地蒺蓉薯，牛膝葙蒙菟贼芎。

### 绿风还睛丸方

甘草　白术　人参　茯苓　羌活　防风　菊花　生地黄　蒺藜　肉苁蓉　山药　牛膝　青葙子　蜜蒙花　菟丝子　木贼　川芎各一两

上为细末，炼蜜为丸，桐子大，空心茶清送三钱。

## 黑风有余歌

已成黑风有余证，羚羊角饮黑羚羌，车前桔梗黄芩共，柴胡茺蔚细辛防。

**黑风羚羊饮**

黑参一钱　羚羊角一钱　羌活一钱　车前子一钱半　桔梗一钱　黄芩一钱
柴胡一钱　茺蔚子一钱半　细辛五分　防风一钱

上为粗末，以水二盏，煎至一盏，食后去渣温服。

# 黑风不足歌

已成黑风不足证，补肾丸中熟地黄，泽泻茺蔚五味子，细辛山药
菟丝良。

**补肾丸方**

熟地黄一两　泽泻一两　茺蔚子一两　五味子三钱　细辛三钱　山药一两
菟丝子一两

上为细末，炼蜜为丸，桐子大，每服二钱，空心盐汤下。

# 乌风有余歌

已成乌风有余证，决明丸内决明辛，桔梗防风茺蔚子，车茯山药
共元参。

**乌风决明丸方**

石决明二两　细辛五钱　桔梗　防风　茺蔚子　车前子　茯苓　山药
元参各二两

上为细末，炼蜜为丸，如桐子大，食前茶清送下三钱。

# 乌风不足歌

已成乌风不足证，补肝散内用川芎，熟地当归蒺藜芍，木贼夏枯
草防风。

**乌风补肝散方**

川芎　熟地黄　当归　蒺藜　白芍药　木贼　夏枯草　防风各一钱
上为粗末，以水二盏，煎至一盏，食前去渣温服。

# 青风有余歌

已成青风有余证，羚羊汤内用羚羊，元参地骨车前子，川芎羌活

细辛良。

### 青风羚羊汤方

羚羊角一钱 元参一钱 地骨皮一钱 车前子一钱五分 川芎一钱 羌活一钱 细辛五分

上为粗末，以水二盏，煎至一盏，食远温服。

## 青风不足歌

已成青风不足证，还睛散内用苓参，防风地骨车前子，羌活川芎共细辛。

### 青风还睛散方

茯苓 人参 防风 地骨皮 车前子 羌活 川芎 细辛各等分

上为粗末，以水二盏，煎至一盏，食后去滓温服。

## 圆翳歌

圆翳青白一点圆，宛如油点水中间。肝风冲脑脂下注，明视翳小暗看宽。虚热羚羊饮车细，参苓防知一同煎。实用防风芩桔梗，硝黄茺黑细知前。

【注】圆翳内障初起之时，黑睛上一点青白，宛如油点浮于水面。暗处视之，其翳青白而大；明处看之，其形差小。缘肝风上冲，脑脂下注所致，宜审其虚实而调之。虚者用羚羊角饮子，清其虚热；实者宜防风散；泄其热邪也。

### 圆翳羚羊饮

羚羊角一钱 车前子一钱 细辛五分 人参一钱 黄芩一钱 防风二钱 知母一钱

上为粗末，以水二盏，煎至一盏，夜食后去渣温服。

### 圆翳防风散方

防风二钱 黄芩一钱 桔梗二钱 芒硝一钱 大黄一钱 茺蔚子一钱 黑参一钱 细辛五分 知母二钱 车前子一钱

上为粗末，以水二盏，煎至一盏，食后去渣温服。

# 冰翳歌

冰翳瞳色亮如冰，阴看阳看无二形，睛中隐隐白透外，肺风肝热合邪攻。对证虽当针督脉，出血若多反伤睛。还睛参味防知细，芩桔车前元地荒。

【注】冰翳内障，瞳色坚实，白亮如冰之状。无论阴处及日中视之，皆一般无二，非若圆翳之明暗有别也。其睛内有白色隐隐透出于外，此证乃肝热肺风合邪，上攻入目为患。宜按穴刺之，出血则愈。但督脉不宜出血过多，若出血过多，恐加昏暗也。内服之药，宜还睛丸清而补之。

穴名上星，在鼻直上入发际一寸陷中。

## 冰翳还睛丸方

人参一两　五味子半两　防风二两　知母二两　细辛半两　黄芩一两　桔梗一两　车前子二两　黑参一两　生地黄二两　荒蔚子二两

上为细末，炼蜜为丸，如桐子大，空心茶清送下三钱。

# 滑翳歌

滑翳水银珠子样，微含黄色遮瞳神。肝风冲脑脂下注，不痒不疼渐渐昏。须用补肝芩桔蔚，芩防芎母黑归参，有余决明车味细，军芩知蔚黑防芩。

【注】滑翳内障，瞳心内一点如水银珠子之状，微含黄色，不痒不疼，无泪而遮蔽瞳神，渐渐失明，后则左右相牵俱损，此乃肝风冲上，脑脂流下所致。宜用补肝汤清散虚热，若有余用决明丸下行实热也。

## 滑翳补肝汤方

茯苓一钱　桔梗一钱　荒蔚子二钱　黄芩一钱　防风二钱　川芎一钱　知母一钱　黑参一钱　当归身二钱　人参一钱

上为粗末，以水二盏，煎至一盏，食后去渣温服。

## 滑翳决明丸方

石决明一两　车前子一两　五味子半两　细辛半两　大黄一两　茯苓一两　知母一两　荒蔚子一两　黑参一两　防风一两　黄芩一两

上为细末，炼蜜为丸，如桐子大，食前茶清送下三钱。

# 涩翳歌

涩翳微赤凝脂色，瞳人端正渐失明，时时隐涩疼无泪，或聚或开无定形。还睛散内车防桔，元味知芩茶叶苋。亦用七宝丸珠珀，决脑苋参熊胆同。

【注】涩翳证，瞳神内微赤如凝脂之色，瞳神端正，渐渐昏蒙，时复涩痛而无泪出，其翳无定，或聚或开。宜先用还睛散，后用七宝丸内消其翳也。

### 涩翳还睛散方

车前子一钱半　防风一钱　桔梗一钱　元参一钱　五味子五分　知母二钱　黄芩一钱　细茶二钱半　茺蔚子一钱

上为粗末，以水二盏，煎至一盏，食后去渣温服。

### 涩翳七宝丸方

珍珠五钱　琥珀二两　石决明二两　龙脑一分　茺蔚子一两　人参一两　熊胆一两

上为细末，炼蜜为丸，如桐子大，食前茶清送下一钱。

# 浮翳歌

浮翳色白瞳内映，明看细小暗看宽，不痒不疼无血色，脑风冲入脑脂愆。决明石决人参茯，车细防军茺桔添，坠翳石决知辛味，生地参防及兔肝。

【注】浮翳内障之证，初患之时，不痒不疼，从瞳神内映出白色。暗处看则其翳宽大，明处看其翳略小，全无血色相混。缘脑风冲入于眼，脑脂流下，致成内障。宜服决明散坠翳丸。

### 石决明散方

石决明一钱　人参一钱　茯苓一钱　车前子一钱　细辛五分　防风二钱　大黄一钱　茺蔚子二钱　桔梗一钱半

上为细末，令匀，食后米饮汤调下二钱。

### 浮翳坠翳丸方

石决明一两　知母一两　细辛五钱　五味子半两　生地黄二两　人参二两

半 防风一两 兔肝一具

上为细末，炼蜜为丸，如桐子大，空心茶清送下三钱。

## 沉翳歌

沉翳白隐黑睛内，肝劳脑热下攻瞳，向日细看方见翳，日轻夜重黑睛疼。羚羊角饮车前子，羚角军防芩黑芜，皂荚丸用蛇蝉术，龙胆元精归菊芎，参苓木贼连翘芍，猪爪猬皮甲谷精。

【注】沉翳内障，白藏在黑睛之内，向日细看，方见其白，疼痛则昼轻夜重。缘肝经劳热，脑中热气流下。宜服羚羊角饮子及皂荚丸以治之。

### 沉翳羚羊饮

车前子一钱 羚羊角二钱 大黄一钱 防风二钱 黄芩一钱 黑参一钱 芜蔚子二钱

上为粗末，水二盏，煎至一盏，食后去渣温服。

### 皂荚丸方

蛇蜕七条 蝉蜕 白术 龙胆草 元精石 当归 白菊花各两半 川芎半两 人参一两 茯苓一两半 木贼一两半 连翘一两半 赤芍药一两半 獭猪爪三十枚 刺猬皮 穿山甲 谷精草各一两半

共为细末，一半入牙皂十二梃，烧存性，和匀，炼白蜜，丸桐子大，每服一钱五分，空心杏仁汤下；一半入仙灵脾一两，每服三钱，用猪肝三片，批开夹药煮熟，临卧细嚼，用原汁送下。

## 横翳歌

横翳横格在瞳心，形如剑脊白如银，内虚风热攻冲脑，胃热肝邪致目昏。还睛决明车前地，芩防辛味黑人参，七宝车前连炙草，丹砂石决犀羚均。

【注】横翳又名剑脊翳，自瞳人中映出于外如剑脊，中高边薄，横格于瞳人中心，色白如银。缘内虚肝邪胃热，上冲于脑，脑脂下流入眼，致成内障。宜服还睛丸七宝散。

### 横翳还睛丸方

石决明一两 车前子一两 生地黄二两 黄芩一两 防风二两 细辛五钱

五味子半两　黑参一两　人参一两

上为细末，炼蜜为丸，如桐子大，空心茶清送下三钱。

**七宝散方**

车前子　胡黄连　丹砂　石决明　甘草各五分　犀角一钱　羚羊角一钱

上为粗末，以水二盏，煎至一盏，食后去渣温服。

## 散翳歌

散翳形散如鳞点，乍青乍白映瞳中，胞内粟生兼烂痛，金针一拨目光通。还睛散用人参味，桔梗车前苓细风，后用补肝归木贼，防风熟地芍川芎。

【注】散翳，翳从瞳人内透出，散如鳞点之状，乍青乍白，胞内起粟而烂，瞳人痛楚。宜用金针拨其内翳之后，先服还睛散清补，后用补肝散收功。

**散翳还睛散方**

人参一钱　五味子五分　桔梗一钱　车前子二钱　茯苓一钱　细辛五分
防风二钱

上为粗末，以水二盏，煎至一盏，夜食后去渣温服。

**散翳补肝散方**

当归二钱　木贼一钱　防风一钱　熟地黄二钱　白芍药一钱　川芎五分

上为粗末，以水二盏，煎至一盏，空心去渣温服。

## 偃月翳歌

偃月瞳含偃月形，一弯白气向下生，脑风积热下注眼，肝肾俱亏致损明。通明散内防芩入，人参白茯细辛芫，坠翳丸用石决麝，青鲤青羊牛胆熊。

【注】偃月内障，瞳神内上半边有白气一弯，隐隐似新月之状，覆垂向下。缘脑风积热注入眼中，致成内障，为肝肾俱劳之证。宜服通明散坠翳丸。

**偃月通明散方**

防风　黄芩　人参　茯苓各一钱　细辛五分　芫蔚子二钱

上为粗末，水二盏，煎至一盏，夜食后去渣温服。

**五胆偃月坠翳丸方**

石决明一两　麝香少许　青鱼胆　鲤鱼胆　青羊胆各七个　牛胆五钱
熊胆一分

上为细末，面糊为丸，如桐子大，空心茶清送下五分。

## 白翳黄心歌

白翳黄心内障证，四围白色内中黄。大小眦中微带赤，翳隐黑珠障内光。肺肝风热冲于目，涩痛羞明泪似汤。坠翳决明茺蔚子，人参甘菊共车防。

【注】白翳黄心内障，四边皆白，中心一点微黄色，隐在黑珠内，映出珠外，大小眦头微带赤色。乃肺肝风热，流入于眼，频频下泪涩痛，致成此证。宜服坠翳散。

**坠翳散方**

石决明二钱　茺蔚子二钱　人参三钱　甘菊花三钱　车前子三钱　防风二钱

上为细末，令匀，食后米饮汤调下一钱。

## 黑水凝翳歌

黑水凝翳瞳微大，内含青白障瞳人。生花眦痛频频泪，胆热为邪损目神。芦荟丸中细辛草，牛胆羚羊柏子参，通明防蔚参苓黑，桔梗车前柏子仁。

【注】黑水凝翳内障，又名黑花翳。瞳人微大，瞳内微现青白色，大小眦头涩痛，眼中见花，黄黑不定，频频下泪。缘胆热为邪，致成内障。宜服芦荟丸通明散。

**芦荟丸方**

芦荟一两　细辛半两　甘草五钱　牛胆半两　羚羊角一两　柏子仁一两
人参半两

上为细末，炼蜜为丸，如桐子大，空心茶清送下三钱。

**凝翳通明散方**

防风一钱半　蒺藜子一钱　人参一钱　茯苓一钱　黑参二钱　桔梗一钱　车前子二钱　柏子仁二钱

上为粗末，以水二盏，煎至一盏，食后去渣温服。

# 枣花翳歌

风轮旁边白睛内，白如锯齿枣花同。怒伤肝胆邪冲眼，还睛散用车知蒺。人参防黑黄芩茯，坠翳丸服可收功。

【注】枣花内障者，风轮旁边，白睛之内，映出白翳，如枣花锯齿之状。缘怒伤肝胆，令脑邪热冲入目中，致成此障，久则变为瞳神细小。宜服还睛散，再服坠翳丸。

**枣花翳还睛散方**

车前子　知母　蒺藜子　人参　防风　黑参各二钱　黄芩一钱半　茯苓二钱

上为粗末，以水二盏，煎至一盏，去渣温服。

**坠翳丸**方见偃月内障下。

# 雷头风歌

头响如雷又似风，雷头风热毒冲瞳，脑汁下注瞳色变，瞳人大小目昏蒙。泻肝芩梗硝黄黑，羌活车归知母龙，虚者磁石丸姜附，味黑丹皮磁石同。

【注】雷头风内障，初患之时，头面多受冷热，毒气冲入头中，致头内响声如风如雷，头旋发热，日久冲入眼内，脑汁下注，瞳人变色，瞳或大小不定。实者宜服泻肝散；虚者宜服磁石丸。

**泻肝散方**

黄芩　桔梗　芒硝　大黄　黑参　羌活　车前子　当归　知母各一钱　龙胆草五分

上为粗末，以水二盏，煎至一盏，食后，去渣温服。

**磁石丸方**

干姜一两　附子炮，五钱　五味子半两　黑参一两　牡丹皮一两　磁石烧

红，醋淬三次。—两

上为细末，炼蜜为丸，如桐子大，食前，茶清送下一钱。

# 惊振内障歌

惊振内障缘击振，脑脂恶血下伤睛。睛变渐昏成内障，左右相传俱损明。镇肝石决莵山药，车柏辛防参茯苓，还睛散用人参桔，防细车前莵蔚芎。

【注】惊振内障，或因击振误着头脑，致脑中脑脂恶血流入睛内，日久变成内障，左右相传，两目俱损。宜服镇肝丸还睛散。

### 惊振镇肝丸方

石决明—两　莵蔚子—两　山药—两　车前子—两　柏子仁—两　细辛五钱　防风—两五钱　人参—两　茯苓—两

上为细末，炼蜜为丸，如桐子大，食后，茶清送下三钱。

### 惊振还睛散方

人参—钱　桔梗—钱　防风—钱半　细辛五分　车前子—钱　莵蔚子—钱　芎䓖—钱

上为粗末，以水二盏，煎至一盏，食前，去渣温服。

# 瞳人干缺歌

瞳人干缺瞳形缺，左右上下不成圆，色白脑脂流下患，色黑肝胆热虚愆。色白泻肝芩地骨，麦知芍蔚黑参添；色黑镇肝山药味，参苓石决细车前。

【注】瞳人干缺内障，初患之时，忽因疼痛难忍，细看瞳人现出缺形，或左或右，或上或下，缺而不圆，瞳人之色，黑白不定。色白乃脑脂流下为患，宜服泻肝汤；色黑则胆热肝虚，宜服镇肝丸。

### 瞳缺泻肝汤方

黄芩—钱　地骨皮—钱　麦门冬—钱　知母—钱　赤芍药—钱半　莵蔚子—钱半　黑参—钱

上为粗末，以水二盏，煎至一盏，食后，去渣温服。

**瞳缺镇肝丸方**

干山药二两　五味子五钱　人参　茯苓　石决明各一两半　细辛五钱　车前子一两

上为细末，炼蜜为丸，如桐子大，空心米汤送下二钱。

# 雀目内障歌

雀目内障多痒涩，暮暗朝明与雀同，黄昏视下难见上，肝风邪火障双瞳。洗肝散用车前子，柴胡芩细黑参蒬。泻肝汤里硝黄芍，桔梗黄芩与防风。

【注】雀目内障，患时暮暗朝明，多痒多涩，发作不常，或明或暗，夜中惟能视直下之物，而不能视上。乃肝风邪火上冲于目，致成内障。宜服洗肝散先清虚热，后服泻肝汤，以泻其实邪也。

**洗肝散方**

车前子一钱　柴胡一钱五分　黄芩一钱　细辛五分　黑参一钱　蒬蔚子二钱

上为粗末，以水二盏，黑豆三七粒，煎至一盏，去黑豆，空心温服。

**雀目泻肝汤方**

芒硝　大黄　白芍药　桔梗各一钱　黄芩　防风各二钱

上为粗末，以水二盏，煎至一盏，食前，去渣温服。

# 高风内障歌

高风内障号鸡盲，天晚不明天晓光。夜能上视难见下，损亏肝血肾精伤。补肝羚细羌苓楮，参黑车斛枯草防。还晴石决人参细，蒬蔚知苓芎木香。

【注】高风内障之证，两眼至天晚不明，天晓复明。缘肝有积热，肾经虚损，乃阳微阴盛也。天晚阴长，则天时之阴，助人身之阴，能视顶上之物，不能下视诸物，至天晓阳长，则天时之阳，助人身之阳，而眼复明矣。宜用补肝散还晴丸。

**高风补肝散方**

羚羊角　细辛　羌活　茯苓　楮实子　人参　元参　车前子　石斛夏枯草　防风各一钱

上为粗末，以水二盏，煎至一盏，去渣温服。

**高风还睛丸方**

石决明二两　人参一两　细辛五钱　芜蔚子二两　知母一两　茯苓一两
芎䓖一两　木香五钱

上为细末，炼蜜为丸，如桐子大，空心茶清送下三钱。

## 胎患内障歌

胎患小儿未出胎，热冲儿脑目生灾。护睛木香芩细射，川大黄与
黑参偕。

【注】胎患内障，儿在母腹之时，缘食辛辣过多，致热气内冲儿脑，
及至生后，眼成内障。宜用护睛丸。

**护睛丸方**

木香五钱　黄芩五钱　细辛三钱　射干五钱　大黄五钱　黑参一两

上为细末，炼蜜为丸，如桐子大，空心茶清服十丸。

# 卷七十八

## 外障总名歌

外障暴赤血灌瞳，硬睛赤垂与黄冲，蟹睛旋螺并胬肉，鸡冠蚬肉崇疼同。突睛漏睛连鹘眼，拳毛倒睫胞凝逢，眦赤花陷及黑钉，喎僻冰瑕粘睛并。玉翳水轮逆顺障，睑出风粟又混睛。撞破撞刺及针刺，眼痒泪出疮痍生。客热伤寒并肝热，因他痰核天水行。青盲赤烂癍疮病，转关生赘疳眼名。小儿通睛恙虽小，还有眣目证为轻。此为外障四十八，熟读方知各证情。

【注】外障者，或因内热，或因外邪，或内、外合邪，致生目赤肿痛翳膜等证也。暴者，暴赤生翳也。血灌瞳者，血灌瞳人也。硬睛者，睑硬睛疼也。赤垂者，赤膜下垂也。黄冲者，黄膜上冲也。蟹睛者，形如蟹睛而疼痛也。旋螺者，形如旋螺尖起也。胬肉者，胬肉攀睛也。崇疼者，神崇疼痛也。突睛者，突起睛高也。漏睛者，漏睛脓出也。鹘眼者，鹘眼凝睛也。胞凝者，胞肉胶凝也。眦赤者，两眦赤脉也。花陷者，花翳白陷也。黑者，黑翳如珠也。钉者，钉翳根深也。喎僻者，风牵喎僻也。冰瑕者，冰瑕翳深也。粘睛者，两睑粘睛也。玉翳者，玉翳浮满也。水轮者，膜入水轮也。逆顺者，逆顺生翳也。撞破者，被物撞破也。撞刺者，撞刺生翳也。针刺者，痛如针刺也。泪出者，冲风泪出也。疮痍者，风赤疮痍也。客热者，暴风客热也。伤寒者，伤寒热病后患目也。肝热者，肝虚积热也。因他者，因他病后生翳也。痰核者，睥生痰核❶也。天水者，天水行后赤眼也。赤烂者，胎风赤烂也。癍疮者，癍疮入眼也。转关者，辘轳转关也。生赘者，睑中生赘也。此外障四十八证之总名，读者诚能熟习玩味，自因病而各得其情矣。

---

❶ 睥（bì 毕）生痰核：病证名。相当于西医的霰粒肿。

# 暴赤生翳歌

暴赤生翳心肝病，风热上壅痛难当。赤肿热泪羞明痒，最宜劙洗出血良。初起先用芦根饮，黑连硝黄芩与防。去翳镇肝藁石决，辛薯参苓车味羌。

【注】暴赤生翳，其证赤肿生翳，痒痛难当，时流热泪羞明，乃心、肝二经风热，上壅攻目所致。宜劙洗出血，服芦根饮子，清其内热，后服镇肝丸。劙，音廉。劙者，或以针锋微刺之，或以灯心草微刮之也。

### 芦根饮子

芦根一钱　黑参一钱五分　黄连一钱　芒硝一钱　大黄一钱　黄芩一钱五分　防风一钱

上为粗末，以水二盏，煎至一盏，食后，去渣温服。

### 镇肝丸方

藁本一两五钱　石决明煅，二两　细辛三钱　山药炒　人参　茯苓　车前子各一两　五味子三钱　羌活一两

上罗为细末，炼蜜为丸，如桐子大，空心茶清送下三钱。

# 血灌瞳人歌

血灌瞳人目睛痛，犹如血灌色相同。胆汁肝血因热耗，血为火迫灌睛瞳。急用止痛没药散，硝黄血竭引茶清。痛止大黄当归散，贼芩栀子菊苏红。

【注】血灌瞳人，目睛疼痛，瞳人如血灌红色。缘肝血热耗，胆汁皆亏，血因火迫，灌入瞳中。宜服止痛没药散，止疼后，服大黄当归散。

### 止痛没药散方

没药二两　芒硝一两半　大黄一两半　血竭一两

上捣筛为细末，食后，热茶清调下一钱。

### 大黄当归散方

大黄一两　当归二钱　木贼一两　黄芩一两　栀子五钱　菊花三钱　苏木五钱　红花八钱

上为细末令匀，每服二钱，食远，茶清调下。

## 睑硬睛疼歌

睑硬睛疼胞肿硬，瘀血翳膜目睛疼。膈中积热肝风盛，外涂燉肿
劂瘀红。凉膈硝黄车前黑，黄芩知母栀仁芜。

【注】睑硬睛疼，初患之时，时觉疼胀，久则睑胞肿硬，睛珠疼痛。
此缘膈中积热，肝经风毒，上冲于目。宜劂洗去瘀，外涂燉肿膏，内服
凉膈散。

**燉肿膏**方见卷末。

**凉膈散方**

芒硝　大黄　车前子各一钱　黑参一钱半　黄芩　知母　栀子炒　芜蔚
子各一钱

上为粗末，以水二盏，煎至一盏，食后温服。

## 赤膜下垂歌

赤膜下垂覆睛瞳，赤膜从气下垂风。此属肝肺热冲眼，泪流痛痒
如朱红。羚羊知母黄芩黑，桔梗柴胡栀子芜。

【注】赤膜下垂，初患之时，气轮上边起赤膜一片，垂至风轮，下覆
瞳人。缘肝、肺之热，冲于眼内，致生赤膜，泪流痛痒。宜服羚羊饮。

**羚羊饮**

羚羊角镑，一钱五分　知母　黄芩　黑参　桔梗　柴胡　栀子炒。各一钱
芜蔚子二钱

上为粗末，以水二盏，煎至一盏，食后，去渣温服。

## 黄膜上冲歌

黄膜一片气轮起，上冲风轮覆盖瞳。赤涩泪眵疼痛极，此因脾胃
热风攻。通脾泻胃黄芩黑，防军知母栀膏芜。立应白芷羊蹄躅，鹅不
食草麝归雄。

【注】黄膜上冲，自气轮而起，一片黄膜，从下直冲风轮，上掩瞳
人。乃脾、胃风热，上冲于眼，致生黄膜，泪流赤涩，疼痛极甚。宜通
脾泻胃汤，外嗜立应散。

**通脾泻胃汤方**

黄芩一钱五分　黑参　防风　大黄　知母炒　栀子炒。各一钱　石膏煅，二钱　芫蔚子二钱

上为粗末，以水二盏，煎至一盏，食远，去渣温服。

**立应散方**

白芷　羊踯躅花减半　鹅不食草洗净晒干　麝香少许　当归　雄黄另研，后入。各等分

上为细末，每用少许，含水嗜鼻内，去尽浊涕泪出为度。

## 蟹睛疼痛歌

蟹睛努出蟹睛形，乌珠极痛涩羞明。肝胆积热肾虚热，虚软不疼实硬疼。实者泻肝车地骨，硝黄知母黑柴芜；虚宜镇肾味知地，山药菟辛石决灵。

【注】蟹睛之证，乌睛努出如豆如珠，形似蟹睛，疼痛极甚，涩泪羞明。初起为实，硬而极痛；久则为虚，软而不疼。总因肝、胆积热冲睛，肾中虚热注目所致。实者宜泻肝汤；虚者用镇肾决明丸。

**泻肝汤方**

车前子　地骨皮　芒硝各一钱　大黄　知母各一钱半　黑参一钱　柴胡二钱　芫蔚子二钱

上为粗末，以水二盏，煎至八分，去渣，空心温服。

**镇肾决明丸方**

五味子半两　知母炒　生地黄　山药炒。各一两半　菟丝子一两　细辛半两　石决明煅，一两

上为细末，炼蜜为丸，桐子大，空心茶清送三钱。

## 旋螺尖起歌

旋螺尖起如螺壳，乌睛色变极痛疼，壳形尖起色青黑，肝经积热血瘀凝。轻宜泻脑防辛梗，辛芍天冬五味芜；重者泻肝硝黄桔，柴芩知母细车行。

【注】旋螺外障，气轮之内乌珠色变青白，如螺蛳之壳。其色初青久

黑，其形尖圆，乃肝经积热亢极，瘀血凝滞所致。轻者宜泻脑汤，重者用泻肝饮子。

**泻脑汤方**

防风二钱　细辛五分　桔梗一钱　赤芍药一钱　天门冬去心，一钱　五味子五分　茺蔚子二钱

上为粗末，以水二盏，煎至一盏，食后，去渣温服。

**泻肝饮子**

芒硝　大黄　桔梗　柴胡　黄芩　知母炒　细辛　车前子各一钱

上为粗末，以水二盏，煎至一盏，食后，去渣温服。

## 胬肉攀睛歌

胬肉攀睛大眦起，初侵风轮久掩瞳，或痒或疼渐积厚，赤烂多年肺热壅。初起紫金膏点效，久宜钩割熨烙攻。内服除风汤蔚桔，细辛连味大黄风。

【注】胬肉攀睛之证，起于大眦，初则渐侵风轮，久则掩过瞳人，或痒或痛，渐渐积厚。此证多因赤烂年久，或肺经风热壅盛所致。初起可点紫金膏，胬瘀自退；久则坚韧难消，必须钩割熨烙后，服除风汤。

**除风汤方**

茺蔚子一钱　桔梗一钱　细辛五分　黄连一钱　五味子五分　大黄一钱防风一钱

上为末，以水二盏，煎至一盏，食后，去渣温服。

**紫金膏**方见卷末。

## 鸡冠蚬肉歌

鸡冠蚬肉内眦生，胃心积热共肝风。或青或赤如鸡蚬，轻侵风轮重掩瞳。钩割后服抽风桔，硝黄车黑细芩风，茺蔚丸芩石决黑，军苓山药地黄茺。

【注】鸡冠蚬肉之证，起于脾眦之内，或青或赤，如鸡冠蚬肉之形，渐渐而长，从大眦侵及风轮，久则掩及全目。此乃脾胃积热，肝风上冲所致。先宜用手法钩割后，服抽风汤或茺蔚丸。

### 抽风汤方

桔梗一钱　芒硝一钱五分　大黄一钱　车前子一钱　黑参一钱五分　细辛一钱　黄芩一钱五分　防风二钱

上为粗末，以水二盏，煎至一盏，食后，去渣温服。

### 芜蔚丸方

黄芩一两　石决明煅，一两　黑参一两　大黄一两　茯苓一两　山药炒，二两　生地黄一两五钱　芜蔚子二两

上为细末，炼蜜为丸，桐子大，空心茶清下三钱。

## 神祟疼痛歌

神祟疼痛忽然发，胞热睛疼缘肺肝。洗肝散用硝黄桔，栀子黄芩知母添，黑参甚加归地，外点还宜石燕丹。

【注】神祟疼痛之证，平素无病，忽然发动，睑皮火热，睛珠如刺，极痛难当。此肺、肝风热，上攻于眼，不可蒯洗。宜服酒调洗肝散，外点石燕丹。

### 酒调洗肝散方

朴硝　大黄　桔梗　栀子　黄芩　知母炒　黑参各等分

热甚者，加生地黄、当归尾。

上为末，每服二三钱，温酒调下，日服二次。

**石燕丹**方见卷末。

## 突起睛高歌

突起睛高珠肿疼，风热毒火上冲睛。针后退热桔梗饮，硝黄芜芍黑芩风。还睛五味参苓细，山药车前防远芜。

【注】突起睛高之证，缘风热火毒，上冲于眼，疼痛难忍，睛珠突高胀起。宜先用针出其青涎毒水后，服退热桔梗饮子，用还睛丸调理可愈。

### 退热桔梗饮子

桔梗　芒硝　大黄　芜蔚子　白芍药炒　黑参　黄芩　防风各一钱

上为粗末，以水二盏，煎至一盏，食后，去渣温服。

**还睛丸方**

五味子半两　人参二两　茯苓一两　细辛半两　山药一两　车前子　防风
远志　苃蔚子各一两

上为细末，炼蜜丸，桐子大，空心茶清送下三钱。

## 漏睛脓出歌

漏睛脓出睑眦间，或流脓汁或清涎，目无翳障不疼痛，风热攻冲
心火炎。竹叶泻经汤柴泻，升麻竹叶草车前，黄芩草决川羌活，苓芍
将军栀子连。

【注】漏睛脓出之证，生于睑眦，或流脓水，或淌清涎，目无翳障，
不疼不痛。乃风热攻冲，心火上炎。宜用竹叶泻经汤主之。

**竹叶泻经汤方**

柴胡五分　泽泻四分　升麻五分　青竹叶十片　甘草炙，五分　车前子四
分　黄芩六分　草决明四分　川羌活五分　白茯苓四分　赤芍药四分　大黄六分
栀子仁炒，五分　川黄连五分

上为粗末，以水二盏，煎至一盏，食后温服。

## 鹘眼凝睛歌

鹘眼凝睛睛突定，目珠胀硬痛难当，积热上冲脑热注，外用摩风
针血良。内服泻肝汤桔蔚，柴防芩黑共硝黄。

【注】鹘眼凝睛之证，睛突于外，不能转动，坚硬高努如鹘眼，胀满
疼痛难忍。此积热上冲，脑中风热，壅注于目所致。宜先用金针出血泻
毒，外敷摩风膏，内服泻肝汤。

**摩风膏**方见卷末。

**泻肝汤方**

桔梗　苃蔚子　柴胡　防风　黄芩　黑参　芒硝　大黄各等分

上为粗末，以水二盏，煎至一盏，食后，去渣温服。

## 倒睫拳毛歌

倒睫拳毛内刺睛，皮松弦紧痒兼疼，穆涩难开胞睑烂，肝风脾热

两相壅。细辛汤用知芫黑，军细防风桔梗羚。

【注】倒睫拳毛之证，由皮松弦紧，故拳毛倒入，内刺睛珠，碜涩难开，眼胞赤烂，痒而兼疼。此乃脾热肝风，合邪上壅所致。宜用细辛汤，内清邪热，外散风邪也。

**细辛汤方**

知母二钱　芫蔚子二钱　黑参一钱　大黄一钱　细辛一钱　防风二钱　桔梗一钱　羚羊角镑，一钱

上为粗末，以水二盏，煎至一盏，食后，去渣温服。

## 胞肉胶凝歌

胞肉胶凝胞肉肿，初小渐大摩隐瞳，胃脾风热上攻目，通脾泻胃热风清。

【注】胞肉胶凝之证，睥中蠹肉壅起，初小渐大，摩隐瞳人，眼胞湿烂，眵泪胶黏。此乃脾、胃中邪风积热，上壅于目所致。宜用通脾泻胃汤，散风清热，两解其邪。

**通脾泻胃汤**方见黄膜上冲下。

## 两眦赤脉歌

眦赤病属心经火，大眦多实小眦虚。实者洗心散归芍，麻黄连芥大黄栀；虚者九仙芩芥芍，菊芎归草芷通宜。

【注】眦赤之证，赤脉起于大眦者，心经之实火也；赤脉起于小眦者，心经之虚热也。实者用洗心散，两解其实邪；虚者宜九仙散，清降其虚热也。

**七宝洗心散方**

当归一钱　赤芍药一钱　麻黄八分　黄连一钱　荆芥八分　大黄一钱　栀子一钱

上为粗末，以水二盏，煎至一盏，食后，去渣温服。

**九仙散方**

黄芩　荆芥　赤芍药　菊花　川芎　当归　甘草　白芷　木通各一钱

上为粗末，以水二盏，煎至一盏，食后服。

## 花翳白陷歌

花翳白陷在乌睛，四围渐起漫神瞳。状如枣花鱼鳞翳，肺肝风热脑中冲，知母饮子防风桔，知母硝黄苓细茺。

【注】花翳白陷者，乃黑睛生翳，风轮四围渐起，中间低陷，其翳状如枣花鱼鳞之形，乌睛或白或带微黄。此因肺肝积热，风邪上冲于脑所致。宜用知母饮子。

**知母饮子**

防风一钱五分　桔梗一钱五分　知母一钱　芒硝一钱　大黄一钱五分　茯苓一钱　细辛一钱　茺蔚子一钱

上为粗末，以水二盏，煎至一盏，食后，去渣温服。

## 黑翳如珠歌

黑翳如珠黑睛上，形如珠子黑而圆，泪出羞涩疼痛甚。大人肝肾虚风恣，通明补肾丸可服；小儿患此名眼疳，羚羊角饮硝黄细，知母羚防一并煎。

【注】黑翳如珠之证，黑睛上有黑翳，圆如珠子之形，泪出羞涩难开，疼痛极甚。若大人患此证，为肝、肾虚热风邪，宜用通明补肾丸；小儿患此证，为实热眼疳，宜服羚羊角饮子，泄其实热也。

**通明补肾丸**方见五风初患不足下。

**羚羊角饮子**

芒硝一钱　大黄一钱　细辛五分　知母一钱　羚羊角镑，一钱　防风二钱

上为粗末，以水二盏，煎至一盏，食远温服。

## 钉翳根深歌

钉翳根深睛内生，硬似钉头极痛疼，赤涩羞明时泪出，肝心毒热上冲瞳。除热饮子知母桔，硝黄茺蔚黑芩风。

【注】钉翳根深者，睛中翳黑，硬如钉子之形，其证疼痛赤涩，泪出羞明。此乃肝、心毒热，上攻睛瞳。宜服除热饮子，清泻其毒热也。

**除热饮子**

知母二钱　桔梗二钱　芒硝一钱　大黄一钱　茺蔚子一钱　黑参二钱　黄芩二钱　防风一钱

上为粗末，以水二盏，煎至一盏，食后，去渣温服。

## 风牵㖞僻歌

风牵㖞僻睑痒赤，阳明风热刺睛明。内服排风蝎味蛇，天麻辛芎桔防风。

【注】风牵㖞僻之证，睑皮痒赤，时时口眼相牵而动，此乃阳明风热上壅所致。宜先用针刺睛明穴，外泄其邪，后服排风散，内疏其风。

**排风散方**

干蝎　五味子　乌蛇各一钱　天麻二钱　细辛　白芍药炒　桔梗各一钱　防风二钱

上为细末，令匀，食后，米饮调下三钱。

## 冰瑕翳深歌

冰瑕翳深色微青，横贯乌睛珠痒疼，泪眵赤脉缘肝热，石燕丹宜外点灵。内服茺蔚硝黄细，元芎知母壳防风。

【注】冰瑕翳深之证，翳色青白如冰，横贯乌睛，其证或痒或疼，发歇无时，眵黏泪出，白睛赤脉，此乃肝经之热。宜外点石燕丹，内服茺蔚散。

**石燕丹**方见卷末

**茺蔚散方**

茺蔚子二钱　芒硝一钱　大黄一钱　细辛五分　黑参一钱　赤芍药一钱五分　知母一钱　枳壳一钱　防风二钱

上为粗末，以水二盏，煎至一盏，食远，温服。

## 两睑粘睛歌

两睑粘睛眵痒疼，脾胃风湿热甚成，菊花通圣硝黄桔，芎草荆归膏薄芎，麻芩栀滑翘防术，外加羌细菊蔓荆。

【注】两睑粘睛之证，睑内生疮，眵泪痒痛，胞睑粘合难开，此乃脾胃中风湿热盛，合邪上攻。宜用防风通圣散加羌活、菊花、细辛、蔓荆子，外散风邪，内清邪热。

### 菊花通圣散方

芒硝五分　大黄酒蒸，五分　桔梗一钱　白芍药炒，五分　甘草生，一钱五分

荆芥穗五分　当归五分　石膏一钱　薄荷五分　川芎五分　麻黄五分　黄芩一钱

栀子炒黑，一钱　滑石二钱　连翘五分　防风五分　白术炒，五分

外加羌活、细辛、菊花、蔓荆子各五分。

上为粗末，以水二盏，煎至一盏，食后，去渣温服。

## 玉翳浮满歌

玉翳浮满时或疼，风热冲脑盖瞳睛。洗刀通圣羌独细，蒺元贼决蜕蔓青。

【注】玉翳浮满之证，初起时，或疼痛，黑睛上翳如玉色，遮盖瞳人，皆缘肝经热极，风热冲脑所致。宜用洗刀散，除风热而消翳膜也。

### 洗刀散方

即防风通圣散加羌活、独活、细辛、蒺藜、元参、木贼、草决明、蝉蜕、蔓荆子、青葙子各一钱。

## 膜入水轮歌

膜入水轮睛疮后，疮愈坐翳侵水轮。肺肝虚热大肠燥，日久失治伤瞳神。退热饮军荒蔚黑，辛防五味桔黄芩。

【注】膜入水轮者，因黑白睛上生疮而起，愈后疮痕不没，渐生翳膜，侵入水轮，此乃肝经积热，大肠燥滞，邪热上逆所致。宜用退热饮子，清降其热。

### 退热饮子

大黄一钱　茺蔚子二钱　黑参一钱　细辛一钱　防风二钱　五味子五分

桔梗二钱　黄芩二钱

上为粗末，以水二盏，煎至一盏，食后，去渣温服。

## 逆顺生翳歌

逆顺生翳上下生，顺则下垂逆上冲。钩割后用知母饮，知味军芩车桔茺。

【注】逆顺生翳之证，从上垂下，侵入黑睛为顺，从下冲上，侵入黑睛为逆。顺则易安，逆则难治。并宜手法钩割去其翳膜，后服知母饮子，清其内热。

### 知母饮子

知母炒，二钱　五味子五分　大黄一钱　黄芩一钱　车前子二钱　桔梗一钱
茺蔚子二钱

上为粗末，以水二盏，煎至一盏，食后，去渣温服。

## 风牵睑出歌

风牵睑出睑皮翻，胞睑俱红眵泪涟。胃经积热肝风盛，劀洗去瘀病可痊。后服黄芪汤蔚骨，防芩苓草大黄煎。

【注】风牵睑出之证，乃睑皮翻出向外，上、下胞睑俱赤，眵泪淋漓，皆缘胃经积热，肝有风邪。宜先用劀洗去瘀，后服黄芪汤，清热散邪也。

### 黄芪汤方

黄芪一钱　茺蔚子二钱　地骨皮一钱　防风一钱五分　黄芩一钱　茯苓一钱
甘草五分　大黄一钱

上为粗末，以水二盏，煎至一盏，食后，去渣温服。

## 睑生风粟椒疮歌

椒疮风粟睑胞生，多泪难睁摩涩疼，脾经风热粟黄软，脾经湿热椒硬红。劀洗后用清脾饮，知母翘军生地风，黄芩元粉黄连桔，陈皮荆芥黑参灵。

【注】椒疮风粟之证，或起于睑边，或生于胞内，皆泪多难睁，沙涩摩睛疼痛。粟疮如粟，其形黄软，属脾经风热而成；椒疮如椒，其形红硬，属脾经湿热而成。并宜劀洗出血，服除风清脾饮，椒疮倍芩连生地，

风粟倍荆芥防风。

**除风清脾饮**

知母　连翘　大黄　生地黄　防风　黄芩　元明粉　黄连　桔梗
陈皮　荆芥穗　黑参各等分

上为粗末，以水二盏，煎至一盏，去渣，食远温服。

# 混睛歌

混睛初起白睛混，渐生赤脉遮瞳睛，或混白膜漫珠上，白忌苔光
赤散红，先痒后疼隐涩泪，肝脏毒风劀洗通，后服地黄生熟地，蒺藜
当归甘草通，黄连木贼乌犀角，羌活元参军谷精。

【注】混睛之证，初起白睛混赤，渐生赤脉，遮漫乌睛，或白或赤漫
珠一色。白忌光滑如苔，赤忌赤脉外散。其证初起则先痒后痛，渐致磣
涩泪出，羞明隐痛，视物昏朦，此乃肝脏毒风与瘀血上凝所致。先宜劀
洗去瘀，后服地黄散，外点摩障灵光膏。

**地黄散方**

生地黄七钱　熟地黄焙干，七钱　白蒺藜炒，四钱　当归七钱　甘草炙，五
钱　木通五钱　黄连酒炒，五钱　木贼五钱　乌犀角镑，五钱　羌活五钱　元参五
钱　大黄七钱　谷精草五钱

上为细末，令匀，每服三钱，煮羊肝汁，食远调服。

**摩障灵光膏**方见卷末。

# 被物撞破歌

被物撞破珠胀痛，肿闭胞青劀洗良。外涂生地地黄散，芎地羚军
芍壳香。

【注】被物撞破者，或因打扑，或因撞损，睛珠胀痛，眼胞青紫，肿
闭难开。先宜劀洗散瘀，外敷捣烂生地黄膏，内服生地黄散。

**生地黄散方**

川芎　生地黄　羚羊角　大黄　赤芍药　枳壳　木香各一钱

上为粗末，以水二盏，煎至一盏，食后，去渣温服。

# 撞刺生翳歌

撞刺生翳遗刺痕，日久血瘀障翳生，赤脉涩疼经效散，柴军归芍草犀同。

【注】撞刺生翳之证，或被竹木签刺成疮，因治疗不净，留痕日久，瘀血凝积，遂生翳膜，赤脉满目，涩痛泪出。宜用经效散，清热散瘀也。

### 经效散方

柴胡二钱　大黄一钱　当归尾一钱　赤芍药一钱　甘草梢五分　犀角一钱

上为粗末，以水二盏，煎至一盏，食后，去渣温服。

# 痛如针刺歌

痛如针刺心火炽，睛珠如同针刺疼，头疼目眩眼系急，针后八正草栀灯，桑车萹蓄滑生地，竹叶生军瞿麦通。

【注】痛如针刺，乃心经毒火上炽，睛珠忽然极痛，犹如针刺，微带头疼目眩，眼系紧急。先宜火针刺太阳穴，外散其邪；后服加味八正散，内泄其热也。

### 加味八正散方

甘草　栀子　灯心草　桑白皮　车前子　萹蓄　滑石　生地黄　苦竹叶　大黄　瞿麦　木通各等分

上为粗末，以水二盏，煎至一盏，食后，去渣温服。

# 眼痒歌

眼痒皆因肝胆风，痒生眦脸黑白睛。外用广大重明洗，内服荆防羌乌芎。

【注】眼痒之证，皆因肝、胆二经风邪冲发所致。或在睑边眦内，甚则痒连睛珠，痒极难忍。外以广大重明汤熏洗，内服驱风一字散，疏散风邪。

### 广大重明汤方见卷末。

### 驱风一字散方

荆芥穗五钱　防风二两五钱　羌活二两五钱　川乌炮，五钱　川芎五钱上为细末，令匀，每服二钱，食后，薄荷汤调下。

## 冲风泪出歌

风泪初起冬月甚，久则冬夏泪蒙蒙。肝虚冷泪不疼赤，实则热泪肿红疼。虚用补肝归白芍，蒺芎熟地木贼风；实用茶调荆薄草，贼防羌决菊膏芎。

【注】冲风泪出之证，见风泪出，初起则冬月甚，夏月轻，久则冬夏皆然，此乃肝脏虚风邪热所致。若泪冷不赤不痛为虚，宜用补肝汤；泪热肿赤疼痛为实，宜用川芎茶调散。

### 止泪补肝散方

当归二钱　白芍药炒，一钱　蒺藜一钱　川芎五分　熟地黄二钱　木贼一钱　防风一钱

上为粗末，以水二盏，煎至一盏，食远，去渣温服。

### 川芎茶调散方

荆芥　薄荷　甘草炙　木贼　防风　羌活　石决明煅　菊花　石膏　川芎各一两

上为细末令匀，每服三钱，食后茶清调下。

## 风赤疮痍歌

风赤疮痍眦睑生，黑睛端好睑烂红。脾经风热宜急治，久生翳膜遮瞳睛。加减四物汤生地，苦参牛蒡薄荷风，当归赤芍天花粉，连翘荆芥穗川芎。

【注】风赤疮痍者，起于两眦，其黑睛则端然无恙，惟睑边烂而红赤。此乃脾经风热上攻所致，宜急治之，久则恐生翳膜，遮盖睛瞳。用加减四物汤。

### 加减四物汤方

生地黄　苦参　牛蒡子　薄荷　防风　当归　赤芍药　天花粉　连翘　荆芥穗　川芎各一钱

上为粗末，以水二盏，煎至一盏，食后，去渣温服。

## 暴风客热歌

暴风客热胞肿疼，泪多痒赤胀白睛。原于肺热召风郁，菊花通圣可收功。

【注】暴风客热者，胞肿疼痛，泪多痒赤，白睛胀起。此证原于肺客邪热，外召风邪。先宜劂洗，后用菊花通圣散，内清邪热，外散风邪也。

**菊花通圣散**方见两睑粘睛下。

## 伤寒热病后患目歌

伤寒余热过食辛，瞳散黑花涩泪频，红肿痛用生犀饮，羚防芩桔知苓参。

【注】伤寒热病后患目者，因余热未清，过食辛热，两热合邪，以致瞳人散大，时见黑花，隐涩泪多，红肿疼痛。宜用生犀饮，清解其热也。

**生犀饮**

生犀角二钱　羚羊角一钱　防风一钱　黄芩一钱　桔梗一钱五分　知母一钱
茯苓一钱　人参一钱

上为粗末，以水二盏，煎至一盏，食后，去渣温服。

## 肝虚积热歌

肝虚积热频发歇，起初红肿痛羞明，年深生翳渐昏暗，青葙丸用菟丝菀，生地青葙防五味，黑柴泽泻细车苓。

【注】肝虚积热之证，时发时歇，初则红肿疼痛，涩泪难开；久则渐重，遂生翳膜，视物昏暗。宜用青葙子丸治之。

**青葙丸方**

菟丝子一两　芜蔚子一两　生地黄二两　青葙子二两　防风一两　五味子
三钱　黑参一两　柴胡一两　泽泻一两　细辛三钱　车前子一两　茯苓一两

上为细末，炼蜜为丸，桐子大，空心茶清送下三钱。

## 因他患后生翳歌

因患病后生云翳，赤烂日久翳遮瞳。心无黄赤犹能见，羊肝丸蒺菊川芎，决地楮槐连五味，荆归甘草蕤仁风。

【注】因患他病后生翳者，为患后生翳也。初则赤烂，日久渐生云翳，遮蔽瞳人，视无所见。医者当细看翳心，若不黄赤，犹能通三光者，可治。宜常服羊肝丸可愈。

### 羊肝丸方

雄羊肝—具　白蒺藜炒，去刺，一两　菊花去梗叶，一两　川芎三钱　石决明—两　生地黄—两　楮实子五钱　槐角炒，五钱　黄连五钱　五味子五钱　荆芥穗二钱五分　当归尾五钱　甘草五钱　蕤仁去壳油，七钱　防风二钱

上为细末，雄羊肝一具，滚水沸过，和前药，捣为丸，如桐子大。每服五六十丸，空心薄荷汤下。

## 睥生痰核歌

睥生痰核痰火结，核形如豆坚不疼。失治成瘿流脓血，防风散结芷芩风，黑桔前胡陈赤芍，浙贝苍术花粉同。

【注】睥生痰核之证，因痰火结聚而成，生于胞外，皮内核形如豆，坚硬不疼，宜用防风散结汤，化痰散热。若久而不治，渐长为瘿，破则成漏，为难治矣。

### 防风散结汤方

白芷　黄芩　防风　黑参　桔梗　前胡　陈皮　赤芍药　浙贝母　苍术　天花粉各八分

上为粗末，以水二盏，煎至一盏，食后，去渣温服。

## 天行赤眼歌

天行赤眼四时生，传染热泪肿赤疼，受邪浅深随人化。驱风散热饮防风，牛蒡将军羌赤芍，连翘栀薄草归芎。

【注】天行赤眼者，四时流行风热之毒，传染而成，老幼相传，沿门逐户，赤肿涩泪，羞明疼痛，受邪浅深，视人强弱，强者先愈，弱者迟愈。宜用驱风散热饮，风盛倍羌防，热盛倍大黄。

### 驱风散热饮

防风　牛蒡子炒研　大黄酒浸　羌活　赤芍药　连翘　栀子炒　薄荷各

一钱 甘草五分 当归尾 川芎各一钱

上为粗末，以水二盏，煎至一盏，食后，去渣温服。

## 小儿青盲歌

小儿青盲胎受风，瞳子端然视物蒙。明目羊肝桂柏味，细菊羌连白术同。

【注】小儿青盲者，因胎受风邪，生后瞳人端好，黑白分明，惟视物不见，有时夜卧多惊，呕吐痰涎黄汁。宜用镇肝明目羊肝丸，久服可愈。

### 镇肝明目羊肝丸方

羖羊肝用新瓦盆焙干，如大只用一半，竹刀切片，一具 官桂 柏子仁 五味子 细辛 菊花 羌活各五钱 黄连炒，七钱 白术五钱

上为细末，炼蜜为丸，如桐子大，沸汤研调，空心服一钱。

## 胎风赤烂歌

胎风赤烂缘胎热，目赤眵黏眦烂红。小防风汤羌栀草，归尾将军赤芍风。

【注】胎风赤烂之证，因在母腹其母过食辛热，或生后，乳母过食辛热，致令小儿双目尽赤，眵泪胶黏，四眦湿烂。宜用小防风汤治之。

### 小防风汤方

羌活 栀子 甘草 当归尾 大黄 赤芍药 防风各五分

上为粗末，以水一盏半，煎至五分，空心温服。

## 痰疮入眼歌

小儿痰疮入眼中，赤肿难开涩泪疼，久生云翳如银色，肝经余热上冲睛。红花散用草归地，赤芍军翘紫草红。

【注】小儿痰疮之证，因患痘时疮生眼中，赤肿难开，涩泪羞明疼痛，久则生翳如银色。此乃痘后，肝经余热上攻睛瞳所致。宜用红花散，清热散痰，其证自愈。

### 红花散方

甘草 当归尾 生地黄 赤芍药 大黄 连翘 紫草 红花各五分

上为粗末，灯心草十茎，竹叶十片为引，以水一盏半，煎至五分，食远，去渣温服。

## 辘轳转关歌

辘轳转关肝风盛，旋转睛珠辘轳同。轻则瞳斜重反背，初起钩藤饮蝎芎，参防二麻僵蚕草，后服天冬饮赤芩，羌活天冬五味子，人参知母蔚防风。

【注】辘轳转关之证，因肝经风邪壅盛，以致二目睛珠旋转不定，与辘轳相同，轻则瞳人偏斜，重则瞳人反背。初起宜用钩藤饮，疏散风邪；定后用天门冬饮，调理即愈。

**钩藤饮**

钩藤五分　全蝎炒，去毒，一钱　川芎　人参　防风各七分　麻黄三分　天麻七分　僵蚕炒，一钱二分　甘草炙，三分

上为粗末，以水二盏，煎至一盏，去渣，不拘时服。

**天门冬饮**

赤茯苓七分　羌活七分　天门冬一钱　五味子五分　人参七分　知母一钱　茺蔚子一钱　防风五分

上为粗末，以水二盏，煎至一盏，食后，去渣温服。

## 小儿生赘歌

小儿生赘生睑内，初小渐大隐摩瞳，赤涩泪多脾胃热，钩割劂洗去瘀红，清胃散用车前子，膏军柴桔黑芩风。

【注】小儿生赘之证，生于眼胞之内，初起如麻子，久则渐长如豆，隐摩瞳人，赤涩泪出。此乃脾、胃积热上壅所致。先用手法或钩割或劂洗，散去外瘀；后用清胃散，清其内热。

**清胃散方**

车前子　石膏　大黄　柴胡　桔梗　黑参　黄芩　防风各一钱

上为粗末，以水二盏，煎至一盏，食后，去渣温服。

## 小儿疳眼歌

小儿疳眼肝脾病，肿疼涩泪翳遮瞳，咬甲揉鼻合面卧，肥儿神麦芜连同。

【注】小儿疳眼者，初因饮食伤脾，久则肝热上冲，肿痛难开，隐涩泪多，渐生白膜，云翳遮睛。外则捋眉咬甲揉鼻，喜合面而卧，不喜抬头。宜用四味肥儿丸，久服即效。

### 四味肥儿丸方

神曲炒 麦芽炒 芜荑 黄连炒。各等分

上为细末，令匀，水糊为丸，桐子大，每服一钱，空心白汤送下。

## 小儿通睛歌

小儿通睛因惊振，看东反西视斜偏，牛黄珠麝竺金黛，地龙苏附珀油蚕。

【注】小儿通睛之证，或因惊恐，或缘击振，致双目睛通，瞻视偏斜，看东反西，视左反右。急用牛黄丸，疏风镇惊，久则即成难治之证。

### 牛黄丸方

牛黄三钱 珍珠三钱 麝香少许 天竺黄三钱 金箔为衣，量加 青黛三钱 地龙三钱 苏合油五钱 白附子炮，三钱 琥珀三钱 香油五钱 僵蚕三钱

以上九味，各另研极细，共为一处，用细甘草梢一两煎汁，次入苏合油香油兑均，和药为丸，黄豆大，金箔为衣，薄荷汤化下一丸。忌一切酒面、辛热、生痰等物。

## 眯目飞尘飞丝歌

眯目尘丝入目中，泪涩难开睛痛疼。初宜外治久生翳，酒调散用草归芜，螵蛸赤芍苍菊桔，翘麻羌活大黄同。

【注】眯目者，或飞尘飞丝风吹入目也。其证泪多隐涩难开，睛珠疼痛。初得时，宜翻转眼脾，用绵裹钗脚拨出眯物；若日久生云翳者，宜用酒调散治之。

**酒调散方**

甘草　当归　芫蔚子　桑螵蛸　赤芍药　苍术　菊花　桔梗　连翘　麻黄　羌活　大黄各一两

上为细末，每服三钱，酒调下，不拘时服。

# 补遗

## 能远怯近歌

近视昏蒙远视明，阳光有余损阴精。须用地芝丸枳壳，菊花生地共天冬。

【注】能远怯近者，谓视物远则能见，近则昏蒙也。盖由其人阳气有余，阴精不足，故光华散乱，不能收敛于近也。宜用地芝丸养阴，久服则目自愈。

**地芝丸方**

枳壳去穰　菊花各三两　生地黄焙干　天门冬去心。各四两

上为细末，炼蜜为丸，桐子大，每服百丸，食后，茶清送下。

## 能近怯远歌

近视清明远视昏，阳光不足被阴侵，定志丸用菖蒲远，朱砂人参白茯神。

【注】能近怯远者，非生成近视，谓平昔无此证，忽视物近则明了，远则昏暗也。由其人阴气偏盛，阳气不足，阳被阴侵，是以光华不能发越于远也。宜定志丸补心壮神，神足则自能远视矣。

**定志丸方**

菖蒲二两　远志去心，二两　朱砂研细另用，三钱　人参一两　白茯神一两

上为细末，炼蜜为丸，桐子大，以朱砂为衣，每服五十丸，食后，米饮汤送下。

## 瞳神散大歌

瞳神散大风轮窄，邪热蒸之风气攻，或因思怒痰寒疟，地黄丸内芍归芎，防己丹柴知二地，丹参独柏味寒茺。

【注】瞳神散大者，谓瞳神散大，风轮反为窄窄一周，甚则一周如线。乃邪热内蒸，风气上攻所致，亦有因忧思气怒，痰火伤寒，疟疾经产败血等证而成。宜用地黄丸。

**地黄丸方**一名羌活退翳丸

白芍药酒炒，一两三钱　　当归身酒炒，五钱　　川芎酒洗，三钱　　防己酒制，二钱　牡丹皮酒洗，三钱　　柴胡三钱　　知母盐水炒，三钱　　熟地黄焙，八钱　　生地黄八钱　丹参五钱　　独活三钱　　黄柏酒制，五钱　　五味子三钱　　寒水石三钱　　茺蔚子五钱

上为细末，炼蜜为丸，桐子大，每服三钱，空心白滚汤送下。

## 瞳神缩小歌

瞳神缩小如针簪，劳伤精血损肾肝，视不甚昏微隐涩，清肾抑阳黄柏连，草决苓归生地芍，独活知母枸杞寒。

【注】瞳神缩小者，谓瞳神渐渐缩小如簪脚，甚则如针。乃淫欲劳伤精血，亏损肾、肝二经所致。其证视物不甚昏，惟觉羞明隐涩。宜用清肾抑阳丸，壮水以制阳也。

**清肾抑阳丸方**

黄柏盐水制，二两　　黄连酒炒，二两　　草决明炒，一两　　白茯苓二两　　当归酒洗，炒，一两　　生地黄二两　　白芍药酒炒，一两　　独活八钱　　知母盐水制，二两　　枸杞子二两　　寒水石另研，二两

上为细末，炼蜜为丸，如桐子大，每服三钱，空心白滚汤送下。

## 干涩昏花歌

干涩昏花肝肾病，酒色劳瞻思虑伤，四物五子车前子，覆盆枸杞菟丝当，熟地川芎芍地肤，五胆膏宜外点良。

【注】干涩昏花者，谓目觉干涩不爽，视物昏花也。此乃肝、肾俱伤之候。或因嗜酒恣欲，或劳瞻竭视，或思虑太过，皆成此证。宜用四物

五子丸，滋阴养水，略带抑火，以培其本也。

#### 四物五子丸方

车前子<sub>酒蒸</sub> 覆盆子 枸杞子 菟丝子<sub>酒煮烂</sub> 当归<sub>酒洗</sub> 熟地黄 川芎 白芍药 地肤子<sub>各等分</sub>

上为细末，炼蜜为丸，桐子大，每服二钱，不拘时盐汤送下。

**五胆膏**<sub>方见卷末。</sub>

## 白眼痛歌

白眼痛病不红肿，红丝赤脉沙涩疼。肺脾湿热兼伏火，须辨赤脉三阳经。桑皮汤泽元芩桔，菊草旋苓桑麦冬。

【注】白眼痛者，俗呼为害白眼。其证不红、不肿，沙涩疼痛，多生红丝赤脉。乃脾肺络伤湿热，兼气分伏火上冲所致。须看赤脉红丝，以辨三阳：从上而下者太阳也，羌活为使；从下而上者阳明也，升麻为使；从外至内者少阳也，柴胡为使。宜桑白皮汤主之。

#### 桑白皮汤方

泽泻<sub>八分</sub> 元参<sub>八分</sub> 黄芩<sub>一钱</sub> 桔梗<sub>七分</sub> 菊花<sub>五分</sub> 甘草<sub>二分半</sub> 旋覆花<sub>一钱</sub> 茯苓<sub>七分</sub> 桑白皮<sub>七分</sub> 麦门冬<sub>去心，一钱</sub>

上为粗末，以水二盏，煎至一盏，去渣温服。

## 女子逆经歌

女子逆经血灌瞳，满眼如朱胬肉生。总因血热经阻逆，通经苏木大黄红，芩连羌薄栀香附，生地归芍贼草芎。

【注】女子逆经之证，乃血逆上行，冲灌瞳人，以致满眼赤涩，或生胬肉，总由血热经阻不行，因而上逆也。宜用通经散，破血通经，其血翳自退。

#### 通经散方

苏木<sub>一两</sub> 大黄<sub>五钱</sub> 红花<sub>一两</sub> 黄芩<sub>二两</sub> 黄连 羌活 薄荷 黑栀子 香附 生地黄 当归 赤芍药 木贼 甘草 川芎<sub>各一两</sub>

上为粗末，令匀，每服五钱，以水一盏半，煎至七分，食后，去渣温服。

## 行经目痛歌

女子行经目涩疼，眩晕头疼云翳生。去血过多肝脏损，当归补血薄羌芫，柴胡蒺藜菊防草，生地当归白芍芎。

【注】行经目痛者，女子遇经行之际，眼目涩痛，头疼眩晕，肿涩难开，生翳于黑睛上，或如粟米，或花翳白陷。此因经行去血过多，肝经虚损故也。宜用当归补血汤治之。

### 当归补血汤方

薄荷五分　羌活五分　芫蔚子一钱　柴胡八分　蒺藜一钱　菊花八分　防风八分　甘草四分　生地黄二钱　当归一钱五分　白芍药一钱　川芎八分

上为粗末，以水二盏，煎至一盏，食后，去渣温服。

## 妊娠目病歌

妊娠目病有余证，须辨气分血分医。气分旋螺瞳散大，天冬饮用茯苓知，羌活防风参五味，血分瘀血并凝脂，保胎芩芥归芍草，连翘芎地缩陈皮。

【注】妊娠目病者，为有余之证，有气分、血分之别。属气分者，多见旋螺瞳人散大，乃气分之热，宜天门冬饮；属血分者，多生瘀血，凝脂翳障，乃血分之热，宜用保胎清火汤以治之。

### 天门冬饮

天门冬一钱五分　茯苓一钱　知母一钱五分　羌活五分　防风五分　人参五分　五味子五分

上为粗末，以水二盏，煎至一盏，食后，去渣温服。

### 保胎清火汤方

黄芩一钱二分　荆芥穗　当归身　白芍药各一钱　甘草炙，三分　连翘一钱　川芎八分　生地黄　缩砂仁　陈皮各一钱

上为粗末，以水二盏，煎至一盏，食远，去渣温服。

## 产后病目歌

产后患目血不足，病有三因治可通，思哭劳瞻多内障，嗜辛厚味

外障成。外因头风风烂湿，四物补肝香附芎，夏枯熟地归芍草，随人加减可收功。

【注】产后患目，乃去血过多不足之证，病虽有三因之别，而治法可以加减变通。内因者，多缘思虑哭泣，或竭视劳瞻，致成内障，须四物补肝汤，倍熟地芎归；外因者，因嗜辛辣厚味，或因头风，致成风赤湿烂。宜本方倍香附、川芎、夏枯草，随证加减以治之。

### 四物补肝汤方

香附酒制，一钱五分　川芎一钱　夏枯草二钱　熟地黄焙干，四钱　当归身酒洗，二钱　白芍药酒洗，一钱五分　甘草炙，五分

上为粗末，以水二盏，煎至一盏，食远，去渣温服。

# 附：外治方

### 燄肿膏方

腻粉少许　黄蜡　代赭石研。各五钱　细磁末　黄柏细末　麻油各一两

上为极细末，入铜杓内，入油蜡同煎为膏，涂患处。

### 紫金膏方

炉甘石炉甘石入大银罐内，盐泥封固，用炭火煅一炷香，以罐通红为度、取起为末，用黄连水飞过，再入黄芩黄连黄柏汤内，将汤煮干，以甘石如松花色。四两　黄丹入锅内，炒黑色，用草试之，草灼提起，如此三次，研极细末，水飞。四两　硼砂研细，飞过，三钱　朱砂研细，飞过，三钱　轻粉五分　青盐水洗去泥，五分　珍珠三钱　白丁香乳汁化开，去渣。五分　没药五分　乳香五分　海螵蛸去皮研细。二钱　枯矾五分　硇砂五分　当归研细，五分　川芎研细，五分　黄连研细五分　甘草研细，五分　麝香五分　冰片五分

如法炮制，各研极细无声，用好白蜜十五两，入锅内，熬去沫，只用白蜜十两，先下炉甘石搅匀，次下黄丹搅匀，再下诸药，不住手搅匀，如紫金色，不黏手为度。

### 石燕丹方

炉甘石炉甘石入大银罐内，盐泥封固，用炭火煅一炷香，以罐通红为度，取起为末，用黄连水飞过，再入黄芩黄连黄柏汤内，将汤煮干，以甘石如松花色。四两　硼砂铜杓内同水

煮干　石燕　琥珀　朱砂水飞。各取净末一钱五分　鹰屎白如无，白丁香代之。一钱　冰片　麝香各分半

上为极细末，研至无声，每用少许，水蘸点眼大眦。

枯涩无泪，加熊胆、白蜜。血翳，加真阿魏。黄翳，加鸡内金。风热翳，加蕤仁。热翳，加珍珠、牛黄。冷翳，加附子尖、雄黄。老翳，倍硼砂，加猪胰子。

### 摩风膏方

黄连　细辛　当归　杏仁去皮、尖，为霜　防风　松脂各五钱　白芷　黄蜡各一两　麻油四两

先将蜡油熔化，前药共研为细末，慢火熬膏，贴太阳穴。

### 摩障灵光膏方

黄连剉如豆大，童便浸一宿，晒干为末。一两　黄丹水飞，三两　当归酒洗，二钱　麝香五分　乳香五分　轻粉一钱　硇砂一钱　白丁香一钱　龙脑一钱　海螵蛸俱另研细末，一钱　炉甘石以黄连一两，煎水淬七次，研细。六两

先用好白蜜十两，熬五七沸，以净纸搭去蜡面，除黄丹外，下余药，用柳木搅匀；次下黄丹再搅，慢火徐徐搅至紫色，却将乳香、麝香、轻粉、硇砂和匀，入上药内，以不黏手为度。

### 广大重明汤方

防风　菊花　龙胆草　甘草　细辛各等分

上为粗末，水一盏，煎半盏，去渣带热熏洗。

### 五胆膏方

猪胆汁　黄牛胆汁　羊胆汁　鲤鱼　胆汁各二钱五分　白蜜二两　胡黄连研末　青皮研末　川黄连研末　熊胆各二钱五分

上将诸药末与蜜并胆汁和匀，入磁瓶内，以细纸封头牢系，坐饭甑中蒸，待饭熟为度。

编辑刺灸

心法要诀

# 卷七十九

# 编辑刺灸心法要诀

## 九针原始歌

九针因何而有名，原于天地大数生，始于一而终于九，天地人时音律星，风野九九八十一，针应其数起黄钟，皮肉筋脉声阴阳，齿气九窍关节通。

【注】《灵枢·九针篇》帝曰：九针焉生，何因有名。岐伯曰：天地之大数也，始于一终于九。一法天，二法地，三法人，四法时，五法音，六法律，七法星，八法风，九法野。九针者，圣人起天地之数，始于一而终于九，九而九之，九九八十一，以起黄钟之数，针之数应之，而人之身形亦应之。皮应天，肉应地，血脉应人，筋应时，声应音，阴阳应律，齿面目应星，气应风，九窍三百六十五络应九野，此天人相通之道也。故一针皮，二针肉，三针脉，四针筋，五针骨，六针调阴阳，七针益精，八针除风，九针通九窍，除三百六十五节气，各有所主也。

## 九针式图并九针主治法歌

**一曰：镵针式图**

【注】经之一曰：镵针者，取法于巾针，去末寸半，卒锐之长一寸六分。镵者，锐也；卒者，尾也。调此针长一寸六分，上去末寸半，下只留一分之锋，欲浅刺不令深入也。

**镵针主治法歌**

镵针即今箭头针，主刺皮肤邪肉侵，毋令深入泻阳气，邪正相安荣卫均（图79-1）。

【注】镵针即今箭头针也，主刺邪热病在头身皮肤之证，毋令深入，

深则有伤阳气。故必分许浅浅刺之，使邪去而正不伤，荣卫得和，则病除矣。

**二曰：员针式图**

【注】经之二曰：员针者，取法于絮针，筒其身而卵其锋，长一寸六分。筒身卵锋者，谓身直如竹筒，末锋员如卵锐也。

**员针主治法歌**

员针取法于絮针，主治邪气侵肉分，筒身卵锋不伤正，利导分肉邪自平（图79-2）。

**图 79-1**　　　　　　　　　　**图 79-2**

【注】员针即絮针也，主治邪气在分肉之间。盖筒身卵锋，利导分肉，能使邪气行而不伤于肌肉之正气也。

**三曰：锃针式图**

【注】经之三曰：锃针者，取法于黍粟之锐，长三寸半。黍粟之锐者，员而微尖，利于用补者也。

**锃针主治法歌**

锃针之锐如黍粟，恐其深入伤肌肉，按脉勿陷以致气，刺之邪气使独出（图79-3）。

【注】锃针之锋，如黍粟之锐，主治邪在脉中，不欲深入，只按脉以候气至，刺脉中之邪气，使独出也。若深按陷至肌肉，邪气虽出，而肌肉之正气必伤矣。

**四曰：锋针式图**

【注】经之四曰：锋针者，取法于絮针，刃三隅，长一寸六分，其上去八分，下留八分。刃三隅者，盖直壮而锐，可以泻热出血也。

**锋针主治法歌**

锋针即今三棱名，主刺瘤邪时气壅，发于经络瘤不解，泻热出血荣卫通（图79-4）。

【注】锋针即今三棱针，主刺时气温热瘤邪也。凡发于经络中壅瘤不解之病，用三棱针之锋利，以泻热出血，使经络开通，荣卫调

和，而壅痼之疾愈矣。

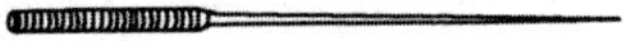

图 79-3 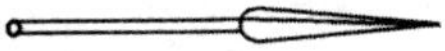　　　　　　　　　　图 79-4

五曰：铍针式图

【注】经之五曰：铍针者，取法于剑锋，广二分半，长四寸。其必广二分半，长四寸，末如剑锋者，取其能开通也。

**铍针主治法歌**

铍针之锋末如剑，主刺寒热两相搏，合而为痈脓已成，大脓一泻即时和（图 79-5）。

【注】铍针之锋末如剑者，主刺寒热相搏，或邪气郁于荣卫，凝滞不通，发为痈疽。其脓已成，用此开之，以取大脓。大脓泻则阴阳和，而痈热愈矣。

六曰：员利针式图

【注】经之六曰：员利针者，取法于氂针，微大其末，反小其身，长一寸六分。其取法于氂者，以毛之强者曰氂，用其细健可稍深也。

**员利针主治法歌**

员利针形尖如氂，主治虚邪客于经，暴痹走注历节病，刺之经络即时通（图 79-6）。

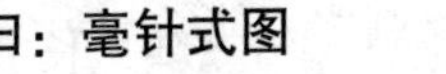

图 79-5　　　　　　　　　　图 79-6

【注】员利针，尖其形如氂，员而且锐。主治虚邪客于经络，而为暴痹与走注历节疼痛等病。以此刺之，则经络流通，而虚邪自去矣。

七曰：毫针式图

【注】经之七曰：毫针者，尖如蚊虻喙。取法于毫毛，长一寸六分。其必尖如蚊虻喙者，取其微细徐缓也。

**毫针主治法歌**

毫针主治虚痹缠，养正除邪在徐缓，寒热痛痹浮浅疾，静入徐出邪正安（图 79-7）。

【注】毫针者，因取法于毫毛，故名之也。主刺邪客经络，而为痛

痹，邪气轻浅者也。凡正气不足之人，用此针刺之，静以徐往，渐散其邪，微以久留，缓养正气，则寒邪痛痹浮浅之在络者，皆可平也。

### 八曰：长针式图

【注】经之八曰：长针者，取法于綦针，长七寸，为其可以取深邪远痹也。

**长针主治法歌**

长针主治虚邪伤，内舍骨解节腠殃，欲取深邪除远痹，刺法得宜始可康（图79-8）。

**图 79-7**

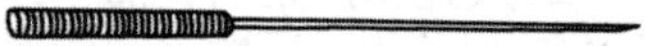

**图 79-8**

【注】长针即今环跳针也。主虚邪深入，内舍于骨解、腰脊、节腠之间。凡欲取深远疼痛之邪，必得身长末锋之针，如法以刺之，方能使深邪出，远痹解，而得安康也。

### 九曰：大针式图

【注】经之九曰：大针者，取法于锋针，其锋微员，长四寸，尖形如梃，粗而且巨，可以泻通机关也。

**大针主治法歌**

大针主刺周身病，淫邪溢于肌体中，为风为水关节痹，关节一利大气通（图79-9）。

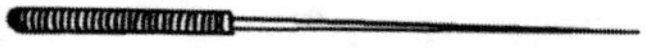

**图 79-9**

【注】大针者，即古人之燔针也。凡周身淫邪，或风或水，溢于肌体，留而不能过于关节，壅滞为病者，以此刺之，使关节利，大气通，则淫邪壅于经络，风虚肿毒伤于肌体者，皆可去也。

【按】此九针，皆本于《灵枢经》中大小、长短之法，无有异也。但细玩经中九针之用，凡所取者，皆言有余之实邪，则针之不宜于治虚也，从可知矣。

# 行针次第手法歌

行针手法口诀多，撮要编为十二歌，取穴持温进指摄，退搓捻留摇拔合。

【注】十二字分次第手法歌诀，始自三衢杨继洲。后之诸家，口诀虽多，皆不免于繁杂。今撮其要，仍编为十二歌诀，庶简明切当，便于后学。

## 一、取穴歌

取穴先将爪切深，须教毋外慕其心，令彼荣卫无伤碍，医者方堪入妙针。

【注】凡下针，用左手大指爪甲，重切所针之穴，令气血开，教病者心专于内，不要外驰，然后下针，使针不伤荣卫，方堪入妙也。

## 二、持针歌

持针之士要心雄，手如握虎莫放松，欲识机关三部奥，须将此理再推穷。

【注】凡下针之士，须心小力雄，以右手持针于穴上，势若握虎，不敢放松，着力旋插，直至应止之处，吸气三口，然后提针，徐徐而用。凡机关三才奥理，欲识于心而行于针者，须将此再三推穷可也。

## 三、温针歌

温针之理最为良，口内温和审穴方，毋令冷热相争搏，荣卫宣通始安祥。

【注】凡下针，必先将所用之针，入于口中，使之温热，审定穴所，方可与刺。勿令冷热相争，庶血气调和，而得安祥也。

## 四、进针歌

进针理法取关机，失经失穴最不宜，阳经取陷阴经脉，三思已定针之愈。

【注】凡下针，要病人神气定，息数匀，医者亦如之。关机最密，切勿太忙，须细审经络穴所在何部分，不可轻施其针，失于经络穴所也。如在阳部，必取筋骨间陷下之处，则不伤于筋骨；如在阴分郄膕之内动脉相应间，则以爪重切经络，少待片时，方可进针，而不伤于荣卫。又

必三思已定，然后下针，病可愈矣。

### 五、指循歌

部分经络要指循，只为针头不紧沉，推则行之引则止，调和血气使来临。

【注】凡下针，若气不至，用指于所属部分经络之路，上下、左右推而行之，引而止之，往来循之，使气血上下均匀，针下自然气至沉紧，得气即泻之意也。

### 六、摄法歌

摄法原因气滞经，大指爪甲切莫轻，以指摄针待气至，邪气流行针自轻。

【注】凡摄针者，因针下邪气滞涩不行也。随经络上下，用大指爪甲重切之，使正气流行，则邪气不能滞涩，而针下自觉活动矣。

### 七、退针歌

退针手法理要知，三才诀内总玄机，一部六数三吸气，须臾疾病自然愈。

【注】凡退针，全在手法，三才之内，皆有要诀玄机，不可不知。如欲退针，必须缓缓而出，自地部退至人部，再渐退至天部，俱用少阴之六数泻之，每一部六数，须要少停，三部共行三六一十八数，令病人吸气三口，随吸随提，徐徐退至天部，其疾病自然除矣。

### 八、搓针歌

搓针泻气最为奇，气至针缠莫就移，浑如搓线攸攸转，急则缠针肉不离。

【注】搓针者，凡进、退、搓、捻，皆催其气至以泻邪气也。如觉针下气紧，切勿就移，须用泻法，但微微动转，如搓线之状，若转之太紧，必至肉缠针头，邪气滞涩，而不能除矣。

### 九、捻针歌

捻针指法不相同，一般在手两般功，内外转移行上下，助正伏邪疾自轻。

【注】凡捻针时，虽一般在手，而指法不同，故功有两般也。如欲治上，则大指向外捻，外捻者令其气向上也；如欲治下，则大指向内捻，

内捻者令其气至下也。内捻为之补，外捻为之泻。如经络向下者，转针头逆之则为迎也；经络向上者，移针头顺之则为随也。指法得宜，则正气自复，而邪气自退矣。

### 十、留针歌

留针取气候沉浮，出入徐徐必逗留，能令荣卫纵横散，巧妙玄机在指头。

【注】留针者，凡出针至于天部，入针至于地部，须在皮肤肌肉间徐徐容留，令荣卫宣散方可出针入针。若出针太急，则血随针出，反伤荣卫，其巧妙玄机，全在指头也。

### 十一、摇针歌

摇针三部皆六摇，依次推排在指梢，孔穴大开无窒碍，邪气退除病自消。

【注】摇针者，如出针三部欲泻之际，每一部摇二三摇，多者不过六摇而已。以指捻针，如扶人头摇之之状，使孔穴开大，无有窒碍，庶邪气退除而病愈矣。

### 十二、拔针歌

拔针之时切勿忙，闭门存神要精详，不沉不紧求针尾，此诀须当韫锦囊。

【注】凡针毕拔针，最要精详，不可轻率忙乱也。如欲出针，须待针下气缓，不沉不紧，觉轻动滑快，方以右指捻住针尾，以左手大指按其针穴及穴外之皮，令针穴门户不开，神气内存，然后拔针，庶不致于出血。此针家要诀，须当韫于锦囊也。

## 行针分寸法歌

行针分寸中指传，屈指中节两纹尖，男左女右童稚一，长短肥瘦审经权（图79-10）。

【注】行针取分寸法，以同身寸法为

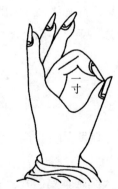

一寸

男左女右手中指第二节、屈指两纹尖相去为一寸。取稻秆心量，或薄篾量，皆易折而不伸缩为准，用绳则伸缩不便，故多不准。

**图79-10 中指定同身寸图**

准，男左手，女右手，以中指第二节，屈指两纹尖，相去为一寸，童稚亦如之。虽人身有长短，体有肥瘦，入针之分数不一，而身形之长者，其指节亦长，身形短者，其指节亦短，但随其长短，以取分寸，则自准矣。肥人肌肉肥厚，血气充满，宜刺三分半；瘦人肌肉瘦薄，血气未盛，宜刺二分。然虽如此，犹当有经有权，不可执一而论。如遇不肥不瘦之人，只在二三分之间，酌量取之可也。

## 十二经井荥俞经合原刺浅深歌

出井流荥注为俞，行经入合脏俞原。春宜针荥夏针俞，秋宜针合冬井间。脏病针俞腑病合，脏腑有病皆针原。凡诸井穴肌肉浅，不宜深针自古传。

【注】井、荥、俞、经、合、原，十二经穴名也。手足阳经有原穴，手足阴经无原穴，阴之俞穴，即阴之原穴也。所出为井，井者如水之出也；所流为荥，荥者如水之流也；所注为俞，俞者如水之注也；所行为经，经者如水之行也；所入为合，合者如水之会也；原者如水之源也。夫春针荥者，取络脉在分肉间，刺之浅者也；夏针俞者，取孙络在肌肉皮肤之上也；秋针合者，亦取络脉在分肉间，故如春时之所刺；冬针井者，取络脉孙络之下，比他时所刺，则深而留之，以冬气入脏故也。经原之原，手足阴阳之经，诸病皆宜刺之，但所刺有深有浅，不能枚举。此四时针刺之大旨，自古相传者也。

## 五脏井荥俞经合歌

太阴肺脉井少商，鱼际之穴号荥乡，太渊一穴名为俞，经渠经合尺泽当。

太阴脾井隐白穴，流于大都荥来接，太白为俞经商丘，阴陵泉与合为穴。

少阴心脉井少冲，寻至少府即名荥，神门一穴为俞穴，经合灵道少海真。

少阴肾脉井涌泉，然谷为荥本天然，太溪为俞经复溜，阴谷为合踝前旋。

厥阴心包井中冲，掌中劳宫即为荥，大陵穴取名为俞，间使经合曲泽终。

厥阴肝脉井大敦，行间之穴便为荥，太冲之处为俞穴，经合中封曲泉名。

## 六腑井荥俞原经合歌

阳明大肠井商阳，二间为荥俞三间，合谷原经阳溪取，曲池为合正相当。

阳明胃脉井厉兑，内庭为荥须要会，陷谷名俞冲阳原，经合解溪三里位。

太阳小肠井少泽，流于前谷为荥穴，后溪为俞原腕谷，经合阳谷小海歇。

太阳膀胱井至阴，通谷为荥亦穴名，束骨为俞原京骨，昆仑为经合委中。

少阳三焦井关冲，寻至液门号为荥，俞原中渚阳池取，经合支沟天井中。

少阳胆脉井窍阴，侠溪为荥是穴名，俞原临泣丘墟穴，经归阳辅合阳陵。

## 十二经表里原络总歌

脏腑有病均宜刺，原络表里相随看。肺原太渊大偏历，大肺合谷列缺端；脾原太白胃丰隆，胃脾冲阳公孙间；心原神门小支正，小心腕骨通里边；肾原太溪膀飞阳，膀肾京骨大钟班；三焦阳池包内关，包原大陵焦外关；胆原丘墟肝蠡沟，肝胆太冲光明闲。

【注】凡脏腑有病，均可以刺之，即《难经》云：五脏六腑有病，皆取其原者是也。盖各经有所主之病，必随其各经表里，先主后客并刺之。主者原穴也，客者络穴也。如手太阴肺经病，可刺本经里之原穴，即太渊穴也，复刺大肠表之络穴，即偏历穴也；手阳明大肠经病，可刺本经

表之原穴，即合谷穴也，复刺肺经里之络穴，即列缺穴也。足太阴脾经病，可刺本经里之原穴，即太白穴也，复刺胃经表之络穴，即丰隆穴也；足阳明胃经病，可刺本经表之原穴，即冲阳穴也，复刺脾经里之络穴，即公孙穴也。手少阴心经病，可刺本经里之原穴，即神门穴也，复刺小肠经表之络穴，即支正穴也；手太阳小肠经病，可刺本经表之原穴，即腕骨穴也，复刺心经里之络穴，即通里穴也。足少阴肾经病，可刺本经里之原穴，即太溪穴也，复刺膀胱经表之络穴，即飞扬穴也；足太阳膀胱经病，可刺本经表之原穴，即京骨穴也，复刺肾经里之络穴，即大钟穴也。手少阳三焦经病，可刺本经表之原穴，即阳池穴也，复刺心包络经表之络穴，即内关穴也；手厥阴心包络经病，可刺本经里之原穴，即大陵穴也，复刺三焦经表之络穴，即外关穴也。足少阳胆经病，可刺本经表之原穴，即丘墟穴也，复刺肝经里之络穴，即蠡沟穴也；足厥阴肝经病，可刺本经里之原穴，即太冲穴也，复刺胆经表之络穴，即光明穴也。此十二经主病之原穴为主，络穴为客，随表随里之刺法也。

## 肺经表里原络穴主治歌

肺经原络应刺病，胸胀溏泻小便频，洒淅寒热咳喘短，木痛皮肤肩缺盆（图79-11）。

【注】肺经里之原穴太渊，大肠表之络穴偏历，二穴应刺之证即：胸胀，溏泻，小便频数，洒洒恶寒，翕翕发热，咳嗽，喘促，短气，皮肤、肩背、缺盆麻木疼痛。皆肺、大肠经病也。

## 大肠经表里原络穴主治歌

大肠原络应刺病，大大指次次指不用肩臂疼，气满皮肤木不仁，面颊腮肿耳聋鸣（图79-12）。

【注】大肠表之原穴合谷，肺经里之络穴列缺，二穴应刺之证即：手之大指次指不用，肩臂疼痛，皮肤麻木不仁，面颊腮肿，耳鸣，耳聋。皆大肠、肺经病也。

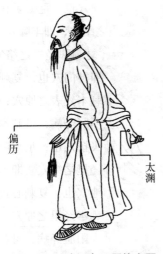

图 79-11 肺经表里原络穴图

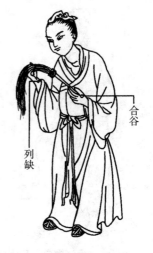

图 79-12 大肠经表里原络穴图

## 脾经表里原络穴主治歌

脾经原络应刺病，重倦面黄舌强疼，腹满时痛吐或泻，善饥不食脾病明（图 79-13）。

【注】脾经里之原穴太白，胃经表之络穴丰隆，二穴应刺之证即：身重，倦怠，面黄，舌强而疼，腹满时时作痛，或吐、或泻，善饥而不欲食。皆脾、胃经病也。

## 胃经表里原络穴主治歌

胃经原络应刺病，项膺股胻足跗疼，狂妄高歌弃衣走，恶闻烟火木音惊（图 79-14）。

【注】胃经表之原穴冲阳，脾经里之络穴公孙，二穴应刺之证即：项、颈、胸、膺、胯、股、胫、胻、足跗疼痛，发狂妄言，高歌弃衣而走，恶烟火，闻木音即惊。皆胃、脾经病也。

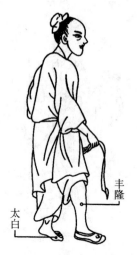

图 79-13 脾经表里原络穴图

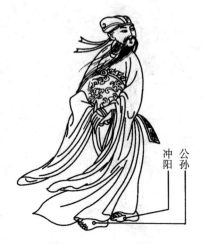

图 79-14 胃经表里原络穴图

## 心经表里原络穴主治歌

心经原络应刺病，消渴背腹引腰疼，眩仆咳吐下泄气，热烦好笑善忘惊（图 79-15）。

【注】心经里之原穴神门，小肠表之络穴支正，二穴应刺之证：饮水即消，背腹引腰作痛，眩晕仆倒，上咳吐，下泄气，热而心烦，好笑善忘，多惊。皆心与小肠经病也。

## 小肠经表里原络穴主治歌

小肠原络应刺病，颧颌耳肿苦寒热，肩臑肘臂内外廉，痛不能转腰似折（图 79-16）。

【注】小肠表之原穴腕骨，心经里之络穴通里，二穴应刺之证即：颧颌耳肿，苦寒热，肩、臑、肘、臂内外侧痛，不能转动，腰痛似折。皆小肠、心经病也。

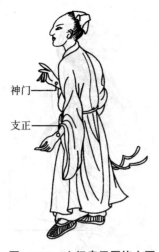

神门

支正

图 79-15　心经表里原络穴图

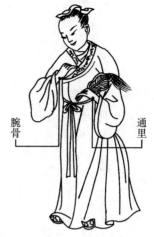

腕骨　　　　通里

图 79-16　小肠经表里原络穴图

## 肾经表里原络穴主治歌

肾经原络应刺病，大小腹痛大便难，脐下气逆脊背痛，唾血渴热两足寒（图 79-17）。

【注】肾经里之原穴太溪，膀胱表之络穴飞扬，二穴应刺之证即：大腹、少腹、脊背疼痛，大便结燥，脐下气逆上冲，口渴吐血，两足寒冷。皆肾、膀胱经病也。

## 膀胱经表里原络穴主治歌

膀胱原络应刺病，目脱泪出头项疼，脐突大小腹胀痛，按之尿难溲血脓（图 79-18）。

【注】膀胱表之原穴京骨，肾经里之络穴大钟，二穴应刺之证即：目胞脱陷泪出，头项疼痛，脐突、大腹、少腹胀痛，按之其尿难出，而溲血脓。皆膀胱、肾经病也。

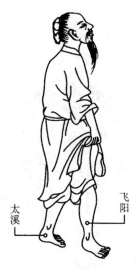

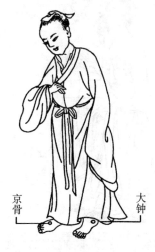

图 79-17　肾经表里原络穴图　　　　　图 79-18　膀胱经表里原络穴图

## 三焦经表里原络穴主治歌

三焦原络应刺病，小指次指如废同，目眦耳后喉肿痛，自汗肩臑内外疼（图 79-19）。

【注】三焦表之原穴阳池，心包里之络穴内关，二穴应刺之证即：手之小指次指如废而不能用，目眦、耳后、咽喉肿痛，自汗，肩臑内外侧疼。皆三焦、包络经病也。

## 心包络经表里原络穴主治歌

心包原络应刺病，面红目赤笑不休，心中动热掌中热，胸胁臂手痛中求（图 79-20）。

【注】心包里之原穴大陵，三焦表之络穴外关，二穴应刺之证即：面红目赤，好笑不休，心中动悸，内热，手心热，胸胁与臂手疼痛。皆心包络、三焦经病也。

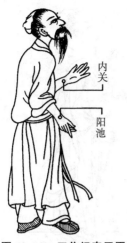

内关

阳池

图 79-19 三焦经表里原络穴图

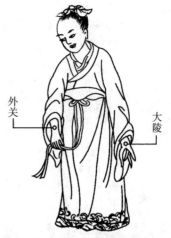

外关

大陵

图 79-20 心包络经表里原络穴图

## 胆经表里原络穴主治歌

胆经原络应刺病，口苦胸胁痛不宁，髀膝外踝诸节痛，太息马刀侠瘤瘿（图 79-21）。

【注】胆经表之原穴丘墟，肝经里之络穴蠡沟，二穴应刺之证即：口苦，胸、胁、髀、膝、外踝诸节疼痛，太息，马刀，瘿瘤。皆胆、肝经病也。

## 肝经表里原络穴主治歌

肝经原络应刺病，头痛颊肿胁疝疼，妇人少腹胞中痛，便难溲淋怒色青（图 79-22）。

【注】肝经里之原穴太冲，胆经表之络穴光明，二穴应刺之证即：头痛，颊肿，胁疝疼痛，妇人少腹胞中疼痛，大便难，小便淋，好怒，色青。皆肝、胆经病也。

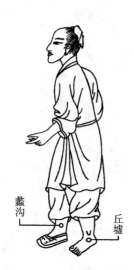
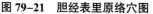

图 79-21　胆经表里原络穴图

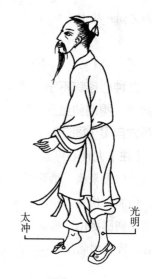

图 79-22　肝经表里原络穴图

# 八脉交会八穴歌

公孙冲脉胃心胸，内关阴维下总同，临泣胆经连带脉，阳维目锐外关逢，后溪督脉内眦颈，申脉阳跷络亦通，列缺任脉行肺系，阴跷照海膈喉咙。

【注】公孙二穴，是足太阴脾经穴也，通于冲脉；内关二穴，此二穴是手厥阴心包络穴也，四穴通于阴维脉。四经会合循行之处，在胃心胸之间，故主治胃与心、胸之病也。

临泣二穴，是足少阳胆经穴也，通于带脉；外关二穴，此二穴是手少阳三焦经穴也，四穴通于阳维脉。四经会合连络之处，在于目锐眦、耳后、颊、颈、肩之间，故主治目锐眦、耳后、颊、颈、肩之病也。

后溪二穴，是手太阳小肠经穴也，通于督脉；申脉二穴，此二穴是足太阳膀胱经穴也，四穴通于阳跷脉。四经会合别络之处，在于目内眦、颈、项、耳、肩髆、小肠、膀胱之间，故主治目内眦、颈、项、耳、肩髆、小肠、膀胱之病也。

列缺二穴，是手太阴肺经穴也，通于任脉；照海二穴，此二穴是足少阴肾经穴也，四穴通于阴跷脉。四经会合系络之处，在于肺系、咽喉、胸膈之间，故主治肺系、咽喉、胸膈之病也。

## 冲脉公孙穴主治歌

　　九种心疼病不宁，结胸翻胃食难停，酒食积聚肠鸣见，水食气疾膈脐疼，腹痛胁胀胸膈满，疟疾肠风大便红，胎衣不下血迷心，急刺公孙穴自灵（图79-23）。

　　【注】九种心疼者：曰饮，曰食，曰风，曰冷，曰热，曰悸，曰虫，曰注，曰去来痛。结胸者，胸满硬痛也。翻胃者，朝食暮吐，食难停留也。伤酒，伤食，积滞，肠胃雷鸣，水食，气疾，膈间脐腹疼痛，两胁作胀，胸膈满闷，疟疾肠风，大便下血，以及妇人胞衣不下，瘀血上攻迷心，皆宜刺此公孙穴，则立应也。

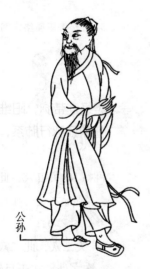

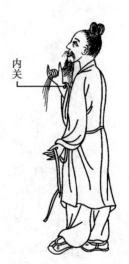

　　图 79-23　冲脉公孙穴图　　　　　图 79-24　阴维内关穴图

## 阴维内关穴主治歌

　　中满心胸多痞胀，肠鸣泄泻及脱肛，食难下膈伤于酒，积块坚硬横胁旁，妇女胁疼并心痛，里急腹痛势难当，伤寒不解结胸病，疟疾内关可独当（图79-24）。

　　【注】中满心胸痞胀，谓腹满心胸痞胀不通快也。肠鸣泄泻，谓暴泻

脱肛也。食难下膈伤于酒者，谓呕吐食不能下，或因酒伤也。积块坚硬，横冲于胁，妇女心胁疼痛，里急胀痛，伤寒结胸硬痛，疟疾，里实等病，皆刺内关，无不愈矣。

## 带脉临泣穴主治歌

中风手足举动难，麻痛发热筋拘挛，头风肿痛连腮项，眼赤而疼合头眩，齿痛耳聋咽肿证，游风瘙痒筋牵缠，腿疼胁胀肋肢痛，针入临泣病可痊（图79-25）。

【注】中风手足举动难，谓手足不随也。若疼痛麻木拘挛，兼发热者，风热也。头风旋晕及肿痛连腮、项、目、牙齿、两耳、咽喉皆赤肿痛，游风瘙痒，筋脉牵引，腰、胁、四肢与肋疼痛等证，皆宜刺此临泣穴，立时有奇功也。

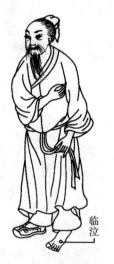

图79-25 带脉临泣穴图

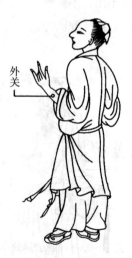

图79-26 阳维外关穴图

## 阳维外关穴主治歌

肢节肿疼与膝冷，四肢不遂合头风，背胯内外筋骨痛，头项眉棱病不宁，手足热麻夜盗汗，破伤跟肿目睛红，伤寒自汗烘烘热，惟有外关针极灵（图79-26）。

【注】四肢骨节肿痛，两膝痹冷，手足不遂，偏正头风，脊背、腰胯、筋骨、头项、眉棱疼痛，手足发热麻木，夜间盗汗，及破伤游风，脚跟肿痛，两眼赤红，伤寒阳明自汗，蒸热烘烘，皆宜刺外关穴，其病立已。

## 督脉后溪穴主治歌

手足拘挛战掉眩，中风不语并癫痫，头疼眼肿涟涟泪，背腰腿膝痛绵绵，项强伤寒病不解，牙齿腮肿喉病难，手足麻木破伤风，盗汗后溪穴先砭（图 79-27）。

【注】手足拘挛者，屈伸难也。战掉者，手足颤摇不能握也。眩者，晕也。中风卒然昏仆，不能语言，癫痫不省人事，瘛疭抽掣，头痛及暴发火眼，热泪常流，行痹，腿、膝、背、腰历节周身疼痛，项强，伤寒感冒，汗不出，不能解，上下牙齿、腮、龈、咽喉肿疼，手足麻木不仁，破伤受风，寝汗等证，先砭后溪穴，开通脉道，无不愈矣。

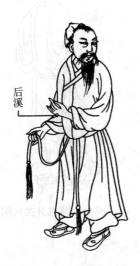

图 79-27 督脉后溪穴图

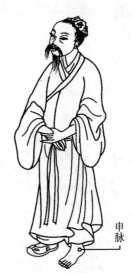

图 79-28 阳跷申脉穴图

## 阳跷申脉穴主治歌

腰背脊强足踝风，恶风自汗或头疼，手足麻挛臂间冷，雷头赤目眉棱痛，吹乳耳聋鼻衄血，癫痫肢节苦烦疼，遍身肿满汗淋漓，申脉先针有奇功（图79-28）。

【注】腰背脊强，不能俯仰也。足内踝红肿，名绕踝风也。足外踝红肿，名穿踝风也。恶风自汗与雷头风痛，暴发火眼，眉棱骨痛，手足麻木拘挛，臂冷，及妇人吹乳，乳房红肿未产者名内吹，已产者名外吹也，耳聋鼻衄，癫痫抽搐，肢节烦疼，遍身肿满，头汗淋漓等证，此皆风热痰饮，流注攻冲为病。并宜先针申脉，立时有功。

## 任脉列缺穴主治歌

痔疮肛肿泄痢缠，吐红溺血嗽咳痰，牙疼喉肿小便涩，心胸腹疼噎咽难，产后发强不能语，腰痛血疾脐腹寒，死胎不下上攻膈，列缺一刺病乃痊（图79-29）。

【注】内痔肛肿，泄痢赤白，咳痰唾血、溺血，及牙龈咽喉肿痛，小便赤涩艰难，心胸腹痛，噎咽不快，产后败血，上干心气，身发强直，不能语言；或瘀滞腰痛，脐腹间寒，子死腹中，胎衣不下，上攻膈塞，并刺列缺，其证必痊。

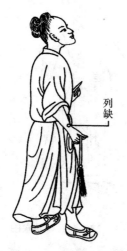

列缺

图79-29 任脉列缺穴图

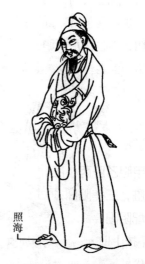

照海

图79-30 阴跷照海穴图

## 阴跻照海穴主治歌

喉闭淋涩与胸肿，膀胱气痛并肠鸣，食黄酒积脐腹痛，呕泻胃翻及乳痈，便燥难产血昏迷，积块肠风下便红，膈中不快梅核气，格主照海针有灵（图79-30）。

【注】上焦火盛，咽喉闭塞不通；下焦热结，膀胱气痛，小便淋涩，胸中肿痛；或食积酒积，内蓄伤脾，发黄；或脐腹痛；或呕泻，胃翻吐食，乳痈，大便燥结，及妇人生产艰难，瘀血块痛，昏迷，肠风下血不已；或隔中之气，快怏不快，如梅核气格塞咽喉之间，咯之不出，咽之不下等疾，急刺照海穴，则诸证自散。

# 手足十二经所属歌

五脏六腑共包络，手足所属三阴阳，太阴足脾手肺脏，阳明足胃手大肠，少阴足肾手心脏，太阳足膀手小肠，厥阴足肝手包络，少阳足胆手焦当。

【注】五脏：心、肝、脾、肺、肾，六腑：胆、胃、大肠、小肠、膀胱、三焦，共包络，分属手足三阴三阳，为十二经也。如肺手太阴，心手少阴，心包络手厥阴，手之三阴也；手太阳小肠，手阳明大肠，手少阳三焦，手之三阳也；足太阳膀胱，足阳明胃，足少阳胆，足之三阳也；足太阴脾，足少阴肾，足厥阴肝，足之三阴也。

# 天干十二经表里歌

甲胆乙肝丙小肠，丁心戊胃己脾乡，庚属大肠辛属肺，壬属膀胱癸肾脏，三焦阳腑须归丙，包络从阴丁火旁，阳干为表阴干里，脏腑表里配阴阳。

【按】旧云：三焦亦向壬中寄，包络同归入癸方。夫三焦为决渎之官，犹可言壬，而包络附于心主，乌可云癸？况二脏表里，皆相火也，故改正之。

【注】甲、丙、戊、庚、壬，阳干也，乙、丁、己、辛、癸，阴干

也。阳干为表为腑，阴干为里为脏，故曰：脏腑表里配阴阳也。

## 地支十二经流注歌

　　每日寅时从肺起，卯时流入大肠经，辰胃巳脾午心火，未时应注小肠经，申属膀胱酉属肾，戌走包络亥焦宫，子胆丑肝寅又肺，十二经脉周环行。

　　【注】人有十二经，昼夜有十二时，每一经主一时。先从寅时入肺起，卯入于大肠，辰入于胃，巳入于脾，午入于心，未入于小肠，申入于膀胱，酉入于肾，戌入于包络，亥入于三焦，子入于胆，丑入于肝，至于寅时，则又从肺起，此十二经与十二时，相循环而行者也。

## 十二经相传次序歌

　　肺大胃脾心小肠，膀肾包焦胆肝续，手阴脏手阳手头，足阴足腹阳头足。

　　【注】人身正脉十有二经，每于平旦寅时，营气始于中焦，上注于手太阴肺经，自胸中而出于中府，至于少商，以次行于手阳明大肠等十二经，终于足厥阴肝经，而复始于太阴肺经也。凡手之三阴，从脏走手；手之三阳，从手走头；足之三阴，从足走腹；足之三阳，从头走足。周流不息，循环无端也。

## 十二经起止歌

　　肺起中府止少商，大肠商阳止迎香，胃起承泣终厉兑，脾起隐白大包乡。心起极泉少冲止，小肠少泽止听宫，膀胱睛明止至阴，肾起涌泉俞府终。包络天池中冲止，三焦关冲止竹空，胆瞳子髎止窍阴，肝起大敦止期门。

## 十二经穴周流歌

　　中府为初注少商，少商别络注商阳，商阳复向迎香走，香接头维至库房，维下降兮趋厉兑，兑传隐白至胸乡，隐白上升达大包，大包仍续极泉场，泉贯少冲心部井，少泽相连即小肠，泽会听宫睛明分，睛明下造至阴强，至阴斜出涌泉底，泉穴还归俞府脏，俞府天池横络截，池出中冲心主张，中冲并与关冲合，关冲宛转丝竹旁，丝竹更贯瞳髎穴，瞳髎下入窍阴方，窍阴横亘大敦井，敦上期门肝脉当，期门历遍还中府，经络周流仔细详。

# 十二经气血多少歌

多气多血惟阳明，少气太阳厥阴同，二少太阴常少血，六经气血要分明。

【注】手阳明大肠、足阳明胃，此二经多气多血之经也；三焦、胆、肾、心、脾、肺，此六经多气少血也；心包络、膀胱、小肠、肝，此四经乃多血少气也。

# 卷八十

## 周身名位骨度

头【注】头者，人之首也。凡物独出之首，皆名曰头。

脑【注】脑者，头骨之髓也，俗名脑子。

颠【注】颠者，头顶也。颠顶之骨，俗名天灵盖。

囟【注】囟者，颠前之头骨也。小儿初生未阖名曰囟门，已阖名曰囟骨，即天灵盖后合之骨。

面【注】凡前曰面，凡后曰背。居头之前，故曰面也。

颜【注】颜者，眉目间名也。

额颅【注】额前发际之下，两眉之上，名曰额。一曰颡者，亦额之谓也。

头角【注】额两旁棱处之骨也。

鬓骨【注】即两太阳之骨也。

目【注】目者，司视之窍也。

目胞【注】目胞者，一名目窠，一名目裹，即上下两目外卫之胞也。

目纲【注】目纲者，即上、下目胞之两睑边，又名曰睫，司目之开阖也。

目内眦【注】目内眦者，乃近鼻之内眼角。以其大而圆，故又名大眦也。

目外眦【注】目外眦者，乃近鬓前之眼角也。以其小而尖，故称目锐眦也。

目珠【注】目珠者，目睛之俗名也。

目系【注】目系者，目睛入脑之系也。

目眶骨【注】目眶者，目窠四围之骨也。上曰眉棱骨，下即顿骨，顿骨之外即颧骨。

顿【注】目下之眶骨，颧骨内下连上牙床者也。

颏【注】颏者，鼻梁，即山根也。

鼻【注】鼻者，司臭之窍也。两孔之界骨，名曰鼻柱；下至鼻之尽处，名曰准头。

**頄**【注】頄者，颐内鼻旁间，近生门牙之骨也。

**颧**【注】颧者，面两旁之高起大骨也。

**顑**【注】顑者，俗呼为腮，口旁颊前肉之空软处也。

**耳**【注】耳者，司听之窍也。

**蔽**【注】蔽者，耳门也。

**耳郭**【注】耳郭者，耳轮也。

**颊**【注】颊，耳前颧侧面两旁之称也。

**曲颊**【注】曲颊者，颊之骨也。曲如环形，受颊车骨尾之钩者也。

**颊车**【注】颊车者，下牙床骨也。总载诸齿，能咀食物，故名颊车。

**人中**【注】人中者，鼻柱之下，唇之上。穴名水沟。

**口**【注】口者，司言食之窍也。

**唇**【注】唇者，口端也。

**吻**【注】吻者，口之四周也。

**颐**【注】颐者，口角后顑之下也。

**颏**【注】颏者，口之下唇至末之处，俗名下把壳也。

**颔**【注】颔者，颏下结喉上，两侧肉之空软处也。

**齿**【注】齿者，口龈所生之骨也，俗名曰牙。有门牙、虎牙、槽牙、上下尽根牙之别。

**舌**【注】舌者，司味之窍也。

**舌本**【注】舌本者，舌之根也。

**颃颡**【注】颃颡者，口内之上二孔，司分气之窍也。

**悬雍垂**【注】悬雍垂者，张口视喉上，似乳头之小舌，俗名碓嘴。

**会厌**【注】会厌者，覆喉管之上窍，似皮似膜，发声则开，咽食则闭，故为声音之户也。

**咽**【注】咽者，饮食之路也，居喉之后。

**喉**【注】喉者，通声息之路也，居咽之前。

**喉咙**【注】喉咙者，喉也，肺之系也。

**嗌**【注】嗌者，咽也，胃之系也。

**结喉**【注】结喉者，喉之管头也。其人瘦者多外见颈前，肥人则隐于肉内，多不见也。

胸膺【注】胸者，缺盆下腹之上，有骨之处也；膺者，胸前两旁高处也，一名曰臆，胸骨肉也，俗名胸膛。

髑骭【注】髑骭者，胸之众骨名也。

乳【注】乳者，膺上突起两肉有头。妇人以乳儿者也。

鸠尾【注】鸠尾者，即蔽心骨也。其质系脆骨，在胸骨之下歧骨之间。

膈【注】膈者，胸下腹上之界内之膜也，俗名罗膈。

腹【注】腹者，膈之下曰腹，俗名曰肚；脐之下曰少腹，亦名小腹。

脐【注】脐者，人之初生胞蒂之处也。

毛际【注】毛际者，小腹下横骨间丛毛之际也。下横骨俗名盖骨。

篡【注】篡者，横骨之下，两股之前，相合共结之凹也。前、后两阴之间，名下极穴，又名屏翳穴、会阴穴，即男女阴气之所也。

睾丸【注】睾丸者，男子前阴两丸也。

上横骨【注】上横骨在喉前宛宛中，天突穴之外，小湾横骨旁，接拄骨之骨也。

拄骨【注】拄骨者，膺上缺盆之外，俗名锁子骨也。内接横骨，外接肩解也。

肩解【注】肩解者，肩端之骨节解处也。

髃骨【注】髃骨者，肩端之骨也，即肩胛骨头臼之上棱骨也。其臼接臑骨上端，俗曰肩头。其外曲卷翅骨，肩后之棱骨也。其下棱骨，在背肉内。

肩胛【注】肩胛者，即髃骨之末成片骨也，亦名肩髆，俗名锨板子骨。

臂【注】臂者，上身两大肢之通称也。一名曰肱，俗名胳膊。胳膊中节上、下骨交接处，名曰肘；肘上之骨曰臑骨；肘下之骨曰臂骨。臂骨有正、辅二骨，辅骨在上，短细偏外；正骨居下，长大偏内，俱下接腕骨也。

腕【注】腕者，臂掌骨接交处，以其宛屈故名也。当外侧之骨，名曰高骨，一名锐骨，亦名踝骨。

掌骨【注】掌者，手之众指之本也。掌之众骨名壅骨，合凑成掌，非块然一骨也。

鱼【注】鱼者，在掌外侧之上陇起，其形如鱼，故谓之鱼也。

手【注】手者，上体所以持物也。

手心【注】手心者，即掌之中也。

手背【注】手背者，手之表也。

指骨【注】指者，手指之骨。第一大指名巨指，在外二节，本节在掌；第二名食指，又名大指之次指，三节在外，本节在掌；第三中指名将指，三节在外，本节在掌；第四指名无名指，又名小指之次指，三节在外，本节在掌；第五指为小指，三节在外，本节在掌。其节节交接处，皆有碎骨筋膜联络。

爪甲【注】爪甲者，指之甲也，足趾同。

歧骨【注】歧骨者，凡骨之两叉者，皆名歧骨，手足同。

臑【注】臑者，肩髃下内侧对腋处，高起软白肉也。

腋【注】腋者，肩之下胁之上际，俗名胳肢窝。

胁肋【注】胁者，腋下至肋骨尽处之统名也。曰肋者，胁之单条骨之谓也，统胁肋之总，又名曰胠。

季胁【注】季胁者，胁之下小肋骨也，俗名软肋。

䏚【注】䏚者，胁下无肋骨空软处也。

脑后骨【注】脑后骨者，俗呼脑杓。

枕骨【注】枕骨者，脑后骨之下陇起者是也。其骨或棱、或平、或长、或圆不一。

完骨【注】耳后之棱骨，名曰完骨，在枕骨下两旁之棱骨也。

颈项【注】颈项者，颈之茎也。又曰颈者，茎之侧也；项者，茎之后也。俗名脖项。

颈骨【注】颈者，头之茎骨，肩骨上际之骨，俗名天柱骨也。

项骨【注】项骨者，头后茎骨之上三节圆骨也。

背【注】背者，后身大椎以下，腰以上之通称也。

膂【注】膂者，夹脊骨两旁肉也。

脊骨【注】脊骨者，脊膂骨也，俗名脊梁骨。

腰骨【注】腰骨者，即脊骨十四椎下，十五、十六椎间，尻上之骨也。其形中凹、上宽、下窄，方圆二三寸许，两旁四孔，下接尻骨上际也。

**䏚**【注】䏚者，腰下两旁，髁骨上之肉也。

**臀**【注】臀者，䏚下尻旁大肉也。

**尻骨**【注】尻骨者，腰骨下十七椎、十八椎、十九椎、二十椎、二十一椎，五节之骨也。上四节纹之旁，左右各四孔，骨形内凹如瓦，长四五寸许，上宽下窄，末节更小，如人参芦形，名尾闾，一名骶端，一名橛骨，一名穷骨；在肛门后，其骨上外两旁形如马蹄，附着两髁骨上端，俗名骻骨。

**肛**【注】肛者，大肠下口也。

**下横骨、髁骨、楗骨**【注】下横骨在少腹下，其形如盖，故名盖骨也。其骨左右二大孔，上两分出向后之骨，首如张扇，下寸许附著于尻骨之上，形如马蹄之处，名曰髁骨。下两分出向前之骨，末如楗柱，在于臀内，名曰楗骨。与尻骨成鼎足之势，为坐之主骨也，妇人俗名交骨；其骨面名曰髋，夹髋之曰名曰机，又名髀枢，外接股之髀骨也，即环跳穴处，此一骨五名也。

**股**【注】股者，下身两大肢之通称也，俗名大腿小腿。中节上、下交接处，名曰膝。膝上之骨曰髀骨，股之大骨也；膝下之骨曰胻骨，胫之大骨也。

**髀骨**【注】髀者，膝上之大骨也。上端如杵，接于髀枢，下端如锤，接于胻骨也。

**胻骨**【注】胻骨者，俗名臁胫骨也。其骨两根，在前者名成骨，又名骭骨，形粗，膝外突出之骨也；在后者名辅骨，形细，膝内侧之小骨也。

**伏兔**【注】伏兔者，髀骨前膝之上，起肉似俯兔，故曰伏兔。

**膝解**【注】膝解者，膝之节解也。

**髌骨**【注】髌骨者，膝上盖骨也。

**连骸**【注】连骸者，膝外侧二高骨也。

**腘**【注】腘者，膝后屈处，俗名腿凹也。

**腨**【注】腨者，下腿肚也，一名腓肠，俗名小腿肚。

**踝骨**【注】踝者，胻骨之下，足跗之上，两旁突出之高骨。在外为外踝，在内为内踝也。

**足**【注】足者，下体所以趋走也，俗名脚。

跗骨【注】跗者，足背也，一名足跗，俗称脚面。跗骨者，足趾本节之众骨也。

足心【注】足心者，即踵之中也。

跟骨【注】跟，足后根之骨也。

趾【注】趾者，足之指也。其数五，名为趾者，别于手也。居内之大者名大趾，第二趾名大趾之次趾，第三趾名中趾，第四名小趾之次趾，第五居外之小者名小趾。足之指节与手指节同，其大趾之本节后内侧，圆骨形突者，名核骨。

三毛【注】足大趾爪甲后为三毛。毛后横纹为聚毛。

踵【注】踵者，足下面着于地之谓也，俗名脚底板（图80-1、图80-2）。

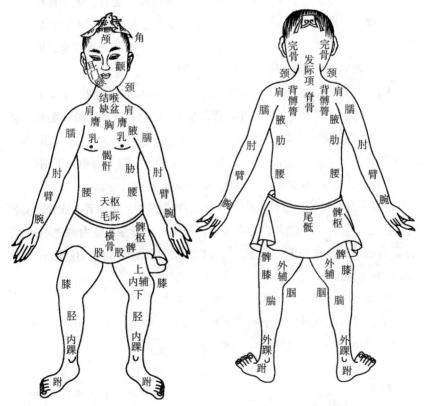

图 80-1　正面骨度部位图　　　图 80-2　背面骨度部位图

# 骨度尺寸

## 头部

项发以下至背骨，长二寸半。<sub></sub>自后发际以至大椎项骨三节处也。

【按】头部折法：以前发际至后发际，折为一尺二寸。如发际不明，则取眉心直上，后至大杼骨，折作一尺八寸，此为直寸。横寸法，以眼内角至外角，此为一寸。头部横直寸法，并依此。

督脉神庭至太阳曲差穴，曲差至少阳本神穴，本神至阳明头维穴，各开一寸半。自神庭至头维，各开四寸半。

## 胸腹部

结喉以下至缺盆，中长四寸。<sub></sub>此以巨骨上陷中而言，即天突穴处。

缺盆以下髑骭之中，长九寸。

胸围四尺五寸。

两乳之间，广九寸半。<sub></sub>当折八寸为当。

髑骭中下至天枢，长八寸。<sub></sub>天枢足阳明穴名，在脐旁，此指平脐而言。

天枢以下至横骨，长六寸半。横骨横长六寸半。<sub></sub>毛际下骨曰横骨。

【按】此古数也。以今用上、下穴法参较，多有未合，宜从后胸腹折法为当。

两髀之间，广六寸半。<sub></sub>此当两股之中横骨两头之处，俗名髀缝。

【按】胸腹折法：直寸以中行为之，自缺盆中天突穴起，至歧骨际上中庭穴止，折作八寸四分；自髑骭上歧骨际，下至脐心，折作八寸；脐心下至毛际曲骨穴，折作五寸。横寸以两乳相去，折作八寸。胸腹横直寸法，并依此。

## 背部

膂骨以下至尾骶，二十一节，长三尺。<sub></sub>膂骨，脊骨也。脊骨外小而内巨，人之所以能负任者，以是骨之巨也。脊骨二十四节，今云二十一节者，除项骨三节不在内。尾骶骨男子者尖，女人者平。

腰围四尺二寸。

【按】背部折法：自大椎至尾骶，通折三尺。上七节各长一寸四分一厘，共九寸八分七厘。中七节各一寸六分一厘，共一尺一寸二分七厘。

第十四节与脐平，下七节各一寸二分六厘，共八寸八分二厘，共二尺九寸九分六厘。不足四厘者，有零未尽也。直寸依此，横寸用中指同身寸法。

脊骨内阔一寸。凡云第二行夹脊一寸半，三行夹脊三寸者，皆除脊一寸外，净以寸半三寸论，故在二行当为二寸，在三行当为三寸半也。

### 侧部

自拄骨下行腋中不见者，长四寸。拄骨，颈项根骨也。

腋以下至季胁，长一尺二寸。季胁，小肋也。

季胁以下至髀枢，长六寸。大腿曰股，股上曰髀，楗骨之下，大腿之上，两骨合缝之所曰髀枢，当足少阳环跳穴处也。

髀枢下至膝中，长一尺九寸。

横骨上廉下至内辅之上廉，长一尺八寸。骨际曰廉。膝旁之骨突出者曰辅骨，内曰内辅，外曰外辅。

内辅之上廉以下至下廉，长三寸半。上廉、下廉，可摸而得。

内辅下廉下至内踝，长一尺二寸。

内踝以下至地，长三寸。

### 四肢部

肩至肘，长一尺七寸。

肘至腕，长一尺二寸半。臂之中节曰肘。

腕至中指本节，长四寸。臂掌之交曰腕。

本节至末，长四寸半。指之后节曰本节。

膝以下至外踝，长一尺六寸。

膝腘以下至跗属，长一尺六寸。腘，腿弯也，跗，足面也。膝在前，腘在后。跗属者，凡两踝前后胫掌所交之处，皆为跗之属也。

跗属以下至地，长三寸。

外踝以下至地，长一寸。

足长一尺二寸，广四寸半（图80-3、图80-4、图80-5、图80-6）。

【按】骨度乃《灵枢经·骨度》篇文所论之长短，皆古数也。然骨之大者太过，小者不及，此亦但言其则耳。至于周身手足折量之法，当用前中指同身寸法为是。

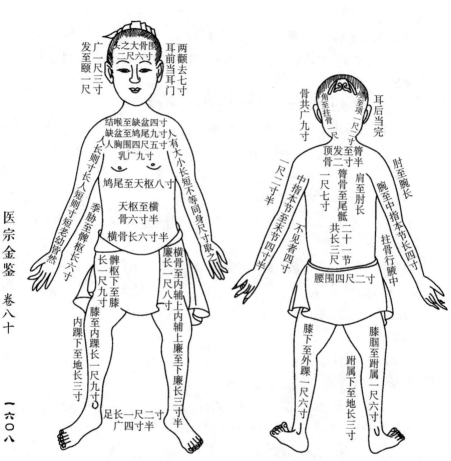

**图 80-3 正面骨度尺寸图**　　　　**图 80-4 背面骨度尺寸图**

正面图文字：

头之大骨围二尺六寸

两颧去七寸

耳前当耳门

发至颐一尺

广二尺三寸

结喉至缺盆四寸

缺盆至鸠尾九寸

人胸围四尺五寸

乳广九寸

人有大小长短不等同身尺寸取之

长则长短则短老幼莫然

鸠尾至天枢八寸

天枢至横骨六寸半

横骨长六寸半

季胁至髀枢长六寸

髀枢下至膝长一尺九寸

膝至内踝长一尺九寸

内踝下至地长三寸

横骨至内辅上内辅上廉至下廉长三寸半

廉长一尺八寸

足长一尺二寸广四寸半

背面图文字：

角至柱骨一尺二寸

耳后当完

膂骨共广九寸

项至项一尺二寸

发至膂骨一尺七寸

顶骨

肩至肘长

膂半

膂骨至尾骶二十一节共长三尺

肘至腕长

腕至中指本节长四寸

柱骨行腋中

中指本节至末节四寸半

一尺二寸半

不见者四寸

腰围四尺二寸

膝下至外踝一尺六寸

膝腘至跗属一尺六寸

跗属下至地长三寸

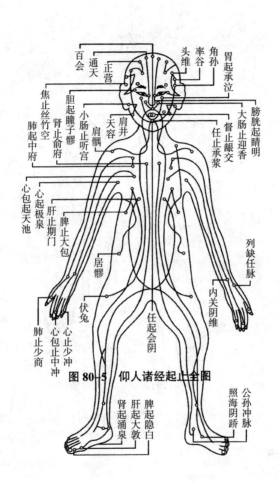

图 80-5 仰人诸经起止全图

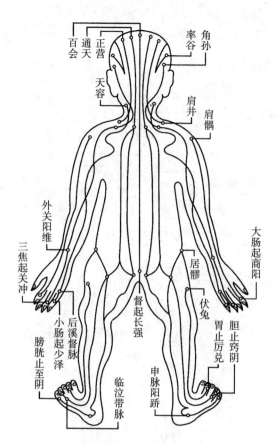

**图 80-6 俯人诸经起止全图**

## 前头面颈诸穴行列

**头部顶中**

中行凡一穴：百会属督脉

**头部前**

中行凡四穴：神庭　上星　囟会　前顶俱属督脉

两旁第二行左右凡八穴：曲差　五处　承光　通天俱足太阳穴

两旁第三行左右凡六穴：临泣　目窗　正营俱足少阳穴

**正面部**

中行凡五穴：素髎　水沟　兑端　龈交俱督脉穴　承浆任脉穴

两旁第二行左右凡十穴：攒竹　睛明俱足太阳穴　迎香　禾髎俱手阳明穴
巨髎足阳明穴

两旁第三行左右凡十穴：阳白足少阳穴　承泣　四白　地仓　大迎俱足
阳明穴

两旁第四行左右凡八穴：本神　瞳子髎俱足少阳穴　丝竹空手少阳穴
颧髎手太阳穴

**颈部**

中行凡二穴：廉泉　天突俱属任脉（图80-5、图80-6、图80-7）

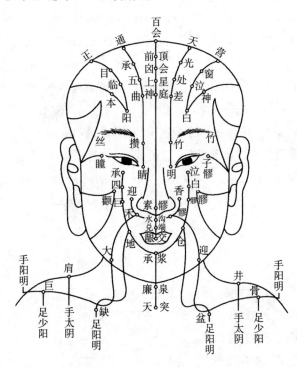

**图 80-7　前头面颈穴总图**

# 胸腹诸穴行列

**胸部**

中行凡七穴：天突　璇玑　华盖　紫宫　玉堂　膻中　中庭俱任脉

两旁第二行左右凡十二穴去中行任脉二寸：俞府　彧中　神藏　灵墟

神封 步廊俱足少阴

两旁第三行左右凡十二穴：自气户夹俞府旁二寸，去中行四寸。气户 库房 屋翳 膺窗 乳中 乳根俱足阳明

两旁第四行左右凡十二穴：自云门夹气户旁二寸，去中行六寸。云门 中府俱手太阴 周荣 胸乡 天溪 食窦俱足太阴

### 腹部

中行凡十五穴：鸠尾 巨阙 上脘 中脘 建里 下脘 水分 神阙 阴交 气海 石门 关元 中极 曲骨 会阴俱任脉

两旁第二行左右凡二十二穴：自幽门夹巨阙两旁各半寸，循冲脉下行至横骨。幽门 通谷 阴都 石关 商曲 肓俞 中柱 四满 气穴 大赫 横骨俱足少阴

两旁第三行左右凡二十六穴：自不容夹幽门两旁各一寸五分，去中行二寸。不容 承满 梁门 关门 太乙 滑肉门 天枢 外陵 大巨 水道 归来 气冲俱足阳明 急脉足厥阴穴，夹气冲旁各半寸，去中行二寸半

两旁第四行左右凡十四穴：自期门上直两乳，夹不容旁各一寸五分，去中行三寸半。期门足厥阴 日月足少阳 腹哀 大横 腹结 府舍 冲门俱足太阴（图80-8）

## 后头项诸穴行列

### 头部后

中行凡五穴：后顶 强间 脑户 风府 哑门俱属督脉
两旁第二行左右凡六穴：络却 玉枕 天柱俱足太阳穴
两旁第三行左右凡六穴：承灵 脑空 风池俱足少阳穴
两旁第四行左右凡四穴：完骨足少阳穴 天牖手少阳穴（图80-9）

## 背穴行列

### 背部

中行凡十四穴：大椎 陶道 身柱 神道 灵台 至阳 筋缩 中枢 脊中 悬枢 命门 阳关 腰俞 长强俱督脉

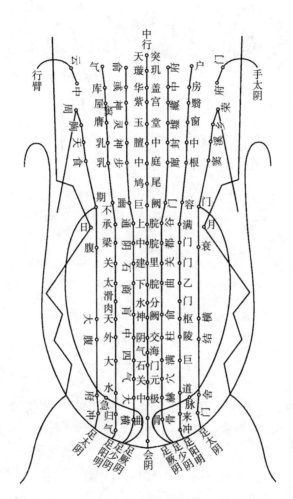

图 80-8　胸腹穴总图

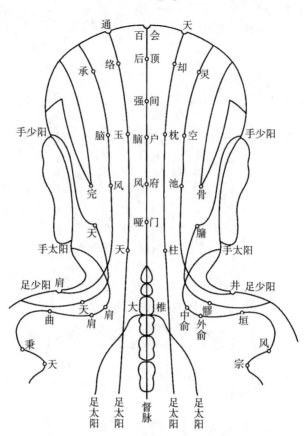

**图80-9 后头项穴总图**

　　两旁第二行左右凡十四穴：大杼　风门　肺俞　厥阴俞　心俞　膈俞　肝俞　胆俞　脾俞　胃俞　三焦俞　肾俞　大肠俞　小肠俞　膀胱俞　中膂俞　白环俞上俱夹脊，去中行二寸　上髎　次髎　中髎　下髎上俱夹脊骨两旁，十七、十八、十九、二十椎空中　会阳夹尻骨两旁上，俱足太阳穴

　　两旁第三行左右凡二十八穴：去脊中行三寸五分。附分　魄户　膏肓俞　神堂　譩譆　膈关　魂门　阳纲　意舍　胃仓　肓门　志室　胞肓　秩边俱足太阳（图80-10）

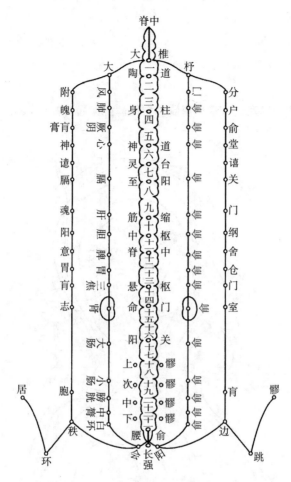

**图 80-10　背穴总图**

# 侧头面颈肩诸穴行列

### 侧头部

左右凡二十八穴：头维足阳明穴　颔厌　悬颅　悬厘　曲鬓　率谷　天冲　浮白　窍阴俱足少阳穴　角孙　颅息　瘈脉　翳风　丝竹俱手少阳穴

### 侧面部

左右凡十四穴：客主人　听会俱足少阳　和髎　耳门俱手少阳　听宫手太阳　下关　颊车俱足阳明穴

### 侧项部

左右凡十四穴：人迎<sub>婴筋之前</sub> 水突 气舍<sub>俱足阳明穴</sub> 扶突<sub>婴筋之后</sub> 天鼎<sub>俱手阳明</sub> 天窗<sub>扶突后</sub> 天容<sub>俱手太阳穴</sub>

### 肩髃部

左右凡十二穴：巨骨 肩髃 臑俞<sub>俱手阳明</sub> 肩井<sub>足少阳穴</sub> 肩髎 臑会<sub>俱手少阳穴</sub>（图 80-11）

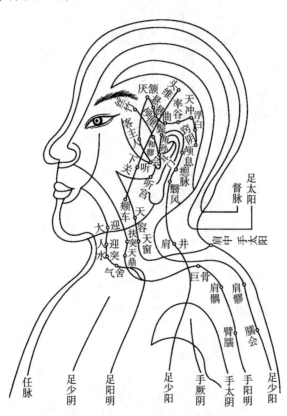

**图 80-11 侧头面项肩穴总图**

## 侧腋胁肋诸穴行列

### 侧腋胁肋部

左右凡二十六：渊腋 辄筋<sub>俱足少阳</sub> 天池<sub>手厥阴</sub> 大包<sub>足太阳</sub> 章门<sub>足厥阴</sub> 京门 带脉 五枢 维道 居髎<sub>俱足少阳</sub>

**附：两手奇俞穴**

左右凡六穴：拳尖在中指本节前骨尖上，握拳取之。五虎—在手食指背间，一在无名指背间，皆在次节三节相接骨尖上各一穴，握拳取之（图80-12）。

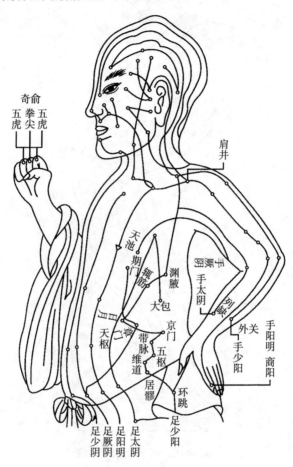

**图80-12　侧腋胁肋穴总图**

## 手三阴经总穴名

手太阴肺经，行臂内凡九穴，左右同：起手大指端行三阴之上。少商　鱼际　太渊　经渠　列缺　孔最　尺泽　侠白　天府

手厥阴心包络经，行臂内凡八穴，左右同：起手中指端，行三阴之中。中冲　劳宫　大陵　内关　间使　郄门　曲泽　天泉

手少阴心经，行臂内凡九穴，左右同：起手小指内侧端，行三阴之下。少冲　少府　神门　阴郄　通里　灵道　少海　青灵　极泉（图80-13）

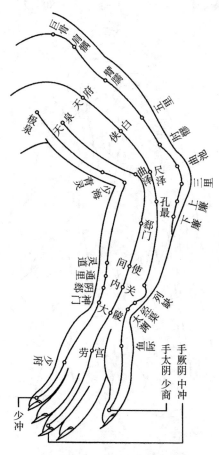

**图80-13　手三阴经总穴图**

## 手三阳经总穴名

手阳明大肠经，行臂外，凡十四穴，左右同：起手食指端，行三阳之上。商阳　二间　三间　合谷　阳溪　偏历　温溜　下廉　上廉　三里　曲池　肘髎　五里　臂臑

手少阳三焦经，行臂外凡十二穴，左右同：起手无名指端，行三阳之中。关冲　液门　中渚　阳池　外关　支沟　会宗　三阳络　四渎　天井

清冷渊　消泺

　　手太阳小肠经，行臂外凡八穴，左右同：起手小指外侧端，行三阳之下。

少泽　前谷　后溪　腕骨　阳谷　养老　支正　小海（图80-14）

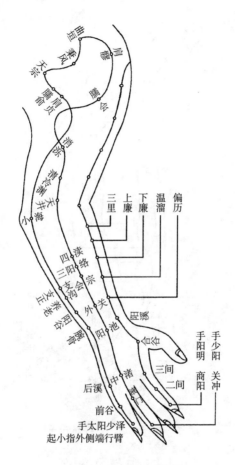

**图80-14　手三阳经总穴图**

## 足三阴经总穴名

　　足厥阴肝经，行足股内凡十一穴，左右同：起足大趾端，行三阴之前。大
敦　行间　太冲　中封　蠡沟　中都　膝关　曲泉　阴包　五里　阴廉

　　足太阴脾经，行足股内凡十一穴，左右同：起足大趾内侧端，行三阴之中。

隐白　大都　太白　公孙　商丘　三阴交　漏谷　地机　阴陵泉　血海

箕门

足少阴肾经，行足股内凡十穴，左右同：起足心，行三阴之后。涌泉
然谷　太溪　大钟　照海　水泉　复溜　交信　筑宾　阴谷（图80-15）

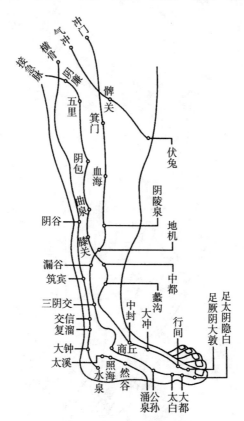

**图 80-15　足三阴经总穴图**

# 足三阳经总穴名

足阳明胃经，行足股外凡十五穴，左右同：起足三趾端，行三阳之前。厉
兑　内庭　陷谷　冲阳　解溪　丰隆　下巨虚　条口　上巨虚　三里
犊鼻　梁丘　阴市　伏兔　髀关

足少阳胆经，行足股外凡十五穴，左右同：起足四趾端，行三阳之中。窍
阴　侠溪　地五会　临泣　丘墟　悬钟　阳辅　光明　外丘　阳交　阳
陵泉　阳关　中渎　环跳　风市

足太阳膀胱经，行足股后凡十九穴，左右同：起足小趾外侧端，行三阳之后。至阴 通谷 束骨 京骨 金门 申脉 仆参 昆仑 跗阳 飞扬 承山 承筋 合阳 委中 委阳 浮郄 殷门 承扶 会阳（图80-16）

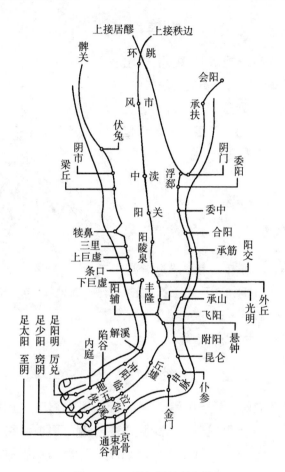

**图80-16 足三阳经总穴图**

# 卷八十一

## 肺脏经文

经云：肺者，相傅之官，治节出焉。其形四垂，附着于脊之第三椎中。有二十四空，行列分布，以行诸脏之气，为脏之长，为心之盖。又云：是经常多气少血（图81-1）。

《难经》曰：肺重三斤三两，六叶两耳，凡八叶，主藏魄。

《中藏经》曰：肺者生气之原，乃五脏之华盖。

张介宾曰：肺叶白莹，谓为华盖，以覆诸脏。虚如蜂窠，下无透窍，吸之则满，呼之则虚，一呼一吸，消息自然，司清浊之运化，为人身之橐籥。

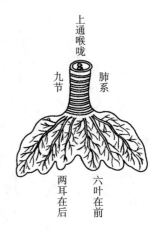

图81-1 手太阴肺脏图

## 肺经循行经文

肺手太阴之脉，起于中焦，下络大肠，还循胃口，上膈属肺，从肺系横出腋下，下循臑内，行少阴心主之前，下肘中循臂内上骨下廉，入寸口上鱼，循鱼际出大指之端；其支者，从腕后直出次指内廉，出其端（图81-2）。

## 肺经循行歌

手太阴肺中焦生，络肠循胃散流行，上膈属肺从肺系，横出腋下臑肘中，循臂寸口上鱼际，大指内侧爪端通，支络还从腕后出，接次指属阳明经。

【注】手太阴肺经之脉，起于中焦者，言起于任脉中脘穴也。下络

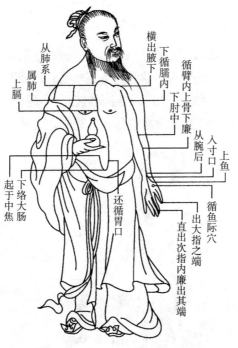

图 81-2 肺经循行图

大肠，还循胃口者，谓本经之络，散布流行，下则络于大肠，还上而循胃口，非上膈属肺直行之经也。夫经络流行，循还无端。故手太阴之脉，必自足厥阴经之支者期门穴，循行中脘穴，上膈属肺，以交于手太阴肺经也。从肺系横出腋下，至于中府、云门穴，下循于臑内天府、侠白穴；从侠白行少阴心主经脉之前，下行肘中尺泽穴；从尺泽循臂内上骨下廉孔最穴，从孔最入寸口列缺、经渠、太渊穴；从太渊上鱼句入鱼际穴；从鱼际出大指之端少商穴而终焉。其支者从腕后直出，循行次指内廉出其端，以交于手阳明大肠经也。

## 肺经穴歌

手太阴肺十一穴，中府云门天府列，次则侠白下尺泽，又次孔最与列缺，经渠太渊下鱼际，抵指少商如韭叶。

## 肺经分寸歌

太阴中府三肋间，上行云门寸六许，云在任玑旁六寸，大肠巨骨下二骨，天府腋三动脉求，侠白肘上五寸主，尺泽肘中约纹是，孔最腕上七寸拟，列缺腕上一寸半，经渠寸口陷中取，太渊掌后横纹头，鱼际节后散脉里，少商大指端内侧，鼻衄刺之立时止（图81-3）。

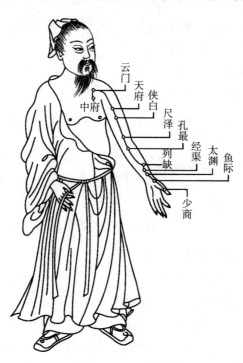

**图 81-3 肺经穴图**

【注】中府在任脉中行华盖穴旁，直开去六寸，乳上三肋间陷中，动脉应手，仰而取之，是其穴也。上直行一寸六分，在手阳明大肠经巨骨之下陷中，动脉应手，举臂取之，云门穴也。从云门穴下循臑内，腋下三寸动脉陷中，以鼻尖点墨取之，天府穴也。从天府穴下行肘中，约纹上去五寸动脉中，侠白穴也。从侠白穴下行肘中，约纹上屈肘横纹筋骨罅中，动脉应手，尺泽穴也。从尺泽穴下行腕前，约纹上七寸，上骨、下骨间陷中，孔最穴也。从孔最穴循外侧行腕后，侧上一寸五分，以两

手交叉，当食指末筋骨罅中，列缺穴也。从列缺穴循行寸口陷中，经渠穴也。从经渠穴内循手掌后陷中，太渊穴也。从太渊穴上鱼，手大指本节后，内侧陷中散脉中白肉际，鱼际穴也。从鱼际穴循行手大指内侧之端，去爪甲角如韭叶许白肉际，少商穴也。

# 大肠经文

经云：大肠者，传道之官，变化出焉。又云：回肠当脐左回十六曲，大四寸，径一寸寸之少半，长二丈一尺，受谷一斗，水七升半。又云：广肠附脊以受回肠，乃出滓秽之路。大八寸，径二寸，寸之大半，长二尺八寸，受谷九升三合八分合之一。是经多气少血（图81-4）。

《难经》曰：大肠重二斤十二两，肛门重十二两。

张介宾曰：按回肠者，以其回叠也；广肠者，即回肠之更大者；直肠者，又广肠之末节，下连肛门也。

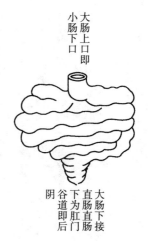

**图81-4 手阳明大肠腑图**

## 大肠经循行经文

大肠手阳明之脉，起于大指次指之端，循指上廉，出合谷两骨之间，上入两筋之中，循臂上廉，入肘外廉，上臑外前廉，上肩出髃骨之前廉，上出于柱骨之上会，下入缺盆，络肺下膈属大肠。其支者，从缺盆上颈贯颊，入下齿中，还出夹口，交人中，左之右，右之左，上夹鼻孔（图81-5）。

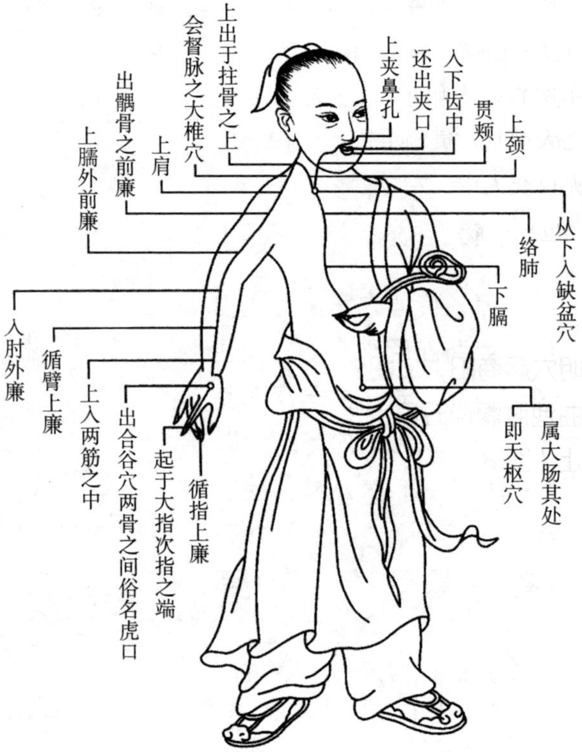
上出于拄骨之上
会督脉之大椎穴
上夹鼻孔
还出夹口
入下齿中
贯颊
上颈
出髃骨之前廉
上肩
上臑外前廉
从下入缺盆穴
络肺
下膈
入肘外廉
循臂上廉
上入两筋之中
出合谷穴两骨之间俗名虎口
起于大指次指之端
循指上廉
属大肠其处
即天枢穴

**图 81–5　大肠经循行图**

## 大肠经循行歌

阳明之脉手大肠，次指内侧起商阳，循指上廉出合谷，歧骨两筋循臂肪，入肘外廉循臑外，肩端前廉拄骨旁，从肩下入缺盆内，络肺下膈属大肠。支从缺盆直上颈，斜贯颊前下齿当，环出人中交左右，上夹鼻孔注迎香。

【注】手阳明大肠经之脉，起于大指次指内廉之端。出于大指者，谓出于大指少商穴也，本经之络。其支者，直出于次指之端，以交于手阳明大肠经之商阳穴，故曰：起于大指次指之端也。从商阳穴循食指上廉，二间、三间穴也。从三间穴循出两骨之间，合谷穴也。从合谷上两筋之间，阳溪穴也。从阳溪穴循臂上廉至偏历、温溜、下廉、上廉、三里穴也。从三里穴入肘外廉，曲池穴也。从曲池穴上臑外前廉，肘髎、五里、

臂臑穴也。从臂臑穴上肩，肩髃穴也。从肩髃穴出髃骨之前廉，巨骨穴也。从巨骨穴上出于拄骨之会上，言会于督脉之大椎穴也；自督脉大椎穴入交足阳明胃经之缺盆中。络肺下膈属大肠者，谓其支从缺盆上颈，复循本经之天鼎穴，贯颊至扶突穴也。从扶突穴入下齿中禾髎穴，从禾髎穴还出夹口交人中，左之右，右之左，上夹鼻孔迎香穴而终，以交于足阳明胃经也。

## 大肠经穴歌

手阳明穴起商阳，二间三间合谷藏，阳溪偏历历温溜，下廉上廉三里长，曲池肘髎迎五里，臂臑肩髎巨骨起，天鼎扶突接禾髎，终以迎香二十止（图81-6）。

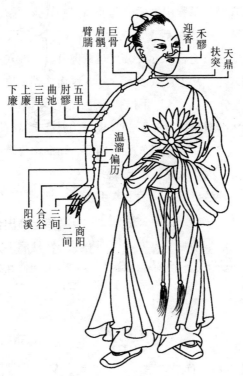

**图81-6 大肠经穴图**

# 大肠经分寸歌

商阳食指内侧边，二间来寻本节前，三间节后陷中取，合谷虎口歧骨间，阳溪上侧腕中是，偏历腕后三寸安，温溜腕后去五寸，池前五寸下廉看，池前三寸上廉中，池前二寸三里逢，曲池曲肘纹头尽，肘髎上臑外廉近，大筋中央寻五里，肘上三寸行向里，臂臑肘上七寸量，肩髃肩端举臂取，巨骨肩尖端上行，天鼎喉旁四寸真，扶突天突旁三寸，禾髎水沟旁五分，迎香禾髎上一寸，大肠经穴自分明。

【注】商阳穴在手食指内侧端后，去爪甲角如韭叶许，是其穴也。从商阳穴循食指上廉，本节前内侧陷中，二间穴也。从二间穴循食指本节后，内侧陷中，三间穴也。从三间穴循行手大指次指歧骨间陷中，合谷穴也。从合谷穴循行手腕中上侧，两筋间陷中，张大指次指取之，阳溪穴也。从阳溪穴上行手腕后上侧三寸，偏历穴也。从偏历穴上行三寸，温溜穴也。从温溜穴上行二寸五分，辅锐肉分，下廉穴也。从下廉穴上行一寸，上廉穴也。从上廉穴上行一寸，锐肉之端，按之肉起，手三里穴也。从手三里穴上二寸，以手拱胸屈肘，横纹头陷中取之，曲池穴也。从曲池穴上行大骨外廉陷中，肘髎穴也。从肘髎穴循行肘上三寸，向里大脉中央，五里穴也。从五里穴上行四寸，两筋两骨罅宛宛陷中，伸臂平手取之，臂臑穴也。从臂臑穴上行髆骨头，肩端上两骨罅陷处宛宛中，举臂取之有空，肩髃穴也。从肩髃穴上行臂端，两叉骨间陷中，巨骨穴也。从巨骨穴循颈，缺盆上直行扶突下一寸，天鼎穴也。从天鼎穴上直行曲颊下一寸，人迎后一寸五分，仰而取之，扶突穴也。从扶突穴贯颊直鼻孔下，水沟旁五分，禾髎穴也。从禾髎穴上一寸，鼻孔旁五分，迎香穴也。

# 胃腑经文

经云：脾胃者，仓廪之官，五味出焉。又云：胃者，水谷气血之海也。又云：胃大一尺五寸，径五寸，长二尺六寸，横屈，受水谷三斗五升，其中之谷，常留二斗，水一斗五升而满。又云：是经多气少血（图 81-7）。

《难经》曰：胃重二斤一两。

张介宾曰：胃之上口各曰贲门，饮食之精气，从此上输于脾肺，宣布于诸脉。胃之下口，即小肠上口，名曰幽门。

## 胃经循行经文

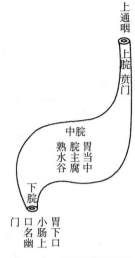

图 81-7　足阳明胃腑图

胃足阳明之脉，起于鼻之交頞中，旁约太阳之脉，下循鼻外，入上齿中，还出夹口环唇，下交承浆，却循颐后下廉，出大迎循颊车，上耳前，过客主人，循发际，至额颅。其支者，从大迎前下人迎，循喉咙，入缺盆，下膈，属胃，络脾。其直者，从缺盆下乳内廉，下夹脐，入气街中。其支者，起于胃下口，循腹里，下至气街中而合，以下髀关抵伏兔，下膝髌中，下循胫外廉，下足跗，入中趾外间；其支者，下廉穴三寸而别，入中趾外间；其支者，别跗上，入大趾间，出其端（图 81-8）。

## 胃经循行歌

胃足阳明交鼻起，下循鼻外入上齿，还出夹口绕承浆，颐后大迎颊车里。耳前发际至额颅，支下人迎缺盆底，下膈入胃络脾宫，直者缺盆下乳内。一支幽门循腹中，下行直合气街逢，遂由髀关抵膝髌，胻跗足趾内间同。一支下膝注三里，前出中趾外间通，一支别走足跗趾，大趾之端经尽已。

【注】足阳明胃经之脉，起于鼻者，是谓由迎香穴上交頞中两旁，约过足太阳脉之睛明穴，分下循鼻外，始交于足阳明之承泣、四白、巨髎穴也；从巨髎入上齿中，还出夹口之地仓穴；还绕唇下，交会任脉之承浆穴，却循颐后下廉，复交本经之大迎穴，由大迎循颊车穴，上行耳前，过客主人穴，合少阳经，循发际至额颅两旁之悬颅穴、颔厌穴，复交足阳明之头维穴、下关穴。其支者，行大迎穴，从大迎前循人迎、水

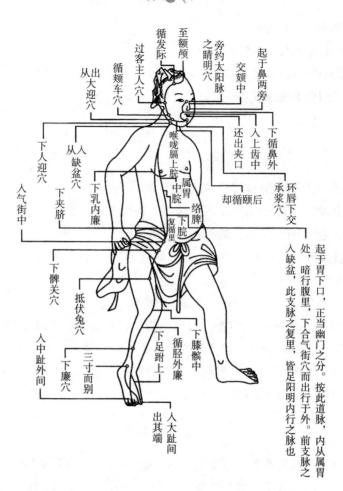

图81-8 胃经循行图

突穴、气舍穴，循喉咙入缺盆穴，下膈属胃络脾，散布脏腑。其直者，从缺盆穴直行气户、库房、屋翳、膺窗、乳中、乳根等穴，下乳内廉不容穴也；从不容循承满、梁门、关门、太乙、滑肉门等穴下夹脐天枢穴也；从天枢、外陵、大巨、水道、归来等穴，入气街中，气冲穴也。其支者，起于胃口，是谓前之属胃络脾之支，下循腹里，下至气街中而合气街穴，会冲脉上行者也；其下行本经者，髀关穴也。抵伏兔至伏兔穴下，从伏兔行阴市穴、梁丘穴，下膝髌中犊鼻穴，循足三里、上巨虚、条口、下巨虚等穴，下循胫外廉，丰隆穴也；从丰隆循解溪穴，下足跗，冲阳穴也；从冲阳行陷谷穴、内庭穴，入次趾外间也。其本支别支，一自下巨虚穴下入次趾外间；一别循跗上入大趾次趾间厉兑穴，出其端，交于足太阴脾经也。

【按】足阳明是足大趾之次趾，不是中趾，必传写之误。

## 胃经穴歌

四十五穴足阳明，承泣四白巨髎经，地仓大迎登颊车，下关头维对人迎，水突气舍连缺盆，气户库房屋翳寻，膺窗乳中下乳根，不容承满出梁门，关门太乙滑肉起，天枢外陵大巨里，水道归来达气街，髀关伏兔走阴市，梁丘犊鼻足三里，上巨虚连条口底，下巨虚下有丰隆，解溪冲阳陷谷同，内庭厉兑阳明穴，大指次指之端终（图81-9）。

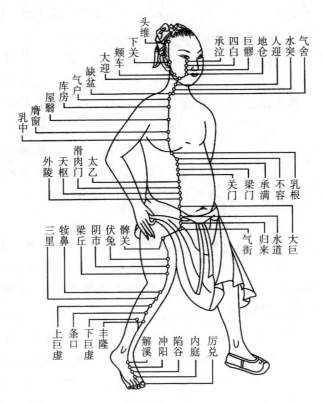

**图 81-9 胃经穴图**

# 胃经分寸歌

胃之经兮足阳明，承泣目下七分寻，再下三分名四白，巨髎鼻孔旁八分。地仓夹吻四分近，大迎颔下寸三中，颊车耳下八分陷，下关耳前动脉行。头维神庭旁四五，人迎喉旁寸五真，水突筋前人迎下，气舍喉下一寸乘。缺盆舍下横骨陷，气户下行一寸明，库房下行一寸六，屋翳膺窗乳中根。不容巨阙旁二寸，一寸承满与梁门，关门太乙滑肉门，天枢脐旁二寸寻。枢下一寸外陵穴，陵下一寸大巨陈，巨下三寸水道穴，水下二寸归来存。气街归来下一寸，共去中行二寸匀，髀关膝上尺二许，伏兔髀下六寸是。阴市伏兔下三寸，梁丘市下一寸记，犊鼻膝髌陷中取，膝眼三寸下三里。里下三寸上廉穴，廉下二寸条口举，再下二寸下廉穴，复上外踝上八寸，却是丰隆穴当记。解溪则从丰隆下，内循足腕上陷中，冲阳解下高骨动，陷谷冲下二寸名，内庭次指外歧骨，厉兑大次趾端中。

【注】承泣穴，在目下七分，目下胞陷中，上直瞳子，正视取之，是其穴也。从承泣直下三分，颧空骨内，亦直瞳子取之，四白穴也。从四白下行，夹鼻孔旁八分，亦直瞳子取之，巨髎穴也。从巨髎下行，夹口吻旁四分外许，近下微有动脉，地仓穴也。从地仓行腮颔下前一寸三分，骨陷中动脉，大迎穴也。从大迎行耳下曲颊端，近前八分陷中，侧卧开口取之，颊车穴也。从颊车上行，耳前动脉，侧卧合口有空取之，下关穴也。从下关上行额角，入发际以督脉中行神庭穴旁开四寸半，头维穴也。

从头维下行，颈下夹结喉旁一寸五分，大动脉应手，伸头取之，人迎穴也。从人迎下直行，颈大筋前内贴气喉，水突穴也。从水突下直行，颈大筋前结喉下一寸许陷中，贴骨尖上有缺处，气舍穴也。从气舍下行，肩上横骨陷中，缺盆穴也。

从缺盆下行，巨骨下一寸，旁开中行四寸陷中，仰而取之，气户穴也。从气户下行一寸六分，亦旁开中行四寸陷中，仰而取之，库房穴也。从库房下行一寸六分，亦旁开中行四寸陷中，仰而取之，屋翳穴也。从屋翳下行一寸六分，亦旁开中行四寸陷中，仰而取之，膺窗穴也。从膺窗下行，当乳头之中，乳中穴也。

从乳中下行一寸六分，亦旁开中行四寸陷中，仰而取之，乳根穴也。从乳根行在第四肋端，旁开中行二寸，不容穴也。从不容穴下一寸，亦旁开中行二寸，承满穴也。从承满下一寸，亦旁开中行二寸，梁门穴也。从梁门下一寸，亦旁开中行二寸，关门穴也。从关门下一寸，亦旁开中行二寸，太乙穴也。从太乙下一寸，亦旁开中行二寸，滑肉门穴也。从滑肉门下一寸，夹脐旁二寸许陷中，天枢穴也。从天枢下一寸，亦旁开中行二寸，外陵穴也。从外陵下一寸，亦旁开中行二寸，大巨穴也。从大巨下三寸，亦旁开中行二寸，即水道穴也。从水道下二寸，亦旁开中行二寸，即归来穴也。从归来下行，在腿班中有肉核，名曰鼠溪，直上一寸，动脉应手，亦旁开中行二寸，气街穴也。

从气街下行，膝上一尺二寸许，中行左右各三指按捺，上有肉起如伏兔之状，故名伏兔。在此肉起后，交纹中，髀关穴也。从髀关下行，膝上六寸起肉间，正跪坐而取之，伏兔穴也。从伏兔下行三寸，在伏兔之下陷中，拜揖而取之，阴市穴也。从阴市下行一寸两筋间，梁丘穴也。从梁丘下行过膝盖骨，下胻骨上陷中，俗名膝眼，此处陷中两旁有空状如牛鼻在外侧者，犊鼻穴也。

从犊鼻下行，胻骨外侧大筋内宛宛中，足三里穴也。犊鼻即膝眼处也。从足三里下行三寸，两筋骨陷中，举足取之，上巨虚穴也。从上巨虚下行二寸，举足取之，条口穴也。从条口下行一寸，两筋骨陷中，蹲地举足取之，下巨虚穴也。从下巨虚复斜向后，上行，在足外踝上八寸，胻骨外廉陷中，丰隆穴也。从丰隆内循下足腕上，中行陷中，解溪穴也。

从解溪下行足跗上，即脚面也，高骨间动脉，冲阳穴也。从冲阳下行二寸，至足大趾之次趾本节后陷中，陷谷穴也。从陷谷下至足大趾之次趾本节前歧骨外间陷中，内庭穴也。从内庭下行足大趾之次趾之端，去爪角如韭叶许，厉兑穴也。

# 脾脏经文

经云：脾胃者，仓廪之官，五味出焉。又云：谏议之官，知周出焉。又云：形如刀镰，与胃同膜，而附其上之左俞，当十一椎下。闻声则动，动则磨胃而主运化。其合肉也，其荣唇也，开窍于口。又云：是经常多气少血（图81-10）。

《难经》曰：脾重二斤三两，广扁三寸，长五寸，有散膏半斤，主裹血，温五脏，主藏意与智。

《中藏经》曰：脾主消磨五谷，养于四旁。

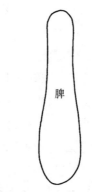

脾

**图81-10　足太阴脾脏图**

## 脾经循行经文

脾足太阴之脉，起于大趾之端，循趾内侧白肉际，过核骨后，上内踝前廉，上腨内，循胫骨后，交出厥阴之前，上膝股内前廉，入腹属脾，络胃上膈，夹咽连舌本，散舌下。其支者，复从胃，别上膈，注心中（图81-11）。

## 脾经循行歌

太阴脾起足大趾，上循内侧白肉际，核骨之后内踝前，上腨循腨经膝里，股内前廉入腹中，属脾络胃与膈通，夹喉连舌散舌下，支络从胃注心中（图81-12）。

【注】足太阴脾经之脉，起于足大趾之端，隐白穴也。从隐白循趾内侧白肉际，大都穴也。从大都过核骨后，太白穴也。从太白循公孙穴、商丘穴，上内踝前廉，三阴交穴也。从三阴交上腨内循胫骨后，漏谷穴

也。从漏谷交出厥阴之前，地机穴、阴陵泉穴也。从阴陵泉上膝股内前廉，血海穴、箕门穴、冲门穴也。从冲门入腹，属脾络胃，循行府舍、腹结、大横、腹哀、食窦、天溪、胸乡、周荣、大包等穴而上行咽喉，夹咽，连舌本，散舌下也。其支者，从胃之络，别行上膈，注心中，以交于手少阴心经也。

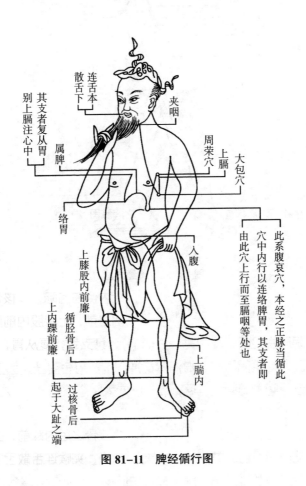

**图 81-11 脾经循行图**

连舌本
散舌下
其支者复从胃
别上膈注心中
属脾
络胃
上膝股内前廉
循胫骨后
上内踝前廉
起于大趾之端
过核骨后
上腨内
入腹
大包穴
上膈
周荣穴
夹咽

此系腹哀穴，本经之正脉当循此穴中内行以连络脾胃，其支者即由此穴上行而至膈咽等处也

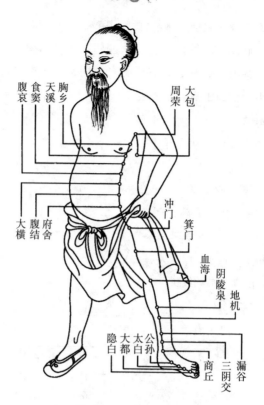

图 81-12 脾经穴图

## 脾经穴歌

足太阴脾由足踇，隐白先从内侧起，大都太白继公孙，商丘直上三阴坞，漏谷地机阴陵泉，血海箕门冲门前，府舍腹结大横上，腹哀食窦天溪连，胸乡周荣大包尽，二十一穴太阴全（图 81-12）。

## 脾经分寸歌

大趾端内侧隐白，节后陷中求大都，太白内侧核骨下，节后一寸公孙呼。商丘内踝微前陷，踝上三寸三阴交，再上三寸漏谷是，踝上五寸地机朝。膝下内侧阴陵泉，血海膝髌上内廉，箕门穴在鱼腹上，动脉应手越筋间。冲门横骨两端动，府舍上行七分看，腹结上行三寸入，大横上行一寸三。腹哀上行三寸半，食窦上行三寸间，天溪上行一寸六，胸乡周荣亦同然。外斜腋下六寸许，大包九肋季胁端。

【注】隐白穴，在足大趾内侧端后，去爪甲角如韭叶许，是其穴也。从隐白行足大趾内侧，次节末骨缝，赤白肉际陷中，大都穴也。从大都行足大趾后内侧，内踝前核骨下，赤白肉际陷中，太白穴也。从太白上行，足大趾本节后一寸，内踝前陷中，公孙穴也。从公孙上行，内踝下微前陷中，商丘穴也。从商丘上行，内踝踝尖上三寸，夹骨陷中，三阴交穴也。从三阴交上行三寸，夹骨陷中，漏谷穴也。从漏谷上行五寸，在膝下五寸内侧，夹骨陷中，伸足取之，地机穴也。从地机上行膝下，内侧曲膝横纹头陷中，阴陵泉穴也。

从阴陵泉上行，在膝髌上一寸，内廉白肉际陷中，血海穴也。从血海上行，在鱼腹上越两筋间，阴股内廉，动脉应手，不禁重按，箕门穴也。从箕门上行，横骨两端约纹中动脉，去腹中行旁开三寸半，冲门穴也。

从冲门上行七分，去腹中行，亦旁开三寸半，府舍穴也。从府舍上行三寸，去腹中行，亦旁开三寸半，腹结穴也。从腹结上行一寸三分，去腹中行，亦旁开三寸半，大横穴也。从大横上行三寸半，去腹中行，亦旁开三寸半，腹哀穴也。从腹哀上行三寸，或从乳上三肋间，动脉应手处，往下六寸四分，去胸中行旁开六寸，举臂取之，食窦穴也。从食窦上行一寸六分，去胸中行旁开六寸，仰而取之，天溪穴也。从天溪上行一寸六分，去胸中行亦旁开六寸，仰而取之，胸乡穴也。从胸乡上行一寸六分，去胸中行亦旁开六寸，仰而取之，周荣穴也。从周荣外斜下行，过少阳胆经渊腋穴下三寸，至液下六寸许，出九肋间季胁端，大包穴也。

# 卷八十二

## 心脏经文

经云：心者，君主之官，神明出焉。又云：心居肺管之下，膈膜之上，附着脊之第五椎。其合脉也，其荣色也，开窍于耳，又曰开窍于舌。又云：是经少血少气（图82-1）。

《难经》曰：心重十二两，中有七孔三毛，盛精汁三合，主藏神。

张介宾曰：心象尖圆，形如莲蕊。其中有窍，多寡不同，以导引天真之气。下无透窍，上通乎舌，共有四系，以通四脏。心外有赤黄脂裹，是为心包络。心下有膈膜，与脊胁周回相着，遮蔽浊气，使不得上熏心肺，所谓膻中也。

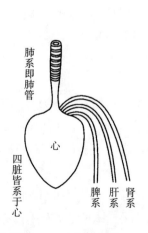

**图82-1 手少阴心脏图**

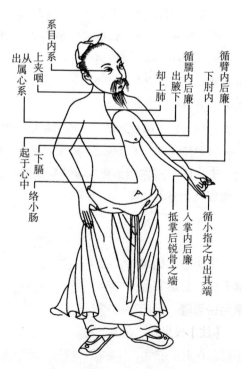

**图82-2 心经循行图**

## 心经循行经文

心手少阴之脉，起于心中，出属心系，下膈络小肠。其支者，从心系上夹咽，系目系。其直者，复从心系却上肺，下出腋下，循臑内后廉，行手太阴肺、心主之后，下肘内，循臂内后廉，抵掌后锐骨之端，入掌内后廉，循小指之内出其端（图82-2）。

## 心经循行歌

手少阴脉起心中，下膈直与小肠通。支者还从肺系走，直上喉咙系目瞳。直者上肺出腋下，臑后肘内少海从，臂内后廉抵掌中，锐骨之端注少冲。

【注】手少阴心经之脉，起于心中，出属心系，由心系下膈，络小肠。其经之支者，从心系上行夹咽，系目之系。其经之直者，复从心系退上通肺，行手太阴肺、心主之后，下出行腋下，极泉穴也。从极泉穴循臑内后廉，青灵穴也。从青灵穴下肘内循臂内后廉，少海穴也。从少海穴抵掌后锐骨之端，灵道、通里、阴郄、神门等穴也。从神门穴入掌内后廉，少府穴也。从少府穴循小指之内，出其端，少冲穴而终，以交于手太阳小肠经也。

## 心经穴歌

手少阴心起极泉，青灵少海灵道全，通里阴郄神门下，少府少冲小指边（图82-3）。

## 心经分寸歌

少阴心起极泉中，腋下筋间动引胸，青灵肘上三寸取，少海肘后端五分，灵道掌后一寸半，通里腕后一寸同，阴郄腕后内半寸，神门掌后锐骨隆，少府小指本节末，小指内侧取少冲。

【注】极泉穴，在腋下臂内筋间动脉引胸中，是其穴也。从极泉下行至肘，在肘上三寸，伸肘举臂取之，青灵穴也。从青灵下行肘内廉，节后大骨外上去肘端五分，肘内横纹头，屈肘向头取之，少海穴也。从少

海下行掌后一寸五分，灵道穴也。从灵道下行五分，循腕侧外腕后一寸陷中，通里穴也。从通里内行五分，掌后脉中腕后五分，阴郄穴也。从阴郄行掌后锐骨端陷中，神门穴也。从神门行手小指本节末，外侧骨缝陷中，少府穴也。从少府行小指内，中行去爪甲角如韭叶，少冲穴也。

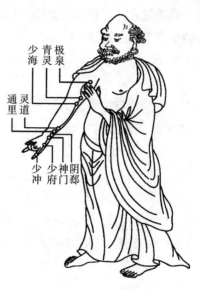

图 82-3　心经穴图

# 小肠经文

　　经云：小肠者，受盛之官，化物出焉。又云：小肠后附于脊，前附于脐，上左回叠，积十六曲，大二寸半，径八分分之少半，长三丈二尺，受谷二斗四升，水六升三合合之大半。又云：小肠上口在脐上二寸近脊，水谷由此而入。复下一寸，外附于脐，为水分穴，当小肠下口，至是而泌别清浊，水液渗入膀胱，滓秽流入大肠。又云：是经多血少气（图 82-4）。

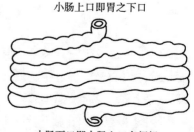

小肠上口即胃之下口

小肠下口即大肠上口名阑门

图 82-4　手太阳小肠腑图

《难经》曰：小肠重二斤十四两。

## 小肠经循行经文

小肠手太阳之脉，起于小指之端，循手外侧，上腕出踝中，直上循臂骨下廉，出肘内侧两骨之间，上循臑外后廉，出肩解绕肩胛，交肩上入缺盆，络心循咽，下膈抵胃，属小肠。其支者，从缺盆循颈上颊，至目锐眦，却入耳中。其支者，别颊上颐抵鼻，至目内眦，斜络于颧（图82-5）。

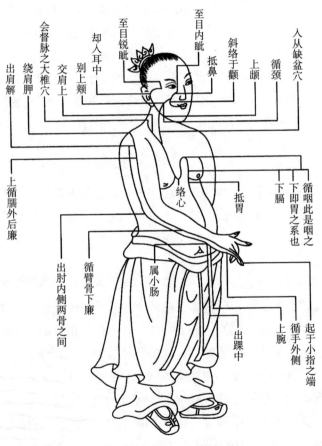

**图 82-5　小肠经循行图**

## 小肠经循行歌

手太阳经小肠脉，小指之端起少泽，循手外侧出踝中，循臂骨出肘内侧，上循臑外出后廉，直过肩解绕肩胛，交肩下入缺盆内，向腋络心循咽嗌，下膈抵胃属小肠。一支缺盆贯颈颊，至目锐眦却入耳，复从耳前仍上颊，抵鼻升至目内眦，斜络于颧别络接。

【注】手太阳小肠之脉，从小指内侧少阴之脉少冲穴循小指之端少泽穴起，循手外侧前谷、后溪穴，从后溪上腕至腕骨穴，从腕骨出踝中，入阳谷、养老穴也。从养老直上，循臂骨下廉，支正穴也。从支正出肘内侧两筋间，小海穴也。从小海上循臑外后廉，出肩解肩贞穴，绕肩胛臑俞穴上肩，天宗穴也。从天宗循行秉风、曲垣等穴，从肩中俞入缺盆穴，散而内行，络心循咽下膈，抵胃属小肠之分。其支者，从缺盆循颈入天窗、天容穴，上颊颧髎穴，至目锐眦，却入耳中聚于听宫穴也。其别支从颊上顽抵鼻，至目内眦，以交于足太阳经。

## 小肠经穴歌

手太阳经小肠穴，少泽先于小指设，前谷后溪腕骨间，阳谷须同养老列，支正小海上肩贞，臑俞天宗秉风合，曲垣肩外复肩中，天窗循次上天容，此经穴数一十九，还有颧髎入听宫。

## 小肠经分寸歌

小指端外为少泽，前谷本节前外侧，节后横纹取后溪，腕骨腕前骨陷侧。阳谷锐骨下陷肘，腕上一寸名养老，支正外侧上四寸，小海肘端五分好，肩贞肩端后陷中，臑俞肩臑骨陷考，肩臑骨陷者，下胛骨上举臂陷中取之也。天宗肩骨下陷中，秉风肩上小髃空，肩上髃骨后，举肩有空。曲垣肩中曲胛陷，外俞上胛一寸从，即外肩俞。肩胛上廉，去脊三寸。中俞大椎二寸旁，天窗曲颊动陷详，天容耳下曲颊后，颧髎面顺锐骨量，面顺骨下廉锐骨端陷中。听宫耳中珠子上，耳中珠子大如赤小豆。此为小肠手太阳（图82-6）。

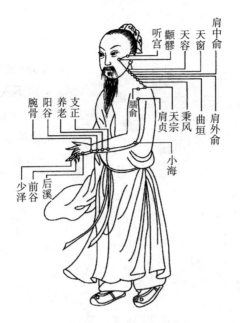

**图 82-6　小肠经穴图**

【注】少泽穴，在手小指外侧端，去爪甲角一分陷中，是其穴也。从少泽上行，手小指外侧本节前陷中，前谷穴也。从前谷上行，手小指本节后，外侧横纹尖上陷中，仰手握拳取之，后溪穴也。从后溪上行，手掌外侧，腕前起骨下罅缝陷中，腕骨穴也。从腕骨上行，手掌外侧，腕下锐骨下陷中，阳谷穴也。从阳谷上行，手下锐骨上，一空腕后一寸许陷中，养老穴也。从养老上行外廉四寸，支正穴也。从支正上行，肘外大骨外，去肘端五分陷中，屈手向头取之，小海穴也。

从小海上行，肩曲胛骨下，大骨旁两骨解间，肩端后陷中，肩贞穴也。从肩贞上行肩端，臑上肩骨下，胛骨上廉陷中，举臂取之，臑俞穴也。从臑俞上行，肩骨下陷中，天宗穴也。从天宗上行，肩上小髃骨，举臂有空，秉风穴也。从秉风上行肩中央，曲胛陷中，按之应手痛，曲垣穴也。从曲垣上行，肩胛上廉，去脊旁开三寸陷中，肩外俞穴也。从肩外俞上行，肩胛内廉，去脊督脉之大椎穴旁开二寸陷中，肩中俞穴也。从肩中俞上行，颈大筋前曲，颊下动脉应手陷中，天窗穴也。从天窗上行，耳下曲颊后，天容穴也。从天容上行，面颒骨下廉，锐骨端陷中，颧髎穴也。从颧髎上行耳中之珠，听宫穴也。

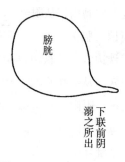

# 膀胱经文

经云：膀胱者，州都之官，津液藏焉，气化则能出矣。又云：膀胱当十九椎，居肾之下，大肠之前。有下口，无上口。当脐上一寸水分穴处，为小肠下口，乃膀胱上际，水液由此别回肠随气泌渗而入。其出入皆由气化，入气不化，则水归大肠，而为泄泻。出气不化，则闭塞下窍，而为癃肿也。是经多血少气（图82-7）。

《难经》曰：膀胱重九两二铢，纵广九寸，盛溺九升九合，口广二寸半。

**图 82-7　足太阳膀胱腑图**

## 膀胱循行经文

膀胱足太阳之脉，起于目内眦，上额交颠。其支者，从颠入络脑，还出别下项，循肩髆，内夹脊，抵腰中，入循膂络肾，属膀胱。其支者，从腰中下夹脊，贯臀入腘中。其支者，从髆内左右，别下贯胛，夹脊内，过髀枢，循髀外从后廉下合腘中，以下贯腨内，出外踝之后，循京骨，至小趾外侧（图82-8）。

## 膀胱经循行歌

足太阳经膀胱脉，目内眦上起额尖。支者颠上至耳角，直者从颠脑后悬，络脑还出别下项，仍循肩髆夹脊边，抵腰膂肾膀胱内，一支下与后阴连。贯臀斜入委中穴，一支髆内左右别，贯胛夹脊过髀枢，髀内后廉腘中合，下贯腨内外踝后，京骨骨下趾外侧。

【注】足太阳之脉，起目内眦睛明穴，从睛明循行攒竹、曲差、五处，上额交颠，入承光穴，从承光循行通天穴。其支者，从颠至耳上角，交于足少阳之经。其直者，从通天入络于大杼穴，从大杼循行肩髆内风门穴，从风门循行肺俞穴，夹脊抵腰中厥阴俞穴，从厥阴俞穴循行

心俞、膈俞、肝俞、胆俞、脾俞、胃俞、三焦俞，入循脊络肾，从肾俞穴循行气海俞，从腰中下夹脊大肠俞穴，从大肠俞循行关元俞、膀胱俞、中膂俞、白环俞等穴，别行上髎、次髎、中髎、下髎等穴。其支者，又复上肩髆内，从附分穴循行贯胛魄户穴，从魄户循行夹脊内膏肓、神堂、譩譆、膈关、魂门、阳纲、意舍、胃仓、肓门、志室、胞肓等穴，过髀枢秩边穴，从秩边穴循髀外从后廉、承扶、浮郄、委阳穴，下合腘中委中穴，从委中循行合阳穴，从合阳下贯腨内承筋穴，从承筋循行承山、飞扬、附阳等穴，从附阳穴循行出外踝之后昆仑穴，从昆仑穴循行仆参、申脉、金门等穴，循京骨即本经之京骨穴也。从京骨循行束骨、通谷穴，至小趾外侧至阴穴而终，以交于足之少阴经也。

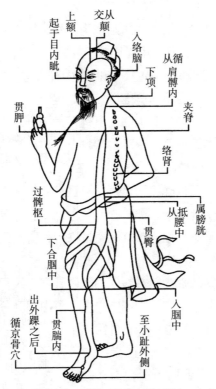

此系肾膀胱俞穴，因其正经必由腰中而入，自内而连络肾与膀胱，故图与经文颠倒，实则两肾在腰以上，而膀胱又居于小腹之前也。

**图 82-8 膀胱经循行图**

## 膀胱经穴歌

足太阳经六十三，睛明攒竹曲差参，五处承光接通天，络却玉枕天柱边。大杼风门引肺俞，厥阴心膈肝胆居，脾胃三焦肾俞次，大肠小肠膀胱如，中膂白环皆二行，去脊中间二寸许，上髎次髎中后下，会阳须下尻旁取。还有附分在三行，二椎三寸半相当，魄户膏肓与神堂，譩譆膈关魂门旁，阳纲意舍及胃仓，肓门志室连胞肓，秩边承扶殷门穴，浮郄相邻是委阳，委中再下合阳去，承筋承山相次长。飞扬附阳达昆仑，仆参申脉过金门，京骨束骨近通谷，小趾外侧寻至阴。

## 膀胱经分寸歌

足太阳兮膀胱经，目内眦角始睛明，眉头陷中攒竹取，曲差神庭旁寸五，五处直行后五分，承通络却玉枕穴，后循俱是寸五行。天柱项后发际内，大筋外廉之陷中，自此脊中开二寸，第一大杼二风门，三椎肺俞厥阴四，心五督六膈七论，肝九胆十脾十一，胃俞十二椎下寻，十三三焦十四肾，气海俞在十五椎，大肠十六小十八，膀胱俞穴十九椎，中膂内俞二十下，白环俞穴廿一椎，小肠俞至白环内，腰空上次中下髎，会阳阴微尻骨旁，背开二寸二行了，别从脊中三寸半，第二椎下为附分，三椎魄户四膏肓，第五椎下神堂尊，第六譩譆膈关七，第九魂门阳纲十，十一意舍之穴存，十二会仓穴已分，十三肓门端正在，十四志室不须论，十九胞肓廿秩边，背部三行下行循。承扶臀下股上约，下行六寸是殷门，从殷外斜上一寸，曲膝得之浮郄寻，委阳承扶下六寸，从郄内斜并殷门。委中膝腘约纹里，此下三寸寻合阳，承筋脚跟上七寸，穴在腨肠之中央，承山腿肚分肉间；外踝七寸上飞扬，附阳外踝上三寸，昆仑外跟陷中央，仆参亦在踝骨下，申脉踝下五分张，金门申脉下一寸，京骨外侧大骨当，束骨本节后陷中，通谷节前限中量，至阴小趾外侧端，去爪甲之韭叶方（图82-9）。

【注】睛明穴，在目内眦外一分宛宛中，是其穴也。从睛明上行眉头陷者中，攒竹穴也。从攒竹上行发际间，夹督脉之神庭穴旁开一寸五分，正头取之，曲差穴也。从曲差后行五分，夹督脉之上星，旁开一寸五分，

五处穴也。从五处后行一寸五分，承光穴也。从承光后行一寸五分，夹督脉之百会穴，旁开一寸五分，通天穴也。从通天后行一寸五分，络却穴也。从络却后行一寸五分，玉枕穴也。从玉枕夹项后大筋外廉，下行发际陷中，天柱穴也。

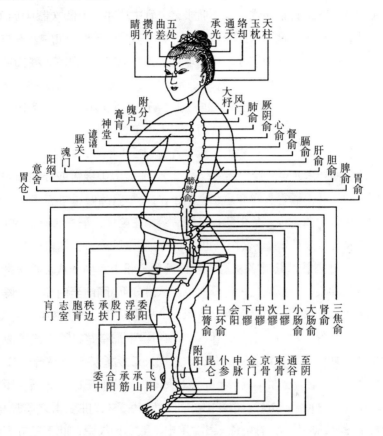

**图 82-9　膀胱经穴图**

从天柱下行，以项后第一椎下，两旁相去脊中各二寸陷中，正坐取之，大杼穴也。从大杼下行，二椎下两旁，各去脊中二寸，正坐取之，风门穴也。从风门行三椎下，去脊中各二寸，又以手搭背，左取右，右取左，当中指末是穴之处，正坐取之，肺俞穴也。从肺俞行四椎下，去脊中二寸，正坐取之，厥阴俞穴也。从厥阴俞行五椎下，去脊中二寸，正坐取之，心俞穴也。从心俞行六椎下，去脊中二寸，正坐取之，督俞穴也。从督俞行七椎下，去脊中二寸，正坐取之，膈俞穴也。从膈俞行九椎下，去脊中二寸，正坐取之，胆俞穴也。从胆俞行十一椎下，去脊中二寸，正坐取之，脾俞穴也。从脾俞行十二椎下，去脊中二寸，正坐取之，胃俞穴也。从胃俞行十三椎下，去脊中二寸，正坐取之，三焦俞穴也。从三焦俞行十四椎下，与脐平，去脊中二寸，正坐取之，肾俞穴也。从肾俞行十五椎下，去脊中二寸，正坐取之，气海俞穴也。从气海俞行十六椎下，去脊中二寸，伏而取之，大肠俞穴也。从大肠俞行十七椎下，去脊中二寸，伏而取之，关元俞穴也。从关元俞行十八椎下，去脊中二寸，伏而取之，小肠俞穴也。从小肠俞行十九椎下，去脊中二寸，伏而取之，膀胱俞穴也。从膀胱俞行二十椎下，去脊中二寸，夹脊胂起肉间，伏而取之，中膂俞穴也。从中膂俞行二十椎下，去脊中二寸，伏而取之，白环俞穴也。从白环俞行腰髁骨下一寸，夹脊两旁第一空陷中，上髎穴也。从上髎行夹脊旁第二空陷中，次髎穴也。从次髎行夹脊旁第三空陷中，中髎穴也。从中髎行夹脊旁第四空陷中，下髎穴也。从下髎行阴尾尻骨两旁五分许，会阳穴也。

　　自大杼别脉，其支者从肩髆内循行第二椎下，附项内廉两旁相去脊中各三寸半，正坐取之，附分穴也。从附分下行第三椎下，去脊中各三寸半，正坐取之，魄户穴也。从魄户下行第四椎下、五椎上，此穴居中，去脊中各三寸半，正坐曲脊取之，膏肓穴也。如取其穴，先令病人正坐曲脊伸两手，以臂著膝前令正，直手大指与膝头齐，以物支肘，勿令臂动，乃从胛骨上角，摸索至胛骨下头，其间当有四肋三间，依胛骨之际，相去骨际如容侧指许，按其中一间空处，自觉牵引肩，是其穴也。从膏肓下行第五椎下，去脊中各三寸半陷中，正坐取之，神堂穴也。从神堂下行第六椎下，去脊中各三寸半，正坐取之，譩譆穴也，以手重按，病人呼："譩譆"，是其穴处，盖因其痛也。从譩譆下行第七椎下，去脊中各三寸半陷中，正坐开肩取之，膈关穴也。从膈关下行第九椎下，相去脊中各三寸半陷中，正坐取之，魂门穴也。从魂门下行第十椎下，去脊中三寸半陷中，正坐取之，阳纲穴也。从阳纲下行第十一椎下，去脊中三寸半，正坐取之，意舍穴也。从意舍下行第十椎下，去脊中各三寸半，正坐取之，胃仓穴也。从胃仓下行第十三椎下，去脊中各三寸半，正坐取之，肓门穴也。从肓门下行第十四椎下，去脊中各三寸半陷中，正坐取之，志室穴也。从志室下行第十九椎下，去脊中各三寸半，伏而取之，胞肓穴也。从胞肓下行第二十一椎下，去脊中各三寸半陷中，伏而取之，秩边穴也。

　　从秩边下行在尻臀下，阴股上约纹中，承扶穴也。从殷门外循斜上一寸，屈膝得之，浮郄穴也，故在委阳穴上一寸也。从浮郄下行，仍在承扶穴下六寸，屈伸取之，委阳穴也，而与会阳下合腘中也。从委阳下行，腘中央约纹动脉陷中，令人仰颏至地，伏卧取之，委中穴也。从委中下行，膝腘约纹下三寸，合阳穴也。从合阳下行，腨肠中央陷中，脚跟上七寸，承筋穴也。从承筋下行，腿肚下尖分肉间陷中，承山穴也。从承山斜行，足外踝后上七寸陷中，飞阳穴也。从飞阳下行，足外踝上三寸筋骨之间，附阳穴也。从附阳下行，足外踝后五分，跟骨上陷中，细动脉应手，昆仑穴也。从昆仑下行，足跟骨下陷中，拱足取之，仆参穴也。从仆参行足外踝下五分陷中，容爪甲许白肉际，申脉穴也。从申脉下行一寸，金门穴也。从金门行足外侧大骨下，赤白肉际陷中，京骨穴也。按而得之，小指本节后大骨，名京骨，其穴在骨下。从京骨行足小指外侧，本节后陷中赤白肉际，束骨穴也。从束骨行足小指外侧，本节前陷中，通谷穴也。从通谷行足小指外侧，去爪甲角如韭叶，至阴穴也。

## 心包络解

　　张介宾曰：心包一脏，《难经》言其无形。滑寿曰：心包一名手心主。以藏象校之，在心下横膜之上，竖膜之下，其与横膜相粘，而黄脂裹者心也；脂膜之外，有细筋膜如丝，与心肺相连者，心包也。此说为是，凡言无形者非。《灵兰秘典论》有：十二官，独少心包一官。而有"膻中者，臣使之官，喜乐出焉"二句。今考心包，脏居膈上，经始胸中，正值膻中之所，位居相火，代君行事，实臣使也。此一官即此经之谓欤（图82-10）。

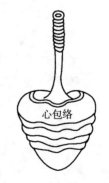

**图82-10　手厥阴心包络图**

# 心包络经循行经文

手厥阴心主包络之脉，起于胸中，出属心包络，下膈历络三焦。其支者，循胸中出胁下腋三寸，上抵腋下，循臑内，行太阴少阴之间，入肘中，下臂行两筋之间，入掌中，循中指出其端；其支者，别掌中循小指次指出其端（图82-11）。

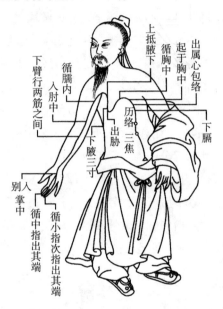

**图82-11　心包络经循行图**

# 心包络经循行歌

手厥阴心主起胸，属包下膈三焦宫，支者循胸出胁下，胁下连腋三寸同，仍上抵腋循臑内，太阴少阴两经中，指透中冲支者别，小指次指络相通（图82-12）。

【注】手厥阴心包络之脉，起于胸中，出而外行天池穴，属心包络之经也。内行下膈，历络三焦者，散布于腹之上、中、下也。其支者，循胸中出腋下三寸，即天池穴处也。从天池循臑内至天泉，从天泉穴行手太阴、手少阴两脉之间，入肘内曲泽穴，下臂行两筋之间，郄门、间使、内关、大陵四穴，入掌中劳宫穴，从劳宫循中指出其端，中冲穴也。其

本支之别支，别行掌中，循小指次指之端，以交于手少阳三焦经也。

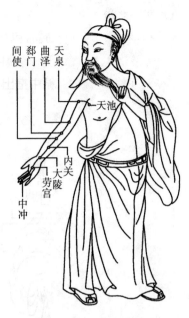

**图 82-12　心包络经穴图**

## 心包络经穴歌

　　心包九穴天池近，天泉曲泽郄门认，间使内关逾大陵，劳宫中冲中指尽。

## 心包络经分寸歌

　　心络起自天池间，乳后旁一腋下三，天泉绕腋下二寸，曲泽屈肘陷中参，郄门去腕后五寸，间使腕后三寸然，内关去腕后二寸，大陵掌后横纹间，劳宫屈拳名指取，中指之末中冲端。

　　【注】天池穴，在乳旁一二寸许，直腋下行三寸，胁之撅起肋骨间，是其穴也。从天池穴斜上，绕腋循臂内廉下行二寸，举臂取之，天泉穴也。从天泉穴下行，肘内廉大筋内侧，横纹头下陷中动脉，曲泽穴也。从曲泽穴下行，掌后去腕五寸，郄门穴也。从郄门穴下行，掌后去腕三寸，两筋间陷中，间使穴也。从间使穴下行，掌后去腕二寸两筋间，内

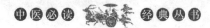

关穴也。从内关穴下行，掌后骨下横纹中两筋间陷中，大陵穴也。从大陵穴下行，掌中央动脉，屈无名指取之，劳宫穴也。从劳宫穴下行，手中指之端，去爪甲角如韭叶许陷中，中冲穴也。

# 卷八十三

## 肾脏经文

经云：肾者，作强之官，伎巧出焉。又云：肾附于脊之十四椎下。是经常少血多气。其合骨也，其荣发也，开窍于二阴（图83-1）。

《难经》曰：肾有两枚，重一斤二两，主藏精与志。

《中藏经》曰：肾者，精神之舍，性命之根。

张介宾云：肾有两枚，形如豇豆。相并而曲，附于脊之两旁，相去各一寸五分，外有黄脂包裹，各有带二条，上条系于心，下条趋脊下大骨，在脊骨之端，如半手许，中有两穴，是肾带经过处，上行脊髓至脑中，连于髓海。

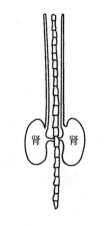

**图83-1 足少阴肾脏图**

## 肾经循行经文

肾足少阴之脉，起于小趾之下，斜趋足心之涌泉穴，出于然谷之下，循内踝之后，别入跟中，以上腨内，出腘内廉，上股内后廉，贯脊属肾，络膀胱。其直者，从肾上贯肝膈，入肺中，循喉咙，夹舌本。其支者，从肺出络心，注胸中（图83-2）。

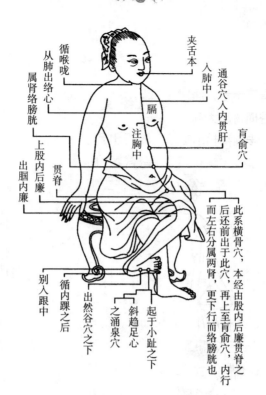

夹舌本
入肺中
通谷穴入内贯肝
肓俞穴
此系横骨穴，本经由股内后廉贯脊之
后还前出于此穴，再上至肓俞穴，内行
而左右分属两肾，更下行而络膀胱也

循喉咙
从肺出络心
属肾络膀胱
膈
注胸中
上股内后廉
出腘内廉
贯脊

别入跟中
循内踝之后
出然谷穴之下
斜趋足心
之涌泉穴
起于小趾之下

**图83-2　肾经循行图**

## 肾经循行歌

　　足肾经脉属少阴，小趾斜趋涌泉心，然骨之下内踝后，别入跟中
腨内侵，出腘内廉上股内，贯脊属肾膀胱临。直者属肾贯肝膈，入肺
循喉舌本寻。支者从肺络心内，仍至胸中部分深。

　　【注】足少阴肾经之脉，起自足太阳小趾之下至阴穴，斜趋足心涌泉
穴，出然谷穴之下，循内踝后太溪穴，从太溪别入跟中大钟穴，从大钟
循行水泉、照海、复溜、交信穴，上腨内筑宾穴也。从筑宾出腘内廉阴
谷穴，从阴谷上股内后廉横骨穴，从横骨内贯行脊属肾络膀胱也。其直
者，从肾外行大赫、气穴、四满、中注、肓俞、商曲、石关、阴都、通
谷等穴，入内贯肝与膈，外循幽门、步廊、神封、灵墟、神藏、彧中、
俞府等穴，入肺中循喉咙，夹舌本而终。其支者，从肺出络心，注胸中，

以交于手厥阴经也。

## 肾经穴歌

足少阴肾二十七，涌泉然谷照海出，太溪水泉连大钟，复溜交信筑宾立，阴谷横骨趋大赫，气穴四满中注得，肓俞商曲石关蹲，阴都通谷幽门值，步廊神封出灵墟，神藏彧中俞府毕（图83-3）。

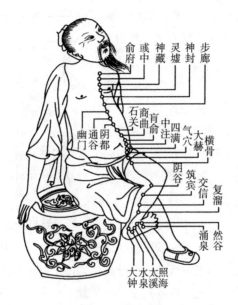

**图83-3 肾经穴图**

## 肾经分寸歌

足掌心中是涌泉，然谷内踝一寸前，太溪踝后跟骨上，大钟跟后踵中边，水泉溪下一寸觅，照海踝下四分真，复溜踝后上二寸，交信后上二寸联，二穴只隔筋前后，太阴之后少阴前前旁骨是复溜，后旁骨是交信，二穴只隔一条筋。筑宾内踝上腨分，阴谷膝下曲膝间。横骨大赫并气穴，四满中注亦相连，五穴上行皆一寸，中行旁开五分边，肓俞上行亦一寸，但在脐旁半寸间，商曲石关阴都穴，通谷幽门五穴联，五穴上下一寸取，各开中行五分前，步廊神封灵墟穴，神藏彧中俞府安，上行寸六旁二寸，俞府璇玑二寸观。

【注】涌泉穴，在足心陷中，伸腿屈足，卷趾宛宛中，是其穴也。从涌泉上行足内踝，前起大骨下陷中，然谷穴也。从然谷行足内踝后五分，跟骨上动脉陷中，太溪穴也。从太溪行足跟后，跟中大骨上两筋间，大钟穴也。从大钟行太溪下一寸，内踝下，水泉穴也。从水泉行足内踝下四分，前后有筋，上有踝骨，下有软骨之中陷中，照海穴也。从照海行足内踝后，除踝上二寸许，前旁骨陷中，复溜穴也。从复溜斜外，上行复溜穴之后，二寸许后旁筋，交信穴也。从交信斜外上行，过三阴交穴，上腨分中，筑宾穴也，腨者俗名腿肚也。从筑宾上行，膝下内辅骨后，大筋下小筋上，按之应手，屈膝得之，阴谷穴也。

从阴谷上行，入腹阴上横骨中，宛曲如仰月中央，去任脉之中行旁开五分，横骨穴也。从横骨上行一寸，大赫穴也，亦去中行旁开五分。从大赫上行一寸，气穴穴也，亦去中行旁开五分。从气穴穴上行一寸，四满穴也，亦去中行旁开五分。从四满上行一寸，中注穴也，亦去中行旁开五分。从中注上行一寸，肓俞穴也，直脐旁去脐中五分。从肓俞上行二寸，商曲穴也，亦去中行旁开五分。从商曲上行一寸，石关穴也，亦去中行旁开五分。从石关上行一寸，阴都穴也，亦去中行旁开五分。从阴都上行一寸陷中，通谷穴也，亦去中行旁开五分。从通谷上行一寸陷中，幽门穴也，亦去中行旁开五分。从幽门上行一寸六分陷中，去中行旁开二寸，仰而取之，步廊穴也。从步廊上行一寸六分，亦去中行旁开二寸，仰而取之，神封穴也。从神封上行一寸六分，亦去中行旁开二寸陷中，仰而取之，灵墟穴也。从灵墟上行一寸六分，亦去中行旁开二寸陷中，仰而取之，神藏穴也。从神藏上行一寸六分，亦去中行旁开二寸陷中，仰而取之，彧中穴也。从彧中上行巨骨，下夹任脉之璇玑，中行旁开二寸陷中，仰而取之，是其穴也。

## 三焦经文

经云：上焦如雾，中焦如沤，下焦如渎。又云：三焦者，决渎之官，水道出焉。又云：是经少血多气（图83-4）。

《中藏经》云：三焦者，人之三元之气也，号曰中清之腑。总领五脏六腑，营卫经络，内外左右上下之气也。三焦通则内外左右上下皆通也。其于周身灌体，和内调外，荣左养右，导上宣下，莫大于此也。

## 三焦经循行经文

三焦手少阳之脉，起于小指次指之端，上出次指之间，循手表腕，出臂外两骨之间，上贯肘，循臑外，上肩而交出足少阳之后，入缺盆，布膻中，散络心包，下膈循属三焦。其支者，从膻中上出缺盆，上项夹耳后，直上出耳上角，以屈下颊，至䪼；其支者，从耳后入耳中，出走耳前，过客主人前交颊，至目锐眦（图83-5）。

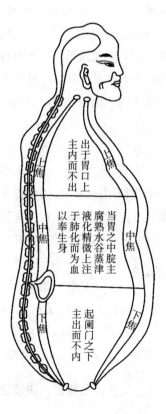

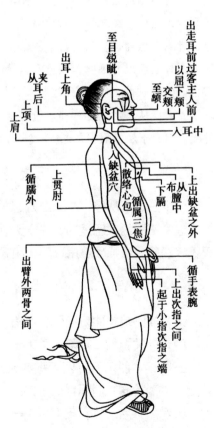

**图83-4 手少阳三焦腑图**　　**图83-5 三焦经循行图**

## 三焦经循行歌

手经少阳三焦脉，起自小指次指端，两指歧骨手腕表，上出臂外两骨间，肘后臑外循肩上，少阳之后交别传，下入缺盆膻中分，散络心包膈里穿。支者膻中缺盆上，上项耳后耳角旋，屈下至颊仍注颊；一支出耳入耳前，却从上关交曲颊，至目锐眦乃尽焉。

【注】手少阳三焦之脉，起于手小指次指外侧之端关冲穴，从关冲上出两指之间液门、中渚穴，循手腕表阳池穴也。从阳池出臂外两骨之间，外关、支沟、会宗、三阳络、四渎、天井等穴，上贯肘，清冷渊穴也，从清冷渊穴循臂臑外，上肩循消泺、臑会、肩髎、天髎穴，从天髎穴而交出足少阳经之后，入缺盆，布膻中，散络心包，下膈内而循行之分，皆属三焦经也。其支者，从膻中上外出缺盆，上项天牖穴，从天牖穴循系耳后翳风、瘛脉、颅息穴，从颅息直上出耳上角角孙穴、丝竹空穴也。由角颅孙、丝竹空穴绕耳以屈下至颊、和髎、耳门穴也。其本支之别支者，从耳后出走耳前，过足少阳经客主人穴之前，交颊至目锐之外眦，以交于足少阳胆经也。

## 三焦经穴歌

手少三焦所从经，二十二穴起关冲，液门中渚阳池历，外关支沟会宗逢，三阳络入四渎内，注于天井清冷中，消泺臑会肩髎穴，天髎天牖经翳风，瘛脉颅息角耳门，和髎上行丝竹空（图83-6）。

## 三焦经分寸歌

无名外侧端关冲，液门小次指陷中，中渚液门上一寸，阳池腕前表陷中，外关腕后二寸陷，关上一寸支沟名，外关一寸会宗平，斜上一寸三阳络，肘前五寸四渎称，天井肘外大骨后，肘上一寸骨罅中。井上一寸清冷渊，消泺臂肘分肉端，臑会肩端前二寸，肩髎臑上陷中看，天髎肩井后一寸，天牖耳下一寸间，翳风耳后尖角陷，瘛脉耳后青脉看，颅息青络脉之上，角孙耳上发下间，耳门耳前缺处陷，和髎横动脉耳前，欲觅丝竹空何在，眉后陷中仔细观。

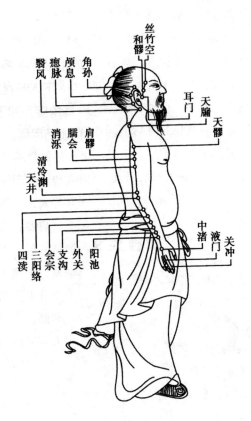

图 83-6　三焦经穴图

【注】关冲穴，在手四指外侧端，去爪甲角如韭叶许，是其穴也。从关冲上行手小指次指歧骨间陷中，握掌取之，液门穴也。从液门上行一寸陷中，中渚穴也。从中渚由四指本节直上，行手表腕上陷中，阳池穴也。从阳池上行手腕后二寸，两骨间陷中，外关穴也。从外关上行一寸，两骨间陷中，支沟穴也。从支沟外开一寸，会宗穴也。以支沟会宗二穴相并平直，空中相离一寸也。从会宗内斜上行一寸，臂上大交脉，三阳络穴也。从三阳络上行肘前五寸外廉陷中，四渎穴也。从四渎斜外上行，肘外大骨尖后，肘上一寸，两筋叉骨罅中，屈肘拱胸取之，天井穴也。

从天井上行一寸，伸肘举臂取之，清冷渊穴也。从清冷渊上行，肩下臂外肘上分肉间，消泺穴也。从消泺上行，臑外去肩端三寸宛宛中，臑会穴也。从臑会上行，肩端臑上陷中，斜举臂取之，肩髎穴也。从肩髎上行肩，缺盆中直，是少阳经之肩井穴；后一寸，天髎穴也。从天髎上行，颈大筋外缺盆上，手太阳经天容穴后，足太阳经天柱穴前，足少阳胆经完骨穴下，发际中上斜夹耳后一寸，天牖穴也。从天牖上行，耳后尖角陷中，按之引耳中痛，翳风穴也。从翳风上行，耳后中间鸡足青络脉中，瘈脉穴也。从瘈脉行耳后上间青络脉中，颅息穴也。从颅息上行，耳上上间，发际下开口有空，角孙穴也。从角孙绕行耳前，起肉当耳缺处陷中，耳门穴也。从耳门行耳前，兑发下横动脉中，和髎穴也。兑发下即鬓角也。从和髎上行眉后陷中，丝竹空穴也。

## 胆腑经文

经云：胆者，中正之官，决断出焉。又云：是经少血多气。又曰：凡十一脏皆取决于胆也（图83-7）。

《难经》曰：胆在肝之短叶间，重三两三铢，长三寸，盛精汁三合。

《中藏经》曰：胆者清净之腑，号曰将军，主藏而不泻。

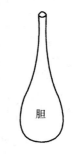

**图83-7　足少阳胆腑图**

## 胆经循行经文

胆足少阳之脉，起于目锐眦，上抵头角，下耳后，循颈行手少阳之前，至肩上却交出手少阳之后，入缺盆。其支者，从耳后入耳中，出走耳前，至目锐眦后。其支者，别锐眦，下大迎，合手少阳抵于頔，下加颊车，下颈合缺盆以下胸中，贯膈，络肝属胆，循胁里，出气街，绕毛际横入髀厌中。其直者，从缺盆下腋循胸，过季胁，下合髀厌中，以下循髀阳，出膝外廉，下外辅骨之前，直下抵绝骨之端，下出外踝之前，循足跗上入小趾次趾之间；其支者，别跗上入大趾之间，循大趾歧骨内，出其端，还贯爪甲，出三毛（图83-8）。

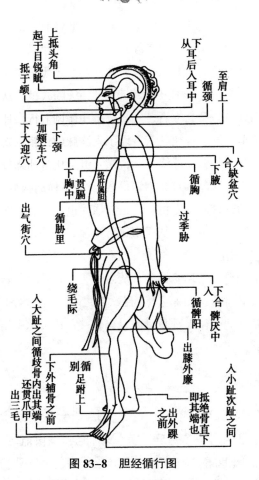

**图 83-8 胆经循行图**

从耳后入耳中
至肩上
循颈
上抵头角
起于目锐眦
抵于颋
下大迎穴
加颊车穴
下颈
合入缺盆穴
下腋
循胸
下胸
贯膈
络肝属胆
过季胁
循胁里
出气街穴
绕毛际
入 髀厌中
循髀阳
出膝外廉
入小趾次趾之间
入大趾之间循歧骨内出其端
别循足跗上
下外辅骨之前
抵绝骨直下
即其端也
还贯爪甲
出外踝
之前
出三毛

## 胆经循行歌

足脉少阳胆之经，始从两目锐眦生，抵头循角下耳后，脑空风池次第行，手少阳前至肩上，交少阳右上缺盆。支者耳后贯耳内，出走耳前锐眦循，一支锐眦大迎下，合手少阳抵项根，下加颊车缺盆后，入胸贯膈络肝经，属胆仍从胁里过，下入气街毛际萦，横入髀厌环跳内。直者缺盆下腋膺，过季胁下髀厌内，出膝外廉是阳陵，外辅绝骨踝前过，足跗小趾次趾分；一支别从大趾去，三毛之际接肝经。

【注】足少阳胆经之脉，起于目之锐眦瞳子髎穴，循听会、客主人穴，上抵头角颔厌穴也。从颔厌循悬颅、悬厘、曲鬓、率谷，折而下行

于耳后之天冲、浮白、窍阴、完骨等穴；折外上行至眉头之本神、阳白、临泣、目窗、正营、承灵、脑空等穴；循颈至风池穴，过手少阳经天牖穴之前，至肩上本经之肩井穴；从肩井穴却交出于手少阳之后，入缺盆处也。其支者，从耳后入耳中，出走耳前至目锐眦后，此一小支之脉，行于头之无穴处也。又其支者，别锐眦下手阳明之大迎穴，合手少阳抵于颇，下加颊车，下颈合缺盆穴，以下入胸中，贯膈，络肝属胆，循胁里，出气街，散布脏腑，外绕毛际，横入髀厌中环跳穴也。其支者，从缺盆下腋渊腋穴，从渊腋穴循胸辄筋也。从辄筋、日月穴过季胁至京门穴；从京门循行带脉、五枢、维道、居髎，下合髀厌中环跳穴也。从环跳穴以下循髀阳风市穴，从风市循行中渎、阳关，出膝外廉阳陵泉穴也。从阳陵泉穴循行阳交、外丘、光明等穴，下外辅骨之前阳辅穴也。从阳辅穴直下抵绝骨之端悬钟穴，从悬钟下出外踝之前丘墟穴，从丘墟穴循足跗上临泣穴也。从临泣入小趾次趾之间侠溪、窍阴穴也。其支者，别跗上入大趾之间，循大趾歧骨内，出其端，还贯爪甲出三毛，以交于足厥阴肝经也。

## 胆经穴歌

　　足少阳经瞳子髎，四十三穴行迢迢，听会客主颔厌集，悬颅悬厘曲鬓翘。率谷天冲浮白次，窍阴完骨本神至，阳白临泣开目窗，正营承灵脑空是。风池肩井渊腋长，辄筋日月京门乡，带脉五枢维道续，居髎环跳市中渎。阳关阳陵复阳交，外丘光明阳辅高，悬钟丘墟足临泣，地五侠溪窍阴毕（图83-9）。

## 胆经分寸歌

　　足少阳兮四十三，头上廿穴分三折，起自瞳子至风池，积数陈之依次第。外眦五分瞳子髎，耳前陷中寻听会，上行一寸客主人，内斜曲角上颔厌，后行颅中厘下穴，曲鬓耳前上发际，率谷入发寸半安，天冲耳后斜二寸，浮白下行一寸间，窍阴穴在枕骨下，完骨耳后入发际，量得四分须用记，本神神庭旁三寸，入发四分耳上系，阳白眉上一寸许，上行五分是临泣。临后寸半目窗穴，正营承灵及脑空，后行

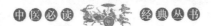

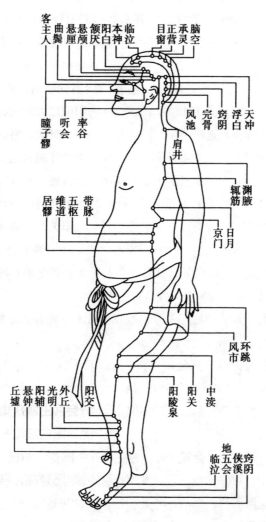

图 83-9 胆经穴图

相去一寸五，风池耳后发陷中。肩井肩上陷中取，大骨之前寸半明，渊腋腋下行三寸，辄筋复前一寸行，日月乳下二肋缝，下行五分是穴名。脐上五分旁九五，季肋夹脊是京门，季下寸八寻带脉，带下三寸穴五枢，维道章下五三定，维下三寸居髎名，环跳髀枢宛中陷，风市垂手中指终。膝上五寸中渎穴，膝上二寸阳关寻，阳陵膝下一寸住，阳交外踝上七寸，外丘外踝七寸同，此系斜属三阳分，踝上五寸定光明，踝上四寸阳辅穴，踝上三寸是悬钟，丘墟踝前陷中取，丘下三寸临泣存，临下五分地五会，会下一寸侠溪轮，欲觅窍阴穴何在？小趾次趾外侧寻。

【注】瞳子髎，在目锐眦去眦五分，是其穴也。从瞳子髎下外斜行，耳前起骨上面，下一寸耳珠下动脉宛宛中，开口有空，侧卧张口取之，听会穴也。从听会上直行一寸，开口有空，侧卧张口取之，客主人穴也。从客主人上内斜行，两太阳曲角上廉，颔厌穴也。从颔厌后行耳前曲角上，两太阳之中，悬颅穴也。从悬颅后行，耳前曲角上，两太阳下廉，悬厘穴也。从悬厘后行，耳前入发际曲隅陷中，鼓颔有空，曲鬓穴也。从曲鬓后行耳上，入发际寸半陷者宛宛中，嚼牙取之，率谷穴也。从率谷后行耳后三分许，入发际二寸，天冲穴也。从天冲下行耳后，入发际一寸，浮白穴也。从浮白下行耳后，高上枕骨下，摇动有空，窍阴穴也。从窍阴行耳后，入发际四分，完骨穴也。

从完骨折上行，神庭旁三寸，直耳上入发际四分，本神穴也。从本神行眉上一寸，直瞳子，阳白穴也。从阳白上直行，入发际五分陷中，正睛取之，临泣穴也。从临泣后行一寸，目窗穴也。从目窗后行一寸，正营穴也。从正营后行一寸五分，承灵穴也。从承灵后行一寸五分，脑空穴也。从脑空下行耳后，下发际陷中，大筋外廉，按之引于耳中，风池穴也。

从风池下行肩上，会其支者，合缺盆上大骨前一寸半，以三指按取，当中指下陷中，肩井穴也。从肩井下行腋下三寸宛宛中，举臂取之，渊腋穴也。从渊腋下行，复前一寸三肋端，横直蔽骨旁七寸五分半，直两乳，侧卧屈上足取之，辄筋穴也。从辄筋行乳下二肋端缝下五分，日月穴也。从日月行监骨腰中季肋本，夹脊脐上五分，旁开九寸半，侧卧屈上足伸下足举臂取之，京门穴也。从京门下行季胁下一寸八分陷中，脐上二分，旁开八寸半，带脉穴也。从带脉下三寸，五枢穴也。从五枢下行，过肝经之章门穴下五寸三分，维道穴也。从维道下行三寸，监骨上陷中，居髎穴也。从居髎下行髀枢中，侧卧伸下足屈上足取之，环跳穴也。

从环跳下行膝上外廉两筋中，以手着腿中指尽处，风市穴也。从风市下髀骨外，膝上外廉五寸，分肉间陷中，中渎穴也。从中渎下行膝上二寸，犊鼻外陷中，阳关穴也。从阳关下行膝下一寸，外廉陷中，尖骨前筋骨间，蹲坐取之，阳陵泉穴也。从阳陵泉下行，足外踝上七寸，内斜三阳分肉间，阳交穴也。从阳交行外踝上七寸外斜，外丘穴也。从外丘下行外踝上五寸，光明穴也。从光明下行一寸，辅骨前绝骨端，内斜三分，阳辅穴也。从阳辅下行三寸，外踝骨尖内动脉中，寻按取之，悬钟穴也。从悬钟行外踝下，斜前陷中，丘墟穴也。从丘墟下行三寸，在足小指四指本节后，足跗间陷中，临泣穴也。从临泣下行五分，足小趾四趾本节后间陷中，地五会穴也。从地五会下行一寸，足小趾四趾本节前，歧骨间陷中，侠溪穴也。从侠溪下行足小趾四趾外侧端，去爪甲角如韭叶，窍阴穴也。

# 肝脏经文

经云：肝者，将军之官，谋虑出焉。又云：肝居膈下，上着脊之九椎下。是经常多血少气。其合筋也，其荣爪也。主藏魂，开窍于目。其系上络心肺，下亦无窍（图83-10）。

《难经》曰：肝重二斤四两，左三叶右四叶，凡七叶。肝之为脏，其治在左，其脏在右胁右肾之前，并胃着脊之第九椎。

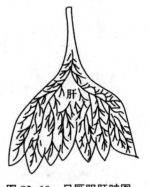

图83-10 足厥阴肝脏图

## 肝经循行经文

肝足厥阴之脉，起于大趾聚毛之上，上循足跗上廉，去内踝一寸，上踝八寸，交出太阴之后，上腘内廉，循股阴入毛中，过阴器，抵小腹，夹胃，属肝络胆，上贯膈，布胁，循喉咙之后，上入颃颡，连目系，上出额与督脉会于颠。其支者，从目系下颊里，环唇内。其支者，复从肝别贯膈，上注肺（图83-11）。

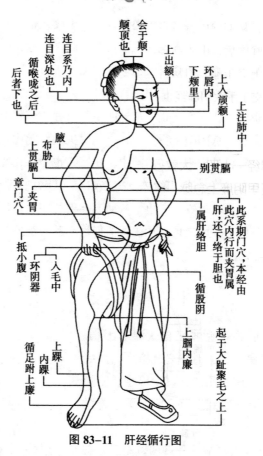

图 83-11 肝经循行图

## 肝经循行歌

厥阴足脉肝所终，大趾之端毛际丛，足跗上廉太冲分，踝前一寸入中封，上踝交出太阴后，循腘内廉阴股冲，环绕阴器抵小腹，夹胃属肝络胆逢，上贯膈里布胁肋，夹喉颃颡目系同，脉上颠会督脉出。支者还生目系中，下络颊里环唇内，支者便从膈肺通。

【注】足厥阴肝经之脉，起于足大趾聚毛之际大敦、行间穴，从行间上循足跗上廉太冲穴，从太冲穴去内踝一寸，至于中封穴也。从中封穴循行内踝五寸，入于蠡沟穴也。从蠡沟上踝七寸中都穴，上内踝八寸，交出于足太阴阴经之后，上踝内廉，膝关曲泉穴也。从曲泉循股阴阴包、五里穴，入于毛中之阴廉穴，过阴器入抵小腹，上行于章门穴，从章门

循行期门穴，从期门内行，夹胃，属肝络胆，上贯膈，布胁肋，散布于脏腑，循喉咙之后，上入颃颡，连目系，上额，与督脉会于颠也。其有一支者，不上会于颠，但从目下颊里环唇内。又一支复从肝别贯膈，上注于肺，以交于手太阴肺经也。

## 肝经穴歌

足厥阴经一十四，大敦行间太冲是，中封蠡沟伴中都，膝关曲泉阴包次，五里阴廉上急脉，章门才过期门至（图83-12）。

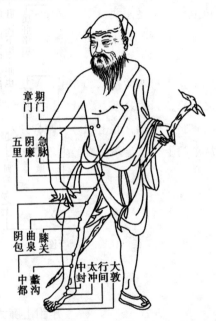

图83-12　肝经穴图

## 肝经分寸歌

大敦足大端外侧，行间两趾缝中间，太冲本节后二寸，中封内踝前一寸，蠡沟踝上五寸是，中都上行二寸中，膝关犊鼻下二寸，曲泉曲膝尽横纹。阴包膝上行四寸，气冲三寸下五里，阴廉气冲下二寸，急脉毛际旁二五，厥阴大络系睾丸，章门脐上二旁六，期门从章斜行乳，直乳二肋端缝已。

【注】大敦穴，在足大趾端，去爪甲后如韭叶许，外侧聚毛中，是其穴也。从大敦上行足大趾次趾歧骨缝间，动脉应手陷中，行间穴也。从行间上行二寸许，足跗间动脉应手陷中，太冲穴也。从太冲上行足内踝前一寸，筋里宛宛中，中封穴也。从中封上行内踝上五寸，蠡沟穴也。从蠡沟上行二寸，当腨骨中，中都穴也。从中都上行，犊鼻下二寸旁陷者中，膝关穴也。从膝关上行膝内辅骨下，大筋上小筋下陷中，屈膝横纹头取之，曲泉穴也。

从曲泉上行膝上四寸，股内廉两筋间，蜷足取之，看膝内侧有槽中，阴包穴也。从阴包上行，在足阳明胃经之气冲穴下三寸，阴股中动脉应手，五里穴也。从五里上行羊矢下，斜里三分，直上气冲下二寸，动脉陷中，阴廉穴也。

从阴廉上行阴上，中行两旁相去二寸半，按之隐指而坚，甚按则痛引上下，此厥阴之大络，为睾之系，急脉穴也。从急脉上行足太阴脾经之大横穴外，季肋直脐软骨端，脐上二寸，两旁开六寸，侧卧取肘尖尽处，章门穴也。从章门上行，足阳明胃经之不容穴旁一寸五分，上直乳第二肋端，期门穴也。

# 卷八十四

## 奇经八脉总歌

正经经外是奇经，八脉分司各有名。任脉任前督于后，冲起会阴肾同行，阳跷跟外膀胱别，阴起跟前随少阴，阳维维络诸阳脉，阴维维络在诸阴，带脉围腰如束带，不由常度号奇经。

【注】脉有奇常。十二经者，常脉也；奇经则不拘于常，故谓之奇也。盖人之气血，常行于十二经脉。经脉满溢，流入他经，别道而行，故名奇经。奇经有八，曰：任、督、冲、带、阳跷、阴跷、阳维、阴维是也。任脉任于前，督脉督于后。冲脉为诸脉之海，带脉犹身之束带。阳跷为足太阳之别，阴跷为足少阴之别。阳维则维络诸阳，阴维则维络诸阴。阴阳相维，诸经乃调。故此八脉，譬犹图设沟渠，以备水潦，斯无滥溢之患。人有奇经亦若是也。

## 任脉循行经文

《素问·骨空论》曰：任脉者，起于中极之下，以上毛际，循腹里，上关元，至咽喉，上颐、循面、入目。

《灵枢·五音五味》篇曰：冲脉、任脉皆起于胞中，上循背里为经络之海。其浮而外者，循腹上行，会于咽喉，别而络口唇（图84-1）。

## 任脉循行歌

任脉起于中极下，会阴腹里上关元，循内上行会冲脉，浮外循腹至喉咽，别络口唇承浆已，过足阳明上颐间，循面入目至睛明，交督阴脉海名传。

【注】任脉者，起于中极之下。中极者，穴名也，在少腹聚毛处之上毛际也。中极之下谓曲骨之下会阴穴也。以上毛际，循腹里上关元者，谓从会阴循内上行，会于冲脉，为经络之海也。其浮而外者，循腹上行，

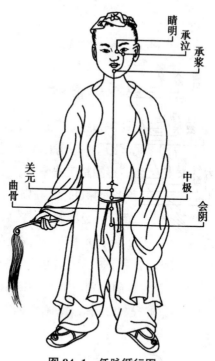

图 84-1　任脉循行图

至于咽喉，别络口唇，至承浆而终。上颐循面入目至睛明者，谓不直交督脉，由足阳明承泣穴上颐循面，入目内眦之足太阳睛明穴，始交于督脉，总为阴脉之海也。

## 任脉穴歌

任脉中行二十四，会阴潜伏两阴间，曲骨之前中极在，关元石门气海边，阴交神阙水分处，下脘建里中脘前，上脘巨阙连鸠尾，中庭膻中玉堂联，紫宫华盖循璇玑，天突廉泉承浆端（图 84-2）。

## 任脉分寸歌

任脉会阴两阴间，曲骨毛际陷中安，中极脐下四寸取，关元脐下三寸连，脐下二寸名石门，脐下寸半气海全。脐下一寸阴交穴，脐之中央即神阙，脐上一寸为水分，脐上二寸下脘列。脐上三寸名建里，

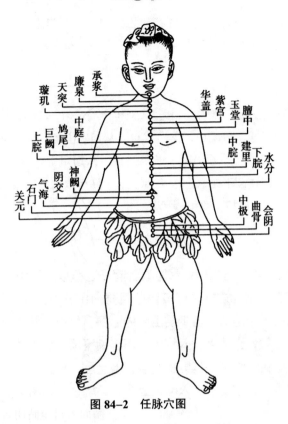

图 84-2　任脉穴图

脐上四寸中脘许，脐上五寸上脘在，巨阙脐上六寸五，鸠尾蔽骨下五分，中庭膻下六寸取，膻中却在两乳间，膻上寸六玉堂主，膻上紫宫三寸二，膻上华盖四八举。四寸八分。膻上璇玑五寸八，玑上一寸天突起，天突喉下约四寸，廉泉颔下骨尖已，承浆颐前唇棱下，任脉中央行腹里。

【注】会阴穴，在前阴后阴之中间，任、督、冲三脉所起，督由会阴而行背，任由会阴而行腹，冲由会阴而行足也。从会阴上行，横骨上毛际陷中，动脉应手，脐下五寸，曲骨穴也。从曲骨上行，在脐下四寸，中极穴也。从中极上行，在脐下三寸，即关元穴也。从关元上行，在脐下二寸，石门穴也。从石门上行，在脐下一寸五分宛宛中，气海穴也。从气海上行，在脐下一寸，阴交穴也。从阴交上行，当脐之中，神阙穴也。从神阙上行，脐上一寸，水分穴也。从水分上行，脐上二寸，下脘

穴也。从下脘上行，脐上三寸，建里穴也。从建里上行，在脐上四寸，中脘穴也。从中脘上行，在脐上五寸，上脘穴也。从上脘上行，在两歧骨下二寸，巨阙穴也。

从巨阙上行一寸，鸠尾穴也。从鸠尾上行一寸陷中，中庭穴也。从中庭上行一寸六分，膻中穴也。从膻中上行一寸六分陷中，玉堂穴也。从玉堂上行一寸六分陷中，紫宫穴也。从紫宫上行一寸六分陷中，华盖穴也。从华盖上行一寸陷中，璇玑穴也。从璇玑上行一寸，天突穴也。从天突上行，在颔下结喉上中央舌本下，仰而取之，廉泉穴也。从廉泉上行，在颐前下唇棱下陷中，承浆穴也。

## 督脉循行经文

《素问·骨空论》曰：督脉者，起于少腹以下骨中央。女子入系廷孔，其孔，溺孔之端也，其络循阴器，合篡间，绕篡后。别绕臀，至少阴与巨阳中络者，合少阴上股内后廉，贯脊，属肾。与太阳起于目内眦，上额，交颠上，入络脑，还出别下项，循肩髆，内夹脊，抵腰中，入循膂，络肾。其男子循茎，下至篡，与女子等。其少腹直上者，贯脐中央，上贯心，入喉，上颐、环唇，上系两目之下中央（图84-3）。

## 督脉循行歌

督脉少腹骨中央，女子入系溺孔疆，男子之络循阴器，绕篡之后别臀方，至少阴者循腹里，会任直上关元行，属肾会冲街腹气，入喉上颐环唇当，上系两目中央下，始合内眦络太阳，上额交颠入络脑，还出下项肩髆场，夹脊抵腰入循膂，络肾茎篡等同乡，此是申明督脉路，总为阳脉之督纲。

【注】督脉者，起于少腹下骨中央，谓男女少腹以下，横骨内之中央，即女子入系廷孔之端，男子阴篡间也。男子阴茎尽处，精室孔、溺孔合并一路，合篡处也，即女子胞孔、溺孔合并之处。廷孔之端，即下文曰：与女子等也。其络循阴器，合篡间，绕篡后行，是谓本络外合太阳中络也。别络绕臀，是谓别络内并少阴腹里也。故经曰：至少阴与

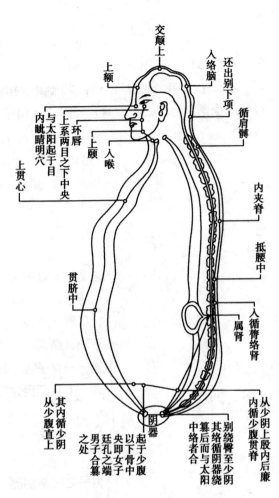

图 84-3　督脉循行图

巨阳中络者，合也。至少阴者，循行上股内后廉，循腹里，与任脉上会于关元，贯脊属肾，夹肾上行，与冲脉会于腹气之街。故经曰：自少腹直上，贯脐中央，上贯心入喉，上颐环唇，内行至督脉龈交而终，外行系两目之下中央，循行目内眦，会于太阳。故经曰：与太阳起于目内眦，上额交颠上，入络脑，还出别下项，循肩髆内夹脊，抵腰中，入循膂，络肾，复会于少阴，此督脉之循行也。

## 督脉穴歌

督脉行脉之中行，二十八穴始长强，腰俞阳关入命门，悬枢脊中中枢长。筋缩至阳归灵台，神道身柱陶道开，大椎哑门连风府，脑户强间后顶排。百会前顶通囟会，上星神庭素髎对，水沟兑端在唇上，龈交上齿缝之内（图84-4）。

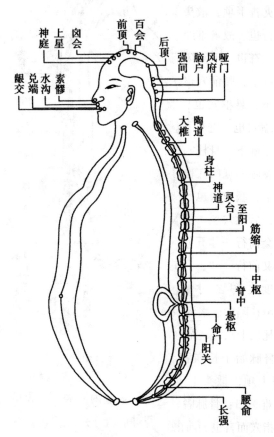

**图84-4 督脉穴图**

## 督脉分寸歌 附：督脉解

尾闾骨端是长强，二十一椎腰俞当，十六阳关十四命，三一悬枢脊中央，十椎中枢筋缩九，七椎之下乃至阳，六灵五神三身柱，陶道一椎之下乡，一椎之上大椎穴，上至发际哑门行，风府一寸宛中取，脑户二五枕之方，再上四寸强间位，五寸五分后顶强，七寸百会顶中取，耳尖前后发中央，前顶前行八寸半，前行一尺囟会量，一尺一寸上星位，前发尺二神庭当，鼻端准头素髎穴，水沟鼻下人中藏，兑端唇上端上取，龈交唇内齿缝乡。

**【注】**督脉之别，起于长强者，即绕篡后，外合太阳，循行尾闾间，长强穴也。夹脊上项，散头上，下当肩左右，别走太阳，入贯脊，谓督脉循外而上行也。故《难经》曰：起于下极之俞。即长强尾闾间也。并于脊里，即夹脊也。上至风府，入属于脑，即上项散头也。从长强贯脊上行二十一椎下，腰俞穴也。十六椎下，阳关穴也。十四椎下，命门穴也。十三椎下，悬枢穴也。十一椎下，脊中穴也。十椎下，中枢穴也。九椎下，筋缩穴也。七椎下，至阳穴也。六椎下，灵台穴也。五椎下，神道穴也。三椎下，身柱穴也。一椎下，陶道穴也。一椎之上，大椎穴也。上至上发际，哑门穴也。从哑门入发际，风府穴也。从风府上行一寸五分枕骨上，脑户穴也。从脑户上行一寸五分，强间穴也。从强间上行一寸五分，后顶穴也。从后顶上行一寸五分，直两耳尖顶陷中，百会穴也。从百会前行一寸五分，前顶穴也。从前顶前行一寸五分，囟会穴也。从囟会又前行一寸，上星穴也。从上星至前发际，神庭穴也。前后发际，合骨度共一尺二寸也，从前发际下至鼻端准头，素髎穴也。鼻柱下沟中央近鼻孔陷中，水沟穴也。唇上端，兑端穴也。唇内齿上龈缝中，龈交穴也。凡二十八穴，循行背之中行者也。

**【按】**督脉始于长强者，本自《灵枢·经脉》篇曰：督脉之别名长强，夹脊上项，散头上下，当肩胛左右，别走太阳，入贯脊。《难经·二十八难》曰：督脉者，起于下极之俞，并于脊里之上，至风府入属于脑，乃指穴而言也。前论督脉起于少腹者，是指循行而言也。

## 冲脉循行经文

《素问·骨空》曰：冲脉者，起于气街，并少阴之经，夹脐上行，至胸中而散。

《灵枢·卫气》篇曰：请言气街。胸气有街，腹气有街，头气有街，胫气有街。故气在头者，止之于脑；气在胸者，止之膺与背俞；气在腹者，止之背俞。与冲脉在脐之左右之动脉者，气在胫者，止之于气街，与承山踝上（图84-5）。

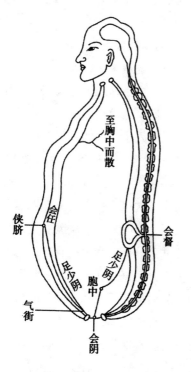

图84-5 冲脉循行图

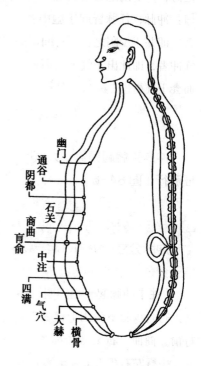

图84-6 冲脉穴图

## 冲脉循行歌

冲脉起于腹气街，后天宗气气冲来，并于先天之真气，相并夹脐上胸街，大气至胸中而散，会合督任充身怀，分布脏腑诸经络，名之曰海不为乖。

【注】冲脉者，起于气街，是起于腹气之街也。名曰气街者，是谓气所行之街也。一身之大气，积于胸中者，有先天之真气，是所受者，即人之肾间动气也；有后天之宗气，是水谷所化者，即人之胃气也。此所谓起于腹气之街者，是起胃中谷气也；并于少阴者，是并于肾间动气

也。其真气与谷气相并，夹脐上行，至胸中而散，是谓大气至胸中，分布五脏六腑诸经，而充身者也。《灵枢·逆顺肥瘦》篇曰：冲脉者，五脏六腑之海也。五脏六腑皆禀气焉。《灵枢·动俞》篇又曰：冲脉者十二经之海，与少阴之大络，起于肾下，出于气街也。《灵枢·五音五味》篇又曰：冲脉，任脉皆起于胞中者，即此之起于肾下之谓也。而谓起于肾下者，即并于少阴之经，肾间动气上行也。《素问·骨空论》曰：冲脉起于气冲者，即此出于气街之谓也。不曰起而曰出者，谓谷气由阳明胃经出，而会于气街也。

## 冲脉穴歌

冲脉夹脐起横骨，大气四注肓俞同，商石阴通幽门穴，至胸散布任流行（图84-6）。

## 冲脉分寸歌 附：任、督、冲三脉合解

冲脉分寸同少阴，起于横骨至幽门，上行每穴皆一寸，穴开中行各五分。

【注】冲脉起于足阳明，并于足少阴腹气之街，夹脐中行左右五分，而上行自少腹下尖阴上横骨穴，从横骨穴上行大赫、气穴、四满、中注、肓俞、商曲、石关、阴都、通谷、幽门等共十一穴，每穴上行相去各一寸，中行左右各五分。

【按】任、督、冲三脉，《素问·骨空论》曰：任脉起于中极之下，毛际以上。是外指少腹之分也。循腹里，是内指胞中也。督脉起于少腹以下骨中央，女子廷孔，男子阴器，合篡贯脊属肾，亦是外指少腹，内指胞中也。冲脉起于气街，并少阴之经，亦是指于胞中也。虽未明言胞中，而实未尝不起于胞中也。是以知任、督、冲三脉，皆起于胞中。然三脉皆后天水谷所化，胃气出于气街，会于胞中，与先天肾间动之真气并行而充身者也。由此观之，三脉同出一源无疑矣。故王冰《内经》注、《甲乙经》《针灸图经》以任脉循背者谓之督脉；自少腹上谓之任脉，亦谓之督脉，则是以背腹阴阳，别为名目耳。然冲脉亦起于胞中，并足少阴而上行。是任脉、督脉、冲脉乃一源而三岐者。故人身之有腹背，犹

天地之有子午；任督之有前后，犹二陆之分阴阳也。胞中者，谓男女丹田之通称也。在女子谓之女子胞，在男子即精室也。

## 带脉循行经文

《灵枢·经脉别》篇曰：足少阴上至腘中，别走太阳而合，上至肾，当十四椎，出属带脉。

《二十八难》曰：带脉者，起于季胁，回身一周（图84-7）。

## 带脉循行歌

带脉足少阴经脉，上腘别走太阳经，合肾十四椎属带，起于季胁绕身行。

【注】带脉本由足少阴经之脉，上至腘中，别走太阳而合肾，当十四椎，出属带脉，故起于季胁，绕身一周行也。

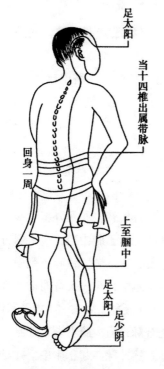

**图84-7 带脉循行图**

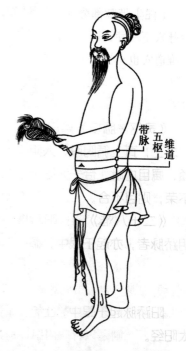

**图84-8 带脉穴图**

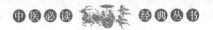
## 带脉穴歌

带起少阳带脉穴，绕行五枢维道间，京门之下居髎上，周回季胁束带然（图84-8）。

【注】足少阴之正脉，出于然谷，循内踝后。其别者入跟中，上腨内，至腘中，别走而合太阳，上至肾之气穴穴，当十四椎内，与足少阴冲脉会，外与足少阳带脉合会，而不与冲脉偕行，出于季胁，属少阳带脉穴也。故《难经》曰：带脉者，起于季胁也。回身一周者，谓起于足少阳带脉穴，循行五枢穴、维道穴，不行居髎穴，回行如带，故曰带脉也。

## 带脉分寸歌

带脉部分足少阳，季胁寸八是其乡，由带三寸五枢穴，过章五三维道当。

【注】带脉部分，在足少阳经季胁之下一寸八分，即带脉穴也。从带脉穴下三寸，即五枢穴也。从五枢下行，过肝经之章门穴下五寸三分，即维道穴也。

## 阳跷阴跷脉循行经文

《灵枢·脉度》篇曰：跷脉者，少阴之别，起于然谷之后，上内踝之上，直上循阴股，入阴，上循胸里，入缺盆，上出人迎之前，入烦，属目内眦，合于太阳、阳跷而上行。气并相还，则为濡目，目气不荣，则目不合。

《二十八难》曰：阳跷脉者，起于跟中，循外踝上行，入风池；阴跷脉者，亦起于跟中，循内踝上行，至咽喉交贯冲脉（图84-9）。

## 阳跷脉循行歌

阳跷脉起于跟中，上合三阳外踝行，从胁循肩入颈烦，属目内眦太阳经。

【注】阳跷之脉，起于足跟之中，上合三阳外踝上行，从胁少阳居髎

之穴，上循肩，入颈颅阳明之肩髃、承泣等穴，属目内眦而会太阳也。

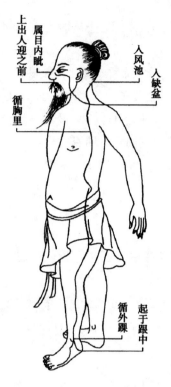

图 84-9　阳跷脉循行图

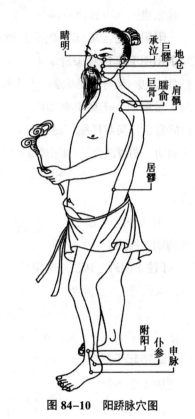

图 84-10　阳跷脉穴图

## 阳跷脉穴歌

阳跷脉起申仆阳，居髎肩髃巨骨乡，臑俞地仓巨髎泣，终于睛明一穴强（图 84-10）。

## 阳跷脉分寸歌

阳跷脉起足太阳，申脉外踝五分藏，仆参后绕跟骨下，附阳外踝三寸乡，居髎监骨上陷取，肩髃一穴肩尖当，肩上上行名巨骨，肩胛之上臑俞坊，口吻旁四地仓位，鼻旁八分巨髎疆，目下七分是承泣，目内眦出睛明昂。

【注】跷者足也，奇经涉于足者之名也。曰阳者，以其所行阳经也。

阳跷者，谓足太阳经之别脉也，起于足太阳膀胱经，足外踝下五分陷中申脉穴也。从申脉绕后跟骨下，仆参穴也。从仆参穴又前斜足外踝上三寸，附阳穴也。又与足少阳会于季胁软骨端下八寸三分，居髎穴也。又与手阳明会于髃骨头肩端上，肩髃穴也。从肩髃穴上行肩尖上两叉骨，巨骨穴也。又与手足太阳、阳维会于肩后大骨下胛上廉，臑俞穴也。又与手足阳明会于夹口吻旁四分，地仓穴也。从地仓穴行于鼻孔旁八分，巨髎穴也。又与任脉、足阳明会于目下七分，承泣穴也。又与手足太阳、足阳明、阴跷，会于目内眦外一分，睛明穴也。

## 阴跷脉循行歌

阴跷亦起于跟中，少阴之别内踝行，上循阴股入胸腹，上至咽喉至睛明（图84-11）。

【注】阴跷之脉，亦起于跟中，由少阴别脉然谷之穴上行内踝，循阴股，入胸腹，上至咽喉、睛明穴，亦会于太阳也。

## 阴跷脉穴歌

阴跷起于然谷穴，上行照海交信列，三穴原本足少阴，足之太阳睛明接（图84-12）。

## 阴跷脉分寸歌

阴跷脉起足少阴，足内踝前然谷寻，踝下一寸照海陷，踝上二寸交信真，目内眦外宛中取，睛明一穴甚分明。

【注】阴跷者，以其所行阴经，为足少阴之别脉也。起于足少阴肾经，足内踝前大骨下陷中，然谷穴也。从然谷穴循内踝之下一寸，照海穴也。从照海穴不循太溪穴，又郄于足内踝之上二寸直行交信穴。从交信穴上循阴股，入阴而行，上循胸里入缺盆，上出人迎之前，入顸鼻旁，属目内眦外宛宛中睛明穴，合于太阳、阳跷，上行气并相还，则为濡目之用矣。故知阴跷脉气，若不与阳跷脉气并荣于目，则目不能合也。此阴跷循行之经脉也。

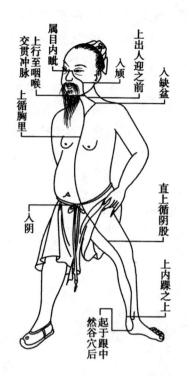

图 84-11 阴跷脉循行图

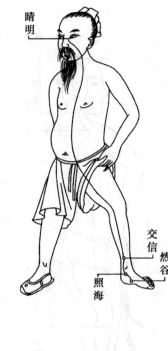

图 84-12 阴跷脉穴图

## 阳维阴维脉循行经文

《二十八难》曰：阳维阴维者，维络于身，溢畜不能环流，灌溢诸经者也。故阳维起于诸阳之会，阴维起于诸阴交也（图84-13）。

### 阳维脉循行歌

阳维脉起足太阳，外踝之下金门疆，从胻背肩项面头，维络诸阳会督场。

【注】阳维之脉，起于足太阳经外踝之下金门穴也。从胻骨、背外、肩胛、项旁、面上、头后至哑门穴，维络诸阳会于督脉也。

### 阳维脉穴歌

阳维脉起穴金门，臑俞天髎肩井深，本神阳白并临泣，正营脑空风池巡，风府哑门此二穴，项后入发是其根（图84-14）。

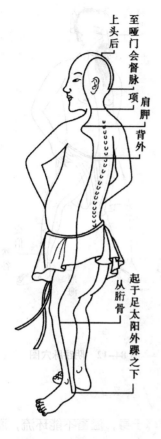

图 84-13　阳维脉循行图

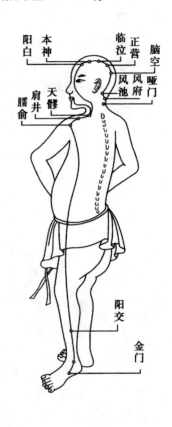

图 84-14　阳维脉穴图

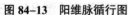

## 阳维脉分寸歌

阳维脉起足太阳，外踝一寸金门藏，踝上七寸阳交位，肩后胛上臑俞当，天髎穴在缺盆上，肩上陷中肩井乡，本神入发四分许，眉上一寸阳白详，入发五分临泣穴，上行一寸正营场，枕骨之下脑空位，风池耳后陷中藏，项后入发哑门穴，入发一寸风府疆。

【注】阳维起于诸阳之会者，谓起于足太阳膀胱经之足外踝下一寸金门穴也。从金门穴行于足少阳胆经之足外踝上七寸，阳交穴也。又与手足太阳及跷脉会于肩后大骨下胛上廉，臑俞穴也。又与手足少阳会于缺

盆中上䏾骨际，天髎穴也。又会于肩上陷中，肩井穴也。从肩井穴上头，与足少阳会于眉上一寸，阳白穴也。从阳白穴上行于目上，直入发际，本神、临泣穴也。从临泣穴上行二寸，正营穴也。从正营穴循行枕骨下，脑空穴也。从脑空穴下行，至耳后大筋外廉，风池穴也。又与督脉会于项后风府、哑门穴。此阳维脉气所发也。

## 阴维脉循行歌

阴维脉起足少阴，内踝上行穴筑宾，循腹至乳上结喉，维络诸阴会于任（图84-15）。

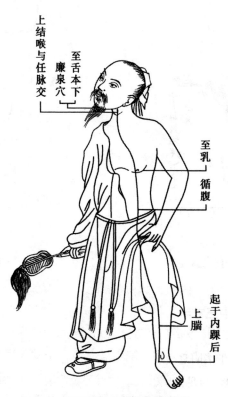

图84-15 阴维脉循行图

【注】阴维之脉，起于足少阴经内踝上行筑宾之穴，循腹至乳上结喉，至廉泉穴，维络诸阴，会于任脉也。

## 阴维脉穴歌

　　阴维之穴起筑宾，府舍大横腹哀循，期门天突廉舌本，此是阴维脉维阴（图84-16）。

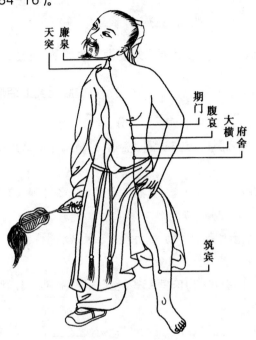

图84-16　阴维脉穴图

## 阴维脉分寸歌

　　阴维脉起足少阴，内踝之后寻筑宾，少腹之下称府舍，大横平脐是穴名，此穴去中三寸半，行至乳下腹哀明，期门直乳二肋缝，天突结喉下一寸。

　　【注】阴维起于诸阴之交者，谓起于足少阴肾经之足内踝后，上腨分中，名曰筑宾穴也。与足太阴交于少腹下，去腹中行三寸半，府舍穴也。又平脐去中行三寸半，大横穴也。又行至乳下二肋端缝之下二寸，腹哀穴也。又与足厥阴交于乳下二肋端缝，期门穴也。又与任脉交于结喉下一寸宛宛中，天突穴也。从天突穴上行，在颔下结喉上中央舌本下，廉泉穴，此阴维脉气所发也。

# 卷八十五

## 头部主病针灸要穴歌

百会主治卒中风，兼治癫痫儿病惊，大肠下气脱肛病，提补诸阳气上升。

【注】百会穴，提补阳气上升。主治大人中风，痰火癫痫，小儿急、慢惊风，大肠下气，脱肛等证。针二分，灸五壮。

神庭主灸羊痫风，目眩头痛灸脑空，翳风专刺耳聋病，兼刺瘰疬项下生。

【注】神庭穴，主治风痫，羊癫。灸三壮，禁针刺。脑空穴，主治偏正头疼，目眩。刺四分，灸五壮。

翳风穴，主治耳聋及瘰疬。《针经》云：先将铜钱约二十文，令患者咬之，寻取穴中。针三分，禁灸。

上星通天主鼻渊，息肉痔塞灸能痊，兼治头风目诸疾，炷如小麦灼相安。

【注】上星、通天二穴，主治鼻渊、鼻塞、息肉、鼻痔。左鼻灸右，右鼻灸左，左右鼻俱病者，左右俱灸。灸后鼻中当去一块，形如朽骨状，其病自愈。兼治头风、目疾等证也。上星穴宜刺三分，留六呼，灸五壮。一云宜三棱针出血，以泻诸阳之热气。通天穴宜刺三分，留七呼，灸三壮。其壮如小麦大，始相宜也。

哑门风府只宜刺，中风舌缓不能言，颈项强急及瘈疭，头风百病与伤寒。

【注】哑门、风府二穴，主治中风舌缓，暴喑不语，伤风伤寒，头痛项急不得回顾及抽搐等病。哑门穴针二分，不可深入，禁灸。风府穴针三分，留三呼，禁灸。

头维主刺头风疼，目痛如脱泪不明，禁灸随皮三分刺，兼刺攒竹更有功。

【注】头维、攒竹二穴，主治头风疼痛如破，目痛如脱，泪出不明。

头维穴随皮针三分，禁灸。攒竹穴刺一分，留六呼，禁灸。随皮者，针入即眠，针随皮刺去也。

率谷酒伤吐痰眩，风池主治肺中寒，兼治偏正头疼痛，颊车落颊风自瘥。

【注】率谷穴，主治伤酒呕吐痰眩。刺三分，灸三壮。

风池穴，治肺受风寒及偏正头风。刺四分，灸三壮、七壮。炷宜小。

颊车穴，治落颊风。落颊风者，下颔脱落也。刺三分，灸三壮。炷如小麦。

临泣主治鼻不通，眵曖冷泪云翳生，惊痫反视卒暴厥，日晡发疟胁下疼。

【注】临泣穴，主治鼻塞目眩，生翳眵曖眼目诸疾，及惊痫反视，卒暴痰厥，疟疾晚发等病。刺三分，留七呼，禁灸。

水沟中风口不开，中恶癫痫口眼歪，刺治风水头面肿，灸治儿风急慢灾。

【注】水沟穴，主治中风口噤，牙关不开，卒中恶邪鬼击，不省人事，癫痫卒倒，口眼歪邪，风水面肿，及小儿急慢惊风等病。刺三分，留六呼，灸三壮至七壮，炷如小麦。然灸不及针。

承浆主治男七疝，女子瘕聚儿紧唇，偏风不遂刺之效，消渴牙疳灸功深。

【注】承浆穴，主治男子诸疝，女子瘕聚，小儿撮口，及偏风半身不遂，口眼㖞邪，口噤不开，消渴饮水不休，口齿疳蚀生疮等证。刺二分，留五呼，灸三壮。

迎香主刺鼻失臭，兼刺面痒若虫行，先补后泻三分刺，此穴须知禁火攻。

【注】迎香穴，主治鼻塞不闻香臭，浮肿风动，面痒状如虫行等证。针三分，禁灸。

口眼歪邪灸地仓，颊肿唇弛牙噤强，失音不语目不闭，瞤动视物目眊眊。

【注】地仓穴，主治偏风口眼歪邪，牙关不开，齿痛颊肿，目不能闭，唇缓不收，饮食难进，失音不语，眼目瞤动，视物眊眊，昏夜无见等证。

刺三分，留五呼，灸七壮，或二七壮，重者七七壮俱可。

听会主治耳聋鸣，兼刺迎香功最灵，中风瘛疭喎斜病，牙车脱臼齿根疼。

【注】听会穴，主治耳聋耳鸣，牙车脱臼，齿痛，中风，瘛疭，喎邪等证。针四分，灸三壮。兼泻迎香，功效如神。迎香穴，针三分，禁灸。

听宫主治耳聋鸣，睛明攒竹目昏蒙，迎风流泪眦痒痛，雀目攀睛白翳生。

【注】听宫穴，主治耳内蝉鸣，耳聋。刺三分，灸三壮。

睛明、攒竹二穴，主治目痛视不明，迎风泪，胬肉攀睛，白翳眦痒，雀目诸证。睛明穴针分半，留六呼，禁灸。攒竹穴治证同前，刺三分，留六呼，禁灸（图85-1、图85-2）。

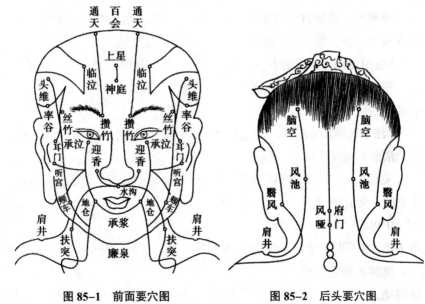

图85-1 前面要穴图　　图85-2 后头要穴图

## 胸腹部主病针灸要穴歌

膻中穴主灸肺痈，咳嗽哮喘及气瘿，巨阙九种心疼病，痰饮吐水息贲宁。

【注】膻中穴，主治哮喘，肺痈，咳嗽，气瘿等证。灸七壮，禁针。

巨阙穴，主治九种心痛、痰饮吐水、腹痛息贲等证。针三分，留七呼，灸七壮。

上脘奔豚与伏梁，中脘主治脾胃伤，兼治脾痛疟痰晕，痞满翻胃尽安康。

【注】上脘穴，主治肾积奔豚，心积伏梁之证。针八分，留七呼，灸五壮。《千金》云：每日灸二七壮至百壮。孕妇不可灸。

中脘穴，主治内伤脾胃，心脾痛，疟疾痰晕，痞满翻胃等证。针八分，灸七壮。一云：二七壮至百壮。孕妇不可灸。

水分胀满脐突硬，水道不利灸之良，神阙百病老虚泻，产胀溲难儿脱肛。

【注】水分穴，主治鼓胀坚硬，肚脐突出，小便不利。灸五壮，禁针。孕妇不可灸。

神阙穴，主治百病及老人、虚人泄泻，又治产后腹胀，小便不通，小儿脱肛等证。灸三壮，禁针。一法：纳炒干净盐填满脐上，加厚姜一片盖定，上加艾炷，灸百壮，或以川椒代盐亦妙。

气海主治脐下气，关元诸虚泻浊遗，中极下元虚寒病，一切痼冷总皆宜。

【注】气海穴，主治一切气疾，阴证痼冷及风寒暑湿，水肿，心腹鼓胀，诸虚，癥瘕等证。针八分，灸五壮。

关元穴，主治诸虚肾积，及虚老人泄泻，遗精，白浊等证。针八分，留七呼，灸七壮。《千金》云：妇人针之则无子。

中极穴，主治下元寒冷虚损，及妇人月事不调，赤白带下。针八分，留十呼，灸三壮。孕妇不可灸。

膺肿乳痈灸乳根，小儿龟胸灸亦同，呕吐吞酸灸日月，大赫专治病遗精。

【注】乳根穴，主治胸前肿，乳痈，小儿龟胸等证。针三分，灸三壮。

日月穴，主治呕吐吞酸。针七分，灸五壮。

大赫穴，主治遗精。针三分，灸五壮。

天枢主灸脾胃伤，脾泻痢疾甚相当，兼灸鼓胀癥瘕病，艾火多加病必康。

【注】天枢穴，主治内伤脾胃，赤白痢疾，脾泻及脐腹鼓胀，癥瘕等证。针五分，留七呼，灸五壮。《千金》云：魂魄之舍不可针，孕妇不可灸。

章门主治痞块病，但灸左边可拔根，若灸肾积脐下气，两边齐灸自然平。

【注】章门穴，主治痞块，多灸左边，肾积灸两边。针六分，留六呼，灸三壮。一云百壮。

期门主治奔豚病，上气咳逆胸背疼，兼治伤寒胁硬痛，热入血室刺有功。

【注】期门穴，主治奔豚上气，咳逆胸满，胸背彻痛，胸痛腹硬，及伤寒热入血室。针四分，灸五壮。

带脉主灸一切疝，偏坠木肾尽成功，兼灸妇人浊带下，丹田温暖自然停。

【注】带脉穴，主治疝气偏坠木肾，及妇人赤白带下等证。针六分，灸五壮（图85-3）。

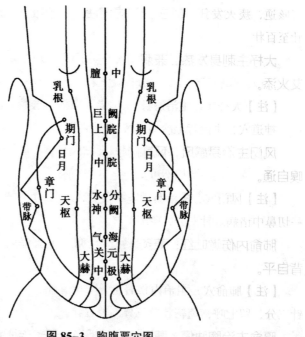

图85-3 胸腹要穴图

# 背部主病针灸要穴歌

腰俞主治腰脊痛，冷痹强急动作难，腰下至足不仁冷，妇人经病溺赤痊。

【注】腰俞穴，主治腰脊重痛，举动不得，俯仰艰难，腰以下至足冷痹不仁，及妇人经闭，溺血等证。刺二分，留七呼，灸五壮。

至阳专灸黄疸病，兼灸痞满喘促声，命门老虚腰痛证，更治脱肛痔肠风。

【注】至阳穴，主治身面俱黄，胸胁支满，喘促不宁。针五分，灸三壮。

命门穴，主治老人肾虚腰疼，及久痔脱肛，肠风下血等证。针五分，灸三壮。若年二十以上者不宜灸，灸恐绝子。

膏肓一穴灸劳伤，百损诸虚无不良，此穴禁针惟宜艾，千金百壮效非常。

【注】膏肓穴，主治诸虚百损，五劳七伤，身形羸瘦，梦遗失精，上气咳逆，痰火发狂，健忘，怔忡，胎前、产后劳瘵、传尸等证。灸七七壮至百壮。

大杼主刺身发热，兼刺疟疾咳嗽痰，神道惟灸背上病，怯怯短气艾火添。

【注】大杼穴，主治遍身发热，疟疾，咳嗽多痰。针五分，禁灸。

神道穴，主治背上冷痛，怯怯短气。灸七壮，禁针。

风门主治易感风，风寒痰嗽吐血红，兼治一切鼻中病，艾火多加嗅自通。

【注】风门穴，主治腠理不密，易感风寒，咳嗽吐痰，咯血鼻衄，及一切鼻中诸病。针三分，灸五壮。

肺俞内伤嗽吐红，兼灸肺痿与肺痈，小儿龟背亦堪灸，肺气舒通背自平。

【注】肺俞穴，主治内伤外感，咳嗽吐血，肺痿，肺痈，小儿龟背。针三分，留七呼，灸三壮。

膈俞主治胸胁痛，兼灸痰疟痃癖攻，更治一切失血证，多加艾灼总收功。

【注】膈俞穴，主治胸胁疼痛，痰疟痃癖，一切血痰。灸三壮，禁针。

肝俞主灸积聚痛，兼灸气短语声轻。更同命门一并灸，能使瞽目复重明。

【注】肝俞穴，主治左胁积聚疼痛，气短不语。若同命门穴一并灸之，即两目昏暗者，可使复明。肝俞穴灸七壮，禁针。命门穴针五分，灸三壮。

胆俞主灸胁满呕，惊悸卧睡不能安，兼灸酒疸目黄色，面发赤斑灸自痊。

【注】胆俞穴，主治两胁胀满，干呕，惊悸，睡卧不安及酒疸，目睛发黄，面发赤斑等证。灸三壮，禁针。

脾俞主灸伤脾胃，吐泻疟痢疸瘕癥，喘急吐血诸般证，更治婴儿慢脾风。

【注】脾俞穴，主治内伤脾胃，吐泻疟痢，黄疸，食积，癥瘕，吐血，喘急，及小儿慢脾风证。灸五壮，禁针。

三焦俞治胀满疼，积块坚硬痛不宁，更治赤白休息痢，刺灸此穴自然轻。

【注】三焦俞穴，主治胀满积块，坚硬疼痛，及赤白痢疾不止等证。针二分，灸五壮。

胃俞主治黄疸病，食毕头目即晕眩，疟疾善饥不能食，艾火多加自可痊。

【注】胃俞穴，主治黄疸，食毕头眩，疟疾，善饥不能食等证。针三分，灸三壮。

肾俞主灸下元虚，令人有子效多奇，兼灸吐血聋腰痛，女疸妇带不能遗。

【注】肾俞穴，主治下元诸虚，精冷无子，及耳聋，吐血，腰痛，女劳疸，妇人赤白带下等证。灸三壮，禁针。

大肠俞治腰脊疼，大小便难此可通，兼治泄泻痢疾病，先补后泻要分明。

【注】大肠俞穴，主治腰脊疼痛，大小便不通，及泄泻、痢疾等证。针三分，灸三壮。

膀胱俞治小便难，少腹胀痛不能安，更治腰脊强直痛，艾火多添疾自痊。

【注】膀胱俞穴，主治小便不通，少腹胀痛，及腰脊强直疼痛等证。针三分，灸七壮。

譩譆主治久疟病，五脏疟灸脏俞平，意舍主治胁满痛，兼疗呕吐立时宁。

【注】譩譆俞穴，主治久疟。若五脏疟，灸五脏俞。五脏俞者，心、肝、脾、肺、肾俞也。俱针六分，灸二七壮。

意舍穴，主治两胁胀满，疼痛呕吐。针五分，灸三壮。

身柱主治羊痫风，咳嗽痰喘腰背疼，长强惟治诸般痔，百劳穴灸汗津津。

【注】身柱穴，主治风痫发狂，咳嗽痰喘，腰背疼痛等证。针五分，灸七七壮。

长强穴，主治诸般痔漏疼痛。针三分，灸三十壮。

百劳穴，主治满身发热，虚汗、盗汗津津不止。针五分，留三呼，泻五吸，灸以年为壮（图85-4）。

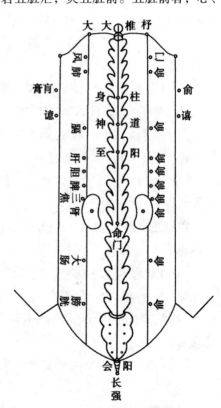

图85-4 背部要穴图

# 手部主病针灸要穴歌

尺泽主刺肺诸疾，绞肠痧痛锁喉风，伤寒热病汗不解，兼刺小儿急慢风。

【注】尺泽穴，主治咳唾脓血，喉痹，肺积息贲，及绞肠痧痛，伤寒汗不出，小儿急慢惊风等证。刺三分，或三棱针出血，禁灸。

列缺主治嗽寒痰，偏正头疼治自痊，男子五淋阴中痛，尿血精出灸便安。

【注】列缺穴，主治咳嗽寒痰，偏正头疼，及男子淋漓，阴中疼痛，尿血精出等证。针二分，灸七壮，炷如小麦。

经渠主刺疟寒热，胸背拘急胀满坚，喉痹咳逆气数欠，呕吐心疼亦可痊。

【注】经渠穴，主治痎疟寒热，胸背拘急膨胀，喉痹，咳逆上气数欠，呕吐心疼等证。针二分，禁灸。

太渊主刺牙齿病，腕肘无力或痛疼，兼刺咳嗽风痰疾，偏正头疼效若神。

【注】太渊穴，主治牙齿疼痛，手腕无力疼痛，及咳嗽风痰，偏正头疼等证。针二分，灸三壮。

鱼际主灸牙齿痛，在左灸左右同然，更刺伤寒汗不出，兼治疟疾方欲寒。

【注】鱼际穴，主治牙齿痛，疟疾初起先觉发寒，伤寒汗不出等证。针二分。惟牙痛可灸，余证禁灸。

少冲主治心胆虚，怔忡癫狂不可遗，少商惟针双喉痹，血出喉开功最奇。

【注】少冲穴，主治心虚胆寒，怔忡癫狂。针一分，灸三壮。

少商穴，主治双鹅风，喉痹。以三棱针刺微出血，禁灸。

少海主刺腋下瘰，漏臂痹痛羊痫风，灵道主治心疼痛，瘛疭暴喑不出声。

【注】少海穴，主治腋下瘰疬，漏臂与风吹肘臂疼痛也，及癫痫羊鸣等证。针五分，禁灸。

灵道穴，主治心痛，羊痫，瘛疭，肘挛，暴喑不能言等证。针三分，灸三壮。

通里主治温热病，无汗懊侬心悸惊，喉痹苦呕暴喑哑，妇人经漏过多崩。

【注】通里穴，主治温病，面热无汗，懊侬，心悸，惊恐，喉痹，苦呕，暴喑，声哑，及妇人经血过多，崩漏等证。针三分，灸三壮。

神门主治悸怔忡，呆痴中恶恍惚惊，兼治小儿惊痫证，金针补泻疾安宁。

【注】神门穴，主治惊悸，怔忡，呆痴，卒中鬼邪，恍惚振惊，及小儿惊痫等证。针三分，留七呼，灸三壮，炷如小麦。

少府主治久痎疟，肘腋拘急痛引胸，兼治妇人挺痛痒，男子遗尿偏坠疼。

【注】少府穴，主治痎疟久不愈，臂酸，肘腋挛急，胸中痛，及妇人阴挺，阴痒，阴痛；男子遗尿，偏坠等证。针二分，灸三壮。

曲泽主治心痛惊，身热烦渴肘掣疼，兼治伤寒呕吐逆，针灸同施立刻宁。

【注】曲泽穴，主治心痛，善惊，身热烦渴，臂肘摇动，掣痛不能伸，伤寒，呕吐，气逆等证。针三分，留七呼，灸三壮。

间使主治脾寒证，九种心疼疟渴生，兼治瘰疬生项下，左右针灸自然平。

【注】间使穴，主治脾寒证，九种心痛，脾疼，疟疾，口渴，及瘰疬久不愈。患左灸右，患右灸左，针六分，留七呼，灸五壮。

内关主刺气块攻，兼灸心胸胁痛疼，劳热疟疾审补泻，金针抽动立时宁。

【注】内关穴，主治气块上攻心胸，胁肋疼痛，劳热，疟疾等证。针五分，灸五壮。

痰火胸疼刺劳宫，小儿口疮针自轻，兼刺鹅掌风证候，先补后泻效分明。

【注】劳宫穴，主治痰火胸痛，小儿口疮及鹅掌风等证。针二分，禁灸。

商阳主刺卒中风，暴仆昏沉痰塞壅，少商中冲关冲少，少泽三棱立回生。

【注】中冲穴，《乾坤生意》云：此为十井穴。凡初中风跌倒，卒暴昏沉，痰盛不省人事，牙关紧闭，药水不下，急以三棱针刺中冲、少商、商阳、关冲、少冲、少泽，使血气流通，实起死回生急救之妙诀也。

三里三间并二间，主治牙疼食物难，兼治偏风眼目疾，针灸三穴莫教偏。

【注】三里、三间、二间三穴，主治牙齿疼痛，食物艰难，及偏风眼目诸疾，三穴并针灸之。三里穴针二分，灸三壮。二间穴针三分，灸三壮。三间穴针三分，灸三壮。

合谷主治破伤风，痹痛筋急针止疼，兼治头上诸般病，水肿产难小儿惊。

【注】合谷穴，主治破伤风，风痹，筋骨疼痛，诸般头痛，水肿，产难，及小儿急惊风等证。针三分，留六呼，灸三壮。

阳溪主治诸热证，瘾疹痂疥亦当针，头痛牙痛咽喉痛，狂妄惊中见鬼神。

【注】阳溪穴，主治热病烦心，瘾疹，痂疥，厥逆，头痛，牙疼，咽喉肿痛，及狂妄，惊恐见鬼等证。针三分，留七呼，灸三壮。

曲池主治是中风，手挛筋急痛痹风，兼治一切疟疾病，先寒后热自然平。

【注】曲池穴，主治中风，手挛，筋急，痹风，疟疾先寒后热等证。针五分，灸七壮。

肩井一穴治扑伤，肘臂不举浅刺良，肩髃主治瘫痪疾，手挛肩肿效非常。

【注】肩井穴，主治扑伤，肘臂疼痛不举。针五分，灸五壮，孕妇禁针。

肩髃穴，主治瘫痪，手挛肩肿。针六分，灸五壮。

少泽主治衄不止，兼治妇人乳肿疼，大陵一穴何专主？呕血疟疾有奇功。

【注】少泽穴，主治鼻衄不止，妇人乳肿。针一分，灸三壮。

大陵穴，主治呕血，疟疾。针六分，灸三壮。

前谷主治癫痫疾，颈项肩臂痛难堪，更能兼治产无乳，小海喉龈肿痛瘥。

【注】前谷穴，主治癫痫，颈项颊肿引耳疼痛，及妇人产后无乳等证。针一分，留三呼，灸三壮。

小海穴，主治咽喉，牙龈肿痛等证。针二分，灸五壮。

腕骨主治臂腕疼，五指诸疾治可平，后溪能治诸疟疾，能令癫痫渐渐轻。

【注】腕骨穴，主治臂、腕、五指疼痛。针二分，灸三壮。

后溪穴，主治疟疾，癫痫。针一分，灸一壮。

阳谷主治头面病，手膊诸疾有多般，兼治痔漏阴痿疾，先针后灸自然瘥。

【注】阳谷穴，主治头面项肿，手膊疼痛不举，及痔漏，阴痿等证。针二分，灸三壮。

支正穴治七情郁，肘臂十指尽皆挛，兼治消渴饮不止，补泻分明自可安。

【注】支正穴，主治七情郁结不舒，肘臂十指筋挛疼痛，及消渴饮水不止等证。针三分，灸三壮。

液门主治喉龈肿，手臂红肿出血灵，又治耳聋难得睡，刺入三分补自宁。

【注】液门穴，主治咽喉外肿，牙龈痛，手臂红肿，耳暴聋，不得眠等证。针三分，留二呼，灸三壮。

中渚主治肢木麻，战振蜷挛力不加，肘臂连肩红肿痛，手背痈毒治不发。

【注】中渚穴，主治四肢麻木、战振、蜷挛无力，肘臂连肩红肿疼痛，手背痈毒等证。针二分，灸三壮。

阳池主治消渴病，口干烦闷疟热寒，兼治折伤手腕痛，持物不得举臂难。

【注】阳池穴，主治消渴，口干烦闷，寒热疟，或因折伤手腕，持物不得，臂不能举等证。针二分，禁灸。

外关主治脏腑热，肘臂胁肋五指疼，瘰疬结核连胸颈，吐衄不止血妄行。

【注】外关穴，主治五脏六腑结热，鼻衄吐血不止，及肘臂胁肋手指节痛，瘰疬结核，绕颈连胸，肿痛不消等证。针三分，留七呼，灸三壮。

支沟中恶卒心痛，大便不通胁肋疼，能泻三焦相火盛，兼治血脱晕迷生。

【注】支沟穴，主治鬼击卒心痛，凡三焦相火炽盛及大便不通，胁肋疼痛，妇人产后血晕，不省人事等证。针二分，留七呼，灸七壮。

天井主泻瘰疬疹，角孙惟主目翳生，耳门耳聋聤耳病，丝竹空穴治头风。

【注】天井穴，主治瘰疬，瘾疹。针三分，灸五壮。

角孙穴，主治目中生翳。针三分，灸三壮。

耳门穴，主治耳聋，聤耳脓汁。针三分，留三呼，禁灸。

丝竹空穴，主治头痛，目赤目眩，视物䀮䀮。针三分，留三呼，禁灸（图85-5、图85-6）。

## 足部主病针灸要穴歌

隐白主治心脾痛，筑宾能医气疝疼，照海穴治夜发痉，兼疗消渴便不通。

【注】隐白穴，主治心脾疼痛。针一分，灸三壮。

筑宾穴，主治气疝。针三分，灸五壮。

照海穴，主治夜发痉证，及消渴，大便闭。针三分，灸三壮。

大都主治温热病，伤寒厥逆呕闷烦，胎产百日内禁灸，千金主灸大便难。

【注】大都穴，主治温热病汗不出，伤寒手足逆冷，腹满，呕吐，闷乱，及大便难等证。针三分，留七呼，灸三壮。凡妇人怀孕，及生产后未满百日，俱不宜灸。

太白主治痔漏疾，一切腹痛大便难，痞疸寒疟商丘主，兼治呕吐泻痢痉。

【注】太白穴，主治痔漏，腹中疼痛，大便不通等证。针三分，留七

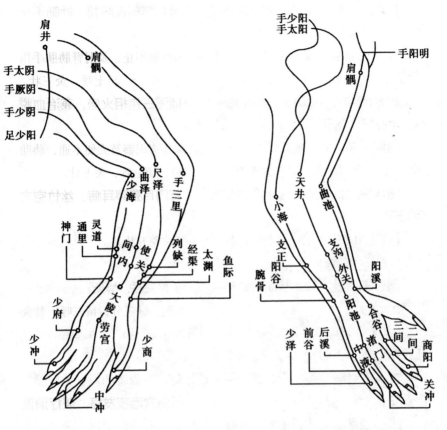

图 85-5 仰手要穴图　　　　　图 85-6 覆手要穴图

呼，灸三壮。

商丘穴，主治痞气，黄疸，寒疟及呕、吐、泻、痢等证。针三分，留七呼，灸三壮。

公孙主治痰壅膈，肠风下血积块疴，兼治妇人气蛊病，先补后泻自然瘥。

【注】公孙穴，主治痰壅胸膈，肠风下血积块，及妇人气蛊等证。针四分，灸三壮。

三阴交治痞满坚，痃冷疝气脚气缠，兼治不孕及难产，遗精带下淋沥痊。

【注】三阴交穴，主治痞满，瘕冷，疝气，遗精，及妇人脚气，月信不调，久不成孕，难产，赤白带下淋沥等证。针三分，灸三壮。

血海主治诸血疾，兼治诸疮病自轻，阴陵泉治胁腹满，刺中下部尽皆松。

【注】血海穴，主治女子崩中漏下，月信不调，带下，及男子肾藏风，两腿疮痒湿痛等证。针五分，灸五壮。

阴陵泉穴，主治胁腹胀满，阴痛，足膝红肿，小便不通，小便失禁不觉，下部等证。针五分，留七呼，灸三壮。

涌泉主刺足心热，兼刺奔豚疝气疼，血淋气痛疼难忍，金针泻动自安宁。

【注】涌泉穴，主治足发热，奔豚，疝气疼痛，血淋，气痛等证。针三分，留三呼，灸三壮。

然谷主治喉痹风，咳血足心热遗精，疝气温疟多渴热，兼治初生儿脐风。

【注】然谷穴，主治喉痹，唾血，遗精，温疟，疝气，足心热，及小儿撮口脐风。针三分，留三呼，灸三壮。凡针不宜见血。

太溪主治消渴病，兼治房劳不称情，妇人水蛊胸胁满，金针刺后自安宁。

【注】太溪穴，主治消渴，房劳，不称心意，及妇人水蛊，胸胁胀满等证。针三分，留七呼，灸三壮。

阴谷舌纵口流涎，腹胀烦满小便难，疝痛阴痿及痹病，妇人漏下亦能痊。

【注】阴谷穴，主治舌纵涎下，腹胀，烦满，溺难，小腹疝急引阴，阴股内廉痛为痿痹，及女人漏下不止。针四分，留七呼，灸三壮。

复溜血淋宜乎灸，气滞腰疼贵在针，伤寒无汗急泻此，六脉沉伏即可伸。

【注】复溜穴主治血淋，气滞腰痛，伤寒无汗，六脉沉匿者。针三分，留三呼，灸五壮。

大敦治疝阴囊肿，兼治脑衄破伤风，小儿急慢惊风病，炷如小麦灸之灵。

【注】大敦穴，主治诸疝，阴囊肿，脑衄，破伤风，及小儿急慢惊风等证。针二分，留十呼，灸三壮。

行间穴治儿惊风，更刺妇人血蛊癥，浑身肿胀单腹胀，先补后泻自然平。

【注】行间穴，主治小儿急慢惊风，及妇人血蛊癥瘕，浑身肿，单腹胀等证。针三分，留十呼，灸三壮。

太冲主治肿胀满，行动艰辛步履难，兼治霍乱吐泻证，手足转筋灸可痊。

【注】太冲穴，主治肿满，行步艰难，及霍乱吐泻，手足转筋等证。针三分，留十呼，灸三壮。

中封主治遗精病，阴缩五淋溲便难，鼓胀瘿气随年灸，三里合灸步履艰。

【注】中封穴，主治梦泄遗精，阴缩，五淋，不得尿，鼓胀，瘿气。此穴合足三里并灸治行步艰辛。中封穴针四分，留七呼，灸三壮。足三里穴针五分，留七呼，灸三壮。

曲泉痃疝阴股痛，足膝胫冷久失精，兼治女子阴挺痒，少腹冷痛血瘕癥。

【注】曲泉穴，主治痃疝，阴股痛，男子失精，膝胫冷痛，及女子阴挺出，少腹疼痛，阴痒，血瘕等证。针六分，留七呼，灸三壮。

伏兔主刺腿膝冷，兼刺脚气痛痹风，若逢穴处生疮疖，说与医人莫用功。

【注】伏兔穴，主治腿膝寒冷，脚气痛痹。针五分，禁灸。凡此穴处生疮疖者危。

阴市主刺痿不仁，腰膝寒如注水侵，兼刺两足拘挛痹，寒疝少腹痛难禁。

【注】阴市穴，主治痿痹不仁，不得屈伸，腰膝寒如注水，两足拘挛痹痛，寒疝，少腹疼痛等证。针三分，留七呼，禁灸。

足三里治风湿中，诸虚耳聋上牙疼，噎膈鼓胀水肿喘，寒湿脚气及痹风。

【注】足三里穴，治中风，中湿，诸虚，耳聋，上牙疼，水肿，心腹

鼓胀，噎膈哮喘，寒湿脚气，上、中、下三部痹痛等证。针五分，留七呼，灸三壮。此穴三十外方可灸，不尔反生疾。

解溪主治风水气，面腹足肿喘嗽频，气逆发噎头风眩，悲泣癫狂悸与惊。

【注】解溪穴，主治风气面浮，腹胀，足肿，喘满，咳嗽，气逆发噎，头痛，目眩，悲泣癫狂，惊悸，怔忡等证。针五分，留五呼，灸三壮。

陷谷主治水气肿，善噫痛疝腹肠鸣，无汗振寒痰疟病，胃脉得弦泻此平。

【注】陷谷穴，主治面目浮肿，及水病善噫，疝气少腹痛，肠鸣腹痛，疟疾振寒无汗等证，或胃脉得弦。皆宜针五分，留七呼，灸三壮。

内庭主治痞满坚，左右缪灸腹响宽，兼刺妇人食盅胀，行经头晕腹疼安。

【注】内庭穴，主治痞满坚硬。针三分，留十呼，灸三壮。患右灸左，患左灸右，但觉腹响是其效验。兼治妇人食盅，行经头晕，少腹痛等证。

厉兑主治尸厥证，惊狂面肿喉痹风，兼治足寒膝髌肿，相偕隐白梦魇灵。

【注】厉兑穴，主治尸厥口噤气绝，状如中恶，面肿喉痹惊狂，好卧足寒，膝髌肿痛等证。针一分，留一呼，灸一壮。此穴合隐白穴同针，治梦魇不宁。针一分，灸三壮。

飞阳主治步艰难，金门能疗病癫痫，足腿红肿昆仑主，兼治齿痛亦能安。

【注】飞阳穴，主治步履艰难。针三分，灸三壮。

金门穴，主治癫狂羊痫风。针一分，灸三壮。

昆仑穴，主治足腿红肿，牙齿疼痛。针三分，灸三壮。

昼发痉证治若何，金针申脉起沉疴，上牙疼兮下足肿，亦针此穴自平和。

【注】申脉穴，主治昼发痉证，足肿牙疼。针三分，留七呼，灸三壮，灸不及针。

环跳主治中风湿，股膝筋挛腰痛疼，委中刺血医前证，开通经络
最相应。

【注】环跳穴，主治腰、胯、股、膝中受风寒湿气，筋挛疼痛。针一
寸，留十呼，灸三壮。

委中穴治证同环跳穴，但此穴禁灸，针五分。

阳陵泉治痹偏风，兼治霍乱转筋疼，承山主针诸痔漏，亦治寒冷
转筋灵。

【注】阳陵泉穴，主治冷痹偏风，霍乱转筋。针六分，灸三壮。

承山穴，主治痔漏疼痛，寒冷转筋。针七分，灸五壮，灸不及针。

阳辅主治膝酸痛，腰间溶溶似水浸，肤肿筋挛诸痿痹，偏风不遂
灸功深。

【注】阳辅穴，主治膝胻酸疼，腰间寒冷，肤肿筋挛，百节酸疼，痿
痹，偏风不遂等证。针三分，留七呼，灸三壮。

风市主治腿中风，两膝无力脚气冲，兼治浑身麻瘙痒，艾火烧针
皆就功。

【注】风市穴，主治腿中风湿，疼痛无力，脚气，浑身瘙痒麻痹等
证。针五分，灸五壮。

悬钟主治胃热病，腹胀肋痛脚气疼，兼治脚胫湿痹痒，足指疼痛
针可停。

【注】悬钟穴，主治胃热，腹胀，胁痛，脚气，脚胫湿痹，浑身瘙
痒，趾疼等证。针六分，灸五壮。

丘墟主治胸胁痛，牵引腰腿髀枢中，小腹外肾脚腕痛，转筋足胫
不能行。

【注】丘墟穴，主治胸胁满痛不得息，牵引腰、腿、髀枢中疼痛，少
腹外肾痛，脚腕转筋痛，足胫难行等证。针五分，灸三壮。

颈漏腹下马刀疮，连及胸胁乳痛疬，妇人月经不利病，下临泣穴
主治良。

【注】临泣穴，主治颈漏，腋下马刀，连及胸胁，妇人乳痛，月信不
调等证。针二分，灸三壮。

侠溪主治胸胁满，伤寒热病汗难出，兼治目赤耳聋痛，颔肿口噤

疾堪除。

【注】侠溪穴，主治胸胁支满，伤寒热病汗不出，目赤，耳聋，胸痛，颔肿，口噤等证。针三分，灸三壮。

窍阴主治胁间痛，咳不得息热躁烦，痈疽头痛耳聋病，喉痹舌强不能言。

【注】窍阴穴，主治胁痛，咳逆不得息，发热躁烦，痈疽口干，头痛喉痹，舌强耳聋等证。针一分，灸三壮（图85-7、图85-8）。

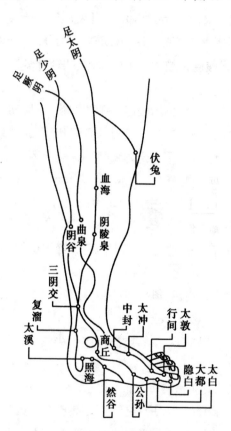

图85-7 阴足要穴图

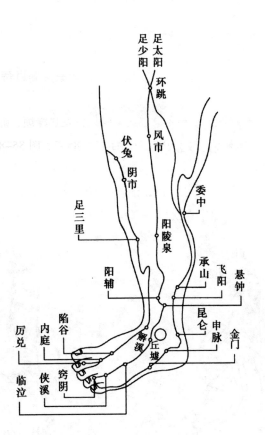

图 85-8　阳足要穴图

# 卷八十六

## 灸难产穴歌

横逆难产灸奇穴，妇人右脚小指尖。炷如小麦灸三壮，下火立产效通仙（图86-1）。

【注】妇人横产，子手先出，诸符药不效者，灸此。其穴在右脚小趾爪甲外侧尖上，即至阴穴也。灸三壮，艾炷如小麦，下火立产。

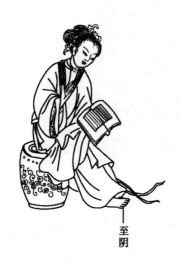

**图86-1 灸难产穴图**

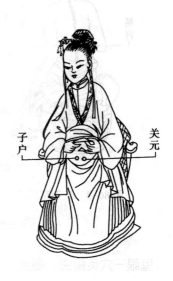

**图86-2 针子户穴图**

## 针子户穴歌

子户能刺衣不下，更治子死在腹中，穴在关元右二寸，下针一寸立时生（图86-2）。

【注】胞衣不出，子死腹中，宜刺子户穴，针入一寸。其穴在任脉经之关元穴旁右二寸。

## 灸遗精穴歌

精宫十四椎之下，各开三寸是其乡。左右二穴灸七壮，夜梦遗精效非常（图86-3）。

【注】遗精灸精宫穴，其穴在脊之十四椎下，左右旁开各三寸。灸七壮。

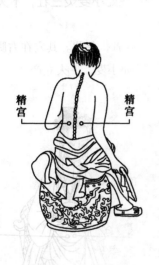

图 86-3　灸遗精穴图

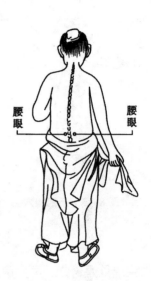

图 86-4　灸痨虫穴图

## 灸痨虫穴歌

鬼眼一穴灸痨虫，墨点病人腰眼中，择用癸亥亥时灸，勿令人知法最灵（图86-4）。

【注】劳瘵日久不愈，互相传染，因内有痨虫，宜灸鬼眼穴。穴在腰间两旁，正身直立，有微陷处，用墨点记，合面而卧，以小艾炷灸七壮，或九壮十一壮，多寡量人，虫即吐泻而出，急取烧毁远弃，可免复传。择癸亥日夜半，六神皆聚，亥时灸之，勿使病人预知，恐尸神有觉也。

## 灸痞根穴歌

十二椎下痞根穴，各开三寸零五分，二穴左右灸七壮，难消痞块可除根（图86-5）。

【注】痞块灸痞根穴，其穴在脊之十二椎下，旁开三寸半。痞块多在左则灸左，在右则灸右，如左右俱有，左右俱灸之。

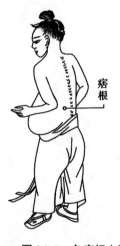

图86-5　灸痞根穴图

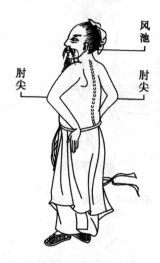

图86-6　灸肘尖穴图

## 灸肘尖穴歌

肘尖端处是奇穴，男女瘰疬堪灸也，左患灸右右灸左，并灸风池效更捷（图86-6）。

【注】肘尖奇穴灸瘰疬，左患灸右，右患灸左。如初起时，男先灸左，女先灸右，兼灸风池穴尤效。风池穴在脑后颞颥穴后，发际陷中。

## 灸鬼哭穴歌

中恶振噤鬼魅病，急灸鬼哭神可定，两手大指相并缚，穴在四处之骑缝（图86-7）。

【注】鬼哭穴，灸鬼魅狐惑，恍惚振噤等证。取穴：将两手大指相并缚定，用艾炷于两甲角反甲后肉四处骑缝。着火灸之，则患者哀告我自去为效。

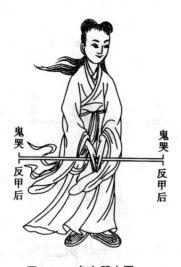

鬼哭 反甲后

鬼哭 反甲后

图86-7 灸鬼哭穴图

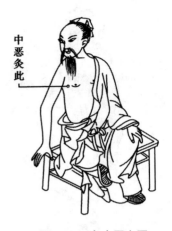

中恶灸此

图86-8 灸中恶穴图

## 灸中恶穴歌

尸疰客忤中恶病，乳后三寸量准行，男左女右艾火灸，邪祟驱除神自宁（图86-8）。

【注】灸尸疰、客忤、中恶等证。其穴在乳后三寸，男左女右灸之。

## 灸疝气穴歌

疝气偏坠灸为先，量口两角折三尖，一尖向上对脐中，两尖下垂是穴边（图86-9）。

【注】灸疝痛偏坠奇穴法：用秆心一条，量患人口两角为则，折为三段如△字样，以一角安脐中心，两角安脐下两旁，尖画处是穴。左患灸右，右患灸左，左右俱患，左右俱灸。艾炷如粟米大，灸四壮。

## 灸翻胃穴歌

翻胃上下灸奇穴，上在乳下一寸也，下在内踝之下取，三指稍斜向前者（图86-10）。

【注】灸翻胃奇穴，上穴在两乳下一寸；下穴在内踝下用手三指稍斜向前排之，即是穴也。

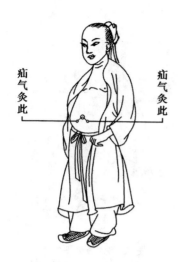

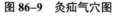

图 86-9　灸疝气穴图

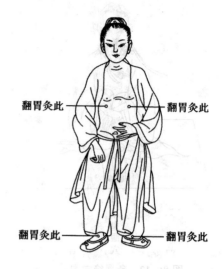

图 86-10　灸翻胃穴图

## 灸肠风穴歌

肠风诸痔灸最良，十四椎下奇穴乡，各开一寸宜多灸，年深久痔效非常（图 86-11）。

【注】灸肠风诸痔奇穴。其穴在脊之十四椎下，旁各开一寸。年深者，灸之最效。

## 灸暴绝穴歌

鬼魇暴绝最伤人，急灸鬼眼可回春，穴在两足大趾内，去甲韭叶鬼难存（图 86-12）。

【注】凡一切鬼魇暴绝，当灸奇穴。在足两大趾内，去爪甲如韭叶许，名鬼眼穴。灸之则鬼邪自去，而病可愈也。

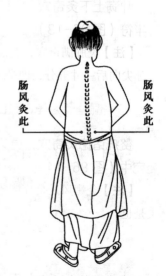

图 86-11　灸肠风穴图

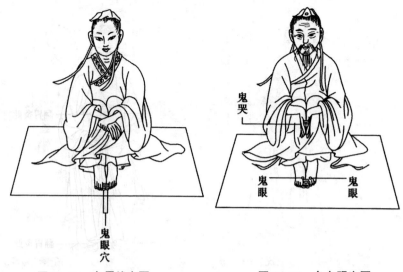

图 86-12　灸暴绝穴图　　　　　图 86-13　灸鬼眼穴图

## 灸鬼眼穴歌

肿满上下灸奇穴，上即鬼哭不用缚，下取两足第二趾，趾尖向后寸半符（图 86-13）。

【注】灸肿满奇穴，上穴即两手大指缝，鬼哭穴也；下穴在两足第二趾趾尖向后一寸五分，即是也。

## 灸赘疣穴歌

赘疣诸痣灸奇穴，更灸紫白二癜风，手之左右中指节，屈节尖上宛宛中（图 86-14）。

【注】灸癜风及赘疣诸痣奇穴，其穴在左右手中指节宛宛中，俗名拳尖是也。

## 灸瘰疬穴歌

瘰疬隔蒜灸法宜，先从后发核灸起，灸至初发母核止，多着艾火效无匹（图 86-15）。

【注】瘰疬隔蒜灸法：用独蒜片先从后发核上灸起，至初发母核而止，多灸自效。

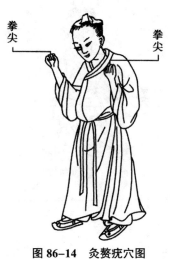

拳尖 拳尖

图 86–14　灸赘疣穴图

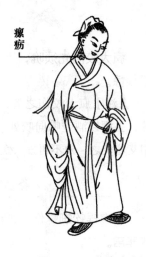

瘰疬

图 86–15　灸瘰疬穴图

## 灸腋气歌

腋气除根剃腋毛，再将定粉水调膏，涂搽患处七日后，视有黑孔用艾烧（图86–16）。

【注】凡腋气先用快刀剃去腋毛净，乃用好定粉水调搽患处，六七日后，看腋下有一点黑者，必有孔如针大，或如簪尖，即气窍也。用艾炷如米大者灸之，三四壮愈，永不再发。

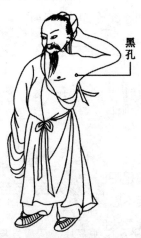

黑孔

图 86–16　灸腋气图

## 灸疯犬咬伤歌

疯犬咬伤先须吮，吮尽恶血不生风，次于咬处灸百壮，常食炙韭不须惊。

【注】疯犬咬伤之处，急急用大嘴砂酒壶一个，内盛干烧酒，烫极热，去酒以酒壶嘴向咬处，如拔火罐样，吸尽恶血为度，击破自落。上用艾炷灸之，永不再发。炙韭，炒韭菜也。

## 灸蛇蝎蜈蚣蜘蛛咬伤歌

蛇蝎蜈蚣蜘蛛伤，即时疼痛最难当，急以伤处隔蒜灸，五六十壮效非常。

【注】凡蛇、蝎、蜈蚣、蜘蛛咬伤，痛急势危者，急用艾火于伤处灸之，拔散毒气即安；或用独蒜片隔蒜灸之，二三壮换一片，毒甚者，灸五六十壮。

## 足三里穴歌

三里膝眼下，三寸两筋间，能除胸胁痛，腹胀胃中寒，肠鸣并泄泻，眼肿膝胫酸，伤寒羸瘦损，气蛊证诸般，年过三旬后，针灸眼光全（图86-17）。

【注】三里，足三里穴也。其穴在膝眼下三寸，胻骨外廉，大筋内宛宛中。针五分，留七呼，灸三壮。主治胸胁疼痛，腹胀，胃寒，肠中雷鸣，脾寒泄泻，眼目红肿，膝胫酸痛，伤寒热不已，瘦弱虚损，小肠气痛，与水气，蛊毒，鬼击诸证，悉宜针灸。但小儿忌灸，恐眼目不明，惟三十以外方可灸之，令眼目光明也。

## 内庭穴歌

内庭次趾外，本属足阳明，能治四肢厥，喜静恶闻声，瘾疹咽喉痛，数欠及牙疼，疟疾不思食，耳鸣针便清（图86-18）。

【注】内庭穴，在足之大趾次趾外间陷中，属足阳明胃经穴也。主治四肢厥逆，喜静恶闻人声，瘾疹不快，咽喉肿痛，数欠，牙龈疼，疟疾，

不思饮食，耳内蝉鸣等证。针三分，留十呼，灸三壮。

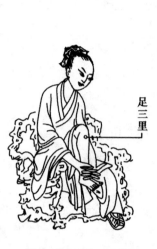

图 86-17 足三里穴图

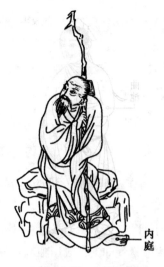

图 86-18 内庭穴图

### 曲池穴歌

曲池拱手取，屈肘骨边求，善治肘中痛，偏风手不收，挽弓开不得，臂痪怯梳头，喉痹促欲死，发热更无休，遍身风癣癞，针着即时瘳（图 86-19）。

【注】曲池穴，其穴在肘辅骨屈肘屈骨之中，以手拱胸取之。主治肘中疼痛，偏风半身不遂，臂痛拉弓不开，两臂瘫痪不能举手向发，喉痹喘促欲死，伤寒振寒，余热不尽，皮肤干燥，痂疥等证。刺七分，留七呼，灸三壮。

### 合谷穴歌

合谷在虎口，两指歧骨间，头疼并面肿，疟病热还寒，体热身汗出，目暗视茫然，齿龋鼻衄血，口噤不能言，针入深三分，能令人病安（图 86-20）。

【注】合谷穴，其穴在手大指次指歧骨间陷中。主治偏正头疼，面目浮肿，疟疾寒热，身体发热，汗不收，目翳视物不明，齿蠹朽痛，鼻中

流血不止，口噤不开等证。针三分，留六呼，灸三壮。

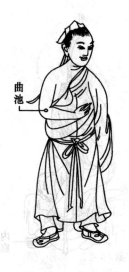

图 86-19　曲池穴图

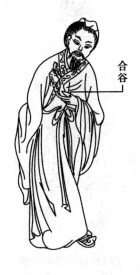

图 86-20　合谷穴图

## 委中穴歌

委中曲𬇙里，横纹脉中央，腰痛不能举，酸沉引脊梁，风痹及转筋，疼痛难移向，风痹痛无比，热病久在床，足膝难伸屈，针入即安康（图 86-21）。

【注】委中穴，其穴在腘中央，约纹动脉陷中。主治腰夹脊沉坠疼痛，瘛疭，癫疾，及两腿肚转筋，疼痛难动，风痹疼痛，流注不定，热病难愈，两足膝疼痛难伸屈等证。针五分，留七呼，禁灸。

## 承山穴歌

承山名鱼腹，腨肠分肉间，善治腰疼痛，痔疾大便难，脚气并膝肿，两足尽寒酸，辗转成时疫，战栗疟热寒，霍乱及转筋，刺之立便安（图 86-22）。

【注】承山穴，其穴在腿肚下尖分肉间。主治腰背疼痛，痔肿，大便难，脚气膝肿，胫酸跟痛，伤寒时疫，寒热疟疾，战栗不能行立，霍乱转筋等证。针五分，灸五壮。

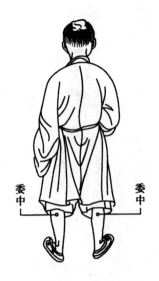

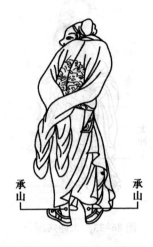

图 86-21　委中穴图　　　　图 86-22　承山穴图

## 太冲穴歌

太冲足大趾，节后二寸中，动脉知生死，能医惊痫风，咽喉并心腋，两足不能动，七疝偏坠肿，眼目似云朦，亦能疗腰痛，针下有神功（图 86-23）。

【注】太冲穴，其穴在足大趾本节后二寸陷中。动脉应手，病者有此脉生，无此脉者死。主治急慢惊风，羊痫风证，及咽喉疼痛，心腋胀满，寒湿脚气痛，行步难，小腹疝气，偏坠疼痛，两目昏暗，腰背疼痛等证。针三分，留十呼，灸三壮。

## 昆仑穴歌

昆仑足外踝，跟骨上边寻，转筋腰尻痛，膞重更连阴，头疼脊背急，暴喘满冲心，举步行不得，动足即呻吟，若欲求安乐，须将此穴针（图 86-24）。

【注】昆仑穴，在足外踝后五分跟骨上陷中。主治腰尻疼痛，膞重不能举，及前阴肿痛，偏正头痛，脊背拘急，暴咳喘促，足腨肿不得履地等证。针三分，留七呼，灸三壮。

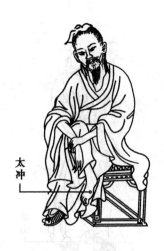

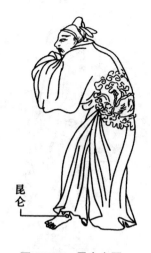

图 86-23　太冲穴图　　　　　　　图 86-24　昆仑穴图

## 环跳穴歌

环跳在髀枢，侧卧屈足取。能针偏废躯，折腰返顾难，冷风并湿痹，身体似绳牵，腿胯连腨痛，屈转重吁叹，若人能针灸，顷刻病消痊（图 86-25）。

【注】环跳穴，其穴在髀枢中，侧卧伸下足屈上足取之。主治半身不遂，闪挫腰痛不能回顾，冷风湿痹，周身拘急，腿胯腿肚疼痛不能动转等证。针一寸，留十呼，灸三壮。

## 阳陵泉穴歌

阳陵居膝下，外廉一寸中。膝肿并麻木，冷痹及偏风，起坐腰背重，面肿满胸中，举足不能起，坐卧似衰翁，针入六分止，神功妙不同（图 86-26）。

【注】阳陵泉穴，其穴在膝下一寸，外廉陷中，尖骨前筋骨间。主治两膝肿痛，及冷痹不仁，半身不遂，腰背重痛，起坐艰难，两目浮肿，胸中胀满，两足疼痛难移，起坐不能支持等证。针六分，留十呼，灸七壮。

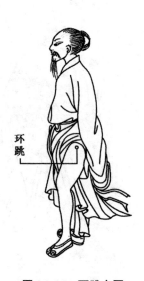
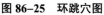

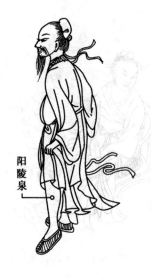

图 86-25　环跳穴图　　　　　图 86-26　阳陵泉穴图

## 通里穴歌

通里腕侧后，去腕一寸中。欲言声不出，懊侬及怔忡，实则四肢重，头腮面颊红，声平仍数欠，喉痹气难通，虚则不能食，暴喑面无容，毫针微微刺，方信有神功（图 86-27）。

【注】通里穴，其穴在腕侧后一寸陷中。主治声哑，心烦极甚，怔忡不宁，四肢重痛，头腮面颊红肿，倦言，数欠，喉咽疼痛，气息不通，虚损不思食，暴喑面无润泽。针三分，灸三壮。

## 列缺穴歌

列缺腕侧上，次指手交叉，善疗偏头患，遍身风痹麻，痰涎频上壅，口噤不开牙，若能明补泻，应手即能瘥（图 86-28）。

【注】列缺穴，其穴在腕后侧上一寸五分，两手交叉，当食指末筋骨罅中。主治偏风头痛，遍身风痹麻木，痰壅气堵，口噤不开等证。针二分，留三呼，灸三壮。

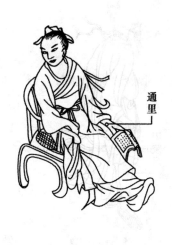

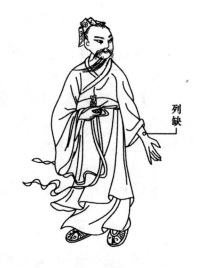

图 86-27　通里穴图　　　　　　图 86-28　列缺穴图

## 四季针灸坐向歌

四季针灸坐向理，宜从四季顺自然，东南西北四维向，以迎生气本乎天。

【注】针灸坐向，避忌之理，《医学入门》："春坐东向西，夏坐南向北，秋坐西向东，冬坐北向南。"皆背四季生气之向，不可为法。宜从春向东，夏向南，秋向西，冬向北，四土旺月向四维，以迎生气，本乎天理，顺其自然为是也。

## 灸法点穴用火歌

点穴坐卧立直正，炷用蕲艾火珠良，灸病古忌八木火，今时通行一炷香。

【注】凡灸法，坐点穴则坐灸，卧点穴则卧灸，立点穴则立灸。须四体平直，毋令倾侧，若倾侧穴即不正。其炷所用之艾，必用蕲艾，艾令干燥，入臼捣去净尘屑，作炷坚实，置穴上，用葱涎黏固。上古用火珠映日取火点之，忌松、柏、枳、橘、榆、枣、桑、竹八木之火；今时惟用香火灼艾，亦通行简便之法也。

## 灸法早晚次序歌

灸法温暖宜于午，上下阳阴先后分，脉数新愈不宜灸，欲灸三里过三旬。

【注】凡灸百病，原为温暖经络，宜在午时阳盛之时，火气易行，必分上下先后：上下经皆灸者，先灸上，后灸下；阴阳经皆灸者，先灸阳，后灸阴。若脉数有热，新愈气虚，俱不宜灸，恐伤气血。但人有病，欲灸足三里者，须年三十以上，方许灸之，恐年少火盛伤目。故凡灸头，必灸足三里者，以足三里能下火气也。

## 灸法大小多少歌

头骨手足皮薄瘦，巨阙鸠尾小少宜，背腹脐下皮肉厚，大多方能起痼疾。

【注】凡灸诸病，必火足气到，始能求愈。然头与四肢，皮肉浅薄，若并灸之，恐肌骨气血难堪，必分日灸之，或隔日灸之。其炷宜小，壮数宜少。有病必当灸巨阙、鸠尾二穴者，必不可过三壮，艾炷如小麦，恐火气伤心也。背腹下皮肉深厚，艾炷宜大，壮数宜多，使火气到，始能去痼冷之疾也。

## 灸法调养歌

灸后风寒须谨避，七情过极慎起居，生冷醇酒诸厚味，惟茹蔬淡适其宜。

【注】凡灸后，须谨避风寒，慎其起居，养其气血，其喜、怒、忧、思、悲、恐、惊不可过极，和其情志，及禁食一切生冷醇酒厚味等物，即食蔬淡，亦当适宜，不可过度，以调养脾胃也。

## 灸疮调治歌

灸疮不发气血竭，七日发脓病必除，发后膏贴防外袭，薄连葱荽净疮污。

【注】凡灸诸病，灸疮应发不发，是其气血大亏，不必复灸，即灸亦

多不能愈。过七天之后，艾疮发时，脓水稠多，其病易愈，以其气血充畅，经络流通也。发后贴膏药者，防其六淫外袭也。如灸疮黑痛，脓汁污秽，乃艾火毒盛，必用薄荷、黄连、葱皮、芫荽煎汤，洗之自愈也。

## 灸疮膏药歌

芩连白芷金星草，乳香淡竹当归好，薄荷川芎与葱白，香油煎药粉成膏。

【注】以上药味各等分，用香油煎药去渣，再下铅粉熬成膏，专贴灸疮。

## 行针避忌歌

行针避忌雨大风，饥饱醉怒渴劳惊，男内女外犹坚守，更看人神不可逢。行针避忌虽如此，还推病之缓急行，缓病欲针择吉日，急病行针莫稍停。

【注】按行针避忌，于未刺之先，如风雨晦冥，人之气血，即凝滞而不调。大饥者气虚，新饱者气盛，大醉者气乱，大怒者气逆，大渴者液少，大劳者气乏，大惊者气散，凡此者脉乱气散，行针须当避忌，俟其必清必静，聚精会神，方保无误也。既刺之后，尤当戒慎。男子忌内，女子忌外，忌外者坚拒勿出，忌内者谨守勿内，则邪气必去，正气必复，是谓得气，理固然矣。犹有达变之法存焉，缓病须择神吉，急病岂可待时哉。

## 四季人神所在禁忌针灸歌

四季人神所在处，禁忌针灸莫妄施，春在左胁秋在右，冬在于腰夏在脐。

【注】四季人神所在之处，谓人之神气初动之处，同乎天之流行也，禁针灸者恐伤生气也。人神常在心，春在左胁者肝主升也，秋在右胁者肺主降也，冬在腰者肾主藏也，夏在脐者脾主化也。

## 逐日人神所在禁忌针灸歌

一日足大二外踝，三日股内四在腰，五口六手七内踝，八腕九尻十背腰，十一鼻柱二发际，三牙四胃五遍身，六胸七气八股内，九足二十内踝寻，廿一手小二外踝，三日肝足四手明，五足六胸七在膝，八阴九胫晦跌停。

【注】足大，足之大趾也。气，气冲也。手小，手之小指也。手明，手阳明也。足，足阳明也。阴，男女前阴中也。晦，月尽也。跌，足十趾歧骨也。

## 十二时人神所在禁忌针灸歌

子踝丑头寅耳边，卯面辰项巳乳肩，午胁未腹申心主，酉膝戌腰亥股端。

【注】子踝，左、右内踝、外踝也。寅耳边，左右两耳也。辰项，颈项也。巳乳肩，两乳两肩也。午胁，左右胁也。未腹，大腹少腹也。申心主，胸膈也。酉膝，左右两膝也。戌腰，腰背也。亥股，两股内外也。

## 禁针穴歌

禁针穴道要先明，脑户囟会及神庭；络却玉枕角孙穴，颅息承泣随承灵；神道灵台膻中忌，水分神阙并会阴；横骨气冲手五里，箕门承筋及青灵；乳中上臂三阳络，二十三穴不可针。孕妇不宜针合谷，三阴交内亦通论；石门针灸应须忌，女子终身无妊娠。外有云门并鸠尾，缺盆客主人莫深；肩井深时人闷倒，三里急补人还平。刺中五脏胆皆死，冲阳血出投幽冥。海泉颧髎乳头上，脊间中髓伛偻形；手鱼腹陷阴股内，膝膑筋会及肾经，腋股之下各兰寸，目眶关节皆通评。

## 禁灸穴歌

禁灸之穴四十七，承光哑门风府逆；睛明攒竹下迎香，天柱素髎上临泣；脑户耳门瘈脉通，禾髎颧髎丝竹空；头维下关人迎等，肩贞天牖心俞同；乳中脊中白环俞，鸠尾渊腋和周荣；腹哀少商并鱼际，经渠天府及中冲；阳池阳关地五会，漏谷阴陵条口逢；殷门申脉承扶忌，伏兔髀关连委中；阴市下行寻犊鼻，诸穴休将艾火攻。

## 制针法歌

制针须用马衔铁，惟有金针更可嘉，煅炼涂酥插腊肉，煮针之药有多法。

【注】制针用马嚼环铁者，以马属午，午为火，火克金，取克制之义也。若以真金制针，用之更佳。其煅炼之法：将铁丝于火中煅红，截为二寸，或三寸或五寸，长短不拘，次以蟾酥涂针上，入火中微煅，取起，复照前涂酥，煅三次，乘热插入腊肉皮之里，肉之外，将后药用水三碗煎沸，次入针肉在内，煮至水干，倾于水中，待冷将针取出，于黄土中插百余下，以去火毒，其针要光圆，不可用尖锋，次以铜丝缠其柄。

### 煮针药方

麝香五分　胆矾一钱　石斛一钱　穿山甲三钱　朱砂三钱　没药三钱　郁金三钱　川芎三钱　细辛三钱　甘草节。五钱　沉香五钱　磁石一两

已上诸药气味，能引入针内。

编辑正骨

心法要旨

# 卷八十七

# 编辑正骨心法要旨

## 外治法

### 手法总论

夫手法者，谓以两手安置所伤之筋骨，使仍复于旧也。但伤有重轻，而手法各有所宜。其痊可之迟速，及遗留残疾与否，皆关乎手法之所施得宜，或失其宜，或未尽其法也。盖一身之骨体，既非一致，而十二经筋之罗列序属，又各不同，故必素知其体相，识其部位，一旦临证，机触于外，巧生于内，手随心转，法从手出。或拽之离而复合，或推之就而复位，或正其斜，或完其阙，则骨之截断、碎断、斜断，筋之弛、纵、卷、挛、翻、转、离、合，虽在肉里，以手扪之，自悉其情。法之所施，使患者不知其苦，方称为手法也。况所伤之处，多有关于性命者，如七窍上通脑髓，膈近心君，四末受伤，痛苦入心者。即或其人元气素壮，败血易于流散，可以克期而愈，手法亦不可乱施。若元气素弱，一旦被伤，势已难支，设手法再误，则万难挽回矣。此所以尤当审慎者也。盖正骨者，须心明手巧，既知其病情，复善用夫手法，然后治自多效。诚以手本血肉之体，其宛转运用之妙，可以一己之卷舒，高下疾徐，轻重开合，能达病者之血气凝滞，皮肉肿痛，筋骨挛折，与情志之苦欲也。较之以器具从事于拘制者，相去甚远矣。是则手法者，诚正骨之首务哉。

### 手法释义

**摸法**：摸者，用手细细摸其所伤之处，或骨断、骨碎、骨歪、骨整、骨软、骨硬；筋强、筋柔、筋歪、筋正、筋断、筋走、筋粗、筋翻、筋寒、筋热，以及表里虚实，并所患之新旧也。先摸其或为跌扑，或为错闪，或为打撞，然后依法治之。

**接法**：接者，谓使已断之骨，合拢一处，复归于旧也。凡骨之跌伤错落，或断而两分，或折而陷下，或碎而散乱，或歧而旁突，相其形势，徐徐接之，使断者复续，陷者复起，碎者复完，突者复平。或用手法，或用器具，或手法、器具分先后而兼用之，是在医者之通达也。

**端法**：端者，两手或一手擒定应端之处，酌其重轻，或从下往上端，或从外向内托，或直端、斜端也。盖骨离其位，必以手法端之，则不待旷日迟久，而骨缝即合，仍须不偏不倚，庶愈后无长短不齐之患。

**提法**：提者，谓陷下之骨，提出如旧也。其法非一，有用两手提者，有用绳帛系高处提者，有提后用器具辅之不致仍陷者，必量所伤之轻重浅深，然后施治。倘重者轻提，则病莫能愈；轻者重提，则旧患虽去，而又增新患矣。

**按摩法**：按者，谓以手往下抑之也。摩者，谓徐徐揉摩之也。此法盖为皮肤筋肉受伤，但肿硬麻木，而骨未断折者设也。或因跌扑闪失，以致骨缝开错，气血郁滞，为肿为痛，宜用按摩法，按其经络，以通郁闭之气；摩其壅聚，以散瘀结之肿，其患可愈。

**推拿法**：推者，谓以手推之，使还旧处也。拿者，或两手一手捏定患处，酌其宜轻宜重，缓缓焉以复其位也。若肿痛已除，伤痕已愈，其中或有筋急而转摇不甚便利，或有筋纵而运动不甚自如，又或有骨节间微有错落不合缝者，是伤虽平，而气血之流行未畅，不宜接、整、端、提等法，惟宜推拿，以通经络气血也。盖人身之经穴，有大经细络之分，一推一拿，视其虚实酌而用之，则有宣通补泻之法，所以患者无不愈也。

已上诸条，乃八法之大略如此。至于临证之权衡，一时之巧妙，神而明之，存乎其人矣。

## 器具总论

跌扑损伤，虽用手法调治，恐未尽得其宜，以致有治如未治之苦，则未可云医理之周详也。爰因身体上下、正侧之象，制器以正之，用辅手法之所不逮，以冀分者复合，欹者复正，高者就其平，陷者升其位，则危证可转于安，重伤可就于轻。再施以药饵之功，更示以调养之善，则正骨之道全矣。

**裹帘**器一无图：裹帘，以白布为之。因患处不宜他器，只宜布缠，始为得法，故名裹帘。其长短阔狭，量病势用之。

**振梃**器二无图：振梃，即木棒也，长尺半，圆如钱大，或面杖亦可。盖受伤之处，气血凝结，疼痛肿硬，用此梃微微振击其上下四旁，使气血流通，得以四散，则疼痛渐减，肿硬渐消也。

用法释义：凡头被伤，而骨未碎筋未断，虽瘀聚肿痛者，皆为可治。先以手法端提颈、项、筋骨，再用布缠头二三层令紧，再以振梃轻轻拍击足心，令五脏之气上下宣通，瘀血开散，则不奔心，亦不呕呃，而心神安矣。若已缠头拍击足心，竟不觉疼，昏不知人，痰响如拽锯，身体僵硬，口溢涎沫，乃气血垂绝也，不治。

**披肩**器三无图：披肩者，用熟牛皮一块，长五寸，宽三寸，两头各开二孔，夹于伤处，以棉绳穿之，紧紧缚定，较之木板稍觉柔活。

用法释义：凡两肩扑坠闪伤，其骨或断碎，或旁突，或斜努，或骨缝开错筋翻。法当令病人仰卧凳上，安合骨缝，揉按筋结，先以棉花贴身垫好，复以披肩夹住肩之前后，缚紧，再用白布在外缠裹毕，更用扶手板，长二尺余，宽三四寸，两头穿绳悬空挂起，令病人俯伏于上，不使其肩骨下垂。过七日后，开视之，如俱痊，可撤板不用；如尚未愈，则仍用之。若不依此治法，后必遗残患芦节。

**攀索**器四：攀索者，以绳挂于高处，用两手攀之也。

**叠砖**器五：叠砖者，以砖六块，分左右各叠置三块，两足踏于其上也（图87-1）。

用法释义：凡胸、腹、腋、胁、跌、打、碪、撞、垫、努，以致胸陷而不直者，先令病人以两手攀绳，足踏砖上，将后腰拿住，各抽去砖一个，令病人直身挺胸；少顷，又各去砖一个，仍令直身挺胸。如此者三，其足着地，使气舒瘀散，则陷者能起，曲者可直也。再将其胸以竹帘围裹，用宽带八条紧紧缚之，勿令窒碍，但宜仰睡，不可俯卧侧眠，腰下以枕垫之，勿令左右移动。

**通木**器六：用杉木宽三寸，厚二寸，其长自腰起上过肩一寸许，外面

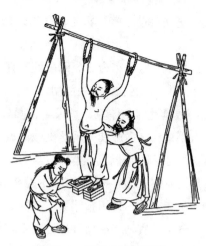

**图87-1　攀索叠砖用法图**

平整，向脊背之内面刻凹形，务与脊骨膂肉吻合，约以五分<sub>分去声</sub>度之，第一分自左侧面斜钻二孔，右侧面斜钻二孔；越第二分至第三分、四分、五分，俱自左右侧面各斜钻一孔，用宽带一条，自第一分上左孔穿入，上越右肩，下胸前，斜向左腋下绕背后，穿于第一分右次孔内；再用一带自第一分上右孔穿入，上越左肩，下胸前，斜向右腋下绕背后，穿入第一分左次孔内，两带头俱折转紧扎木上；第三分、四分亦以带穿之，自软肋横绕腹前，复向后穿入原孔内，紧扎木上；第五分以带穿入孔内，平绕前腹，复向后紧扎木上，切勿游移活动，始于患处有益。凡用此木，先以绵絮软帛贴身垫之，免致疼痛。

用法释义：凡脊背跌打损伤，膂骨开裂高起者，其人必伛偻难仰。法当令病者俯卧，再著一人以两足踏其两肩，医者相彼开裂高起之处，宜轻宜重，或端或拿，或按或揉，令其缝合，然后用木依前法逼之（图87-2、图87-3、图87-4）。

**腰柱**<sub>器七</sub>：腰柱者，以杉木四根，制如扁担形，宽一寸，厚五分，长短以患处为度，俱自侧面钻孔，以绳联贯之（图87-5、图87-6）。

用法释义：凡腰间闪挫岔气者，以常法治之。若腰节骨被伤错笋，膂肉破裂，筋斜伛偻者，用醋调定痛散，敷于腰柱上，视患处将柱排列于脊骨两旁，务令端正；再用蕲艾，做薄褥覆于柱上，以御风寒，用宽长布带，绕向腹前，紧紧扎裹，内服药饵，调治自愈。

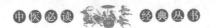

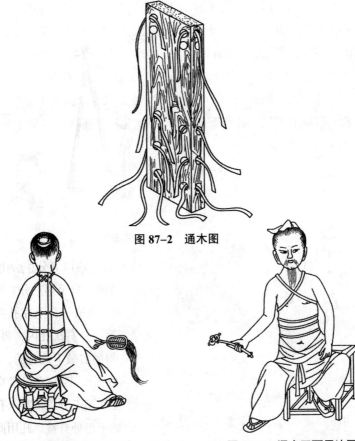

图 87-2　通木图

图 87-3　通木背面用法图

图 87-4　通木正面用法图

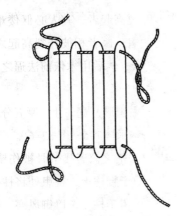

图 87-5　腰柱图

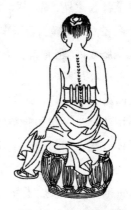

图 87-6　腰柱用法图

竹帘器八：竹帘者，即夏月凉帘也，量患处之大小长短裁取之。

用法释义：凡肢体有断处，先用手法安置讫，然后用布缠之，复以竹帘围于布外，紧扎之，使骨缝无参差走作之患，乃通用之物也。

杉篱器九：杉篱者，复逼之器也。量患处之长短阔狭、曲直凸凹之形，以杉木为之。酌其根数，记清次序，不得紊乱，然后于每根两头各钻一孔，以绳联贯之。有似于篱，故名焉。但排列稀疏，不似竹帘之密耳（图87-7、图87-8）。

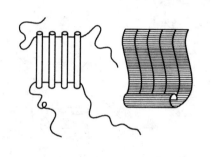

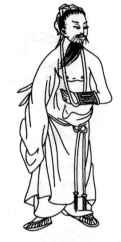

图87-7 杉篱图 竹帘图　　　　图87-8 竹帘杉篱用法图

用法释义：凡用以围裹于竹帘之外，将所穿之绳结住，再于篱上加绳以缠之，取其坚劲挺直，使骨缝无离绽脱走之患也。盖骨节转动之处，与骨节甚长之所，易于摇动，若仅用竹帘，恐挺劲之力不足，故必加此以环抱之，则骨缝吻合坚牢矣。

抱膝器十：抱膝者，有四足之竹圈也。以竹片作圈，较膝盖稍大些须，再用竹片四根，以麻线紧缚圈上，作四足之形，将白布条通缠于竹圈及四足之上。用于膝盖，虽拘制而不致痛苦矣（图87-9、图87-10）。

用法释义：膝盖骨覆于楗、骱二骨之端，本活动物也。若有所伤，非骨体破碎，即离位而突出于左右，虽用手法推入原位，但步履行止，必牵动于彼，故用抱膝之器以固之，庶免复离原位，而遗跛足之患也。其法将抱膝四足，插于膝盖两旁，以竹圈辖住膝盖，令其稳妥，不得移动，再用白布宽带紧紧缚之。

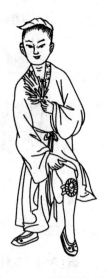

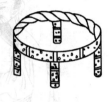

图 87-9 抱膝图　　　图 87-10 抱膝用法图

# 经义

## 击扑损伤应刺诸穴

《素问·缪刺论》曰：人有所堕坠，恶血留内，腹中满胀，不得前后，先饮利药。此上伤厥阴之脉，下伤少阴之络，刺足内踝之下，然谷之前血脉出血，刺足跗上动脉。不已，刺三毛各一痏，见血立已。左刺右，右刺左（图 87-11）。

【注】此言恶血为病，有缪刺之法也。人因堕坠，致恶血留内，腹中满胀，前后不通，当先用利药。如上伤厥阴肝经之脉，下伤少阴肾经之络，当刺内踝之下，然谷之前，有血脉令出血者，盖以此属少阴之别络，而交通乎厥阴也，兼刺足跗上动脉，即冲阳穴，乃胃经之原也。如病不已，更刺三毛上大敦穴左右各一痏，见血立已。缪刺者，左刺右大敦，右刺左大敦也。但足跗动脉，上关冲脉，少阴阳明三经，只宜浅刺，不可出血不已也。

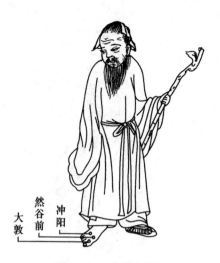

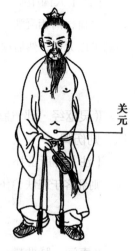

关元

然谷
冲阳
大敦

图 87-11　应刺穴图　　　　　　图 87-12　应刺穴图

《灵枢经·寒热病》篇曰：身有所伤，血出多，及中风寒，若有所堕坠，四肢懈惰不收，名曰体惰，取其小腹脐下三结交。三结交者，阳明太阴也，脐下三寸关元也（图87-12）。

【注】此言身有所伤，血出多者，及中风寒者，破伤风之属也。或因堕坠，不必血出，而四肢懈惰不收者，皆名体惰也。关元任脉穴名，又足阳明、太阴之脉皆结于此，故为三结交也。

《灵枢经·厥病论》曰：头痛不可取于腧者，有所击堕，恶血在内，伤痛未已，可侧刺不可远取之也。

【注】经言恶血在内，头痛不可取其腧者，盖头痛取腧，以泄其气，则头痛可愈也。若有所击堕，恶血在内，而取腧以泄其气，则是血病治气矣，故勿取其腧焉。若所击扑之腘肉伤痛不已，虽用刺法，亦只于所伤附近之侧刺之，以出在内之恶血而已，若仍按经远取诸腧，以疗头痛，则不可也。

## 恶血已留复因怒伤肝

《灵枢经·邪气脏腑病形》篇曰：有所堕坠，恶血在内，有所大怒，气上而不下，积于胁下，则伤肝。

【注】人因堕坠，血已留内，若复因大怒伤肝，其气上而不下，则留内之血，两相凝滞，积于胁下，而肝伤矣。法当先导怒气，勿积于肝，则肝可以无伤，然后饮以利药，以破恶血，则胁下无留血矣。

## 击扑伤后入房伤脾

《灵枢经·邪气脏腑病形》篇曰：有所击扑，若醉入房，汗出当风，则伤脾。

【注】有所击扑，乃伤其外体也。如醉后入房，或汗出不知避忌当风，则邪客于肌肤，伤其内体矣，是皆伤脾之因也。

## 击扑损伤脉色

《素问·脉要精微论》曰：肝脉搏坚而长，色不青，当病坠若搏，因血在胁下，令人喘逆。

【注】此言肝脉有刚柔，而病亦以异也。肝脉搏击于手，而且坚且长，其色又不青，当病或坠或搏，因血积于胁下，令人喘逆不止也。正以厥阴之脉，布胁肋循喉咙之后；其支别者，复从肝贯膈上注肺，今血在胁下，则血之积气上熏于肺，故令人喘逆也。

《金匮要略》曰：寸口脉浮，微而涩，然当亡血。若汗出，设不汗出者，其身有疮，被刀斧所伤，亡血故也。

【注】经言：夺血者无汗，夺汗者无血。盖二者皆当脉浮微而涩，今诊之如此，是有枯竭之象，而无汗出之证，非亡血而何？故知有金伤或击扑而亡血之证也。

又论曰：肝脉搏坚而色不变，必有击堕之事。因䐃肉无破，则恶血必留胁下，兼致呕逆，依经针刺然谷足跗，或三毛等穴出血，或饮利药使恶血开行，当自愈也。若脉浮微而涩，当知亡血过多，依经于三结交关元穴灸之，或饮大补气血之剂而调之，则病已矣。

# 《灵枢经》骨度尺寸

### 头部

项发以下至背，骨长二寸半。自后发际以至大椎项骨三节处也。

【按】头部折法：以前发际至后发际，折为一尺二寸。如发际不明，则取眉心，直上后至大杼骨，折作一尺八寸，此为直寸。横寸法：以眼内角至外角，此为一寸，头部横直寸法并依此。

### 胸腹部

结喉以下至缺盆中，长四寸。此以巨骨上陷中而言，即天突穴处，缺盆以下、𩩲骬之中，长九寸。

胸围四尺五寸。

两乳之间，广九寸半。当折八寸为当。

𩩲骬中下至天枢，长八寸。天枢足阳明穴名，在脐旁，此指平脐而言。

天枢以下至横骨，长六寸半，横骨横长六寸半。毛际下骨曰横骨。

【按】此古数，以今用上下穴法参较，多有未合，宜从后胸腹折法为当。

两髀之间，广六寸半。此当两股之中，横骨两头之处，俗名髀缝。

【按】胸腹折法：直寸以中行为之，自缺盆中天突穴起，至歧骨际上中庭穴止，折作八寸四分，自𩩲骬上歧骨际下至脐心，折作八寸，脐心下至毛际曲骨穴，折作五寸，横寸以两乳相去，折作八寸。胸腹横直寸法并依此。

### 背部

脊骨以下至尾骶二十一节，长三尺。脊骨脊骨也，脊骨外小而内巨，人之所以能负任者，以是骨之巨也。脊骨二十四节，今云二十一节者，除项骨三节不在内。

腰围四尺二寸。

【按】背部折法：自大椎至尾骶，通折三尺，上七节各长一寸四分一厘，共九寸八分七厘；中七节各一寸六分一厘，共一尺一寸二分七厘；第十四节与脐平，下七节各一寸二分六厘，共八寸八分二厘，共二尺九寸九分六厘，不足四厘者，有零未尽也，直寸依此，横寸用中指同身寸法。

脊骨内阔一寸，凡云第二行侠脊一寸半，三行侠脊三寸者，皆除脊一寸外，净以寸半三寸论，故在二行当为二寸，在三行当为三寸半也。

## 侧部

自拄骨下行腋中不见者，长四寸。拄骨，颈项根骨也。

腋以下至季胁，长一尺二寸。季胁，小肋也。

季胁以下至髀枢，长六寸。大腿曰股，股上曰髀楗，骨之下，大腿之上，两骨合缝之所，曰髀枢，当足少阳环跳穴处也。

髀枢下至膝中，长一尺九寸。

横骨上廉下至内辅之上廉，长一尺八寸。骨际曰廉，膝旁之骨，突出者曰辅骨，内曰内辅，外曰外辅。

内辅之上廉以下至下廉，长三寸半。上廉、下廉可摸而得。

内辅下廉下至内踝，长一尺二寸。

内踝以下至地，长三寸。

## 四肢部

肩至肘，长一尺七寸。

肘至腕，长一尺二寸半。臂之中节曰肘。

腕至中指本节，长四寸。臂掌之交曰腕。

本节至末，长四寸半。指之后节曰本节。

膝以下至外踝，长一尺六寸。

膝腘以下至跗属，长一尺二寸。腘，腿弯也。跗，足面也。膝在前，腘在后。跗属者，凡两踝前后胫掌所交之处，皆为跗之属也。

跗属以下至地，长三寸。

外踝以下至地，长一寸。

足长一尺二寸，广四寸半。

【按】骨度乃《灵枢经·骨度》篇之文，论骨之长短，皆古数也。然骨之大者则太过，小者则不及，此亦言其则耳。其周身手足折量之法，用前中指同身寸法为是。同身寸量法，详刺灸书中（图87–13～图87–19）。

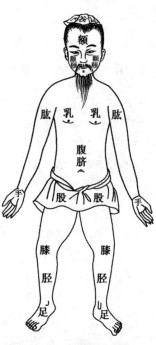

图 87-13　人身正面全图

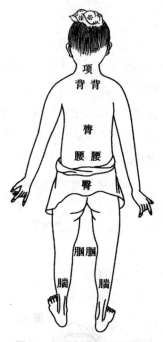

图 87-14　人身背面全图

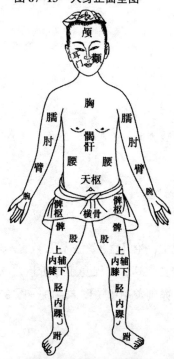

图 87-15　骨度正面全图

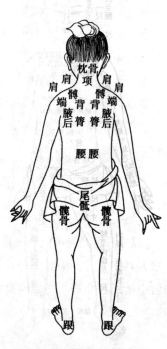

图 87-16　骨度背面全图

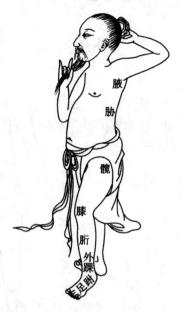

图 87-17　骨度侧面全图

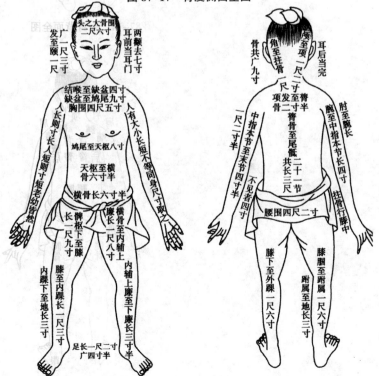

图 87-18　骨度正面尺寸图　　　　图 87-19　骨度背面尺寸图

# 补遗

十不治证：

颠扑损伤入于肺者，纵未即死，二七难过；左胁下伤透至内者，肠伤断者，小腹下伤内者，证候繁多者，伤破阴子者，老人左股压碎者，血出尽者，肩内耳后伤透于内者，脉不实重者。

已上皆不必用药。

# 卷八十八

## 头面部

### 颠顶骨

颠者，头顶也。其骨男子三叉缝，女子十字缝，一名天灵盖，位居至高，内函脑髓如盖，以统全体者也。或磕撞损伤，如卒然而死，身体强硬，鼻口有出入声气，目闭面如土色，心口温热跳动者，此证可治。切不可撅拿并扶起盘坐，盖恐惊乱之气上冲，或从伤处、或从七窍走泄，必伤性命也。惟宜屈膝侧卧，先将高醋调混元膏，敷于顶上，以定痛消肿，活血拔毒；再将草纸卷点着，令烟气熏其口鼻。再燃煤淬入醋内，使热气熏蒸口鼻，如无煤之处，烧铁淬之亦可。以引五脏血脉，使之通和。待其口中呻吟有声，即以童便调八厘散温服，可以气转阳回。外用手法推按心胸两肋腋下腹上，并轻托内腕攒筋，频频揉摩，即掌后高骨，寸关尺诊脉处也。

夫冲撞损伤，则筋脉强硬，频频揉摩，则心血来复，命脉流通，即可回生。常服正骨紫金丹，复外用散瘀和伤汤，洗去前敷之混元膏，再换敷混元膏。服丸药后，或大便色黑干燥，此乃肠胃存有瘀血，或有耳聋者，俱服加减苏子桃仁汤，以逐瘀血，健脾胃养精神，兼用导气通瘀锭塞于耳中。饮食宜素粥汤饮，忌气怒油腻面食。卧处宜净室，勿令人喧乱。若伤重已死者，用白布缠头，以木棍轻轻拍击足心，再提发令其直正，安定颈骨，舒其筋络，外敷混元膏，内服紫金丹。若坠车马、损伤颠缝者，其邪坠而下，多在左，而少在右，因右手利便而然也，其治法同磕撞诸伤。如顶骨塌陷，惊动脑髓，七窍出血，身挺僵厥，昏闷全无知觉者，不治。

**混元膏** 治打扑损伤，骨碎筋翻，瘀血凝聚，消青紫肿痛等证。

羚羊血五钱　没药五钱　漏芦三钱　红花三钱　大黄二钱　麝香三钱　升麻三钱　白及五钱　生栀子二钱　甘草二钱　明雄黄五钱　白蔹三钱

共为细末，用高醋熬成膏，敷于顶上。

**八厘散** 治跌打损伤，接骨散瘀。

苏木面一钱 半两钱一钱 自然铜醋淬七次，三钱 乳香三钱 没药三钱 血竭三钱 麝香一分 红花一钱 丁香五分 番木鳖油炸去毛，一钱

共为细末，黄酒温服，童便调亦可。

**正骨紫金丹** 治跌打扑坠闪错损伤，并一切疼痛，瘀血凝聚。

丁香 木香 瓜儿血竭 儿茶 熟大黄 红花各一两 当归头 莲肉 白茯苓 白芍各二两 丹皮五钱 甘草三钱

共为细末，炼蜜为丸，每服三钱，童便调下，黄酒亦可。

**散瘀和伤汤** 治一切磞撞损伤，瘀血积聚。

番木鳖油炸去毛 红花 生半夏各五钱 骨碎补 甘草各三钱 葱须一两 水五碗煎滚，入醋二两，再煎十数滚，熏洗患处，一日十数次。

**加减苏子桃仁汤** 治瘀血内聚，心经瘀热，大肠不燥者。

苏子三钱 苏木末，一钱 红花一钱 桃仁炒 麦冬 橘红各三钱 赤芍 竹茹 当归酒洗。各二钱

水三钟，煎一钟，渣二钟，煎八分，温服。

**导气通瘀锭** 专治耳聋奇方。

用不去油巴豆一个，斑蝥三个，麝香少许，以葱涎蜂蜜和捻如麦粒形，丝棉裹置耳中，响声如雷，勿得惊惧。待二十一日，耳中有脓水流出，方可去锭，奇妙无比。

## 囟骨

囟骨者，婴儿顶骨未合，软而跳动之处，名曰囟门。或跌打损伤，骨缝虽绽，尚未震伤脑髓，筋未振转。其形头项浮光，面虚眼肿，鼻大唇翻舌硬，睡困昏沉，肉虽肿而未皮破出血者，宜扶起正坐，即以葱汁合定痛散，敷于伤处；再以毛头纸蘸醋贴药上，烧铁熨斗烙纸上，以伤处觉热疼，口中有声为度。去药贴万灵膏，三日一换。待疼止思食，始揭去膏，以和伤汤洗之，则风除肿散，血活气理矣。肉破出血者，即用马屁勃灰先止其血；次用榆树皮灸熨法，内服人参紫金丹，以健脾胃提元气，止渴生津，增长精神，强壮身体，令

筋血和通为要。忌发物火酒，戴抽口穿带布帽，以避风寒，不可出房。若肉破血流不止，骨陷筋翻，必损脑髓，身软屈手筋强，气息无声，则危笃难医。若破痕触冒寒风者，不治。

马屁勃，俗名狗头灰，产口外者佳。

**定痛散** 治一切打扑损伤，定痛消肿，舒筋和络。

当归 川芎 白芍 官桂各一钱 三柰三钱 麝香三分 红花五钱 紫丁香根五钱 升麻一钱 防风一钱

共为细末，老葱捣汁合敷患处，再用熨法。

**灸熨法** 此法专以灸熨肉破血出诸伤。盖因血液津渍潮润，以树皮隔之，方灸熨也。先以榆树皮安患处，再以老葱捣烂，并蕲艾止痛散和匀，置树皮上，连灸五次毕，以软绢包裹。戴抽口布帽，系紧带子，谨避风冷。

**万灵膏** 治跌打损伤，消瘀散毒，舒筋活血，止痛接骨如神，兼去麻木风痰，寒湿疼痛等证。

鹳筋草 透骨草 紫丁香根 当归酒洗 自然铜醋淬七次 瓜儿血竭 没药各一两 川芎八钱 赤芍二两 半两钱醋淬，一枚 红花一两 川牛膝 五加皮 石菖蒲 茅山苍术各五钱 木香 秦艽 蛇床子 肉桂 川附子制 半夏制 石斛 草薢 鹿茸各三钱 虎胫骨一对 麝香二钱

上除血竭、没药、麝香三味，各研细末另包外，共二十三味。先将香油十斤微火煨浸三日，然后将群药入油内，熬黑为度，去滓加黄丹五斤再熬，将至滴水成珠离火，俟少时药温，将血竭、没药、麝香下入，搅匀取起，出火气。

**人参紫金丹** 此丹提补元气，健壮脾胃，止渴生津，增长精神，和通筋血。被跌扑闪撞而气虚者，最宜服之。

人参三钱 丁香一两 五加皮二两 甘草八钱 茯苓二两 当归酒洗，一两 血竭一两 骨碎补一两 五味子一两 没药去油，二两

共为细末，炼蜜为丸，每服三钱，早晚淡黄酒化服，童便化服亦可。

## 山角骨

山角骨，即头顶两旁棱骨也。凡有跌打损伤未破者，不拘左右，

宣紫肿硬，瘀血凝聚疼痛，或昏迷
目闭，身软而不能起，声气短少，
语言不出，心中忙乱，睡卧喘促，
饮食少进者，宜内服正骨紫金丹，
外用灸熨如囟骨伤法。如肉破流血
不止者，先用马屁勃灰止血，后以
榆树皮盖伤处，以艾合定痛散灸
之。如伤重者，先服人参紫金丹，
后如前法。如损伤太重成破伤风，
不治。

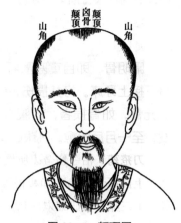

图 88-1　颠顶图

**正骨紫金丹** 见前颠顶伤。

**人参紫金丹** 见前囟骨伤（图 88-1）。

## 凌云骨

　　凌云骨，在前发际下，即正中额骨。其两眉上之骨，即俗名左天
贤骨，右天贵骨，两额角也。跌打损伤，皮破二目，及面浮虚肿，若
内损瘀血，上呕吐衄，气虚昏沉，不省人事，身软，面色干黄，遍身
虚浮，躁烦焦渴，胸膈疼痛，脾胃不开，饮食少进，先服疏血丸，再
以五加皮汤熏洗患处，敷乌龙膏，定痛消肿。

　　**疏血丸** 此药止血开胃。

　　百草霜三钱　好阿胶蛤粉炒成珠　藕节　侧柏叶　茅根　当归酒洗。各
一两

　　共为细末，炼蜜为丸，如梧桐子大，每服五钱，早晚老酒送下。

　　**五加皮汤** 此汤舒筋和血，定痛消瘀。

　　当归酒洗　没药　五加皮　皮硝　青皮　川椒　香附子各三钱　丁香一
钱　麝香一分　老葱三根　地骨皮一钱　丹皮二钱

　　水煎滚，熏洗患处。

　　**乌龙膏** 此膏治跌打损伤，筋断骨折，肿硬青紫。

　　百草霜三钱　白及五钱　白蔹三钱　百合五钱　百部三钱　乳香五钱　没
药五钱　麝香一分　糯米炒，一两　陈粉子隔年者佳，炒。四两

共为细末，醋熬为膏。

## 晴明骨

晴明骨，即目窠四围目眶骨也。其上曰眉棱骨，其下曰䪼骨。䪼骨下接上牙床。打扑损伤，血流满面者，敷刀疮药；瘀痛瘀血者，敷混元膏。如骨损者，内服八厘散。忌生冷发物。偶食猪头肉者，必发，至一月后始愈。凡眼胞伤损，而瞳神不碎者，可治。

**刀疮药** 治一切金刃所伤，敷之止血、收口、定痛、护风。

上白石膏煅一斤 净板松香水提过一斤 珍珠豆腐煮过五钱

上三味，共研细末，和为一处，磁罐收贮备用。

**混元膏 八厘散**俱见颠顶伤。

## 两颧骨

两颧骨者，面上两旁之高起大骨也。打扑损伤，青肿坚硬疼痛，牙车紧急，嚼物艰难，鼻孔出血，两唇掀翻，内服正骨紫金丹，外以海桐皮汤熏洗，口漱荜茇散，坐卧避冷处。

**海桐皮汤** 专洗一切跌打损伤，筋翻骨错，疼痛不止。

海桐皮 铁线透骨草 明净乳香 没药各二钱 当归酒洗，一钱五分 川椒三钱 川芎一钱 红花一钱 威灵仙 白芷 甘草 防风各八分

共为粗末，装白布袋内，扎口煎汤，熏洗患处。

**荜茇散** 荜茇 良姜 细辛各一钱

水三钟，煎一钟漱口。

**正骨紫金丹**见两山角伤。

## 鼻梁骨

鼻孔之界骨，名曰鼻梁骨；下至鼻之尽处，名曰准头。凡鼻两孔伤凹者可治，血出无妨。若鼻梁骨凹陷者，用当归膏敷贴；若两孔跌磕伤开孔窍，或金刃伤开孔窍，用封口药敷伤处，外以消毒定痛散贴之退肿；若鼻被伤落者，用缀法。

**封口药** 治跌打损伤，皮开肉破，及金刃伤，割喉断耳，缺唇，伤

破肚皮，跌破阴囊皮等证，大效。

明净乳香 没药 儿茶 当归 杉皮炭各一钱 麝香五厘 片脑一分 猪猕狰叶如无此叶，用葛叶、毛藤子叶亦可。一钱

上各另碾细末，称合和匀，入麝碾细，次入片脑研匀，磁罐收贮听用。

**消毒定痛散** 治跌扑损伤，肿硬疼痛。

无名异炒 木耳炒 川大黄各五钱

共为末，蜜水调涂。如内有瘀血，砭去敷之；若腐处，更用当归膏敷之尤好。

**神效当归膏** 此膏敛口生肌，拔毒止痛，并诸疮毒气壅盛，腐化成脓。

当归 黄蜡各一两 麻油四两

上将当归入油煎令焦黑，去滓，次入黄蜡，急搅化放冷，以磁器收贮，用时以旧绢布摊贴。一方用白蜡。

**缀法**耳伤落者同此 用人发入阳城罐，以盐泥固济，煅过为末，乘急以所伤耳、鼻蘸药，安缀故处，以软绢缚定，效。昔江怀禅师被驴咬落其鼻，一僧用此缀之如旧。

# 中血堂

中血堂，即鼻内颏下脆骨空虚处也。若被打扑损伤，血流不止，神气昏迷者，宜塞鼻丹塞于鼻中，外复以新汲冷水，淋激头顶。视其人如气虚，内服人参紫金丹；如血瘀，服苏子桃仁汤。服后如血仍不止，饮食不进，气虚目闭面黄者，八日死。凡跌打损伤鼻梁骨者，无妨。

**塞鼻丹** 此丹治跌打损伤，鼻中流血不止，神气昏迷，牙齿损伤，虚浮肿痛者，及一切衄血之证，皆可用之。

朱砂 麝香 丁香 乌梅肉 川乌 草乌 当归 三奈各一钱 乳香三钱 皂角七分

共为细末，用独头蒜泥为丸，以丝棉包裹，塞于鼻中。

**人参紫金丹**见囟骨伤。

**苏子桃仁汤**见颠顶伤。

## 唇口

唇口者，司言、食之窍也。如跌破击打上唇而拔缺者，用绢片一小条，从脑后扎向前来缚合，先用桑白皮捻线缝定，次以封口药涂敷，次敷截血膏盖住封口药，不令开落，仍忌言语。如整下唇伤而拔缺者，以绢片从下颏兜缚，治同前法。

**截血膏** 治跌打砍磕诸证，能化血破瘀，退肿止痛。

天花粉三两　片子姜黄　赤芍药　白芷各一两

上共为细末，茶调匀，敷疮口四围。

若头面伤，其血不止者，急用此药调涂颈上周围。若手伤，则涂臂周围。若伤足，则涂腿上。若伤各处，则涂疮口周围，使截住其血不来潮作。若疮口肉硬不消者，此被风袭也，可加独活，用热酒调敷；如又不消，则风毒已深，肌肉结实，加紫荆皮末和敷，有必消之理。

**封口药**见鼻柱骨伤。

## 玉堂

玉堂在口内上腭，一名上含，其窍即颃颡也。若被触刺伤于左右者，惟肿痛而已；若触伤正中之孔，则上通于颏，必伤鼻孔之卷肉，俗名鼻须。或再犯空窍，俗名玉堂。则血流不止，以致鼻目皆肿，满面青紫，神倦头晕，四肢无力，痛连脑髓；若伤及会厌与上横骨，轻者易愈，重者即不能言；若痛连心膈，则昏迷沉重。急用腻粉冰片敷于纸上，贴肉破处，以止其血；内服正骨紫金丹，以散瘀定痛，理气健脾，宁神定志；复用蟹黄血竭煎汤，日漱口二三十次。如气不舒和，饮食少进，日以柿霜、玉露霜、牛奶皮、奶饼、奶酥油、并炒糜子面诸物，以凉润将息之则愈。

## 地阁骨

地阁骨，即两牙车相交之骨，又名颏，俗名下巴骨，上载齿牙。打扑损伤者，腮唇肿痛，牙车振动虚浮，饮食不进，目闭神昏，心热神乱，气弱体软。用布兜裹系缚顶上，内服大神效活络丹消瘀散，止痛和血，理气健脾；再嚼化人参紫金丹，搽固齿散；口漱荜茇散，以去牙根肿痛；外贴万灵膏。忌风寒冷物，戒气恼。

**大神效活络丹** 此丹宣畅气血，通利经络，并风湿诸痹，口眼㖞斜，半身不遂，行步艰难，筋骨拘挛，手足疼痛等证。

白花蛇酒浸，焙 乌梢蛇酒浸，焙 麻黄去节 防风 炙草 官桂 草豆蔻 羌活 元参 天麻 藿香 何首乌 白芷 川连黄 黄芪 熟地黄 川大黄各二两 辽细辛 赤芍药 朱砂水飞 没药去油 乳香去油 直僵蚕去黑嘴，炒 天竺黄 败龟板酥炙 丁香 虎胫骨酥炙 乌药 青皮 黑附子 白蔻仁炒 骨碎补 白茯苓 於白术土炒 当归酒洗 沉香各一两 全蝎去毒 葛根 威灵仙酒浸。各二两五钱 瓜儿血竭 犀角各七钱五分 麝香五钱 地龙去土，五钱 净松香五钱 两头尖 川芎各二两 京牛黄二钱五分 片脑二钱五分

共为细末，炼蜜为丸，金箔为衣。每丸重一钱，以蜡皮封裹，温酒送，随病上下，食前后服。

**人参紫金丹** 见山角骨伤。

**固齿散** 见齿伤。

**荜茇散** 见两颧骨伤。

**万灵膏** 见颠顶伤。

## 齿

齿者，口龈所生之骨也，俗名曰牙。有门牙、虎牙、槽牙、上下尽根牙之别。凡被跌打砍磕，落去牙齿者，只用补肌散敷之，并封口药，内服破血药，以止其痛。其药只用水煎，不宜酒煎，此法颇收功效。如牙断跌磕砍伤牙齿未动者，用芙蓉膏涂之；如齿动者，用蒺藜根烧存性为末，常揩搽之即牢，用固齿散时时揩之亦佳。

**补肌散** 止血除痛，辟风续筋骨，生肌肉。

地黄苗 地菘 青蒿 苍耳苗 赤芍药水煎取汁。各五两 生艾汁三合

上五月五日、七月七日午时修合，以前药汁拌石灰阴干，入黄丹三两，更杵为细末。凡有伤折出血，用药包封不可动，约十日可瘥，不肿不脓。

**芙蓉膏** 治打扑伤损，肿痛紫黑色，久不退者。

紫荆皮 南星<sub>各一两</sub> 芙蓉<sub>二两</sub> 独活 白芷 赤芍药<sub>各五钱</sub>

上共为末，用生姜汁茶清调温贴敷，伤损紫黑色久不退者，加肉桂五钱。

**固齿散** 骨碎补 牡鼠骨<sub>煅灰</sub>

共研细末，磁罐收贮听用。

**封口药**见鼻柱骨伤（图 8–2）。

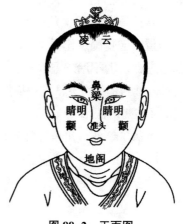

图 88-2 正面图

## 扶桑骨

扶桑骨，即两额骨旁，近太阳肉内凹处也。若跌扑损伤，或掀肿，或血出，或青紫坚硬，头疼耳鸣，青痕满面，憎寒恶冷，心中发热，大便干燥，宜内服正骨紫金丹。如破损者，外以灸熨法定痛，外破者乌龙膏敷之。

**正骨紫金丹 灸熨法**俱见颠顶骨伤。

**乌龙膏**方见凌云骨伤。

## 耳

耳者，司听之窍也。耳门之名曰蔽，耳轮之名曰郭。凡耳被砍跌打落，或上脱下粘，或下脱上粘，内用封口药，外用消毒定痛散敷贴；及耳后看脱落所向，用鹅翎横夹定，却用竹夹子直上横缚定，缚时要两耳相对，轻轻缚住，或用缀法。

**封口药 消毒定痛散**俱见鼻柱骨伤。

**缀法**见鼻柱骨伤。

## 玉梁骨

玉梁骨，即耳门骨。其处上即曲颊，下即颊车，两骨之合钳也，耳门内上通脑髓，亦关灵明。若垫伤击伤，而有碍于骨肉者，肿痛流血，服正骨紫金丹，八仙逍遥汤洗之；洗毕贴混元膏，坐卧避冷处。若伤重内连脑髓及伤灵明，必昏沉不省人事，不进饮食，若再平素气血皆虚，必为不治之证。

**八仙逍遥汤** 专洗跌扑损伤，肿硬疼痛，及一切冷振风湿，筋骨血肉肢体酸痛诸证。

防风　荆芥　川芎　甘草各一钱　当归酒洗　黄柏各二钱　茅山苍术　牡丹皮　川椒各三钱　苦参五钱

共合一处，装白布袋内，扎口，水熬滚，熏洗患处。

## 两钓骨

两钓骨名曲颊，即上颊之合钳，曲如环形，以纳下牙车骨尾之钩者也。打扑损伤，耳肿腮硬，牙关紧急，嚼物不合。宜内服正骨紫金丹，外贴万灵膏。坐卧避冷处。

**正骨紫金丹　万灵膏**俱见颠顶伤。

## 颊车骨

颊车骨，即下牙床骨也，俗名牙钓。承载诸齿，能咀食物，有运动之象，故名颊车。其骨尾形如钩，上控于曲颊之环。或打扑脱臼，或因风湿袭入钩环脱臼，单脱者为错，双脱者为落。凡治单脱者，用手法摘下不脱者，以两手捧下颏，稍外拽复向内托之，则双钩皆入上环矣。再以布自地阁缠绕头顶以固之，宜内服正骨紫金丹，外贴万灵膏。待能饮食后，去布，只用布兜其下颏，系于顶上，二三日可愈。若双脱者，治法同前。若欠而致脱臼者，乃突滑也，无妨。脱臼者，俗名吊下巴。欠者，俗名打哈气。

**正骨紫金丹　万灵膏**方俱见颠顶伤（图88-3）。

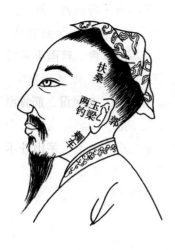

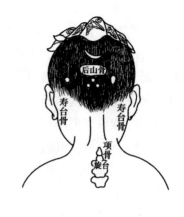

**图 88-3　侧面图**　　　　　　**图 88-4　背面图**

## 后山骨

　　后山即头后枕骨也。其骨形状不同，或如品字，或如山字，或如川字，或圆尖，或月芽形，或偃月形，或鸡子形，皆属枕骨。凡有伤损，其人头昏目眩，耳鸣有声，项强咽直，饮食难进，坐卧不安，四肢无力，内服正骨紫金丹，外敷乌龙膏，洗以海桐皮汤，以散瘀去麻木止痛。如误从高处坠下，后山骨伤太重，筋翻气促，痰响如拽锯之声，垂头目闭，有喘声者，此风热所乘，至危之证，不能治也，遗尿者必亡。惟月芽形者，更易受伤。如被坠堕打伤，震动盖顶骨缝，以致脑筋转拧疼痛，昏迷不省人事，少时或明者，其人可治。急以凉水蘸发，启开牙关，以酒调八厘散灌之，服后目开痛苦有声，二目流泪，愈见可治之兆，服正骨紫金丹，炒米粥调养可愈。

　　**正骨紫金丹**见颠顶伤。

　　**乌龙膏**见凌云骨伤。

　　**海桐皮汤**见两颧骨伤。

　　**八厘散**见颠顶伤。

# 寿台骨

寿台骨，即完骨，在耳后接于耳之玉楼骨者也。若跌打损伤，其耳上下俱肿起，耳内之禁骨有伤，则见血脓水；耳外瘀聚凝结疼痛，筋结不能舒通，以致头晕眼迷，两太阳扶桑骨胀痛，颈项筋强，虚浮红紫，精神短少，四肢无力，坐卧不安，饮食少进。以乌龙膏敷耳伤处，用丝棉裹导气通瘀锭塞耳内；内服人参紫金丹，通瘀散肿；外再以八仙逍遥汤熏洗，消散虚浮肿痛。忌食热物发物。如血流不止，三日不饮食，必动脑髓，不宜治之。

**乌龙膏**见凌云骨伤。

**导气通瘀锭**见颠顶骨伤。

**人参紫金丹**见山角骨伤。

**八仙逍遥汤**见玉梁骨伤。

# 旋台骨

旋台骨，又名玉柱骨，即头后颈骨三节也，一名天柱骨。此骨被伤，共分四证：一曰从高坠下，致颈骨插入腔内，而左右尚活动者，用提项法治之；一曰打伤，头低不起，用端法治之；一曰坠伤，左右歪邪，用整法治之；一曰扑伤，面仰头不能垂，或筋长骨错，或筋聚，或筋强骨随头低，用推、端、续、整四法治之。凡治者，临证时问其或坠车马矮伤，或高处坠下折伤，或打重跌倒，再问其或思饮食，或不思饮食，或四肢无伤，而精神不减，或精神短少，或能坐起行走，或昏睡不语，或疼痛不止，瘀聚凝结肿硬筋胀，皆宜内服正骨紫金丹，外敷万灵膏，并洗海桐皮汤，灸熨定痛散。外按手法治之，手法详首卷。

**正骨紫金丹　万灵膏**俱见颠顶伤。

**海桐皮汤**见两颧骨伤。

**定痛散**见两山角骨伤（图88-4）。

# 卷八十九

## 胸背部

### 锁子骨

锁子骨，经名拄骨。横卧于两肩前缺盆之外，其两端外接肩解。击打损伤，或骑马乘车，因取物偏坠于地，断伤此骨，用手法先按胸骨，再将肩端向内合之，揉摩断骨令其复位，然后用带挂臂于项，勿令摇动。内服人参紫金丹，外熨定痛散，再敷万灵膏，其证可愈。

**人参紫金丹　定痛散**俱见山角骨伤。

**万灵膏**见颠顶伤。

### 胸骨 附：胁肋

胸骨即髑骬骨，乃胸胁众骨之统名也。一名膺骨，一名臆骨，俗名胸膛。其两侧自腋而下，至肋骨之尽处，统名曰肋；肋下小肋骨名曰季肋，俗名软肋；肋者，单条骨之谓也。统胁肋之总，又名曰法。凡胸骨被物从前面撞打跌扑者重，从后面撞扑者轻。轻者先按证用手法治之，再内服正骨紫金丹，外用面麸和定痛散灸熨之，或以海桐皮汤洗之，贴万灵膏即能获效。若内血瘀聚肿痛，伛偻难仰者，早晨以清上瘀血汤、消下破血汤分上膈、下膈以治之，晚服疏血丸。有受伤日久，胸骨高起，肌肉削瘦，内有邪热瘀血，痞气膨闷，睛蓝体倦，痰喘咳嗽者，宜加减紫金丹，以消热化痰，理气健脾，润肌定喘。若伤重者，内干胸中，必通心、肺两脏，其人气乱昏迷，闭目，呕吐血水，呃逆战栗者，则危在旦夕，不可医治矣。若两侧撅肋诸骨被伤者，则相其轻重以分别治之，凡胸胁诸伤轻者，如黎洞丸、三黄宝蜡丸等药，皆所必需，宜酌用之。

**清上瘀血汤**　治上膈被伤者。

羌活　独活　连翘　桔梗　枳壳　赤芍　当归酒洗　山栀子　黄芩

甘草　川芎　桃仁　红花　苏木　川大黄　生地黄

水煎，加老酒童便和服。

**消下破血汤**　治下膈被伤者。

柴胡　川芎　川大黄　赤芍药　当归　栀子　五灵脂　木通　枳实炒　红花　赤牛膝　泽兰叶　苏木　生地黄　黄芩　桃仁

水煎，加老酒童便和服。

**加减紫金丹**

白茯苓　苍术米泔浸，炒。各二两　当归　熟地黄　白芍药炒　陈皮各四两　肉苁蓉酒洗，去鳞甲，一两　丁香一钱　红花五钱　瓜儿血竭三钱　乳香去油，三钱　没药去油，三钱

共为细末，炼蜜为丸，弹子大，用黄酒送下。

**黎洞丸**　治跌打损伤，瘀血奔心，昏晕不省，及一切无名肿毒，昏困欲死等证。

京牛黄　冰片　麝香各二钱五分　阿魏　雄黄各一两　川大黄　儿茶　天竺黄　三七　瓜儿血竭　乳香去油　没药去油。各二两　藤黄隔汤煮十数次，去浮沫，用山羊血五钱拌晒。如无山羊血，以子羊血代之。二两

已上十三味，共为细末，将藤黄化开为丸，如芡实大。若干，稍加白蜜，外用蜡皮封固。内服用无灰酒送下，外敷用茶卤磨涂，忌一切生冷发物。

**三黄宝蜡丸**　专治一切跌打损伤及破伤风，并伤力成痨，女人产后恶露不尽，致生怪证，瘀血奔心，痰迷心窍，危在旦夕。重者一钱，轻者三分，用无灰酒送下，立刻全生。如被鸟枪打伤，铅子在内，危在顷刻，服一钱，吃酒数杯，睡一时，汗出即愈。如外敷，将香油热化少许，鸡翎扫患处。服药后忌凉水、生冷、烧酒三日，如不忌此酒，则药无功。

天竺黄三两　雄黄二两　刘寄奴　红芽大戟去骨　骐骥竭各三两　归尾一两五钱　朱砂　儿茶各一两　净乳香去油，三钱　琥珀　轻粉　水银同轻粉研，不见星　麝香各三钱

已上各称足分两，各研为细末，如无真天竺黄，以真胆星三两代之，再用好黄蜡二十四两，炼净，滚汤坐定，将药投入，不住手搅匀，取出装磁罐内备用。

**正骨紫金丹 万灵膏**俱见颠顶骨伤。

**定痛散**见山角骨伤。

**疏血丸**见凌云骨伤。

## 歧骨

歧骨者，即两凫骨端相接之处，其下即鸠尾骨也。内近心君，最忌触犯。或打扑，或马撞，则血必壅瘀而多疼痛。轻者只在于膈上，重者必入心脏，致神昏目闭，不省人事，牙关紧闭，痰喘鼻扇，久而不醒，醒而神乱，此血瘀而坚凝不行者也，难以回生。如神不昏乱，仅瘀痛不止，胸满气促，默默不语，醒时犹能稍进饮食者，宜早晨服加减苏子桃仁汤加枳壳，晚服疏血丸，外贴万灵膏，再以炒热定痛散熨之，庶可愈也。又凡周身骨之两叉者，皆名歧骨，学者宜知之。

**加减苏子桃仁汤**见颠顶骨伤。

**疏血丸**见凌云骨伤。

**万灵膏**见颠顶骨伤。

**定痛散**见山角骨伤。

## 蔽心骨

蔽心骨，即鸠尾骨也。其质系脆骨，在胸下歧骨之间。跌打撞振伤损，疼痛不止，两胁气串，满腹疼痛，腰伛不起，两手按胸者，宜内服八厘散，外用艾醋汤洗之，敷万灵膏，渴饮淡黄酒。忌茶水、生冷、糯米粥。

**八厘散 万灵膏**俱见颠顶骨伤

## 凫骨

凫骨者，即胸下之边肋也。上下二条，易被损伤，左右皆然。自此以上，有肘臂护之，难以著伤。在下近腹者，用手提之易治，盖其肋近边可以著手，则断肋能复其位也，其人必低头伛腰，痛苦呻吟，惟侧卧不能仰卧，若立起五内皆痛，或头迷神昏，饮食少进，宜内服正骨紫金丹，洗以八仙逍遥汤，贴万灵膏及散瘀等药可愈。若在上之第二肋，或有断裂垫伤，塌陷不起，因位居膈上，难以入手，虽强为之，亦难完好。其所伤之血留于膈上，若不随药性开行，必结成包囊。其包轻者系黄水，硬者系血块，则成痼疾矣。

**正骨紫金丹** 见颠顶骨伤。

**八仙逍遥汤** 见玉梁骨伤。

**万灵膏** 见颠顶骨伤。

## 阴囊

凡阴囊被人扯破者，用鸡子黄油，并金毛狗脊毛，薄摊涂油于上，次敷封口药；又用截血膏敷贴，或乌龙膏敷贴亦可。内服加减紫金丹，洗用紫苏叶煎水洗之。

凡阴囊有青黑紫色肿者，用定痛膏加赤芍、草乌、良姜、肉桂各少许打和，用韭叶捣烂同贴。如无韭叶，用葱叶亦可。仍服利小水之药。

**定痛膏** 治打扑伤损，动筋折骨，跌磕、木石压伤肿痛。

芙蓉叶二两 紫荆皮 独活 南星生 白芷各五钱

上共为末，加马齿苋一两，捣极烂，和末一处，用生葱汁、老酒和炒暖敷。

**封口药** 见鼻梁骨伤。

**截血膏** 见唇口伤。

**乌龙膏** 见凌云骨伤。

**加减紫金丹** 见胸骨伤（图 89-1）。

## 背骨

背者，自后身大椎骨以下，腰以上之通称也。其骨一名脊骨，一名膂骨，俗呼脊梁骨。其形一条居中，共二十一节，下尽尻骨之端，上载两肩，内系脏腑。其两旁诸骨，附接横叠，而弯合于前，则为胸胁也。先受风寒，后被跌打

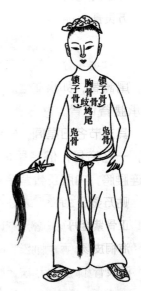

图 89-1 胸骨图

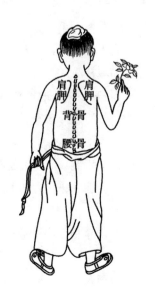

损伤者，瘀聚凝结。若脊筋陇起，骨缝必错，则成伛偻之形。当先揉筋，令其和软，再按其骨，徐徐合缝，背脊始直。内服正骨紫金丹，再敷定痛散，以烧红铁器烙之，觉热去敷药，再贴混元膏。

**正骨紫金丹** **混元膏**俱见颠顶伤。

**定痛散**见山角骨伤。

## 腰骨

腰骨，即脊骨十四椎、十五椎、十六椎间骨也。若跌打损伤，瘀聚凝结，身必俯卧，若欲仰卧、侧卧皆不能也。疼痛难忍，腰筋僵硬，宜手法：将两旁脊筋向内归附膂骨，治者立于高处，将病人两手高举，则脊筋全舒，再令病人仰面昂胸，则膂骨正而患除矣。内服补筋丸，外贴万灵膏，灸熨止痛散。

**止痛散** 止痛消肿，活血通经，辟风驱寒。

防风 荆芥 当归 蕲艾 牡丹皮 鹤虱 升麻各一钱 苦参 铁线透骨草 赤芍药各二钱 川椒三钱 甘草八分

共用末，装白布袋内，扎口煎滚熏洗。

**补筋丸**见髑骨伤。

**万灵膏**见颠顶伤。

## 尾骶骨

尾骶骨，即尻骨也。其形上宽下窄，上承腰脊诸骨。两旁各有四孔，名曰八髎。其末节名曰尾闾，一名骶端，一名橛骨，一名穷骨，俗名尾椿。若蹲垫壅肿，必连腰胯，内服正骨紫金丹，洗以海桐皮汤，贴万灵膏。

**正骨紫金丹**见颠顶伤。

**海桐皮汤**见两颧骨伤。

**万灵膏**见颠顶骨伤（图89-2）。

**图89-2 背骨图**

# 四肢部

## 髃骨

髃骨者，肩端之骨，即肩胛骨臼端之上棱骨也。其臼含纳臑骨上端，其处名肩解，即肩骹与臑骨合缝处也，俗名吞口，一名肩头。其下附于脊背，成片如翅者，名肩胛，亦名肩髆，俗名锨板子骨。已上若被跌伤，手必屈转向后，骨缝裂开，不能抬举，亦不能向前，惟扭于肋后而已。其气血皆壅聚于肘，肘肿如椎，其肿不能过腕，两手筋反胀，瘀血凝滞。如肿处痛如针刺不移者，其血必化而为脓，则腕掌皆凉，或麻木。若臑骨突出，宜将突出之骨向后推入合缝，再将臑筋向内拨转，则臑肘臂腕皆得复其位矣。内服补筋丸，外贴万灵膏，烫洗用海桐皮汤，或敷白胶香散，或金沸草汁涂之亦佳。

**补筋丸**　此药专治跌扑蹉闪，筋翻筋挛，筋胀筋粗，筋聚骨错，血脉壅滞，宣肿青紫疼痛等证。

五加皮　蛇床子　好沉香　丁香　川牛膝　白云苓　白莲蕊　肉苁蓉　菟丝子　当归酒洗　熟地黄　牡丹皮　宣木瓜各一两　怀山药八钱　人参　广木香各三钱

共为细末，炼蜜为丸，弹子大，每丸重三钱，用好无灰酒送下。

**加减补筋丸**

当归一两　熟地黄　白芍药各二两　红花　乳香　白云苓　骨碎补各一两　广陈皮二两　没药三钱　丁香五钱

共为细末，炼蜜为丸，弹子大，每丸重三钱，用好无灰酒送下。

**白胶香散**　治皮破筋断。

白胶香一味，为细末敷之。

又方：

金沸草根，捣汁涂筋封口，二七日便可相续止痛。一贴即愈，不用再涂。

**万灵膏**见颠顶骨伤。

**海桐皮汤**见两颧骨伤。

## 臑骨

臑骨，即肩下肘上之骨也。自肩下至手腕，一名肱，俗名胳膊，乃上身两大支之通称也。或坠车马跌碎，或打断，或斜裂，或截断，或碎断。打断者有碎骨，跌断者则无碎骨。壅肿疼痛，心神忙乱，遍体麻冷，皆用手法，循其上下前后之筋，令得调顺，摩按其受伤骨缝，令得平正，再将小杉板周围逼定，外用白布缠之，内服正骨紫金丹，外贴万灵膏。如壅肿不消，外以散瘀和伤汤洗之。

**正骨紫金丹 万灵膏 散瘀和伤汤**俱见颠顶骨伤。

## 肘骨

肘骨者，胳膊中节上、下支骨交接处也，俗名鹅鼻骨。若跌伤其肘尖向上突出，疼痛不止，汗出战栗，用手法翻其臂骨，拖肘骨令其合缝。其斜弯之筋，以手推摩，令其平复，虽即时能垂能举，仍当以养息为妙。若壅肿疼痛，宜内服正骨紫金丹，外贴万灵膏。

**正骨紫金丹 万灵膏**俱见颠顶骨伤。

## 臂骨

臂骨者，自肘至腕有正辅二根，其在下而形体长大，连肘尖者为臂骨；其在上而形体短细者为辅骨，俗名缠骨。叠并相倚，俱下接于腕骨焉。凡臂骨受伤者，多因迎击而断也。或断臂、辅二骨，或惟断一骨，瘀血凝结疼痛，以手法接对端正，贴万灵膏，竹帘裹之，加以布条扎紧。俟三日后开帘视之，以手指按其患处，或仍有未平，再揉摩其瘀结之筋，令复其旧，换贴膏药，仍以竹帘裹之，每日清晨服正骨紫金丹。

**万灵膏 正骨紫金丹**俱见颠顶骨伤。

## 腕骨

腕骨，即掌骨，乃五指之本节也，一名壅骨，俗名虎骨。其骨大小六枚，凑以成掌，非块然一骨也。其上并接臂辅两骨之端，其外侧之骨名高骨，一名锐骨，亦名踝骨，俗名龙骨，以其能宛屈上下，故名曰腕。若坠车马，手掌着地，只能伤腕；若手指著地，其指翻贴于臂上者，则腕缝必分开。伤腕者，壅肿疼痛，法以两手揉摩其腕，内服正骨紫金丹，外贴万灵膏；若手背向后翻贴于臂者，以两手捉其手背，轻轻回翻之，令其复位，仍按摩其筋，必令调顺，内服人参紫金丹，外敷混元膏。

**正骨紫金丹　万灵膏　混元膏**俱见颠顶骨伤。

**人参紫金丹**见山角骨伤。

## 五指骨

五指之骨名锤骨，即各指本节之名也。若被打伤折，五指皆同，株连肿痛，因其筋皆相连也。手掌与背，其外体虽混一不分，而其骨在内，乃各指之本节相连而成者也。若手背与手心，皆坚硬壅肿热痛，必正其骨节，则无后患。若不即时调治，其所壅之血，后必化而为脓。气盛者，服疮毒之剂，调治可愈；气虚者，将来成漏矣。洗以散瘀和伤汤，贴万灵膏。

**散瘀和血汤　万灵膏**俱见颠顶骨伤（图89–3）。

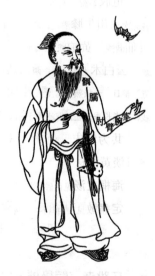

**图 89–3　四肢图**

## 竹节骨

竹节骨，即各指次节之名也。跌打损伤，骨碎筋弯，指不能伸，以手捻其屈节，则指必舒直，洗以散瘀和伤汤，贴以万灵膏。如指甲缝蓄积毒血，其甲必脱落，若再生指甲，其形多不如旧。若第三节有伤，治同次节，其指甲名爪甲。

**散瘀和伤汤** **万灵膏**俱见颠顶骨伤。

# 胯骨

胯骨，即髋骨也，又名髁骨。若素受风寒湿气，再遇跌打损伤，瘀血凝结，肿硬筋翻，足不能直行。筋短者，脚尖着地；骨错者，臀努斜行。宜手法推按胯骨复位，将所翻之筋向前归之，其患乃除。宜服加味健步虎潜丸，熏洗海桐皮汤，灸熨定痛散。

**加味健步虎潜丸** 专治跌打损伤，气血虚衰，下部腰、胯、膝、腿疼痛，酸软无力，步履艰难。服此药至一百日，舒筋止痛，活血补气，健旺精神。

龟胶蛤粉炒成珠 鹿角胶蛤粉炒成珠 虎胫骨酥油，炙 何首乌黑豆拌，蒸晒各九次 川牛膝酒洗，晒干 杜仲姜汁炒断丝 锁阳 当归酒洗，炒干。各二两 威灵仙酒洗 黄柏酒洗，晒干，小盐少许，酒炒 人参去芦 羌活 干姜 白芍药微炒 云白术土炒。各一两 熟地黄三两 大川附子童便盐水各一碗，生姜二两，切片同煮一整日，令极熟，水干再添，盐水煮毕取出，剥皮切薄片，又换净水，入川黄连五钱，甘草五钱，同煮长香三炷，取出晒干，如琥珀明亮色方用。一两五钱

共为细末，炼蜜为丸，如梧桐子大，每服三钱，空心淡盐汤送下。冬日淡黄酒送下。

**海桐皮汤**见两颧骨伤。

**定痛散**见山角骨伤。

# 环跳

环跳者，髋骨外向之凹，其形似臼，以纳髀骨之上端如杵者也，名曰机，又名髀枢，即环跳穴处也。或因跌打损伤，或蹪垫挂镫，以致枢机错努，青紫肿痛，不能步履，或行止欹侧艰难。宜先服正骨紫金丹，洗以海桐皮汤，贴万灵膏，常服健步虎潜丸。

**正骨紫金丹**见颠顶骨伤。

**万灵膏**见颠顶骨伤。

**海桐皮汤**见两颧骨伤。

**虎潜丸**见髋骨伤。

# 大楗骨

一名髀骨，上端如杵，入于髀枢之臼，下端如锤，接于胻骨，统名曰股，乃下身两大支之通称也，俗名大腿骨。坠马拧伤，骨碎筋肿，黑紫清凉，外起白泡，乃因骨碎气泄，此证治之鲜效。如人年少气血充足者，虽形证肿痛而不昏沉，无白泡者可治。法以两手按摩碎骨，推拿复位，再以指顶按其伤处，无错落之骨，用竹帘裹之，每日早服正骨紫金丹。俟三日后，开帘视之，若有不平处，再捻筋结令其舒平，贴万灵膏，仍以竹帘裹之。

**正骨紫金丹**见颠顶骨伤。

**万灵膏**见颠顶骨伤。

# 膝盖骨

膝盖骨即连骸，亦名膑骨。形圆而扁，覆于楗胻上下两骨之端，内面有筋联属。其筋上过大腿，至于两胁，下过胻骨，至于足背。如有跌打损伤，膝盖上移者，其筋即肿大，株连于腘内之筋，腘内之筋，上连腰胯，故每有腰屈疼痛之证，或下移胻骨则焮肿，或足腹冷硬，步履后拽斜行也。若膝盖离位向外侧者，则内筋肿大；向内侧者，则筋直腘肿。宜详视其骨如何斜错，按法推拿，以复其位。内服补筋丸，以定痛散灸熨之，熏八仙逍遥汤则愈。

**补筋丸**见颞骨伤。

**定痛散**见山角骨伤。

**八仙逍遥汤**见玉梁骨伤。

# 胻骨

胻骨，即膝下踝上之小腿骨，俗名臁胫骨者也。其骨二根，在前者名成骨，又名骭骨，其形粗；在后者名辅骨，其形细，又俗名劳堂骨。若被跌打损伤，其骨尖斜突外出，肉破血流不止，疼痛呻吟声细，饮食少进，若其人更气血素弱，必致危亡。宜用手法，按筋正骨令复其位，贴万灵膏，以竹帘裹住，再以白布缠之，先服正骨紫金丹，继服健步虎潜丸。

**万灵膏　正骨紫金丹**俱见颠顶骨伤。

**健步虎潜丸**见髋骨伤。

### 踝骨

踝骨者，胻骨之下，足跗之上，两旁突出之高骨也。在内者名内踝，俗名合骨；在外者为外踝，俗名核骨。或驰马坠伤，或行走错误，则后跟骨向前，脚尖向后，筋翻肉肿，疼痛不止。先用手法拨筋正骨，令其复位，再用竹板夹定跟骨，缚于胻骨之上。三日后解缚视之，以枕支于足后，用手扶筋，再以手指点按其筋结之处，必令端平。内服正骨紫金丹，灸熨以定痛散，洗以海桐皮汤，常服健步虎潜丸。若稍愈后，遽行劳动，致胻骨之端，向里歪者，则内踝突出肿大；向外歪者，则外踝突出肿大，血脉瘀聚凝结，步履无力，足底欹斜，颇费调治。故必待气血通畅全复，始可行动。

**正骨紫金丹**见颠顶骨伤。

**定痛散**见山角骨伤。

**海桐皮汤**见两颧骨伤。

**健步虎潜丸**见髋骨伤。

### 跗骨

跗者足背也，一名足趺，俗称脚面，其骨乃足趾本节之骨也。其受伤之因不一，或从陨坠，或被重物击压，或被车马踹砑，若仅伤筋肉，尚属易治；若骨体受伤，每多难治。先以手法轻轻搓摩，令其骨合筋舒，洗以海桐皮、八仙逍遥等汤，贴以万灵膏，内服舒筋定痛之剂，及健步虎潜丸、补筋丸。

**海桐皮汤**见山角骨伤。

**八仙逍遥汤**见玉梁骨伤。

**健步虎潜丸**见髋骨伤。

**补筋丸**见颞骨伤。

## 足五趾骨

趾者，足之指也。名以趾者，所以别于手也，俗名足节。其节数与手之骨节同，大趾本节后内侧圆骨努突者，一名核骨，又名覈骨，俗呼为孤拐也。趾骨受伤，多与跗骨相同，惟奔走急迫，因而受伤者多，治法与跗骨同。

## 跟骨

跟骨者，足后跟骨也。上承胻、辅二骨之末，有大筋附之，俗名脚挛筋。其筋从跟骨过踝骨，至腿肚里，上至腘中，过臀抵腰脊至顶，自脑后向前至目眦，皆此筋之所达也。若落马坠蹬等伤，以至跟骨拧转向前，足趾向后，即或骨末碎破而缝隙分离，自足至腰脊诸筋，皆失其常度，拳挛疼痛，宜拨转如旧，药饵调治，皆同前法。

【按】正骨紫金丹、混元膏、散瘀和伤汤、海桐皮汤、万灵膏诸药，皆内庭常用经验之方，故已上诸证，多引用之。其或跌打损伤证中，而又兼他病者，则不止此数药也。故采前人旧载诸方，集于末卷，以示证治之法，有不可狭隘者焉（图89-4）。

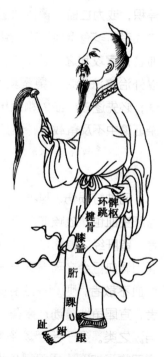

图89-4 四肢图

# 卷九十

## 内治杂证法

### 方法总论

今之正骨科，即古跌打损伤之证也。专从血论，须先辨或有瘀血停积，或为亡血过多，然后施以内治之法，庶不有误也。夫皮不破而内损者，多有瘀血；破肉伤胭，每致亡血过多。二者治法不同。有瘀血者，宜攻利之；亡血者，宜补而行之。但出血不多，亦无瘀血者，以外治之法治之。更察其所伤上下轻重浅深之异，经络气血多少之殊，必先逐去瘀血，和荣止痛，然后调养气血，自无不效。若夫损伤杂证论中不及备载者，俱分门析类详列于后，学者宜尽心焉。

### 伤损内证

凡跌打损伤、坠堕之证，恶血留内，则不分何经，皆以肝为主。盖肝主血也，故败血凝滞，从其所属，必归于肝。其痛多在胁肋小腹者，皆肝经之道路也。若壅肿痛甚，或发热自汗，皆宜斟酌虚实，然后用调血行经之药。王好古云：登高坠下、撞打等伤，心腹胸中停积瘀血不散者，则以上、中、下三焦分别部位，以施药饵。瘀在上部者，宜犀角地黄汤；瘀在中部者，宜桃仁承气汤；瘀在下部者，宜抵当汤之类。须于所用汤中加童便、好酒，同煎服之。虚人不可下者，宜四物汤加穿山甲。若瘀血已去，则以复元通气散加当归调之。《内经》云：形伤作痛，气伤作肿。又云：先肿而后痛者，形伤气也；先痛而后肿者，气伤形也。凡打扑闪错，或恼怒气滞血凝作痛，及元气素弱，或因叫号血气损伤，或过服克伐之剂，或外敷寒凉之药，致气血凝结者，俱宜用活血顺气之剂。后列诸方，以备选用。

**犀角地黄汤**

犀角　生地黄酒浸，另捣　丹皮　白芍各等分水煎服。

## 桃仁承气汤

大黄　芒硝　桃仁　桂枝　甘草

水煎服，以利为度。

## 抵当汤

水蛭　虻虫<sub>去翅、足。各三十枚</sub>　大黄<sub>酒浸，两</sub>　桃仁<sub>去皮、尖，三十枚</sub>

水煎，去渣，取三升，温服一升，不下再服。

## 复元活血汤

柴胡<sub>五钱</sub>　当归　穿山甲<sub>炮</sub>　栝蒌根<sub>各三钱</sub>　甘草　红花<sub>各二钱</sub>　桃仁<sub>去皮、尖，五十个</sub>　大黄<sub>酒浸，一两</sub>

上将桃仁研烂，余药判如麻豆大，每服一两。水二钟，酒半盏，煎至七分，去渣，大温，食前服，以利为度。

## 巴戟汤

巴戟<sub>去心</sub>　大黄<sub>各半两</sub>　当归　地黄　芍药　川芎<sub>各一两</sub>

上为末，水煎服，以利为度。

## 破血消痛汤

羌活　防风　官桂<sub>各一钱</sub>　苏木<sub>一钱半</sub>　柴胡　连翘　当归梢<sub>各二钱</sub>　麝香<sub>另研，少许</sub>　水蛭<sub>炒去烟尽，另研。二钱</sub>

上为粗末，共一服，酒二大盏，水一盏，水蛭、麝香另研如泥，余药煎至一大盏，去火，稍热，调二味服之，两服立愈。

## 清心药

牡丹皮　当归　川芎　赤芍药　生地黄　黄芩　黄连　连翘　栀子　桃仁　甘草<sub>各等分</sub>

上引用灯心草、薄荷煎，入童便和服。

## 止痛药

当归　牛膝　川芎　怀庆生地　赤芍药　白芷　羌活　独活　杜仲　续断<sub>各一两</sub>　肉桂　八角茴香　乳香　没药<sub>各五钱</sub>　南木香　丁皮❶　沉香

---

❶ 丁皮：即海桐皮，亦名钉桐皮、鼓桐皮、刺桐皮、刺通、接骨药。功用为祛风湿、通络止痛、杀虫止痒。

血竭各二钱半

上为末，老酒调用。

### 活血顺气何首乌散

何首乌三钱　当归　赤芍药　白芷　乌药　枳壳　防风　甘草　川芎　陈皮　香附　紫苏　羌活　独活　肉桂各一钱

上薄荷、生地黄煎，入酒和服。疼痛甚者，加乳香、没药。

### 调经散

川芎　当归　芍药　黄芪各一钱半　青皮　乌药　陈皮　熟地黄　乳香另研　茴香各一钱

上作一服，水二钟，煎至一钟，不拘时服。

### 牡丹皮散

牡丹皮　当归　骨碎补　红花酒浸　续断　乳香　没药　桃仁　川芎　赤芍药　生地黄各等分

上水酒煎服，却用秫米饭热罨缚，冷又蒸热，换缚。

### 橘术四物汤

当归　川芎　白芍药　怀庆生地各二钱　陈皮　白术　红花各一钱　桃仁十枚

上生地黄煎服。骨节疼，加羌活、独活。痛不止，加乳香、没药。

### 当归补血汤

当归　川芎　白芍药　熟地黄　防风　连翘　羌活　独活　乳香　没药　白芷　续断　杜仲各等分

上生地黄煎，入童便和服，不可用酒。气虚，加人参、白术、黄芪。

### 复元通气散

木香　茴香炒　青皮去皮　穿山甲酥炙　陈皮　白芷　甘草　漏芦　贝母各等分

上为末，每服一二钱，温酒调下。

## 伤损出血

伤损之证，或患处、或诸窍出血者，此肝火炽盛，血热错经而妄行也，用加味逍遥散清热养血。若中气虚弱，血无所附而妄行，用加味四君子汤、补中益气汤。或元气内脱，不能摄血，用独参汤加炮姜以回阳；如不应，急加附子。如血蕴于内而呕血者，用四物汤加柴胡、黄芩。凡伤损而犯劳碌，或怒气肚腹胀闷，或过服寒毒等药，致伤阳络者，则为吐血、衄血、便血、尿血；伤于阴络者，则为血积、血块、肌肉青黑，此皆脏腑亏损，经隧失职，急补脾、肺二脏自愈矣。

**加味逍遥散**

白术　茯苓　当归　白芍各二钱　柴胡一钱　薄荷五分　黑栀　丹皮各一钱五分

水煎服。

**补中益气汤**

人参二钱　黄芪炙，二钱　白术炒，一钱五分　当归一钱五分　升麻五分　柴胡五分　陈皮八分　甘草炙，三分

引用姜、枣，水煎服。

**四君子汤**

人参　白术　茯苓各二钱　甘草炙，一钱

引用姜、枣，水煎服。

**四物汤**

当归三钱　川芎　白芍药二钱　熟地黄三钱

水煎服。

**独参汤**

人参一两

水煎服。

# 瘀血泛注

伤损瘀血泛注之证，乃跌扑血滞所致。盖气流而注，血注而凝，或注于四肢关节，或留于胸腹腰臀，或漫肿，或结块，初起皆属肝、脾郁火。急用葱熨法，内服小柴胡汤以清肝火，次用八珍汤以壮脾胃，或益气养荣汤，久服自然收功。若日久溃破而气血虚者，宜十全大补汤；若溃而寒邪凝滞不敛者，宜豆豉饼祛散之。此证若不补气

血，不慎起居，不戒七情，或用寒凉克伐，俱属不治。

### 小柴胡汤

柴胡二钱　黄芩一钱五分　半夏制　人参各一钱　甘草炙，五分

引用姜二片，水煎服。

### 八珍汤

即四君子汤、四物汤，相和为剂也。

### 益气养荣汤

人参　黄芪炒　当归　川芎　熟地黄　白芍炒　香附　贝母　茯苓陈皮各一钱　白术二钱　柴胡六分　甘草　桔梗各五分

引用姜，水煎服。口干，加五味子、麦冬。往来寒热，加青皮。

### 十全大补汤

即八珍汤加黄芪、肉桂各一钱。

### 豆豉饼

江西豆豉

上一味为末，唾津和作饼子，或钱大，厚二分，置患处，以艾壮于饼上灸之，干则再易。

**葱熨法**方见囟骨伤。

## 瘀血作痛

伤损之证肿痛者，乃瘀血凝结作痛也。若胀而重坠，色或青黑，甚则发热作渴汗出者，乃经络壅滞，阴血受伤也。宜先刺去恶血以通壅塞，后用四物汤以调之。

**四物汤**方见伤损出血。

## 血虚作痛

伤损之证血虚作痛者，其证则发热作渴，烦闷头晕，日晡益甚，此阴虚内热之证。宜八珍汤加丹皮、麦冬、五味子、肉桂、骨碎补治之。

**八珍汤**方见瘀血泛注。

## 呕吐黑血

伤损呕吐黑血者，始因打扑伤损，败血流入胃脘，色黑如豆汁，从呕吐而出也。形气实者，用百合散；形气虚者，加味芎劳汤。

**百合散**

川芎　赤芍药　当归　百合　生地黄　侧柏叶　荆芥　犀角　丹皮　黄芩　黄连　栀子　郁金　大黄各一钱

水煎，加童便和服。

**加味芎劳汤**

芎劳　当归　白术　百合水浸一日　荆芥各一钱

水一钟半，酒半钟，煎八分，不拘时服。

## 发热

伤损之证发热者，若因出血过多，脉洪大而虚，重按之全无者，此血虚发热也，用当归补血汤；脉若沉微，按之软弱者，此阴盛发热也，宜用四君子汤加炮姜、附子；若发热烦躁，肉𥆧筋惕者，此亡血也，宜用圣愈汤；如发热汗出不止者，此血脱也，宜用独参汤。血脱之证，其脉实者难治，细小者易治。

**当归补血汤**

黄芪炙，一两　当归三钱

水煎服。

**圣愈汤**

人参　川芎　当归　熟地黄　生地　黄芪炙。各等分

水煎服。

**四君子汤　独参汤**俱见伤损出血。

## 肌肉作痛

伤损之证，肌肉作痛者，乃荣卫气滞所致，宜用复元通气散；筋骨间作痛者，肝肾之气伤也，用六味地黄丸。

**六味地黄丸**

熟地黄<sub>八两</sub> 山茰肉<sub>去核，四两</sub> 怀山药<sub>四两</sub> 牡丹皮<sub>三两</sub> 泽泻<sub>三两</sub>
茯苓<sub>三两</sub>

共为末，炼蜜丸桐子大，空心，白汤服三钱。

**复元通气散**<sub>方见伤损内证。</sub>

# 骨伤作痛

伤损之证，骨伤作痛者，乃伤之轻者也。若伤重，则或折，或碎，须用手法调治之，其法已详列前篇。此乃磕碰微伤，骨间作痛，肉色不变，宜外用葱熨法，内服没药丸，日间服地黄丸自愈矣。

**没药丸**

没药<sub>去油</sub> 乳香<sub>去油</sub> 川芎 川椒<sub>去闭口及目</sub> 芍药 当归<sub>各半两</sub> 自然铜<sub>火煅淬七次，二钱半</sub>

上为细末，用黄蜡二两熔化，入药末搅匀，丸弹子大，每服一丸，酒一钟化开，煎五分热服。

**葱熨法**<sub>方见囟骨伤。</sub>

**地黄丸**<sub>方见肌肉作痛。</sub>

# 胸腹痛闷

伤损之证，胸腹痛闷者，多因跳跃捶胸，闪挫举重，劳役恚怒所致。其胸腹喜手摸者，肝火伤脾也，用四君子汤加柴胡、山栀；如畏手摸者，肝经血滞也，用四物汤加柴胡、山栀、桃仁、红花；若胸胁闷痛，发热晡热，肝经血伤也，用加味逍遥散；若胸胁闷痛，饮食少思，肝脾气伤也，用四君子汤加芎、归、柴、栀、丹皮；若胸腹胀满，饮食少思，肝脾气滞也，用六君子汤加柴胡、芎、归；若胸腹不利，食少无寐，脾气郁结也，用加味归脾汤；若痰气不利，脾肺气滞也，用二陈汤加白术、芎、归、山栀、天麻、钩藤钩。如因过用风热之药，致肝血受伤，肝火益甚，或饮糟酒，则肾水益虚，脾火益炽，若用大黄、芍药，内伤阴络，反致下血。少壮者，必成痼疾；老弱者，多致不起。

**加味归脾汤**

黑栀一钱　牡丹皮一钱　人参一钱　黄芪炙，一钱五分　白术炒，一钱五分
茯神二钱　枣仁炒，一钱五分　当归一钱　木香五分　远志去心，八分　圆肉二钱
甘草炙，五分

引用姜、枣，水煎服。

**二陈汤**

陈皮一钱五分　半夏制，二钱　茯苓二钱　甘草五分

引用姜，水煎服。

**六君子汤**

即四君子汤加陈皮、半夏各一钱五分。

引用姜、枣，水煎服。

**四君子汤、四物汤　加味逍遥汤**俱见伤损出血。

# 胁肋胀痛

伤损胁肋胀痛之证，如大便通和，喘咳吐痰者，肝火侮肺也，用小柴胡汤加青皮、山栀清之；若胸腹胀痛，大便不通，喘咳吐血者，乃瘀血停滞也，用当归导滞散通之。《内经》云：肝藏血，脾统血，盖肝属木，木胜侮土，其脾气必虚。宜先清肝养血，则瘀血不致凝滞，次壮脾胃，则气血充盛。若行克伐，则虚者益虚，滞者益滞，祸不旋踵矣。

**当归导滞散**

川大黄一两　当归二钱五分　麝香少许

上三味，除麝香另研外，为极细末，后入麝香令匀，每服三钱，热酒一杯调下。

**又方**

川大黄　当归各二两

上共为细末，每服三钱，不拘时，温酒调服。

**小柴胡汤**方见瘀血泛注。

# 腹痛

伤损腹痛之证，如大便不通，按之痛甚者，瘀血在内也，用加味承气汤下之；既下而痛不止，按之仍痛，瘀血未尽也，用加味四物汤补而行之；若腹痛按之反不痛者，血气伤也，用四物汤加参、芪、白术，补而和之；若下而胸胁反痛，肝血伤也，用四君子汤加芎、归补之；既下而发热，阴血伤也，用四物汤加参术补之；既下而恶寒，阳气伤也，用十全大补汤补之；既下而恶寒发热者，气血伤也，用八珍汤补之；下而欲呕者，胃气伤也，用六君子汤加当归补之；下而泄泻者，脾肾伤也，用六君子汤加肉果、补骨脂补之；若下后手足俱冷，昏愦出汗，阳气虚寒也，急用参附汤；若吐泻而手足俱冷，指甲青者，脾肾虚寒之甚也，急用大剂参附汤；口噤、手撒、遗尿、痰盛、唇青体冷者，虚极之坏证也，急用大剂参附汤，多有得生者。

**加味承气汤**

大黄 朴硝各二钱 枳实 厚朴 当归 红花各一钱 甘草五分

水酒各半，煎服。

**参附汤**

人参或五钱或一两 制附子或三钱或五钱

引用姜，水煎服。

**四君子汤 四物汤**俱见伤损出血。

**六君子汤**方见胸腹痛闷。

**八珍汤 十全大补汤**俱见瘀血泛注。

## 少腹引阴茎作痛

伤损而少腹引阴茎作痛者，乃瘀血不行，兼肝经郁火所致。宜用小柴胡汤加大黄、黄连、山栀服之。待痛势已定，再用养血之剂，自无不愈矣。此病若误认为寒证而投以热药，重则必危，轻则损目，治者宜慎之。

**小柴胡汤**方见瘀血泛注。

## 腰痛

伤损腰痛、脊痛之证，或因坠堕，或因打扑，瘀血留于太阳经中所致，宜地龙散治之。

**地龙散**

地龙　官桂　苏木各九分　麻黄七分　黄柏　当归尾各二钱五分　桃仁九个　甘草三钱五分

上水煎，食前服。

## 眩晕

伤损之证，头目眩晕，有因服克伐之剂太过，中气受伤，以致眩晕者；有因亡血过多，以致眩晕者。如兼腹胀呕吐，宜用六君子汤，兼发热作渴不思饮食者，宜十全大补汤。

**六君子汤**方见胸腹痛闷。

**十全大补汤**方见瘀血泛注。

## 烦躁

伤损之证，烦躁而面赤口干作渴，脉洪大按之如无者，宜用当归补血汤；如烦躁自汗头晕，宜用独参汤；如烦躁不寐，宜用加味归脾汤；如烦躁胁痛，宜用柴胡四物汤；如亡血过多烦躁者，宜用圣愈汤。

**加味归脾汤**方见胸腹痛闷。

**当归补血汤　圣愈汤**俱见发热。

**柴胡四物汤**即四物汤加柴胡、黄芩。方见伤损出血。

**独参汤**方见伤损出血。

## 喘咳

伤损之证而喘咳者，若因出血过多，面黑胸胀，胸膈痛而发喘者，乃气虚血乘于肺也，急用二味参苏饮，缓则难救。若咳血衄血而喘者，乃气逆血蕴于肺也，只宜活血行气，不可用下法，宜十味参苏饮治之。

**二味参苏饮**

人参一两 苏木二两

水煎服。

**十味参苏饮**

人参 紫苏 半夏 茯苓 陈皮 桔梗 前胡 葛根 枳壳各一钱
甘草五分

引用姜二片，水煎服。

# 昏愦

伤损昏愦乃伤之至重，以致昏愦不知人事，宜急灌以独参汤。虽内有瘀血，断不可下，急用花蕊石散内化之；盖恐下之，因泻而亡阴也。若元气虚甚者，尤不可下，亦用前散以化之。凡瘀血在内，大便不通，用大黄、朴硝；血凝而不下者，须用木香、肉桂二三钱，以热酒调灌服之，血下乃生。怯弱之人，用硝、黄而必加木香、肉桂同煎者，乃假其热以行其寒也。

**花蕊石散**

石硫黄四两 花蕊石二两

上二味合匀，用瓦罐一个，入药在内，封口，外用纸筋盐泥周围固济，候泥干，安四方砖上，书八卦五行字，用炭十斤笼叠周匝，自午时，从下着火渐渐上彻，直至经宿炭尽火冷，又放经宿，罐冷取出研细，用绢罗罗过，磁盒收贮。每服三钱，以童便调服。

# 作呕

伤损作呕，若因痛甚，或因克伐而伤胃者，宜四君子汤加当归、半夏、生姜；因忿怒而肝伤者，用小柴胡汤加山栀、茯苓；因痰火盛者，用二陈汤加姜炒黄连、山栀；因胃气虚者，用补中益气汤加生姜、半夏；因出血过多者，用六君子汤加当归。

**四君子汤 补中益气汤**俱见伤损出血。

**小柴胡汤**方见瘀血泛注。

**二陈汤　六君子汤**俱见胸腹痛闷。

## 作渴

　　伤损作渴，若因亡血过多者，用四物汤加人参、白术。如不应，用人参、黄芪以补气，当归、熟地以补血，或用八珍汤。若因胃热伤津液者，用竹叶黄芪汤；如胃虚津液不足，用补中益气汤；如胃火炽盛，用竹叶石膏汤；若烦热作渴、小便淋涩，乃肾经虚热，非地黄丸不能救。

### 竹叶黄芪汤

　　淡竹叶二钱　人参　黄芪　生地黄　当归　川芎　麦冬　芍药　甘草　石膏煅　黄芩炒　半夏各一钱

　　水煎服。

### 竹叶石膏汤

　　竹叶三把　石膏一斤　人参三两　甘草炙，二两　麦冬一升　半夏半升　粳米半升

　　引用生姜，水煎服。

**四物汤　补中益气汤**俱见伤损出血。

**八珍汤**方见瘀血泛注。

**六味地黄丸**方见肌肉作痛。

## 秘结

　　伤损之证，大便秘结，若因大肠血虚火炽者，用四物汤送润肠丸，或以猪胆汁导之。若肾虚火燥者，用六味地黄丸；若肠胃气虚，用补中益气汤；若大便秘结，里实气壮，腹痛坚硬者，用玉烛散。

### 润肠丸

　　大黄　当归尾　羌活各五钱　桃仁　麻仁各一两

　　上为末，炼蜜丸弹子大，空心，白汤送下。

### 猪胆汁导法

　　大猪胆一枚，泻汁和法醋少许，以灌谷道内，如一时顷，当大便，出宿食恶物甚效。

**玉烛散**

生地黄　当归　川芎　赤芍药　大黄酒浸　芒硝

引用生姜，水煎服。

**四物汤　补中益气汤**俱见伤损出血。

**六味地黄丸**方见肌肉作痛。

## 夹表

伤损之证外夹表邪者，其脉必浮紧，证则发热体痛。形气实者，宜疏风败毒散；形气虚者，宜加味交加散，或羌活乳香汤以散之。

**疏风败毒散**

当归　川芎　白芍药　熟地黄　羌活　独活　桔梗　枳壳　柴胡白茯苓　白芷　甘草　紫苏　陈皮　香附

上生姜、生地黄煎，入酒和服。

**加味交加散**

当归　川芎　白芍药　生地黄　苍术　厚朴　陈皮　白茯苓　半夏羌活　独活　桔梗　枳壳　前胡　柴胡　干姜　肉桂　甘草

上生姜煎服。有热者，去干姜、肉桂。

**羌活乳香汤**

羌活　独活　川芎　当归　赤芍药　防风　荆芥　丹皮　续断　红花　桃仁　乳香

上生地黄煎服。有热者，加柴胡、黄芩。

## 补遗方

**补损续筋丸**　治跌打扑坠，骨碎筋断肉破，疼痛不息。

当归酒洗，五钱　川芎　白芍炒　熟地各三钱　广木香　丹皮　乳香去油，净　没药去油，净。各五钱　骨碎补　自然铜　红花　瓜儿血竭各三钱　朱砂五钱　丁香一钱　人参一两　虎骨酥油炙，二两　古铜钱三文

共为细末，炼蜜为丸，每服三钱，淡黄酒、童便化服。

**补损接骨仙丹**　治证同前。

当归酒洗　川芎　白芍炒　熟地　补骨脂　五灵脂　广木香　地骨皮

防风各五钱　乳香去油，净　没药去油，净　瓜儿血竭各一钱

上剉一处，用夜合花树根皮五钱，同入大酒壶内，加烧酒同煮，一炷香，取出温服。

**止血定痛生肌散**　治伤损等证，失血过多，或因克伐致血气耗损，恶寒发热烦躁。

乳香去油，净　没药去油，净　龙骨各三钱　血竭二钱　黄丹飞过，五钱　香白芷二钱五分　软石膏煅去火毒，一两　潮脑少许

共为细末，磁器盛之，每以糁患处，止痛生肌。

**敷跌打青肿方**

生栀子同飞罗面捣涂之，以布缠裹，拔出青毒即消。

**回阳玉龙膏**　专敷跌打损伤，气虚寒冷。

草乌炒，二钱　南星煨，一两　军姜煨，一两　白芷一两　赤芍炒，一两　肉桂五钱

共为末，葱汤调搽，热酒亦可。

**太乙膏**　治伤口不收，贴之生肌长肉。

香麻油　当归　生地　生甘草

三味入油内炸枯，去渣，再以丝棉滤净，再入净锅，熬至滴水不散，入炒飞黄丹八两，又用慢火，熬至滴水成珠，取起；少顷，入白蜡、黄蜡各一两，微火再熬，取起少定，入去油净乳香、没药各五钱搅匀，收磁器内，过三宿可贴。

# 方剂索引

## 十三画